CB044140

MANUAL PRÁTICO de DISFAGIA

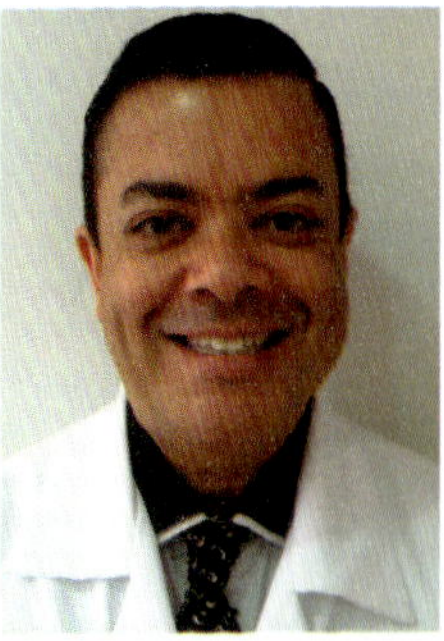

Rogério A. Dedivitis

Professor Livre-Docente, Assistente do Departamento de Cirurgia de Cabeça e Pescoço do Hospital das Clínicas da Faculdade de Medicina da USP
Supervisor do Grupo de Tumores de Laringe e Hipofaringe do Departamento de Cirurgia de Cabeça e Pescoço do Hospital das Clínicas da Faculdade de Medicina da USP
Professor Titular do Departamento de Cirurgia do Centro Universitário Lusíada (UNILUS) – Santos, SP
Professor Responsável pelas Disciplinas de Iniciação Científica e de Otorrinolaringologia e Cirurgia de Cabeça e Pescoço da Universidade Metropolitana de Santos (UNIMES)

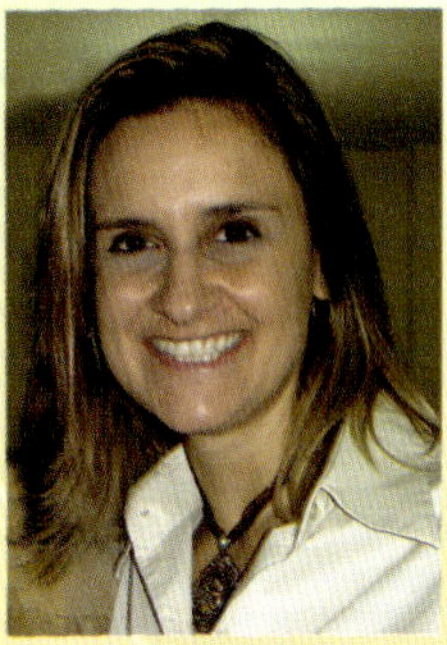

Patricia P. Santoro

Doutorado em Medicina pela Faculdade de Medicina da Universidade de São Paulo
Médica Assistente da Divisão de Clínica Otorrinolaringológica do Hospital das Clínicas da Faculdade de Medicina da Universidade de São Paulo
Responsável pelo Ambulatório de Disfagia da Divisão de Clínica Otorrinolaringológica do Hospital das Clínicas da Faculdade de Medicina da Universidade de São Paulo

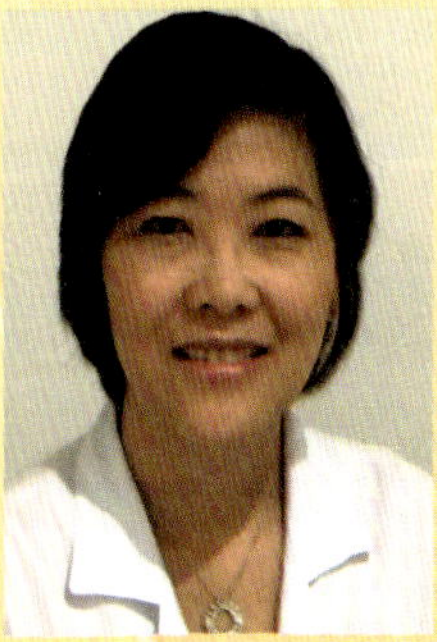

Lica Arakawa-Sugueno

Doutorado em Ciências pela Faculdade de Medicina da Universidade de São Paulo
Fonoaudióloga Clínica, Especialista em Voz pelo CFFa
Coordenadora do Departamento de Disfagia da Sociedade Brasileira de Fonoaudiologia (Gestão 2014-2016)

MANUAL PRÁTICO de DISFAGIA

Diagnóstico e Tratamento

Rogério A. Dedivitis
Patricia P. Santoro
Lica Arakawa-Sugueno

REVINTER

Manual Prático de Disfagia – Diagnóstico e Tratamento

ISBN 978-85-372-0694-2

Contato com os autores:
ROGÉRIO A. DEDIVITIS
dedivitis@usp.br

PATRICIA P. SANTORO
psantoro@interotos.com.br

LICA ARAKAWA-SUGUENO
lica.sugueno@gmail.com

CIP-BRASIL. CATALOGAÇÃO NA PUBLICAÇÃO
SINDICATO NACIONAL DOS EDITORES DE LIVROS, RJ

D354m

Dedivitis, Rogério A.
Manual prático de disfagia: diagnóstico e tratamento/ Rogério A. Dedivitis, Patricia P. Santoro, Lica Arakawa-Sugueno. – 1. ed. – Rio de Janeiro: Revinter, 2017.
380 p. : il.

Inclui bibliografia e índice
ISBN 978-85-372-0694-2

1. Distúrbios da voz. 2. Distúrbios da fala. 3. Distúrbios da deglutição. 4. Fonoaudiologia – Prática. I. Santoro, Patricia P. II. Arakawa-Sugueno, Lica. III. Título.

16-37458 CDD: 616.855
CDU: 616.89-008.434

Livraria e Editora REVINTER Ltda.
Rua do Matoso, 170 – Tijuca
20270-135 – Rio de Janeiro – RJ
Tel.: (21) 2563-9700 – Fax: (21) 2563-9701
livraria@revinter.com.br – www.revinter.com.br

Dedicatória

Ao meu marido, Marcelo, que me fortalece, apoia e instiga-me a ser melhor.

Às minhas filhas, Fernanda e Valentina, com quem vivo o amor expandido sem medidas.

Aos meus pais, Katsuhiko e Teru, e irmãos, Michitaro, Shintaro e Emiri, por serem minha "religião", oferecendo-me valores e princípios que me norteiam constantemente.

Aos meus pacientes, para os quais todo esforço clínico ou científico sempre vale a pena.

Lica Arakawa-Sugueno

Ao meu filho, Luca, minha luz e inspiração, minha experiência de amor incondicional, que me faz ressignificar a vida.

Ao meu marido, Carlos, com quem divido alegrias, conquistas, desafios e angústias! Agradeço o apoio, a compreensão e a paciência.

Aos meus pais, Ione e Rozallah, meus exemplos de ética, generosidade e altruísmo.

Aos meus pacientes, que me ensinam, emocionam e instigam: razão do meu trabalho.

Patricia Paula Santoro

Aos meus amados pais (*in memoriam*). Eles continuam inspirando-me.

Aos nossos pacientes, a grande razão de tudo.

Aos profissionais de todas as áreas que se dedicam a este campo tão fascinante e desafiador que é a disfagia.

Rogério Aparecido Dedivitis

Agradecimentos

Ao Rogério Dedivitis e Patricia Santoro, amigos de ciência e assistência. Obrigada pela oportunidade de parceria neste projeto. Prazer e honra!

Aos amigos do Departamento de Disfagia da Sociedade Brasileira de Fonoaudiologia, pela parceria na busca diária por qualidades científica e clínica (gestão 2014-2016).

Aos amigos, colegas e pacientes do Instituto Brasileiro de Controle do Câncer e da Disciplina de Cirurgia de Cabeça e Pescoço do Hospital das Clínicas da Faculdade de Medicina da USP, pela troca diária de conhecimento e experiência.

À Raquel Myazaki e Eva Pereira de Oliveira, minhas guardiãs. Obrigada!

Lica Arakawa-Sugueno

Ao Rogério Dedivitis e Lica Arakawa-Sugueno, excelentes profissionais e grandes amigos. Obrigada pela oportunidade de parceria e multidisciplinaridade neste projeto e na nossa vida profissional!

Aos meus grandes mestres e amigos da Divisão de Clínica Otorrinolaringológica do Hospital das Clínicas da Faculdade de Medicina da USP, agradeço os ensinamentos e a confiança.

Imensa gratidão!

Patricia Paula Santoro

À Lica Arakawa-Sugueno e Patricia Santoro, amigas queridas. A elaboração desta obra aumentou o carinho pessoal e o respeito profissional.

Aos colaboradores que, com dedicação e suas bagagens, proporcionaram belíssimos capítulos. Obrigado!

Rogério Aparecido Dedivitis

Apresentação

Bem-vindos ao *Manual Prático de Disfagia – Diagnóstico e Tratamento*!

A atuação no campo da disfagia orofaríngea vai além dos conceitos técnicos: atinge âmbitos filosóficos de valorização da vida e busca oferecer condições prazerosas aos pacientes, além do respeito ao indivíduo e seus familiares. Trata-se de um campo em que novas informações se acumulam rapidamente. Com isto, as perspectivas mudam constantemente.

Sua manifestação clínica pode incluir emagrecimento, desnutrição, desidratação e broncopneumonia aspirativa. Tem grande importância nas práticas médica e fonoaudiológica, envolvendo, ainda, aspectos nutricionais, fisioterapêuticos, odontológicos e psicológicos. A atuação multidisciplinar é essencial. Causa impacto na saúde pública, pois afeta um número extenso de indivíduos, aumentando a morbidade e a mortalidade de pacientes com outras doenças de base. Neste sentido, frequentemente se associa a doenças sistêmicas ou neurológicas, acidente vascular encefálico, câncer da cabeça e pescoço, efeitos colaterais de medicamentos ou quadro degenerativo próprio da senescência. A broncopneumonia aspirativa é a principal causa de mortalidade para muitos pacientes, como na população parkinsoniana.

Dentre os métodos diagnósticos, destacam-se a videofluoroscopia da deglutição e a videoendoscopia da deglutição, onde também é necessária a atuação multidisciplinar. Existem várias possibilidades de tratamento, desde o estabelecimento de via alternativa de alimentação (como sonda nasoenteral, gastrostomia e jejunostomia), reabilitação fonoterápica, condutas clínicas, medicações xerostômicas, tratamento clínico da doença do refluxo gastroesofágico, até a aplicação de toxina botulínica em glândulas salivares e músculo cricofaríngeo. Há ainda condutas cirúrgicas, propostas em uma minoria de casos.

Nosso foco nesta obra é voltado para clínicos, de todas as áreas envolvidas, que desejam estabelecer fundamentos básicos e completos do manejo do paciente disfágico. Aspectos diagnósticos e terapêuticos são abordados com ênfase prática à indicação e forma de realização. Cada capítulo traz, ao seu final, uma série de mensagens para levar ao consultório, cuidadosamente selecionadas pelo autor.

O sucesso na abordagem de pacientes disfágicos depende da cooperação de diversos especialistas. No texto que se segue, procuramos contemplar o papel de cada um deles e a integração necessária. Podemos afirmar que, com o desenvolvimento dos últimos 30 anos, a disfagia representa uma subespecialidade ou mesmo uma área de atuação. Esperamos que esta obra inspire o desejo de dedicação a um campo tão fascinante e que tanto nos proporciona trazer benefício aos pacientes.

Os Autores

Prefácio

Prezado Leitor,

O trato aerodigestório possui em nós, seres humanos, três funções principais: a primeira é a respiração, certamente, a mais vital. A terceira é a fala, considerada como a principal característica de nossa condição de "animais superiores", distinguindo-nos dos ditos "animais inferiores", que não a usam para a comunicação. A segunda função, para muitos a mais prazerosa, é a deglutição, que nos propicia ingerir os nutrientes essenciais para a manutenção de todas as nossas funções orgânicas. Ainda que ocorra de forma automática em boa parte, uma deglutição eficaz depende de uma intrincada interação de mecanismos fisiológicos.

Assim, gostaria de parabenizar, calorosamente, os Professores Rogério A. Dedivitis, Patricia P. Santoro e Lica Arakawa-Sugueno pela elaboração deste importantíssimo *Manual Prático de Disfagia*, que certamente irá preencher uma significativa lacuna no manuseio dos complexos distúrbios da deglutição. Esta magnífica obra enfeixa capítulos que, de forma didática, ensinam-nos os aspectos fisiológicos da deglutição e debruçam-se sobre o diagnóstico e as bases terapêuticas dos seus distúrbios. É um exemplar de consulta obrigatória para todos os médicos, fisioterapeutas e fonoaudiólogos que lidam com os portadores de disfagia, devendo obrigatoriamente integrar as bibliotecas e bancos de dados de nossas instituições assistenciais, ligadas à educação médica e à pesquisa.

Convido-o a percorrer as páginas deste Manual com a atenção e o cuidado que a importância do tema merece.

Boa leitura!

Claudio R. Cernea
Professor Responsável pela Disciplina de Cirurgia de Cabeça e Pescoço da DMUSP
Chefe do Serviço de Cirurgia de Cabeça e Pescoço do Hospital das Clínicas da FMUSP

Foi com muita honra que recebi o convite para prefaciar esta obra de grande importância para o nosso meio.

Exatamente neste momento, como Presidente da Associação Brasileira de Otorrinolaringologia e Cirurgia Cérvico-Facial, tenho vivenciado um período de grandes conflitos entre as entidades representativas, causados principalmente pela invasão de competências entre distintas profissões envolvidas no atendimento multidisciplinar de pacientes.

Por isto, vejo com extrema satisfação esta obra escrita por três profissionais proeminentes de cada área – Professor Dr. Rogério Dedivitis, cirurgião de Cabeça e Pescoço, Dra. Patricia Santoro, otorrinolaringologista, e Dra. Lica Arakawa-Sugueno, fonoaudióloga.

O livro, composto de 22 capítulos, divididos convenientemente em quatro sessões, é extremamente didático e leva o leitor a compreender o complexo assunto da disfagia de maneira sequencial, ou seja, a fisiologia normal da deglutição, os problemas que afetam esta normalidade, a forma de diagnosticar as alterações e, finalmente, como tratar adequadamente as alterações encontradas.

Nesta obra, fica claro qual é o papel de cada profissional na abordagem multidisciplinar do paciente disfágico e, com certeza, ela se tornará uma referência para todos os que trabalham ou se interessam pelo assunto.

Se mais obras como esta, escritas de maneira multidisciplinar, proliferarem no nosso meio, tenho certeza de que caminharemos na direção certa para, em breve, termos profissionais de diferentes áreas atuando sinergicamente em prol de um único objetivo: o benefício de nossos pacientes.

Parabenizo os autores pelo grande trabalho!

Domingos H. Tsuji

Professor-Associado da Disciplina de Otorrinolaringologia da Faculdade de Medicina da Universidade de São Paulo

Médico Assistente do Hospital das Clínicas da Faculdade de Medicina da Universidade de São Paulo e responsável pela coordenação do Grupo de Voz

Presidente da Associação Brasileira de Otorrinolaringologia e Cirurgia Cérvico-Facial

É com grande prazer e orgulho que eu comento os aspectos de maior importância desse novo livro publicado pela Editora Revinter.

O *Manual Prático de Disfagia – Diagnóstico e Tratamento* foi organizado por três excelentes profissionais: Dra. Lica Arakawa-Sugueno, Dra. Patricia Santoro e Dr. Rogério Dedivitis. O Manual tem o grande mérito de trazer para o leitor não somente o que existe de mais atual com relação à teoria vigente do assunto tratado, mas também, principalmente, procura descrever com detalhes o que se faz nas diferentes áreas de atendimento ao paciente com disfagia, ou seja, o Manual diferencia-se dos demais da mesma área, pois procura dar grande foco na prática clínica. Isto é mais raro em publicações científicas, e este é o diferencial desta obra. Com certeza, os profissionais que atuam com pacientes disfágicos vão fazer deste Manual a sua principal leitura de cabeceira.

A divisão do livro em quatro partes, com 22 capítulos, foi muito bem pensada, direcionando o leitor que já conhece o assunto a somar novas informações, assim como orientando o leitor que quer iniciar nesta área de conhecimento a aprender de forma organizada o que se considera normalidade, caminhando para como deverá avaliar e tratar pacientes com disfagia.

Sendo assim, o primeiro capítulo aborda a normalidade, descrevendo o que se espera de uma deglutição normal. Na sequência são descritas as causas mais frequentes da disfagia, incluindo também a população pediátrica, já que o mais comum é encontrarmos profissionais atuando com adultos. É claro que se seguem a esses dois capítulos, de extrema importância, a descrição de como avaliar os pacientes adulto e infantil, abordando conhecimentos desde a avaliação clínica, reconhecidamente como fundamental para qualquer clínico, como também descrevendo os métodos instrumentais que podem ser utilizados para a melhor compreensão do caso a ser tratado.

A última parte – bases do tratamento – foi dividida em 8 capítulos, auxiliando o profissional a compreender e conhecer os aspectos nutricionais, psicológicos, fisioterápicos, medicamentosos e cirúrgicos na disfagia. Evidentemente, também foi abordada a atuação do fonoaudiólogo na disfagia mecânica, na disfagia neurogênica nos adultos, assim como na disfagia infantil.

O Manual é completo, trazendo informações teóricas e práticas clínicas atuais. Com certeza, este Manual não poderá faltar na biblioteca de quem já trata ou se propõe a tratar disfagias.

Irene Queiroz Marchesan
Fonoaudióloga Clínica; Doutora em Educação
Diretora do CEFAC
Presidente da Sociedade Brasileira de Fonoaudiologia (Gestão 2014-2016)

Colaboradores

Adriana Leico Oda
Fonoaudióloga e Fisioterapeuta
Doutoranda em Neurociências pela Universidade Federal de São Paulo
Coordenadora dos Cursos de Aprimoramento "Avaliação e Intervenção Clínica nas Disfagias Orofaríngeas" (CEFAC) e "Fonoaudiologia em Neuro Reabilitação" (Neuroqualis)
Sócia Diretora da Neuroqualis – Clínica, Ensino e Pesquisa em Saúde e Educação Ltda.

Alessandro Murano Ferré Fernandes
Mestrado e Doutorado pela Faculdade de Medicina da Santa Casa de Misericórdia de São Paulo
Responsável pelo Setor de Disfagia Adulto e Neurolaringologia do Departamento de Otorrinolaringologia da Santa Casa de São Paulo
Professor Instrutor do Departamento de Otorrinolaringologia da Santa Casa de São Paulo

Ana Cristina de Siqueira Bucci
Médica Pós-Graduanda da Disciplina de Cirurgia do Sistema Digestório da FMUSP

Ana Lúcia de Magalhães Leal Chiappetta
Doutorado em Ciências da Saúde pela Universidade Federal de São Paulo (UNIFESP-EPM)
Mestrado em Neurociências pela UNIFESP-EPM
Especialista em Motricidade Orofacial
Fonoaudióloga da RNA – Reabilitação Neurológica Aquática

Ana Maria Furkim
Pós-Doutoranda do *Department of Speech Language Pathology, University of Toronto*
Docente do Departamento de Fonoaudiologia da Universidade Federal de Santa Catarina

Ana Paula Brandão Barros
Fonoaudióloga Clínica; Mestre em Ciências pela Fisiopatologia Experimental, Faculdade de Medicina da Universidade de São Paulo (USP)
Doutorado em Oncologia pela Fundação Antônio Prudente (FAP)

Camila Carvalho Fussi
Especialista em Disfagia pelo CFFa
Fundadora do Departamento de Fonoaudiologia da Associação de Medicina Intensiva Brasileira (AMIB)
Coordenadora do Serviço de Fonoaudiologia dos Hospitais Rede D'Or São Luiz – Unidade Anália Franco e Unidade Morumbi, e do Hospital Igesp

Carla Lucchi Pagliaro
Graduada em Fonoaudiologia pela Pontifícia Universidade Católica de São Paulo
Especialista pelo Conceito Neuroevolutivo Bobath
Mestrado em Ciências da Reabilitação pela Faculdade de Medicina da Universidade de São Paulo (USP)

Carolina Castelli Silvério
Doutorado em Ciências pela Universidade Federal de São Paulo (UNIFESP)
Formação pelo Conceito Neuroevolutivo Bobath
Fonoaudióloga da Associação de Assistência à Criança Deficiente (AACD) de São Paulo, Responsável pela Clínica de Disfagia

Caroline Somera Marrafon
Fonoaudióloga do Instituto do Coração – Hospital das Clínicas da Faculdade de Medicina da Universidade de São Paulo (HCFMUSP)
Especialização em Fonoaudiologia em Cirurgia de Cabeça e Pescoço (HCFMUSP)
Aprimoramento em Disfagia (HSPE)
Aperfeiçoamento em Disfagia Infantil – Cláudia Xavier

Celiana Figueiredo Viana
Mestrado em Ciências da Saúde pela Universidade Federal de São Paulo (UNIFESP-EPM)
Especialista em Fisiologia do Exercício (UNIFESP-EPM)
Especialista em Cardiologia (UNIFESP-EPM)
Fisioterapeuta da RNA – Reabilitação Neurológica Aquática e do Instituto Giorgio Nicolli

Cristina Lemos Barbosa Furia
Doutorado em Ciências de Oncologia pela FMUSP – SP
Docente do Curso de Fonoaudiologia da Universidade de Brasília
Docente e Coordenadora do Projeto Acolhimento do Paciente com Câncer de Cabeça e Pescoço e Cuidado com a Alimentação do Idoso

Débora dos Santos Queija
Fonoaudióloga Clínica
Mestrado em Ciências pelo Hospital Heliópolis, São Paulo – HOSPHEL/SP

Deborah Salle Levy
Doutorado em Ciências Cardiovasculares pela Fundação Universitária de Cardiologia – Instituto de Cardiologia/RS
Professora Adjunta do Curso de Fonoaudiologia do Departamento de Saúde e Comunicação Humana do Instituto de Psicologia da UFRGS
Doutorado em Ciências pelo Departamento de Otorrinolaringologia do Hospital das Clínicas da Faculdade de Medicina da Universidade de São Paulo
Médica Colaboradora da Divisão de Clínica Otorrinolaringológica do Hospital das Clínicas da Faculdade de Medicina da Universidade de São Paulo

Elaine Pires Buzaneli
Mestrado em Ciências da Reabilitação pela Faculdade de Medicina da USP
Fonoaudióloga do Instituto do Câncer do Estado de São Paulo

Eliézia Helena de Lima Alvarenga
Doutorado pela Universidade Federal de São Paulo UNIFESP
Médica Colaboradora do Ambulatório de Disfagia da UNIFESP

Elza Maria Lemos
Doutorado em Ciências pelo Departamento de Otorrinolaringologia do Hospital das Clínicas da Faculdade de Medicina da Universidade de São Paulo
Médica Colaboradora da Divisão de Clínica Otorrinolaringológica do Hospital das Clínicas da Faculdade de Medicina da Universidade de São Paulo
Responsável pelo Ambulatório de Disfagia Infantil da Divisão de Clínica Otorrinolaringológica do Hospital das Clínicas da Faculdade de Medicina da Universidade de São Paulo

Erica Rossi Augusto Fazan
Nutricionista Pós-Graduada em Nutrição Clínica pelo GANEP e Especialista em Nutrição Parenteral e Enteral pela Sociedade Brasileira de Nutrição Clínica, Parenteral e Enteral
Nutricionista Clínica e Preceptora da Residência Multiprofissional em Saúde no Cuidado ao Paciente Crítico da Divisão de Nutrição e Dietética do Instituto Central do Hospital das Clínicas da Faculdade de Medicina da USP

Évelyn Saiter Zambrana
Médica-Otorrinolaringologista pela FMUSP
Médica Preceptora dos Residentes da Divisão de Clínica Otorrinolaringológica (HCFMUSP)
Aluna da Pós-Graduação da Disciplina de ORL da FMUSP

Fabíola Custódio Flabiano-Almeida
Fonoaudióloga do Hospital Universitário da Universidade de São Paulo
Especializada em Síndromes e Alterações Sensório-Motoras pela Faculdade de Medicina da Universidade de São Paulo
Doutorado em Ciências pela Faculdade de Medicina da Universidade de São Paulo

Geraldo Pereira Jotz
Professor Titular e Chefe do Departamento de Ciências Morfológicas da Universidade Federal do Rio Grande do Sul (UFRGS)
Chefe do Serviço de Otorrinolaringologia e Cirurgia de Cabeça e Pescoço do Hospital Beneficência Portuguesa de Porto Alegre

Henrique Ballalai Ferraz
Médico-Neurologista
Professor Adjunto e Livre-Docente da Disciplina de Neurologia da Universidade Federal de São Paulo (UNIFESP)

Irene de Pedro Netto
Fonoaudióloga do Hospital A.C. Camargo Cancer Center
Mestrado e Doutorado em Ciências/Oncologia pela Fundação Antônio Prudente (FAP – A.C. Camargo Cancer Center)
Especialista em Voz e Motricidade Orofacial/Disfagia pelo CFFa

Karen Fontes Luchesi
Doutorado em Saúde Coletiva pela
Universidade Estadual de Campinas (UNICAMP)
Docente do Departamento de Fonoaudiologia da
Universidade Federal de Santa Catarina

Kariane Peixoto Fernandes
Psicóloga Clínica com Especialização em Psicologia Hospitalar

Karina Elena Bernardis Bühler
Fonoaudióloga do Hospital Universitário da Universidade de São Paulo
Doutorado em Ciências pela Faculdade de Medicina da Universidade de São Paulo
Coordenadora do Curso de Especialização em Disfagia Infantil do
Hospital Universitário da Universidade de São Paulo

Leandro de Araújo Pernambuco
Doutorado em Saúde Coletiva pela Universidade Federal do Rio Grande do Norte (UFRN)
Docente do Departamento de Fonoaudiologia da Universidade Federal da Paraíba (UFPB)
Líder do Laboratório de Estudos em Deglutição e Disfagia – LEDDis (UFPB/Diretório de Grupos de Pesquisa-CNPq)

Leonardo Haddad
Doutorado pela Universidade Federal de São Paulo UNIFESP
Professor Adjunto do Departamento de Otorrinolaringologia e
Cirurgia de Cabeça e Pescoço da Escola Paulista de Medicina (UNIFESP)

Lica Arakawa-Sugueno
Doutorado em Ciências pela Faculdade de Medicina da Universidade de São Paulo
Fonoaudióloga Clínica, Especialista em Voz pelo CFFa
Coordenadora do Departamento de Disfagia da Sociedade Brasileira de Fonoaudiologia (Gestão 2014-2016)

Luiz Ubirajara Sennes
Professor Livre-Docente pela FMUSP
Professor-Associado da Disciplina de ORL da FMUSP
Coordenador do Programa de Pós-Graduação em ORL da USP

Marco Aurélio Vamondes Kulcsar
Professor Livre-Docente do Departamento de Cirurgia da
Faculdade de Medicina da Universidade de São Paulo
Chefe do Serviço de Cirurgia de Cabeça e Pescoço do
Instituto do Câncer do Estado de São Paulo ICESP, São Paulo

Neyller Patriota Cavalcante Montoni
Fonoaudióloga Titular do A.C. Camargo Cancer Center
Doutorado em Oncologia pela Fundação Antônio Prudente (FAP)
Especialista em Disfagia e Motricidade Orofacial em Oncologia pelo
A.C. Camargo Cancer Center
Especialista em Voz pela Universidade Federal de Pernambuco
Vice-Coordenadora do Departamento de Disfagia (SBFa)
Professora da Residência Multiprofissional do A.C. Camargo Cancer Center

Patricia Paula Santoro
Doutorado em Medicina pela Faculdade de Medicina da Universidade de São Paulo
Médica Assistente da Divisão de Clínica Otorrinolaringológica do Hospital das Clínicas da Faculdade de Medicina da Universidade de São Paulo
Responsável pelo Ambulatório de Disfagia da Divisão de Clínica Otorrinolaringológica do Hospital das Clínicas da Faculdade de Medicina da Universidade de São Paulo

Roberta Gonçalves da Silva
Pós-Doutorado em Clínica Médica pela Faculdade de Medicina de Ribeirão Preto – USP
Docente do Departamento de Fonoaudiologia da UNESP-Campus de Marília

Roberta Ismael Dias Garcia
Doutorado em Ciências pelo Departamento de Otorrinolaringologia do Hospital das Clínicas da Faculdade de Medicina da Universidade de São Paulo
Médica Colaboradora da Divisão de Clínica Otorrinolaringológica do Hospital das Clínicas da Faculdade de Medicina da Universidade de São Paulo

Rogério A. Dedivitis
Professor Livre-Docente, Assistente do Departamento de Cirurgia de Cabeça e Pescoço do Hospital das Clínicas da Faculdade de Medicina da USP
Supervisor do Grupo de Tumores de Laringe e Hipofaringe do Departamento de Cirurgia de Cabeça e Pescoço do Hospital das Clínicas da Faculdade de Medicina da USP
Professor Titular do Departamento de Cirurgia do Centro Universitário Lusíada (UNILUS) – Santos, SP
Professor Responsável pelas Disciplinas de Iniciação Científica e de Otorrinolaringologia e Cirurgia de Cabeça e Pescoço da Universidade Metropolitana de Santos (UNIMES)

Rui Imamura
Doutorado em Medicina pela FMUSP
Professor Colaborador da Disciplina de ORL da FMUSP
Diretor do Serviço de Bucofaringolaringologia da Divisão de Clínica ORL do HCFMUSP

Sergio Szachnowcziz
Mestrado em Cirurgia do Sistema Digestório pela Faculdade de Medicina da USP
Médico Assistente do Serviço de Cirurgia do Esôfago da Disciplina de Cirurgia do Sistema Digestório do HCFMUSP
Membro Titular do Colégio de Cirurgia Digestiva
Membro Titular do Colégio Brasileiro de Cirurgiões

Simone A. Claudino da Silva Lopes
Doutorado e Mestrado em Ciências pela Oncologia e Especialista em Motricidade Oral em Oncologia pela Fundação Antônio Prudente
Fonoaudióloga Titular do Departamento de Fonoaudiologia do A.C. Camargo Cancer Center

Simone Aparecida dos Santos Melo
Psicóloga Especialista em Psicologia Social e Hospitalar

Sumário

PARTE I

DEGLUTIÇÃO NORMAL

PARTE II

CAUSAS DA DISFAGIA

PARTE III

AVALIAÇÃO DA DEGLUTIÇÃO

PARTE IV

BASES DO TRATAMENTO

PARTE I

DEGLUTIÇÃO NORMAL

1 Anatomia e Fisiologia da Deglutição

Roberta Ismael Dias Garcia ■ Débora dos Santos Queija

INTRODUÇÃO

O ato de engolir é um processo fisiológico ordenado, que transfere o material ingerido ou a saliva da boca ao estômago.[1] Para que ocorra de maneira coordenada, são necessárias inúmeras estruturas anatômicas integradas por um complexo controle multissináptico.[2] Dessa forma, a integridade da deglutição requer comportamentos que envolvem atividades voluntárias e reflexas de mais de 30 nervos e músculos e dois fatores biológicos importantes: a passagem do bolo da cavidade oral para o estômago e a proteção das vias aéreas.

A alimentação é uma função vital que abrange aspectos orgânicos, emocionais e sociais. O ato de comer é essencial para manter a vida e um dos grandes prazeres do ser humano. A disfagia, definida como qualquer distúrbio da deglutição, afeta a rotina diária das pessoas e, com o passar do tempo, indivíduos disfágicos, muitas vezes, acabam por ser excluídos socialmente.[3] O conhecimento das variáveis relacionadas com a anatomia e fisiologia da deglutição é fundamental para a identificação de suas alterações e direcionamento do diagnóstico e tratamento propostos pelas equipes envolvidas.

ANATOMIA

Anatomia da Boca

A preparação dos alimentos ingeridos inicia-se na cavidade oral, considerada a entrada do tubo digestório. Divide-se em vestíbulo, delimitado pelos lábios e bochechas anteriormente e dentes e gengivas posteriomente, e cavidade oral propriamente dita, delimitada pelos dentes e gengivas anterolateralmente, pelo palato superiormente, pela úvula e arcos palatoglossos posteriormente e pela língua e músculos milo-hióideos, que formam o assoalho inferiormente.[4]

A língua exerce um papel fundamental na deglutição. Gera pressão, direcionando o bolo alimentar, através da cavidade oral e faringe, para o esôfago. É dividida em língua oral, inervada pelo nervo hipoglosso (XII par craniano) e base da língua inervada pelo nervo vago, o X par craniano, via glossofaríngeo. Na deglutição, está sob o controle medular no sistema nervoso central. Participa também da gustação, pela presença das papilas linguais (Fig. 1-1).[5,6]

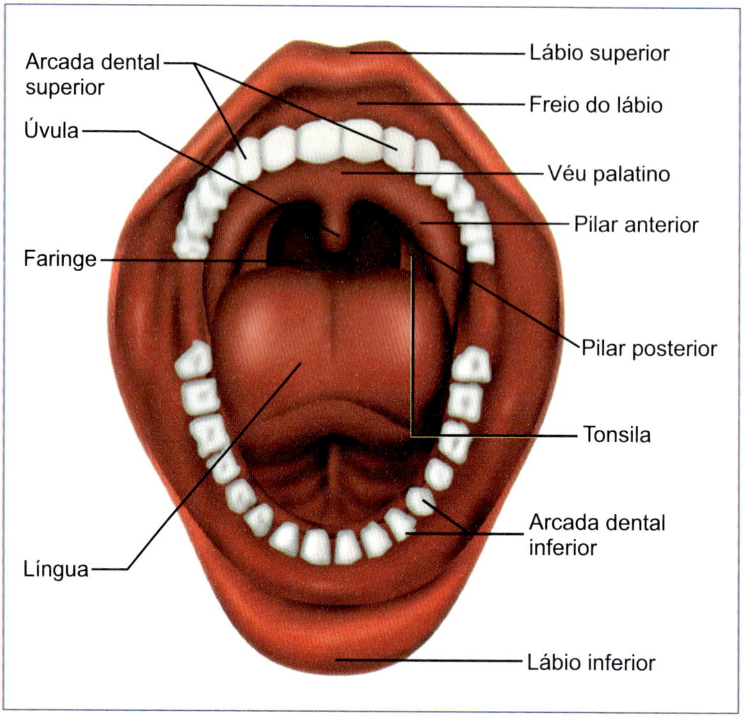

Fig. 1-1. Anatomia da boca.

Anatomia da Faringe

A faringe é um órgão fibromuscular, que dá continuidade ao tubo digestório, a partir da cavidade oral. Mede aproximadamente 15 cm no adulto, estende-se desde a base do crânio até o nível da borda inferior da cartilagem cricóidea, anteriormente e da borda inferior da vértebra C6, posteriormente.

É dividida em três partes: nasal (nasofaringe), oral (orofaringe) e laríngea (hipofaringe),[7] que recebem abertura para a cavidade nasal, boca e laringe, respectivamente.

O assoalho da nasofaringe é formado pela superfície superior do palato mole que, quando elevado, separa a parte nasal da faringe.[8]

A orofaringe possui função digestiva e estende-se do palato mole até a borda superior da epiglote.

A hipofaringe localiza-se atrás da laringe, estendendo-se da borda superior da epiglote até a borda inferior da cartilagem cricóidea,[7] onde ocorre um estreitamento e a comunicação com o esôfago. Esta porção laríngea da faringe comunica-se com a laringe pelo ádito laríngeo e, de cada lado, estão presentes os recessos piriformes (Fig. 1-2).

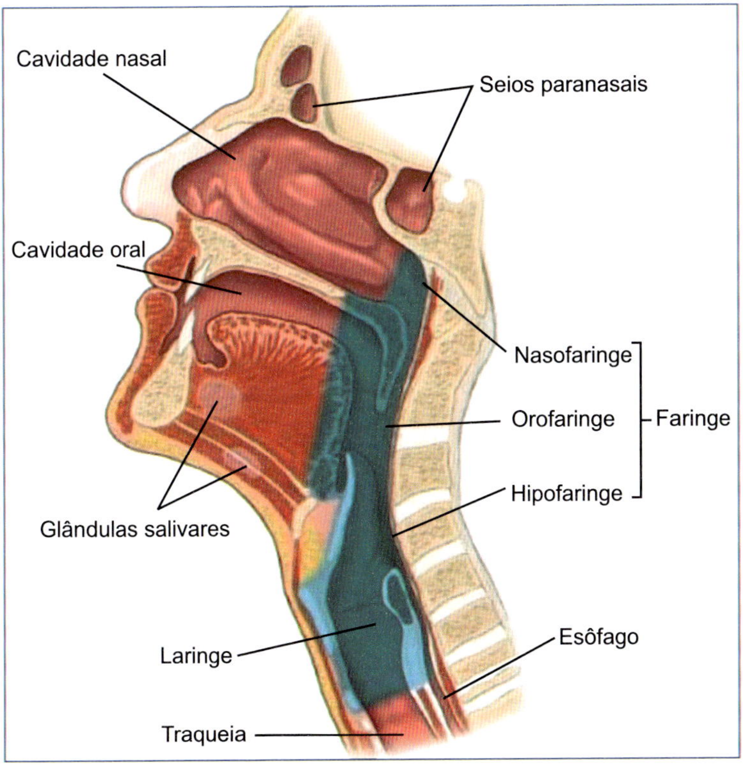

Fig. 1-2. Anatomia da faringe.

Anatomia do Esôfago

O esôfago é um tubo muscular, que se origina no nível da sexta vértebra cervical, posteriormente à cartilagem cricóidea. Apresenta as partes torácica e abdominal. Existem três áreas de estreitamento esofágico: no nível da cartilagem cricóidea, que corresponde ao esfíncter superior do esôfago; no tórax, pela compressão decorrente do arco da aorta e brônquio fonte esquerdo; e no nível do hiato esofágico do diafragma, que corresponde ao esfíncter inferior do esôfago.[9]

O esôfago é responsável pelo transporte do bolo alimentar da faringe para o estômago. Assim que o bolo atinge o estômago, finaliza-se o processo de deglutição (Fig. 1-3).

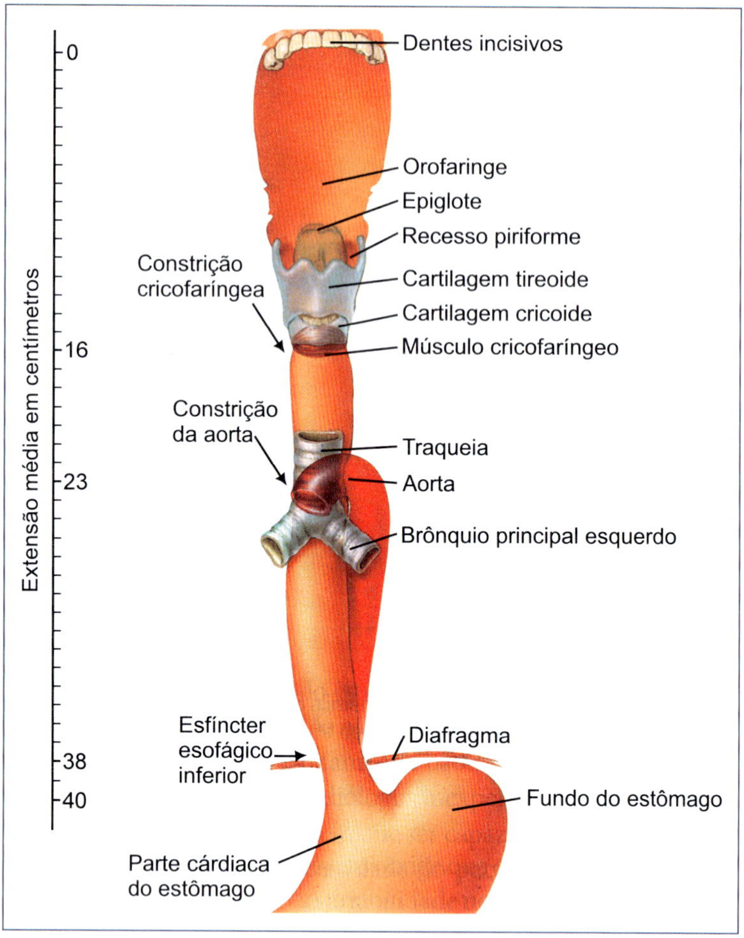

Fig. 1-3. Anatomia do esôfago. (Fonte: Netter, Frank H. Atlas de Anatomia Humana. 2. ed. Porto Alegre, 2000.)

CONTROLE NEURAL DA DEGLUTIÇÃO

O controle neural da deglutição envolve fibras motoras eferentes e aferentes dos nervos cranianos, cérebro, mesencéfalo e cerebelo e tronco encefálico.[10]

O centro da deglutição corresponde a uma organização complexa de elementos neurais do córtex cerebral e do tronco encefálico.[11] Não é totalmente conhecida a representação cortical do mecanismo de deglutição. Estudo com ressonância magnética funcional mostrou que, durante a deglutição, há ativação de áreas motoras e somatossensoriais corticais bilateralmente.[12]

No tronco cerebral, é representada pelo grupo de neurônios localizados na região dorsal do bulbo, junto ao núcleo do trato solitário e grupo de neurônios da região ventral, situados no núcleo ambíguo. As duas regiões são representadas nos dois lados do tronco cerebral e interconectadas, sendo cada lado capaz de coordenar as fases faríngea e esofágica da deglutição.[13,14] Os interneurônios essenciais para a resposta da deglutição estão no tronco cerebral, porém, é o córtex que exerce o comando para a iniciação da mesma.[15]

A deglutição é um fenômeno fisiológico que pode ser iniciado por um ato consciente voluntário durante a alimentação, contudo, a deglutição de saliva ocorre subconscientemente, em média, uma vez por minuto. O estímulo primário é fornecido pelos receptores sensoriais da boca e faringe que ativam regiões centrais da deglutição. A partir de seu início, as fases oral e faríngea parecem ser controladas, principalmente, por geradores de padrão programados, localizados dentro dos centros de deglutição do tronco cerebral. A dinâmica de algumas dessas variáveis pode ser modificada pelo volume e pela consistência do bolo.[1]

As fibras nervosas aferentes, através dos axônios sensoriais dos nervos glossofaríngeo (IX), vago (X), especialmente ramo laríngeo superior, facial (VII) e trigêmeo (V),[16] trazem as informações provenientes da cavidade oral, faringe, laringe e esôfago e conduzem-nas até o núcleo do trato solitário. Os neurônios do núcleo do trato solitário direcionam a informação ao córtex, sendo iniciado o comando da deglutição, que é transmitido aos interneurônios localizados na região ventral. Os neurônios da região ventral, por sua vez, distribuem e coordenam a informação gerada no grupo dorsal para os núcleos motores dos nervos cranianos.

Os principais nervos relacionados com a deglutição são: trigêmeo (V par craniano), facial (VII par craniano), glossofaríngeo (IX par craniano), vago (X par craniano) e hipoglosso (XII par craniano) (Quadro 1-1).

Quadro 1-1. Pares cranianos envolvidos na deglutição

Nervo	Inervação Sensorial	Inervação Motora
V – Trigêmeo	**Sensação térmica, tátil, dor** ▪ Ramo mandibular • 2/3 anteriores da língua – nervo lingual • Mucosa jugal, assoalho da boca – nervo lingual • Gengivas e dentes inferiores – nervos lingual e alveolar inferior • Articulação temporomandibular – nervo • Pele do lábio inferior e da mandíbula – nervo mentual ▪ Ramo maxilar • Mucosa da nasofaringe – ramo faríngeo • Palatos mole e duro – nervos palatinos menores e maiores, nervos nasopalatinos • Gengivas e dentes superiores – nervo alveolar superior • Tonsilas – nervo palatino menor	**Motricidade** ▪ Ramo mandibular • mms. milo-hióideo; ventre anterior do digástrico; tensor do véu palatino • mms. da mastigação: temporal, masseter, pterigóideo medial/lateral ▪ Ramo alveolar inferior: músculos milo-hióideo e ventre anterior do digástrico
VII – Facial	**Paladar** ▪ 2/3 anteriores da língua	**Motricidade** ▪ mms. da expressão facial, estilo-hióideo, platisma e ventre posterior do digástrico ▪ Ramo marginal mandibular • Superior: mms. orbicular superior e levantador do ângulo da boca • Inferior: mms. orbicular inferior e bucinador

IX – Glossofaríngeo	**Sensibilidade** ▪ Orofaringe, tonsilas palatinas, fauces, 2/3 posteriores da língua **Paladar** ▪ 1/3 terço posterior da língua **Sensação tátil, dor e temperatura** ▪ Membrana mucosa da orofaringe, das tonsilas palatinas, dos arcos das fauces (pilares) e do 1/3 posterior da língua	**Motricidade** ▪ mm. estilofaríngeo
X – Vago	**Sensibilidade** ▪ Ramo faríngeo • Mucosa do véu palatino, constritores superior e médio ▪ Ramo interno do laríngeo superior • Mucosa laringofaringe, epiglote, laringe acima das pregas vocais, receptores localizados na laringe, pregas ariepiglóticas e parte posterior da língua ▪ Ramo nervo laríngeo recorrente • Mucosa da laringe, abaixo das pregas vocais, constritor inferior da faringe e esôfago ▪ Ramo esofágico • Mucosa e musculatura estriada do esôfago **Paladar** ▪ Epiglote	**Motricidade – via plexo faríngeo (IX + X)** ▪ + XI • mms. palatoglosso, salpingofaríngeo e constritor superior da faringe • mms. constritores médio e inferior da faringe
XI – Acessório porção cranial		**Motricidade via plexo faríngeo** ▪ mms. elevador do véu palatino, uvular, palatoglosso, salpingofaríngeo e constritor superior da faringe
XII – Hipoglosso		**Motricidade** ▪ mms. intrínsecos e extrínsecos da língua • mms. longitudinal superior e inferior, transverso, vertical, hioglosso, genioglosso e estiloglosso • mms supra-hióideos: gênio-hióideo e tíreo-hióideo

mm. = músculo.

FASES DA DEGLUTIÇÃO

Didaticamente, classifica-se a deglutição em três fases: oral, faríngea e esofágica. A fase oral é voluntária, e as fases faríngea e esofágica são involuntárias.[17]

Fase Oral

Apresenta os estágios de preparação, qualificação, organização e ejeção.[18]

Na fase de preparo, ocorre a mastigação e secreção salivar. Na fase de qualificação, ocorre a percepção do bolo em seu volume, consistência, densidade e grau de umidificação. Na fase de organização, ocorre o posicionamento do bolo pela língua e, finalmente, na fase de ejeção, a língua, em projeção posterior, gera pressão propulsiva que conduz o bolo alimentar e transfere pressão para a faringe. Volumes maiores do bolo geram uma força de propulsão mais intensa e latências mais curtas para desencadear a deglutição.[19] A organização oral influi não só na qualidade da ejeção oral, mas também na efetiva dinâmica da fase faríngea.[20]

A manipulação do alimento pela língua dentro da boca é importante para o desencadeamento e programação da fase faríngea da deglutição. Gera informações sensoriais relacionadas com o volume, viscosidade e paladar para a medula, bem como a informação a respeito da localização do alimento na boca. Essas informações sensoriais podem definir a quantidade de alimento movida para as bochechas e o quanto será deglutido em uma única vez, participando, assim, de forma crítica, no controle do bolo e segurança da fase faríngea. Juntas, a língua oral e a base da língua são os grandes geradores de pressão da boca para a faringe.[21]

Fase Faríngea

O aspecto fundamental da faringe é a transformação de via respiratória em via digestiva.[22] Existem mecanismos de proteção altamente especializados para prevenir a aspiração de alimento para a traqueia antes ou durante a deglutição. Todos os aspectos motores da fase faríngea da deglutição são desencadeados na medula, no centro primário da deglutição.[21]

A fase faríngea é uma atividade sequencial rápida que ocorre em cerca de 0,5 segundo a 1,5 segundo, em que se destacam dois fatores: a passagem do alimento impulsionando o bolo alimentar pela faringe e esfíncter esofágico superior para o esôfago e a proteção das vias aéreas, com o isolamento da laringe e traqueia da faringe durante a passagem de alimentos para evitar sua entrada na via aérea.[21,23]

As informações aferentes são colhidas pelos pares cranianos e enviadas ao centro da deglutição e ao tronco cerebral, ocorrendo a contração da faringe, fechamento velofaríngeo, elevação e fechamento da laringe e abertura do cricofaríngeo.[10]

A progressão do bolo pela faringe realiza-se graças a uma onda peristáltica que se propaga da orofaringe à hipofaringe. Os músculos constritores superior, médio e inferior contraem-se de maneira sequencial, havendo um encurtamento do funil faríngeo e a propagação de uma onda peristáltica, conduzindo o alimento ao esôfago. A motilidade da faringe modifica-se com a consistência do bolo alimentar deglutido.[24]

Associado ao início do peristaltismo faríngeo, ocorre o fechamento velofaríngeo, que previne a entrada do bolo na nasofaringe e contribui para o aumento das pressões oral e faríngea, auxiliando o transporte do bolo.[11]

Em seguida, a estrutura da faringe e laringe é puxada para cima, ocorrendo um movimento anterossuperior.[7,25] Esse movimento provoca uma pressão negativa na hipofaringe, funcionando como uma "bomba aspirante" do bolo alimentar, que prossegue em direção à laringofaringe, receptiva pela ampliação promovida pelos músculos dilatadores, bem como pela elevação e anteriorização do complexo hiolaríngeo.[25] Com esse deslocamento, a epiglote é empurrada posteriormente, assumindo uma posição horizontalizada sobre o vestíbulo laríngeo. Nessas condições, a laringe fica, de certa forma, protegida do trajeto do bolo alimentar, que passa sobre a base da língua.

A proteção da via aérea durante a deglutição envolve dois mecanismos principais: a elevação e o fechamento da laringe. O fechamento esfincteriano da laringe ocorre em três níveis: as pregas ariepiglóticas, as pregas vestibulares e as pregas vocais.

Estudos abordando a coordenação temporal da respiração-deglutição em sujeitos saudáveis por meio de eletromiografia submentoniana, plestismografia, videofluoroscopia e videoendoscopia constataram que a deglutição ocorre durante a fase expiratória da respiração seguida pela apneia/deglutição, finalizando com a expiração.[26-29]

A deglutição é uma atividade expiratória. Ocorre uma apneia definida como preventiva, que se inicia imediatamente antes da fase faríngea da deglutição e permanece ativa durante a mesma. A apneia de deglutição e o fechamento das pregas vocais são mecanismos independentes.[30] A parada da respiração e o fechamento das pregas vocais ocorrem sem qualquer desconforto.

O esfíncter superior do esôfago permanece fechado fora da deglutição, para evitar a entrada de ar no esôfago durante a inspiração e conter o refluxo gastroesofágico. A abertura do esfíncter esofágico superior é essencial para a entrada do bolo no esôfago. Três fatores são necessários: relaxamento do músculo cricofaríngeo que precede a abertura do esfíncter esofágico superior ou a chegada do bolo; contração dos músculos supra-hióideos e tíreo-hióideos, que puxam o complexo hiolaríngeo para frente, abrindo o esfíncter esofagiano inferior. Este parece ser o aspecto mais importante porque ativa o processo de abertura e existe associação entre o movimento do osso hioide ao grau de abertura do músculo cricofaríngeo durante a deglutição.[31]

Finalmente, a pressão descendente do bolo distende o esfíncter esofagiano inferior e auxilia sua abertura.[32]

Logo após a abertura, o esfíncter terá seu tônus aumentado em até três vezes, evitando que o bolo reflua.

O final do tempo faríngeo coincide com a descida de todo o complexo faringolaríngeo, reabertura do esfíncter laríngeo, reposicionamento da epiglote e fechamento do segmento faringoesofágico.

Fase Esofágica

O alimento é conduzido ao estômago por meio do relaxamento coordenado dos seus dois esfíncteres. O esfíncter superior do esôfago relaxa-se e fecha-se com cada deglutição, enquanto que o esfíncter inferior abre-se e fecha em decorrência da onda peristáltica do esôfago.[33]

A contração peristáltica da musculatura decorre de impulsos nervosos provenientes do centro da deglutição localizado no tronco cerebral. Na parede esofágica, os nervos fazem contato com os plexos entéricos, um deles localizado entre as camadas musculares e o outro na submucosa, formando o plexo mioentérico de Auerbach. Quando a onda peristáltica atinge o estômago, ocorre o final da fase esofágica da deglutição.[34]

As contrações esofágicas desencadeiam as ondas peristálticas primárias, iniciadas pela contração dos músculos constritores da faringe, com sentido aboral, da boca ao ânus e com velocidade de transmissão diminuindo, à medida que se afasta da faringe. O peristaltismo secundário ou ondas secundárias são originados pelas distensões do corpo do esôfago e são ondas de "reserva", apenas quando as primárias não são originadas (Quadro 1-2).

Quadro 1-2. Principais eventos da deglutição

Fases da Deglutição	Principais Eventos	Estruturas/Músculos
Oral	▪ Captura, contenção oral e pressão intraoral • Anterior e lateral	**Lábios** ▪ mm. orbicular da boca ▪ mms. bucinadores
	▪ Mastigação	Língua Dentes Mandíbula Músculos da mastigação
	▪ Contenção e formação do bolo ▪ Ejeção/propulsão	Língua e dentes Contato e acoplamento língua × palato
Faríngea	▪ Isolamento da cavidade nasal x oral	Esfincter velofaríngeo
	▪ Propulsão faríngea	Contato da base da língua × parede posterior de faringe mms. constritores faríngeos
	▪ Elevação e anteriorização laríngea	mms. supra-hióideos e tíreo-hióideos
	▪ Fechamento esfincteriano da laringe	Pregas ariepiglóticas Pregas vestibulares Pregas vocais
	▪ Passagem do bolo para o esôfago	mm. cricofaríngeo
Esofágica	▪ Entrada do bolo no esôfago	Esfíncter esofágico superior
	▪ Passagem do bolo para o estômago	Esfíncter esofágico inferior

mm. = músculo; mms. = músculos.

VARIAÇÕES DO BOLO ALIMENTAR E TRÂNSITO, DE ACORDO COM VOLUME, BIOMECÂNICA E VISCOSIDADE

Medidas de alguns aspectos temporais indicam mudanças sistemáticas e previsíveis na fisiologia da deglutição em relação a variáveis. O aumento da viscosidade do bolo, por exemplo, leva ao aumento do tempo de trânsito orofaríngeo, maior abertura do esfíncter esofágico superior e aumento da duração das ondas peristálticas da faringe. Esses fatores ocorrem pela lentificação do fluxo do bolo através da cavidade oral e faringe e necessidade de maior pressão da língua para propulsão do conteúdo mais viscoso através da orofaringe. Atenção deve ser dada ao fato de que líquidos mais espessos são menos prováveis de serem aspirados, no entanto, tendem a ocasionar estases após a deglutição. Este aspecto deve ser levado em consideração na abordagem em sujeitos disfágicos.[35-40]

A atividade do músculo elevador do véu palatino durante a deglutição é influenciada tanto pelo volume, quanto pela viscosidade. Com o aumento do volume, a atividade aumenta. Em contrapartida, a viscosidade reduz discretamente sua atividade. Essa diferença pode ser justificada pela necessidade de maior resistência do músculo para a deglutição de líquidos por serem altamente difusíveis em comparação aos alimentos viscosos que têm baixa difusão.[41]

A dinâmica da deglutição de líquido também pode variar de acordo com o volume do bolo (de 5 mL para 20 mL), alterando seu fluxo e levando a estases de grau discreto na valécula e penetrações durante a deglutição. Com o avanço da idade (acima de 60 anos), as estases passam a ser mais frequentes nos recessos piriformes com 20 mL.[42]

O tempo de fechamento laríngeo é outra variável modificada pela viscosidade. Ao comparar a deglutição de líquido fino e espessado em sujeitos saudáveis por meio de tomografia computadorizada 3D na posição reclinada a 45°, o líquido fino atinge a hipofaringe antes e permanece mais tempo nela quando comparado ao líquido espessado. Entretanto, o tempo de fechamento das pregas vocais ocorre antes e dura mais tempo na deglutição de líquidos finos. Esse movimento pode ser uma resposta laríngea à rapidez do fluxo do líquido fino.[38]

A combinação de texturas também é mais um aspecto que modifica o fluxo do bolo alimentar. No caso do líquido fino misturado a sólidos macios, pode ocorrer uma perda prematura do componente líquido durante a mastigação. Este escape precoce pode representar um fator de risco importante para sujeitos disfágicos,[23,43,44] pois a entrada do bolo líquido na hipofaringe antes da deglutição predispõe à aproximação do alimento no ádito laríngeo, quando a laringe ainda está aberta (Fig. 1-4).

É importante considerar que a deglutição saudável é caracterizada pela flexibilidade na sequência dos eventos em vez de uma ordem fixa de acontecimentos. É provável que sujeitos disfágicos apresentem uma redução nessa variabilidade de eventos com impacto variável no desempenho da deglutição. Portanto, a aplicação de estratégias e adaptações relacionadas com a viscosidade, volume e posturas deve ser com base na observação desses aspectos.[45,46] A dinâmica da deglutição modifica-se ao longo da vida e pode variar de acordo com as condições físicas, mentais e ambientais e também ser influenciada pela textura, sabor, volume e temperatura dos alimentos.

A compreensão da anatomia e fisiologia normal da deglutição, confrontada aos achados das avaliações clínica e instrumental, é essencial para o tratamento das alterações da deglutição e da alimentação, bem como no desenvolvimento de um programa de reabilitação direcionado e adaptado para cada caso individualmente.

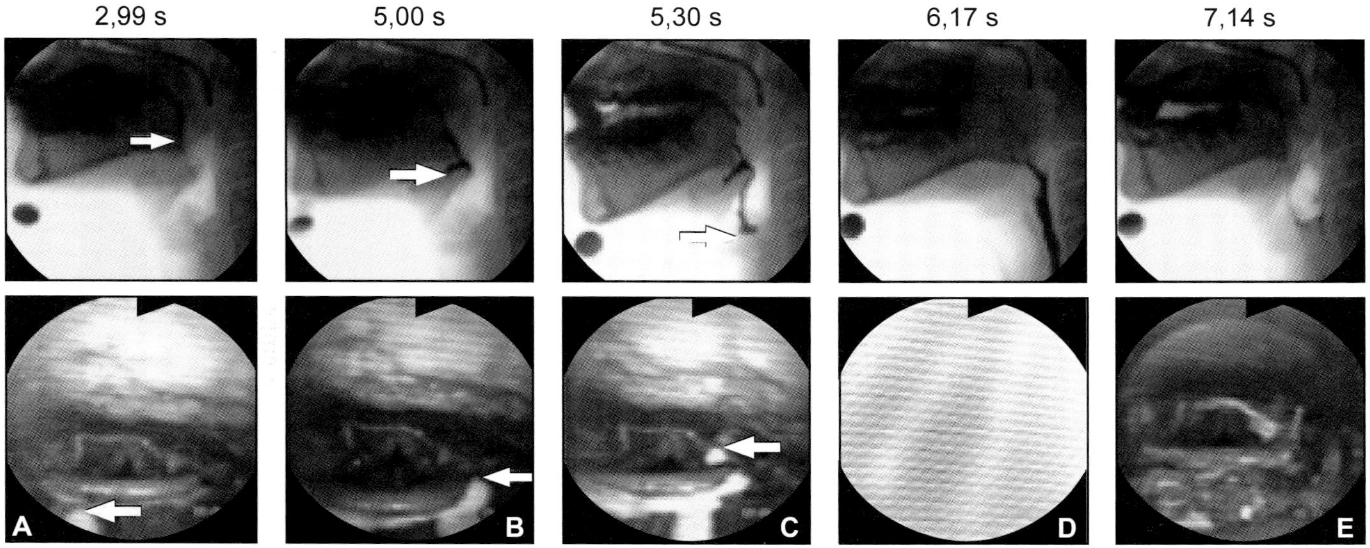

Fig. 1-4. Imagens de videofluoroscopia e videoendoscopia da deglutição da entrada do bolo na faringe – deglutição de carne enlatada com bário líquido. O número acima de cada imagem indica o tempo em segundos do início da gravação. As setas nas imagens indicam a ponta do bário. O componente líquido entra: (**A**) Valécula. (**B**) Hipofaringe. (**C**) Recesso piriforme. (**D**) Início da deglutição, enquanto o sólido é mastigado na cavidade oral. (**E**) Ausência de penetração ou aspiração laríngea.[23]

DICAS PARA LEVAR AO CONSULTÓRIO

- O estudo da disfagia envolve equipe multidisciplinar
- A investigação dos pares cranianos envolvidos na deglutição e sua correlação com a função são pontos-chave para as avaliações clínicas fonoaudiológica e otorrinolaringológica
- Por ser um grande gerador de pressão para a deglutição, o desempenho da língua merece destaque no exame clínico
- Atenção deve ser dada a sinais de alteração na elevação, contração e manutenção da mobilidade do véu palatino e da função velofaríngea. A excursão e a estabilidade laríngea não podem ser colocados em segundo plano
- Alterações da função respiratória podem estar relacionados com alterações no gerenciamento de estases e na proteção das vias aéreas inferiores
- As informações colhidas na avaliação clínica devem ser utilizadas, na escolha do volume, textura e consistência. O confronto dos dados da avaliação clínica X exames complementares são fundamentais para nortear o diagnóstico, a conduta, o planejamento e o prognóstico do tratamento
- O exame da avaliação endoscópica da deglutição (FEES) fornece dados importantes sobre anatomia faringolaríngea, sensibilidade, visualização de estase salivar e da avaliação funcional da deglutição com determinadas consistências e volumes de alimentos
- O exame instrumental FEES também fornece dados preciosos em relação aos aspiradores silentes
- Diagnosticar adequadamente pacientes disfágicos significa atuar preventivamente em pacientes de risco, evitando complicações e impactando em uma melhor qualidade de vida

REFERÊNCIAS BIBLIOGRÁFICAS

1. Dodds WJ. The physiology of swallowing. *Dysphagia* 1989;3:171-78.
2. Aviv JE. The normal swallow. In: Carrau RL, Murry T. *Comprehensive management of swallowing disorders*. San Diego: Singular, 1999. p. 23-29.
3. Marchesan IQ. Deglutição-Normalidade. In: Furkim AM, Santini CS. *Disfagias orofaríngeas*. São Paulo: Pró-Fono, 1999. p. 3-18, vol. I.
4. Laine FJ, Smoker WR. *Oral Cavity: anatomy and pathology* 1995;16:527-45.
5. Kahrilas PJ, Logemann JA, Lin S *et al.* Pharyngeal clearance during swallow: A combined manometric and videofluoroscopic study. *Gastroenterology* 1992;103:128-36.
6. Kahrilas PJ, Logemann JA. Volume accommodations during swallowing. *Dysphagia* 1993;8:259-65.
7. Donner MW, Bosma JF, Robertson D. Anatomy and physiology of the pharynx. *Gastrointest Radiol* 1985;10:196-212.
8. Yousem DM, Chalian AA. Oral cavity and pharynx. *Radiol Clin North Am* 1998;36:967-81.
9. Pellegrini AC, Way LW. Esôfago e diafragma. In: *Cirurgia diagnóstico e tratamento.* 9. ed. Rio de Janeiro: Guanabara-Koogan, 1993. p. 291-312.
10. Dodds WJ, Stewart ET, Logemann JA. Physiology and radiology of the normal oral and pharyngeal phases of swallowing. *Am J Roentgenol* 1990;154:953-63.
11. Santoro PP, Bohadana SC, Tsuji DH. Fisiologia da deglutição. In: Campos CAH, Costa HOO. *Tratado de otorrinolaringologia*. Rio de Janeiro: Roca, 2003. p. 768-82.
12. Michou E, Hamdy S. Cortical input in control of swallowing. *Curr Opin Otolaryngol Head Neck Surg* 2009;17:166-71.

13. Eibling DE. Organs of swallowing. In: Carrau RL, Murry T. *Comprehensive management of swallowing disorders*. San Diego: Singular, 1999. p. 11-21.
14. Miller AJ. Neurophysiological basis of swallowing. *Dysphagia* 1996;1:91-100.
15. Miller A, Bieger D, Conklin JL. Functional controls of deglutition. In: Perman AL, Schulze-Delrieu K. *Deglutition and its disorders – Anatomy, physiology, clinical diagnosis, and management*. San Diego: Singular, 1997. p. 43-97.
16. Kitagawa J, Shingai T, Takahashi Y *et al.* Pharyngeal branch of the glossopharyngeal nerve plays a major role in reflex swallowing from the pharynx. *Am J Physiol Regul Integr Comp Physiol* 2002;282:R1342-47.
17. Ardran GM, Kemp MRCP. The mechanism of swallowing. *Proc R Soc Med* 1951;44:1038-44.
18. Costa MMB. Dinâmica da deglutição: fase oral e faríngea. *In:* Costa MMB, Leme E, Koch HI. (Eds.). *Deglutição e disfagia abordagem multidisciplinar.* Rio de Janeiro: SupraSet, 1998. p. 1-11.
19. Lazarus CL, Logemann JA, Rademaker AW *et al.* Effects of bolus volume, viscosity, and repeated swallows in nonstroke subjects and stroke patients. *Arch Phys Med Rehabil* 1993;74:1066-70.
20. Yamada EK, Siqueira KO, Xerez D *et al.* A influência das fases oral e faríngea na dinâmica da deglutição. *Arq Gastroenterol* 2004;41:18-23.
21. Logemann JA. Critical factors in the oral control needed for chewing and swallowing. *J Texture Stud* 2014;1(45):173-79.
22. Cook IJ, Kahrilas PJ. AGA technical review on management of oropharyngeal dysphagia. *Gastroenterology* 1999;116:456-79.
23. Matsuo K, Palmer J. Anatomy and physiology of feeding and swallowing – Normal and abnormal. *Phys Med Rehabil Clin N Am* 2008;19:691-707.
24. Dantas RO, Dodds WJ. Influence of swallowed food bolus viscosity on pharynx motility. *Arq Gastroenterol* 1990;27:164-68.
25. Kahrilas PJ. Anatomy, physiology and pathophysiology of dysphagia. *Acta Otorhinolaryngol Belg* 1994;48:97-117.
26. Martin-Harris B, Brodsky MB, Price CC *et al.* Temporal coordination of pharyngeal and laryngeal dynamics with breathing during swallowing: single liquid swallows. *J Appl Physiol* 2003;94:1735-43.
27. Martin-Harris B, Brodsky MB, Michel Y *et al.* Breathing and swallowing dynamics across the adult lifespan. *Arch Otolaryngol Head Neck Surg* 2005;131:762-70.
28. Martin-Harris B, Brodsky MB, Michel Y *et al.* Delayed initiation of the pharyngeal swallow: normal variability in adult swallows. *J Speech Lang Hear Res* 2007;50:585-94.
29. Hårdemark Cedborg AI, Bodén K, Witt Hedström H *et al.* Breathing and swallowing in normal man—effects of changes in body position, bolus types, and respiratory drive. *Neurogastroenterol Motil* 2010;22:1201-8,e316.
30. Costa MMB, Lemme EMO. Coordenação da respiração com a deglutição: padrão funcional e relevância do fechamento das pregas vocais. *Arq Gastroenterol* 2010;47:42-48.
31. Van der Kruis JG, Baijens LW, Speyer R *et al.* Biomechanical analysis of hyoid bone displacement in videofluoroscopy: a systematic review of intervention effects. *Dysphagia* 2011;26:171-82.
32. Shaw DW, Cook IJ, Gabb M *et al.* Influence of normal aging on oral-pharyngeal and upper esophageal sphincter function during swallowing. *Am J Physiol* 1995;268(3 Pt 1):G389-96.
33. Tibbling L, Gezelius P, Franzén T. Factors influencing lower esophageal sphincter relaxation after deglutition. *World J Gastroenterol* 2011;17:3844-47.
34. Macedo-Filho ED, Gomes GF, Furkim AM. A deglutição normal. In: *Manual de cuidados do paciente com disfagia*. São Paulo: Lovise, 2000. p. 17-27.
35. Dantas RO, Kern MK, Massey BT *et al.* Effect of swallowed bolus variables on oral and pharyngeal phases of swallowing. *Am J Physiol* 1990;258:675-81.

36. Butler SG, Stuart A, Castell D *et al.* Effects of age, gender, bolus condition, viscosity, and volume on pharyngeal and upper esophageal sphincter pressure and temporal measurements during swallowing. *J Speech Lang Hear Res* 2009;52:240-53.
37. Reimers-Neils L, Logemann J, Larson C. Viscosity effects on EMG activity in normal swallow. *Dysphagia* 1994;9:101-6.
38. Inamoto Y, Saitoh E, Okada S *et al.* The effect of bolus viscosity on laryngeal closure in swallowing: Kinematic analysis using 320-row area detector CT. *Dysphagia* 2013;28:33-42.
39. Nagy A, Molfenter SM, Péladeau-Pigeon M *et al.* The effect of bolus consistency on hyoid velocity in healthy swallowing. *Dysphagia* 2015;30:445-51.
40. Steele CM, Alsanei WA, Ayanikalath S *et al.* The influence of food texture and liquid consistency modification on swallowing physiology and function: a systematic review. *Dysphagia* 2015;30:2-26.
41. Okuno K, Tachimura T, Sakai T. Influences of swallowing volume and viscosity on regulation of levator veli palatini muscle activity during swallowing. *J Oral Rehab* 2013;40:657-63.
42. Vale-Prodomo LP. *Caracterização videofluoroscópica da fase faríngea da deglutição.* [Tese] São Paulo: Fundação Antonio Prudente, 2010.
43. Matsuo K, Palmer J. Coordination of mastication, swallowing and breathing. *Jpn Dent Sci Rev* 2009;45:31-40.
44. Matsuo K, Palmer JB. Coordination of oro-pharyngeal food transport during chewing and respiratory phase. *Physiol Behav* 2015;142:52-56.
45. Kendall KA, Leonard RJ, McKenzie SW. Sequence variability during hypopharyngeal bolus transit. *Dysphagia* 2003;18:85-91.
46. Molfenter SM, Leigh C, Steele CM. Event sequence variability in healthy swallowing: building on previous findings. *Dysphagia* 2014;29:234-42.

2 Deglutição Normal na Infância e Senescência

Elza Maria Lemos ■ Leandro de Araújo Pernambuco

INTRODUÇÃO

As habilidades funcionais relacionadas com a alimentação, incluindo a deglutição, desenvolvem-se de acordo com a maturação neurofisiológica e o aprendizado baseado nas experiências orais e alimentares relacionadas com a propriocepção, pressão, temperatura, sabor, apresentação e tipos de alimentos oferecidos.[1] Nos recém-nascidos e lactentes, a deglutição envolve uma complexa coordenação de sequências rítmicas da sucção, deglutição e respiração, seguida por contrações esofágicas sequenciais e relaxamentos cronometrados dos esfíncteres superior e inferior do esôfago (ESE e EIE, respectivamente).[1,2]

Já na senescência, todo o organismo humano é caracterizado por decréscimo de força, estabilidade, coordenação e resistência.[3] Estas mudanças podem interferir na biomecânica da deglutição, e isto ocorre, em parte, por causa da sarcopenia e consequente perda de reserva muscular, necessária para adaptações ou compensações do organismo em situações de estresse fisiológico.[4] De forma geral, a deglutição na senescência é caracterizada por:

A) Mudanças nos mecanismos sensoriais, como diminuição das percepções táteis, térmicas, gustativas e olfativas.
B) Redução da flexibilidade no controle neuromuscular, com declínio da força muscular e maior lentidão dos movimentos.[5]
C) Dismotilidade esofágica, com diminuição da pressão do ESE, duração reduzida de relaxamento,[6] peristaltismo de baixa amplitude e aumento da rigidez do corpo do esôfago.[7]

NOÇÕES DE ANATOMIA

Anatomia da Boca e Faringe

Na infância, a relação entre as estruturas anatômicas relacionadas com a deglutição é notadamente distinta daquela observada em adultos.[8] O neonato apresenta estruturas orais, faríngeas e laríngeas muito próximas entre si: a mandíbula é proporcionalmente menor em relação ao crânio; o palato duro é mais plano, a língua ocupa toda a cavidade oral, e as bolsas de gordura (*sucking pads* ou *fat pads*) estreitam e estabilizam a cavidade oral lateralmente.[1,8-10] Com o crescimento, a cavidade oral cresce em relação à língua, e as bolsas de gordura desaparecem.[1]

Dos seis aos 12 meses após o nascimento, é iniciada a erupção dos elementos dentários, importantes para a integridade dos mecanismos motores e sensoriais envolvidos no processo de alimentação.[1,9] O véu palatino geralmente está mais rebaixado no neonato, com a úvula repousando dentro da epiglote em alguns casos. Ao longo do período de crescimento facial, a mandíbula cresce para baixo e para frente, carregando consigo a língua e aumentando o espaço entre a língua e o palato.[8]

A orofaringe é pequena no neonato em decorrência do espaço ocupado pela língua na cavidade oral. O osso hioide e a laringe são mais elevados em comparação aos adultos, e o ápice da epiglote aproxima-se ou sobrepõe-se ao palato mole.[1,8] Esta posição favorece, mas não garante proteção contra aspiração e também facilita o movimento de *suckling*, realizado pela língua nos primeiros meses de vida.[9] Ao longo do desenvolvimento, a laringe descende, assim como o osso hioide, o que permite alongar a faringe no sentido vertical e contribui para distanciar epiglote e palato mole.[10] Nesse momento, a faringe passa a fazer parte dos sistemas digestório e respiratório de forma mais notória.[10] Além disso, com o desenvolvimento, o vestíbulo laríngeo amplia seu espaço e aumenta de tamanho em relação às aritenoides e pregas vocais.[8]

No idoso, os lábios acompanham a tendência geral da epiderme e derme, tornando-se mais finos ao longo do envelhecimento, isto é, mais secos, frágeis e propensos à laceração.[11] É possível observar menor área seccional de masseter e pterigóideo medial, assim como atrofia, aumento de tecido conectivo e declínio do diâmetro das fibras musculares da língua.[12] O palato mole torna-se mais alongado, especialmente nas mulheres[13] e, na laringe, há aumento do processo de ossificação do hioide e das cartilagens tireóidea e cricóidea, deixando essas estruturas mais evidentes à videofluoroscopia.[8] A partir dos 70 anos, a laringe começa a descer, aproximando-se da sétima vértebra cervical. A possibilidade de artrite também aumenta e, quando a artrite atinge as vértebras cervicais, pode afetar a mobilidade da faringe o que pode ajudar a explicar a frequente necessidade de o idoso deglutir várias vezes para eliminar resíduos faríngeos após a deglutição.[8] A parede posterior da faringe, do idoso torna-se mais fina em relação à dos adultos jovens,[14] e observa-se aumento da deposição de gordura no espaço parafaríngeo.[13] A razão entre as dimensões anteroposterior e lateral da faringe torna-se progressivamente menor com o aumento da idade, indicando uma conformação mais lateralizada da faringe em torno das vias aéreas e maior predisposição ao colapso.[13]

Anatomia do Esôfago

O esôfago é um tubo muscular composto por musculatura estriada em seu terço proximal e musculatura lisa em seus dois terços distais, com aproximadamente 10 cm de comprimento no recém-nascido e cerca de 23 a 25 cm no adulto, estendendo-se desde a borda inferior da cartilagem cricóidea até a cárdia do estômago. É composto por três segmentos: cervical, torácico e abdominal.[15]

A parede do esôfago é única no trato gastrointestinal por não ser revestida por membrana serosa e é composta por quatro camadas: mucosa, submucosa, *muscularis propria* e adventícia.[16] O ESE representa a margem proximal do esôfago em sua junção com o músculo constritor inferior da faringe, enquanto o EIE é composto por musculatura lisa, representa a margem distal do esôfago e funciona como a principal barreira antirrefluxo.[16]

No idoso, o músculo estriado esofágico tem redução do diâmetro médio da célula, enquanto o número global de células, bem como a espessura da camada de músculo, permanece praticamente inalterado, podendo-se concluir que, durante o envelhecimento, o tecido conectivo preenche o espaço antes ocupado por células do músculo, aumentando, assim, a rigidez do esôfago.[17]

CONTROLE NEUROLÓGICO DA DEGLUTIÇÃO

Fases Oral e Faríngea

No neonato, o mecanismo dinâmico de controle sensório-motor da sucção, deglutição e respiração é regulado por uma rede neuronal bilateral conhecida como gerador de padrão central (GPC), localizado nas regiões pontina e medular da formação reticular.[18] Esse controle acontece em duas dimensões:

1. Maturação funcional.
2. Coordenação entre os grupos musculares que compõem as diferentes funções e seus respectivos GPC.[18]

No recém-nascido, o processo de alimentação é inteiramente reflexo e não recruta atividade suprabulbar,[1] sendo o ritmo de sucção regulado especialmente pelos V, VII e XI pares cranianos nessa fase da vida.[19] Um processo de aprendizagem é iniciado logo após o nascimento e impulsiona a maturação suprabulbar para conduzir gradualmente a transição de um processo reflexo para o controle voluntário.[1] Assim como no adulto, a deglutição na infância depende da complexa e integrada relação entre fibras aferentes, eferentes e controles periférico e central. A deglutição madura é composta por fases voluntárias (preparatória oral e oral) e involuntárias (faríngea e esofágica). As fases preparatória oral e oral são aprimoradas ao longo da infância e são consideradas de fato voluntárias após os dois anos de idade.[20]

Em idosos, ocorre aumento da ativação cortical durante a deglutição em ambos os hemisférios.[21] De acordo com o avanço da idade, o controle cortical da deglutição vai tornando-se mais simétrico ou bilateral,[22] ou seja, os idosos passam a recrutar mais áreas corticais para executar a deglutição em comparação a adultos jovens.[23] Acredita-se que, assim como acontece com outras funções motoras e cognitivas, as mudanças cerebrais associadas à deglutição são adaptações ou compensações que surgem em resposta aos efeitos do envelhecimento.[21,22]

Estudo de neuroimagem com ressonância magnética funcional em mulheres idosas mostrou que a deglutição de saliva e água ativa múltiplas regiões corticais bilateralmente, especialmente a região lateral pericentral, perisylviana e córtex cingulado anterior. Observam-se maior ativação do giro pós-central no hemisfério esquerdo e mais atividade cerebral na deglutição de água, especialmente no córtex pré-motor e pré-frontal à direita.[24]

Há indícios de que a sensibilidade oral reduzida encontrada em idosos é responsável pelo maior recrutamento das áreas motoras de planejamento do cérebro, sendo esta considerada uma atividade compensatória.[12]

Fase Esofágica

O funcionamento do esôfago depende de uma complexa inervação intrínseca e extrínseca, além das vias neurais e núcleos no sistema nervoso central que controlam sua motilidade, composta de contrações peristálticas para promover o esvaziamento esofágico.[17]

Em recém-nascidos humanos, dois tipos de mecanismos peristálticos são descritos: peristaltismos primário e secundário. O peristaltismo primário é iniciado pelo ato da deglutição em condições basais e representa a sequência motora clássica dentro do esôfago, a rápida progressão da onda de pressão da faringe e a transferência do bolo através do ESE relaxado. A contração ordenada exige a coordenação e integração da atividade do músculo esquelético para o músculo liso do esôfago. Resíduos alimentares determinam o surgimento do peristaltismo secundário. Diferenças na atividade muscular proximal dos músculos estriado e distal do músculo liso durante o peristaltismo são evidentes no recém-nascido. Esses achados podem representar a maturação dos neurônios motor central e periférico.[25,26]

Estudos em modelo animal sugerem que o peristaltismo primário na porção do músculo esquelético é controlado pelo sistema nervoso central, e que a porção do músculo liso exige uma interação entre mecanismos de controles central e periférico.[27-29] Esses estudos sugerem também que esse reflexo é governado por aferentes visceral e inervação eferente através do vago.[30,31]

Em contrapartida, em estudo histológico do plexo de Auerbach e do músculo liso em material de autópsia de indivíduos jovens e velhos, houve diminuição significativa nas células ganglionares por centímetro quadrado em indivíduos idosos, quando comparados aos controles jovens. A infiltração linfocítica do plexo de Auerbach foi ligeiramente mais comum nos idosos. Não foi encontrada diferença na espessura do músculo liso. O estudo concluiu que a diminuição das células ganglionares, em vez de atrofia do músculo liso, leva a uma disfunção motora esofágica.[32]

FISIOLOGIA DA DEGLUTIÇÃO

Fases Oral e Faríngea

No feto, é possível observar deglutição do líquido amniótico e sucção não nutritiva por volta de 15 semanas de gestação, com deglutição mais consistente entre a 22° e 24° semanas.[9] Em prematuros, a coordenação entre sucção, deglutição e respiração só acontece, pelo menos, após a 32° semana de idade gestacional.[33]

No recém-nascido, os primeiros movimentos oromotores são reflexos (p. ex., reflexos de procura, mordida, *gag* e Babinski), mas, ao longo do primeiro ano de vida, esses reflexos devem desaparecer.[1] A deglutição do neonato é caracterizada, inicialmente, por um movimento repetitivo de bombeamento do leite (*suckling*), que ocorre de acordo com um padrão de movimentação anteroposterior da língua, justificado pelas condições restritas de espaço da cavidade oral do neonato. O número de bombeamentos normalmente varia de dois a sete e possui relação inversa com o volume captado pela criança. A cada bombeamento, o conteúdo coletado é armazenado na região de pilares palatoglosso, palatofaríngeo ou na valécula, até que um adequado volume seja suficiente para eliciar o início da fase faríngea.[1,8]

Ao longo dos primeiros meses de vida, o padrão *suckling* vai sendo substituído pelo padrão *sucking*, em que o dorso de língua executa movimento vertical em conjunto com a mandíbula para extração do leite. Esse padrão passa a ser predominante aos seis meses de idade.[1] Na sucção nutritiva, deve existir sincronia entre sucção, deglutição, respiração e atividade esofágica. Ao mesmo tempo, essas funções devem emitir sinais que regulem o ritmo da sucção. Essa dependência entre as funções não existe na sucção não nutritiva, em que a frequência dos ciclos (2 ciclos/segundo) é mais rápida quando comparada à sucção nutritiva (1 ciclo/segundo). Isto significa que a sucção não nutritiva representa um bom marcador para a sucção *per se*, mas não deve ser única preditora da sucção nutritiva ou da prontidão da criança para receber alimentação por via oral.[20]

No prematuro, a ausência, falta de ritmo ou incoordenação entre as funções podem interferir no ganho de peso e na resistência durante a amamentação, o que demanda, em alguns casos, necessidade de outras alternativas para oferta do leite.[20,34] Com o aumento da sobrevida de prematuros, as dificuldades de alimentação nessa população estão tornando-se mais comuns.[2] No prematuro, a coordenação entre sucção e deglutição é similar à encontrada nas três primeiras semanas de vida de bebês a termo, isto é, relação sucção:deglutição de 1:1. Contudo, o número de sucções/deglutições por minuto é menor no prematuro. No caso da coordenação respiração/deglutição, bebês prematuros costumam deglutir durante a apneia da deglutição ou durante a inspiração, o que pode provocar, respectivamente, dessaturação de oxigênio e maior risco de penetração/aspiração para vias aéreas inferiores. No bebê a termo, a preferência por deglutir durante a apneia da deglutição ocorre nas duas primeiras semanas de vida, mas, em seguida, passa a organizar-se em um padrão mais seguro de expiração-deglutição-expiração.[19,20,34]

No desenvolvimento natural, a transição da consistência do leite materno para alimento mais consistente, geralmente pastoso, ocorre no sexto mês de vida. Inicialmente, a criança reproduz o padrão *sucking* e, aos 12 meses, já apresenta movimentos refinados de língua e vedamento labial. Em torno de um ano de vida, a erupção dentária, os movimentos rotatórios de mandíbula e a dinâmica mais complexa da língua são eventos que ajudarão na maturação da mastigação de alimentos sólidos, o que será consolidado aproximadamente aos dois anos de idade.[1] Quando a criança inicia a deglutição de alimentos pastosos ou macios, as fases oral e faríngea assemelham-se ao adulto, com exceção da elevação laríngea, bem mais reduzida na criança, porque a laringe está anatomicamente mais alta e próxima à base de língua sem recrutar, portanto, um movimento vigoroso. Na criança, pode-se observar que a parede faríngea move-se mais no sentido anterior quando comparada aos adultos.[8]

Porém, no envelhecimento, observa-se que musculatura orofacial possui menos força e tônus,[24] o que contribui para o decréscimo da pressão intraoral durante a deglutição.[35] Sabe-se que, no idoso, a pressão isométrica de língua é reduzida,[35-37] diminui de acordo com o avançar da idade[36] e é menor que no adulto jovem antes ou mesmo após uma refeição.[38] Contudo, o comportamento da pressão de língua durante a deglutição é controverso, pois há indícios de declínio,[37] aumento[35] e ausência de diferença[39] em comparação a adultos jovens. Estas divergências ocorrem em razão dos diferentes desenhos de estudo adotados e também estão atreladas a aspectos, como consistência, volume, temperatura e sabor do que será deglutido.[37] No idoso, há redução da "reserva de pressão" de língua para deglutir, que é a diferença entre a pressão isométrica máxima de língua e a pressão de língua durante a deglutição.[35,37] Isto significa que idosos possuem uma menor reserva de pressão isométrica máxima para ser utilizada durante algum estresse fisiológico, o que o deixa mais exposto à disfagia orofaríngea.[37]

Outra característica é que, no dia a dia, os idosos costumam deglutir com menos frequência quando comparados a adultos jovens e, entre os idosos, a frequência de deglutição diária é mais reduzida naqueles menos ativos.[40] Os músculos envolvidos na deglutição são menos eficientes e mais suscetíveis à fadiga nos idosos, fazendo com que o tempo para consumir uma refeição seja mais longo.[38,41]

De forma geral, o tempo de trânsito oral aumenta com a idade, havendo atraso no início da fase faríngea.[8,38] A *performance* mastigatória é mantida em indivíduos normais com dentição completa ou quase completa, mas, em indivíduos com pior condição dentária ou próteses, há um incremento no número de golpes mastigatórios,[8] estando o aumento da pressão isométrica de língua associado ao uso de prótese dentária.[36,42]

Há um discreto aumento na frequência e volume de resíduos oral e faríngeo, assim como penetração no vestíbulo laríngeo, mas não há aumento na frequência de aspiração. Há redução no máximo movimento vertical e anterior do hioide e laringe durante a deglutição, o que representa mais um indício de diminuição de reserva neuromuscular.[8]

Com o envelhecimento, também ocorre redução da sensibilidade tátil, térmica e gustativa da cavidade oral e laringofaringe, o que pode interferir na formação do bolo alimentar, no tempo de resposta motora para deglutição e no prazer alimentar.[43]

Nesse sentido, as principais mudanças nas fases oral e faríngea da deglutição no envelhecimento são:

- Deglutição mais lenta.[12,41]
- Diminuição da força, mobilidade, resistência e velocidade dos músculos envolvidos na deglutição.[12,44,45]
- Diminuição da percepção da viscosidade[12] e volume[46] na cavidade oral.
- Declínio da sensibilidade nos lábios, língua, orofaringe e laringofaringe.[12,43]
- Redução na percepção do sabor.[12]
- Tempo de trânsito oral aumentado.[4,45]
- Atraso no início da resposta faríngea.[4,12,38,44,47]
- Deglutição fracionada.[47]
- Tempo de trânsito faríngeo mais lento.[4,44]
- Diminuição da pressão e constrição faríngea.[12,14]
- Declínio dos mecanismos de proteção de vias aéreas.[44]
- Redução da amplitude e velocidade do movimento vertical laríngeo.[12,44,47,48]
- Duração mais longa do tempo de fechamento supraglótico.[49]
- Apneia da deglutição mais longa.[47]
- Aumento do risco de penetração e aspiração.[50,51]
- Maior frequência de padrões de coordenação deglutição/respiração menos seguros.[47]

Fase Esofágica

Estudos de manometria de alta resolução em prematuros e recém-nascidos demonstram que o desenvolvimento do peristaltismo esofágico ocorre durante a gestação e completa-se na infância.[52] O peristaltismo primário pode ser identificado em neonatos com idade gestacional de 26 semanas e, o secundário, com 32 semanas.[2]

Dividindo-se o esôfago em três segmentos, observa-se que o peristaltismo do segundo segmento (de músculo liso proximal) está presente na maioria das deglutições de todos os prematuros e recém-nascidos, enquanto que o peristaltismo dos outros dois segmentos do corpo do esôfago proximal e distal permanece incompleto em quase metade das deglutições.[52] Estas observações podem explicar porque os bebês com menos de 34 semanas de gestação são incapazes fisiologicamente de alimentar-se de forma eficaz.[53]

A maioria dos prematuros apresenta pressões pobres na faringe juntamente com a falta de coordenação de propulsão da faringe com o relaxamento do ESE.[53] Os lactentes podem ter alterações congênitas e desordens da motilidade da faringe e esôfago que podem limitar a ingestão nutricional, levando à insuficiência do crescimento. Clinicamente, essas alterações podem manifestar-se como sintomas de refluxo gastroesofágico (RGE), dificuldades de alimentação ou recusa, episódios de asfixia e alterações pulmonares secundárias à aspiração ou microaspiração.[2] A motilidade da faringe e do esôfago e os mecanismos de proteção das vias aéreas são essenciais na proteção do refluxo gastresofágico (RGE).[2]

No que se refere aos efeitos do envelhecimento na função motora do esôfago, a maioria dos estudos é realizada por meio de manometria ou radiografia e tem demostrado o seguinte:[7,54-56]

- Diminuição da pressão de repouso do segmento faringoesofágico.
- Alterações de sincronia e magnitude do relaxamento do ESE.
- Aumento da rigidez e redução dos peristaltismos primário e secundário.
- Redução da amplitude da contração peristáltica.
- Redução da velocidade de contração e duração com retardo no esvaziamento do esôfago.
- Aumento da incidência de contrações não peristálticas.
- Aumento da dilatação esofágica.
- Esôfago mais hipossensível.
- Amplitude aumentada nas contrações distais.
- Relaxamento reduzido do EIE.
- Redução das células ganglionares mioentéricas.

Possíveis mudanças na função motora do esôfago em idosos com idade extrema são, cada vez, mais relevantes em razão da crescente proporção da população que sobrevive além da nona década. Os poucos estudos que procuram estudar especificamente a função motora esofágica em pacientes mais idosos sintomáticos têm rendido resultados conflitantes, mas não parecem apoiar um conceito anterior de "presbiesôfago". Esse conceito refere-se a um grupo de disfunções, incluindo a diminuição da atividade contrátil, ondas polifásicas no corpo esofágico e incompleto relaxamento, com dilatação do esôfago.[57-59] Portanto, vale salientar que anormalidades esofágicas em idosos autônomos, independentes e com condições crônicas de saúde controladas podem envolver um problema motor sutil.

DICAS PARA LEVAR AO CONSULTÓRIO

- No recém-nascido, observar a sequência rítmica e coordenada entre sucção, deglutição e respiração, bem como avaliar a integridade da função esofágica
- Acompanhar as etapas de desenvolvimento das habilidades funcionais para alimentação da criança, especialmente nos dois primeiros anos de vida
- Considerar que, em prematuros, o desenvolvimento das habilidades funcionais relacionadas com a alimentação é mais lento e necessita de acompanhamento contínuo até que atinja a maturidade cronológica
- Diferenciar a anatomia das estruturas envolvidas na deglutição na infância e senescência. No recém-nascido, as estruturas estão mais próximas, e a deglutição passa de um ato reflexo a voluntário. Na senescência, há prejuízo neuromuscular, incoordenação de movimentos, compensações e maior exposição à disfagia orofaríngea em função desses fatores
- Em idosos, considerar o declínio sensorial, os principais efeitos da sarcopenia (redução de força, mobilidade, velocidade e resistência muscular), episódios de penetração mais frequentes e maior ativação cortical durante a deglutição
- Investigar se o idoso está adaptado aos efeitos do envelhecimento na deglutição ou se há prejuízo do estado nutricional, hídrico, pulmonar, emocional ou social. Nesses casos, será necessária intervenção de equipe multidisciplinar
- Em idosos com declínio rápido ou drástico da deglutição, pensar inicialmente em causas orgânicas e não atribuir simplesmente ao envelhecimento

REFERÊNCIAS BIBLIOGRÁFICAS

1. Stevenson RD, Allaire JH. The development of normal feeding and swallowing. *Ped Clin N Am* 1991;38:1439-53.
2. Singendonk MMJ, Rommel N, Omari TI *et al.* Upper gastrointestinal motility: prenatal development and problems in infancy. *Nat Rev Gastroenterol Hepatol* 2014;11:545-55.
3. Gleeson DC. Oropharyngeal swallowing and aging: a review. *J Commun Disord* 1999;32:373-95.
4. Yoshikawa M, Yoshida M, Nagasaki T *et al.* Aspects of swallowing in healthy dentate elderly persons older than 80 years. *J Gerontol A Biol Sci Med Sci* 2005;60:506-9.
5. Logemann JA, Curro FA, Pauloski B *et al.* Aging effects on oropharyngeal swallow and the role of dental care in oropharyngeal dysphagia. *Oral Dis* 2013;19:733-37.
6. Wilson JA, Pryde A, Macintyre CC *et al.* The effects of age, sex, and smoking on normal pharyngoesophageal motility. *Am J Gastroenterol* 1990;85:686-91.
7. Gregersen H, Pedersen J, Drewes AM. Deterioration of muscle function in the human esophagus with age. *Dig Dis Sci* 2008;53:3065-70.
8. Logemann JA. *Evaluation and treatment of swallowing disorders*. 2nd ed. Austin: PRO-ED, 1998.
9. Delaney AL, Arvedson JC. Development of swallowing and feeding: prenatal through first year of life. *Devel Disab Res Rev* 2008;14:105-17.
10. Matsuo K, Palmer JB. Anatomy and physiology of feeding and swallowing normal and abnormal. *Phys Med Rehabil Clin N Am* 2008;19:691-70.
11. Johnson KN, Botros DB, Groban L *et al.* Anatomic and physiopathologic changes affecting the airway of the elderly patient: implications for geriatric-focused airway management. *Clin Interv Aging* 2015;10:1925-34.

12. Humbert I, Robbins JA. Dysphagia in the elderly. *Phys Med Rehabil Clin N Am* 2008;19:853-66.
13. Malhotra A, Huang Y, Fogel R *et al.* Aging influences on pharyngeal anatomy and physiology: the predisposition to pharyngeal collapse. *Am J Med* 2006;119:72e9-14.
14. Aminpour S, Leonard R, Fuller SC *et al.* Pharyngeal wall differences between normal younger and older adults. *Ear Nose Throat J* 2011;90:E1.
15. Floch MH, Kowdley K, Pitchumoni CS. *Gastroenterologia de Netter.* Porto Alegre: Artmed, 2007.
16. Patel D, Vaezi MF. Normal esophageal physiology and laryngopharyngeal reflux. *Otolaryngol Clin North Am* 2013;46:1023-41.
17. Milosavljevic Z, Zelen I, Tanaskovic I *et al.* Morphometric analysis of muscularis proper and myenteric plexus of the normal human oesophagus: age related changes. *Folia Morphol* 2013;72:223-29.
18. Barlow SM. Oral and respiratory control for preterm feeding. *Curr Op Otolaryngol Head Neck Surg* 2009a;17:179-86.
19. Barlow SM. Central pattern generation involved in oral and respiratory control for feeding in the term infant. *Curr Op Otolaryngol Head Neck Surg* 2009b;17:187-93.
20. Lau C. Development of infant oral feeding skills: what do we know? *Am J Clin Nutr* 2016;103(Suppl):616S-21S.
21. Teismann IK, Steinstraeter O, Schwindt W *et al.* Age-related hanges in cortical swallowing processing. *Neurobiol Aging* 2010;31:1044-50.
22. Malandraki GA, Sutton BP, Perlman AL *et al.* Age-related differences in laterality of cortical activations in swallowing. *Dysphagia* 2010;25:238-49.
23. Humbert IA, Fitzgerald ME, McLaren DG *et al.* Neurophysiology of swallowing: effects of age and bolus type. *Neuroimage* 2009;44:982-91.
24. Martin R, Barr A, MacIntosh B *et al.* Cerebral cortical processing of swallowing in older adults. *Exp Brain Res* 2007;176:12-22.
25. Jadcherla SR, Duong HQ, Hoffmann RG *et al.* Esophageal body and upper esophageal sphincter motor responses to esophageal provocation during maturation in preterm newborns. *J Pediatr* 2003;143:31-38.
26. Jadcherla SR, Duong HQ, Hofmann C *et al.* Characteristics of upper oesophageal sphincter and oesophageal body during maturation in healthy human neonates compared with adults. *Neurogastroenterol Motil* 2005;17:663-70.
27. Carpenter DO. Central nervous system mechanisms in deglutition and emesis. In: Schultz SG, Wood JD, Rauner BB. (Eds.). *Handbook of physiology.* 2nd ed. Bethesda: American Physiological Society, 1989. p. 685-714.
28. Collman PI, Tremblay L, Diamant NE. The distribution of spinal and vagal sensory neurons that innervate the esophagus of the cat. *Gastroenterology* 1992;103:817-22.
29. Diamant NE. Neuromuscular mechanisms of primary peristalsis. *Am J Med* 1997;103:40S-3S.
30. Christensen J, Lund GF. Esophageal responses to distension and electrical stimulation. *J Clin Invest* 1969;48:408-19.
31. Christensen J. Patterns and origin of some esophageal responses to stretch and electrical stimulation. *Gastroenterology* 1970;59:909-16.
32. Eckardt VF, LeCompte PM. Esophageal ganglia and smooth muscle in the elderly. *Dig Dis* 1978;23:443-48.
33. Mizuno K, Ueda A. The maturation and coordination of sucking, swallowing, and respiration in preterm infants. *J Pediatr* 2003;142:36-40.
34. Lau C. Development of suck and swallow mechanisms in infants. *Ann Nutr Metab* 2015;66(Suppl 5):7-14.

35. Park JS, Oh DH, Chang M. Comparison of maximal tongue strength and tongue strength used during swallowing in relation to age in healthy adults. *J Phys Ther Sci* 2016;28:442-45.
36. Magalhães Jr HV, Tavares JC, Magalhães AAB *et al.* Characterization of tongue pressure in the elderly. *Audiol Commun Res* 2014;19:375-79.
37. Robbins JA, Humpal NS, Banaszynski K *et al.* Age-related differences in pressures generated during isometric presses and swallows by healthy adults. *Dysphagia* 2016;31:90-96.
38. Hiramatsu T, Kataoka H, Osaki M *et al.* Effect of aging on oral and swallowing function after meal consumption. *Clin Interv Aging* 2015;10:229-35.
39. Nicosia MA, Hind JA, Roecker EB *et al.* Age effects on the temporal evolution of isometric and swallowing pressure. *J Gerontol A Biol Sci Med Sci* 2000;55:M634-40.
40. Tanaka N, Nohara K, Kotani Y *et al.* Swallowing frequency in elderly people during daily life. *J Oral Rehabil* 2013;40:744-50.
41. Sura L, Madhavan A, Carnaby G *et al.* Dysphagia in the elderly: management and nutritional considerations. *Clin Interv Aging* 2012;7:287-98.
42. Kondoh J, Ono T, Tamine K *et al.* Effect of complete denture wearing on tongue motor biomechanics during swallowing in edentulous older adults. *Geriatr Gerontol Int* 2015;15:565-71.
43. Ney DM, Weiss JM, Amy JH *et al.* Senescent swallowing: impact, strategies, and interventions. *Nutr Clin Pract* 2009;24:395-413.
44. Nishikubo K, Mise K, Ameya M *et al.* Quantitative evaluation of age-related alteration of swallowing function: videofluoroscopic and manometric studies. *Auris Nasus Larynx* 2015;42:134-38.
45. Mioche L, Bourdiol P, Monier S *et al.* Changes in jaw muscles activity with age effects on food bolus properties. *Physiol Behav* 2004;82:621-27.
46. Kamarunas E, McCullough GH, Mennemeier M *et al.* Oral perception of liquid volume changes with age. *J Oral Rehabil* 2015;42:657-62.
47. Wang CM, Chen JY, Chuang CC *et al.* Aging-related changes in swallowing, and in the coordination of swallowing and respiration determined by novel non-invasive measurement techniques. *Geriatr Gerontol Int* 2015;15:736-44.
48. Barikroo A, Carnaby G, Crary M. Effects of age and bolus volume on velocity of hyolaryngeal excursion in healthy adults. *Dysphagia* 2015;30:558-64.
49. Kang BS, Oh BM, Kim IS *et al.* Influence of aging on movement of the hyoid bone and epiglottis during normal swallowing: a motion analysis. *Gerontology* 2010;56:474-82.
50. Butler SG, Stuart A, Markley L *et al.* Penetration and aspiration in healthy older adults as assessed during endoscopic evaluation of swallowing. *Ann Otol Rhinol Laryngol* 2009;118:190-98.
51. Butler SG, Stuart A, Leng X *et al.* Factors influencing aspiration during swallowing in healthy older adults. *Laryngoscope* 2010;120:2147-52.
52. Staiano A, Boccia G, Salvia G *et al.* Development of esophageal peristalsis in preterm and term neonates. *Gastroenterology* 2007;132:1718-25.
53. Rommel N, Van Wijk M, Boets B *et al. et al.* Development of pharyngo-esophageal physiology during swallowing in the preterm infant. *Neurogastroenterol Motil* 2011;23:401-8.
54. DeVault KR. Presbyesophagus: a reappraisal. *Curr Gastroenterol Rep* 2002;4:193-99.
55. Firth M, Prather CM. Gastrointestinal motility problems in the elderly patients. *Gastroenterology* 2002;122:1688-700.
56. Besanko LK, Burgstad CM, Mountifield R *et al.* Lower esophageal sphincter relaxation is impaired in older patients with dysphagia. *World J Gastroenterol* 2011;17:1326-31.
57. Soergel KH, Zboralske FF, Amberg JR. Presbyesophagus: esophageal motility in nonagenarians. *J Clin Invest* 1964;43:1472-79.
58. Adamek RJ, Wegener M, Wienbeck M *et al.* Long-term esophageal manometry in healthy subjects: evaluation of normal values and influence of age. *Dig Dis Sci* 1994;39:2069-73.
59. Hollis JB, Castell DO. Esophageal function in elderly man: a new look at "presbyesophagus". *Ann Intern Med* 1974;80:371-74.

3 Controle Neurológico da Deglutição

Ana Paula Brandão Barros ■ Henrique Ballalai Ferraz

INTRODUÇÃO

Escrever a respeito de neurofisiologia da deglutição, neste momento de tanto investimento científico deste tópico, faz-nos pensar que a missão não é simples. Historicamente, o conhecimento da deglutição teve um modo especial, que foi a apreensão da função, via a observação da disfunção.

Se retomarmos a leitura da década de 1980 no que diz respeito à fisiologia da deglutição, possivelmente encontraremos poucos estudos no que tange à preocupação com as minúcias da Neurofisiologia. Já nos últimos 15 anos, principalmente, é notória a virada em que os estudiosos de deglutição e disfagia investiram e estão investindo para um aprofundamento deste tema.

Nós, pessoalmente, acreditamos na importância do conhecimento do controle neurológico da deglutição para compreendermos com maior facilidade as pistas (sinais clínicos e sintomas dos pacientes ou referidos pelos cuidadores) que estão presentes no dia a dia do clínico.

Sabemos, como diz o ditado popular, que, se não sabemos o que procuramos, fica difícil valorizar o que é observado e achado. Sendo assim, a necessidade do reconhecimento de um funcionamento padrão é de suma importância para a escolha da medida, pesos e valores dos sinais e sintomas que cada indivíduo poderá apresentar. Cabe aqui ressaltar que, no que diz respeito à deglutição, vamos falar de funcionalidade e não de normalidade. Sendo assim, em um tema tão complexo, como o controle neurológico, enfatizaremos os principais pontos que podem ter peso direto e/ou indireto na rotina do clínico.

Podemos pensar em variáveis isoladas ou na aglomeração delas para explanar esse tema. Começaremos oferecendo uma visão global desde controle, descrevendo as estruturas e algumas funções mais conhecidas e, na sequência, iremos expor, por fases da deglutição, os principais tópicos pertencentes a cada uma delas no que tange ao controle neurológico.

A deglutição é uma função que envolve diferentes estruturas com diferentes funções e a inter-relação destas pode funcionar como um facilitador de conhecimento mais específico a respeito dessa função aqui explorada. Neste sentido, alterações vocais e de fala podem dar pistas clínicas de como está a deglutição, mesmo na ausência de sinais e sintomas clínicos clássicos de disfagia orofaríngea.

Outro fator importante é o aprofundamento do conhecimento do funcionamento neurológico e seus possíveis desvios. Por exemplo, ao analisarmos as diferentes condições clínicas geradoras de disfagia, sabemos que uma disfunção faríngea pode ser causada tanto por flacidez, quanto por espasticidade da musculatura, porém, a ocorrência de estase com penetração e aspiração após a deglutição pode assumir a mesma característica clínica independente da causa. É importante para o clínico conhecer amplamente o funcionamento e o controle da deglutição para refinar sua capacidade de diagnosticar e de estabelecer a causa da disfagia para propor uma estratégia terapêutica eficaz para cada situação específica.

VISÃO GLOBAL DO CONTROLE NEUROFISIOLÓGICO DA DEGLUTIÇÃO

Para iniciarmos a discussão a respeito da fisiologia da deglutição, temos que, inicialmente, quebrar alguns tabus. Em primeiro lugar, a deglutição erroneamente é considerada uma função exclusivamente motora. Entretanto, a integridade sensório-motora é fundamental para que a função seja eficaz e cumpra com suas principais ações que são a de manter a nutrição e a hidratação sem envolver o risco de aspiração.

A deglutição, como quase todas as outras funções do corpo humano, é mantida por uma intrincada rede neural central e periférica que comanda desde a intenção de alimentar-se, até a deglutição propriamente dita, que é a entrada do bolo na boca e a progressão até o estômago.

O controle neurológico é predominantemente feito pela integração da aferência e eferência, via retroalimentação do processamento de um bolo coeso até o transporte orofaringoesofágico e gastrintestinal, que é organizado pelas áreas de representação sensório-motoras da função propriamente dita e da integração da representação de todas as estruturas ou subfunções que ocorrem durante o ato. A deglutição foi descrita como uma função composta por 14 componentes fisiológicos, onde as estruturas do trato aerodigestório, incluindo respiração, fonação e articulação, fazem parte do processo.[1,2]

Este comando é feito por ativação de estruturas corticais e subcorticais de origem supratentorial (hemisférios cerebrais e núcleos da base) e infratentorial com importante participação dos nervos cranianos (I, II, V, VII, IX, X, XI e XII), cerebelo, medula espinal e de alguns nervos espinhais – C1 a C4.[3] A participação das raízes cervicais altas dá-se essencialmente pela participação dessas raízes na formação do nervo acessório (XI nervo), que irá juntar-se ao vago (X nervo) e inervar a laringe e faringe e também ao inervar músculos cervicais que atuarão complementarmente na deglutição.[4]

A deglutição tem um controle que parte é voluntário e parte involuntário.[5] Esta composição é realizada pela regulação sensorial intraoral, que desencadeia um ajuste motor orofaríngeo. Entretanto, sabemos que, antes da descrição anterior, a regulação da função já é iniciada pela fase antecipatória da deglutição.

No nível cortical superior, a deglutição tem representação em estruturas complexas, embora nem todas as áreas são completamente conhecidas.[5-8] Mas vale lembrar que ainda muitas perguntas estão sem respostas, e outras perguntas que devem fazer parte de representações importantes ainda não foram nem formuladas pela comunidade científica. Fica outro ponto a ser acatado em relação aos estudos de neurociência, que é a dificuldade do pareamento dos indivíduos na tentativa de caracterizar uma função que foi desenvolvida com diferentes hábitos, preferências e memórias, partindo-se do que, no início, era reflexo para a voluntariedade e automaticidade da função.

Ainda no que diz respeito ao sistema nervoso central (SNC), há a participação do córtex frontal, que auxilia no início e na modulação da função, mas também sabemos de outras áreas corticais que representam com maestria os ajustes do controle da deglutição, que são diversas regiões do córtex parietotemporal com suas representações sensoriais, regulando esta função também. Mas, já que o assunto é complexo, podemos ainda enfatizar que, embora tenhamos a impressão de que o início da deglutição dá-se na área do córtex frontal, não podemos esquecer que essa área é o tempo todo retroalimentada pelas fibras aferentes (que trazem informações) para um correto planejamento do ato motor que englobará ajustes, conforme preferências – sabores (prazer e desprazer), volume, viscosidade, temperatura e fome, entre outras informações endógenas e exógenas.

Em relação ao córtex motor, este pode ser dividido em área de projeção (córtex motor primário) e área de associação e de planejamento (área pré-motora associada à área motora suplementar e córtex cingulado).

O SNC recebe, analisa e integra as informações que vêm de localizações distintas, incluindo desde a sensação de fome, a visão (a aparência), o olfato e a quantidade. Com o processamento dessas informações, ocorre um arranjo da capacidade de organizar, agregar e sequenciar o funcionamento tanto voluntário, como automático das atividades envolvidas com a deglutição. Isto ocorre por meio da facilitação e/ou da inibição dos movimentos de diferentes estruturas concomitantemente para o adequado processamento e o seguro transporte do bolo até o estômago para a digestão. Lembre-se que o papel do sistema nervoso periférico (SNP) não é menos importante em nenhum momento, porque é por meio dele que as informações chegam ao SNC e saem do SNC para as glândulas, músculos e articulações.

Quando vamos estudar o controle neurológico da deglutição, damo-nos conta de inúmeras estruturas envolvidas com diferentes graus de comprometimento.

Esta variabilidade pode ser explicada até mesmo pelos diferentes objetivos, métodos e experiência para a análise dos achados. Dentre as diversas áreas citadas nesse controle, as mais frequentes são os giros pré e pós-central, áreas pré-motora e suplementar, córtex singular anterior, ínsula, região do *precuneus* e *cuneus*, área pré-frontal e córtex temporal, cerebelo, tronco encefálico, cápsula interna, áreas de associação, tálamo e núcleos da base.[9,10]

Vale aqui pensarmos na possível importância, ainda pouca descrita, da região insular que faz uma rede de integração sensorial e que parece ter relação respeitável com a fisiologia da deglutição também. A ínsula tem muitas funções (p. ex.: linguagem, regulações visceral motora e sensitiva, comportamento alimentar, memória, dor, controle cardiovascular e emoções).[11] Desempenha ainda função de interligar o circuito cortical e as conexões aferentes e eferentes com uma vasta área cortical e límbica, ou seja, está envolvida nos processos cognitivo, autonômico e sensorial.[12,13]

Um estudo avaliou 25 pacientes com epilepsia focal resistente ao tratamento farmacológico por meio de implantes de eletrodos no córtex insular. Nesses pacientes, a estimulação da ínsula induziu a parestesia ipso e contralateral, principalmente na orofaringe. Considerando esses achados, parece-nos que a literatura neurofisiológica tem dado pouca atenção à participação da ínsula no processo da deglutição.[14]

Estudos diversos a respeito da anatomia funcional do cérebro revelaram que estimulações feitas sobre a ínsula provocam vários tipos de sensações, como náuseas, sensação umbilical, borborigmo, erupções e desejo de defecar. Os autores identificam a ínsula como a representação cortical do trato gastrintestinal. Se considerarmos que alterações gástricas também podem repercutir direta ou indiretamente nas fases anteriores da deglutição na região de orofaringe, podemos admitir que estudos do córtex e ínsula podem ser promissores no que diz respeito à relação no controle neurológico da deglutição.[15]

A intenção de alimentar-se é um fator que também deve ser levado em consideração. Para alguns pacientes, a reorganização da função deverá ser intuída pelo desejo da realização da mesma. A representação do imaginário do movimento via ressonância magnética funcional demonstrou que podemos entender que o pensamento pode assessorar no recrutamento de diversas associações para facilitar o movimento, seja isolado ou na função.[16]

Memórias de afetos prazerosos ou desprazerosos também devem ser consideradas como controle neurológico dessa função. Dependendo do histórico de habilitação da função, a mesma pode ocupar representações simbólicas que funcionam como facilitadores ou inibidores da deglutição, ou melhor, no processo de reabilitação e adaptação na presença da disfunção. Lembrando que a memória tem uma carga filogenética e adquirida, também podemos inferir o impacto desta informação na compreensão do que o clínico observa e também no planejamento da terapia.[17-19]

A sucção e a deglutição iniciam-se na vida intrauterina e, por ser uma função primitiva, muitos engramas já estão correlacionados.[20,21] Comentamos isso aqui porque a fisiologia da deglutição não costuma englobar, por exemplo, alguns comandos verbais, como: engolir, pigarrear, engolir novamente e tossir, entre outras estratégias de reorganização da função. Desse modo, acreditamos que deveríamos dar mais espaço e acreditar na plasticidade endógena para observarmos como está o funcionamento e suas adaptações e depois entrar com estratégias respeitando as condições neurológias individuais para a evolução do caso.[22]

Já que falamos em plasticidade endógena, temos que ter o cuidado de não erroneamente imaginar que plasticidade é sinônimo de evolução e reorganização. A plasticidade pode ser representada como uma organização fisiológica duradoura, sendo, assim, positiva, mas também pode ser um rearranjo com características negativas para a função. Por exemplo, a aspiração maciça após um trauma neurológico ou uma intubação orotraqueal prolongada pode levar à dessensibilização da aspiração salivar e ser interpretado como uma reorganização patológica que pode complicar a condição clínica do paciente.

Ainda na região supratentorial, sabemos da importância dos hemisférios cerebrais com diferentes desempenhos por causa da lateralidade (hemisférios esquerdo e direito). Mecanismos de regulação de uma gama enorme de funções cerebrais ocorrem assimetricamente em relação aos hemisférios cerebrais. Uma pesquisa demonstrou representações diferenciadas de cada hemisfério cerebral na fisiologia da deglutição.[23] A mesma situação acontece em relação à participação de ambos os hemisférios do cerebelo na deglutição, porém, com maior participação do lado esquerdo.[24]

Existem diversas formas para a descrição do controle neurológico da deglutição, que vão desde apenas enumerar as estruturas anatômicas envolvidas e suas funções ou descrever um modelo de funcionamento envolvendo estruturas corticais, subcorticais e segmentares, que é o que faremos a seguir de forma simplificada.

A ação motora é guiada pela demanda sensitiva-sensorial já mencionada anteriormente. Esta demanda chega à área 6 (córtex pré-motor no lobo frontal) e dá início ao ato motor voluntário (fases preparatória e oral). Uma vez ativada, a área 6 projeta estímulos para a área 4 (giro frontal – sistema motor voluntário ou piramidal) que, por sua vez, desencadeia a estimulação do trato corticonuclear em direção aos núcleos motores do tronco encefálico. Paralela e simultaneamente, a ativação do córtex pré-motor desencadeia uma ativação dos núcleos da base e do cerebelo. Esta alça envolve a participação do tálamo e, a partir dele, a estimulação volta ao córtex motor para modulá-lo. Esta ativação paralela permite regular o tônus da musculatura envolvida e refinar a execução dos movimentos voluntários. Com a modulação dos núcleos da base e do cerebelo, a estimulação via trato corticonuclear chega aos núcleos dos nervos cranianos e à ponta anterior da medula e daí aos músculos relacionados com a deglutição. É importante ressaltar que essa via eferente (ou descendente) é o tempo inteira regulada por vias aferentes (ascendentes).[25]

Essas duas vias citadas anteriormente funcionando concomitantemente, são de importância inquestionável em relação ao movimento na deglutição, principalmente no que diz respeito às primeiras fases da deglutição (preparatória e oral). As estruturas subcorticais, particularmente os núcleos da base e o tálamo, fazem parte do chamado sistema extrapiramidal, que são cruciais para que a deglutição ocorra adequadamente. Disfunção do funcionamento das estruturas subcorticais está associada à disfagia.

Outro ponto que vamos ressaltar é a respeito da controvérsia do "reflexo de deglutição", sem a pretensão de impor conceitos. É sabido que, no recém-nascido, tanto a sucção como a deglutição são considerados atos reflexos.[20,21] Com o desenvolvimento e o amadurecimento do sistema nervoso, acreditamos que utilizar o termo reflexo de deglutição não representa exatamente o que acontece no que diz respeito ao controle neurológico da passagem da fase oral para a fase faríngea. Quando estudamos os reflexos (arco reflexo) e os movimentos automáticos e aprendidos, percebemos nuances que dificultam uma fácil compreensão do assunto. Porque uma resposta reflexa é automática, mas de natureza inata, e as tarefas voluntárias tornam-se automáticas depois de terem sido aprendidas. Quando consideramos a deglutição, os dois conceitos juntam-se.

Vale a pena discutir a exatidão do local do início da fase faríngea, pensando na progressão do bolo da cavidade oral para a orofaringe. Alguns estudos com metodologia criteriosa discutem o que se deve esperar para uma deglutição funcional.[26,27] Ainda nesse momento, preferimos ficar com uma descrição qualitativa que engloba a repercussão dos achados para, aí sim, considerar se é fisiológico ou patológico.

Verificamos, tanto em estudos de "normalidade" como em estudos de pacientes com disfagia, uma diversidade de localizações, como pilares anteriores, base de língua, valéculas, epiglote, muro ariepiglótico, região interaritenóidea, recessos piriformes e até mesmo transição faringoesofágica como sendo pontos de observação que marcam o início da fase faríngea. Vale apontar que o início da fase faríngea pode ser considerado quando a cabeça do bolo alimentar marca o fechamento das vias aéreas inferiores pelo contato das pregas vocais, pregas vestibulares e das aritenoides com a epiglote e, quase que simultaneamente, acontece a anteriorização e a elevação do complexo hiolaríngeo associada ao fechamento do esfíncter velofaríngeo e à contração da musculatura faríngea para o progresso do bolo para o esôfago. Não nos deteremos neste capítulo nos detalhes sobre o que acontece primeiro.

Contudo, vale chamar a atenção que esse início da fase faríngea, em nosso parecer, é a ação da aferência predominantemente do ramo faríngeo dos nervos vago (X) e glossofaríngeo (IX) que constituem o plexo faríngeo. E a força e a duração da proteção das vias aéreas e da contração da musculatura da faringe para a progressão do bolo não são só de responsabilidade do plexo faríngeo, mas também de toda a aferência da cavidade oral e mesmo antes das fases preparatória e oral, da fase antecipatória que irá oferecer informações para a liberação de enzimas com diferentes características bioquímicas na saliva para a formação do bolo e a condução do mesmo com segurança.

FASES DA DEGLUTIÇÃO NO QUE DIZ RESPEITO AO CONTROLE NEUROLÓGICO

Não temos a pretensão de mapear com exatidão os acontecimentos neurológicos de cada fase da deglutição. Assim, iremos ater-nos principalmente no controle dos nervos envolvidos dos pontos de vista sensorial e motor.

Vale ressaltar que, neste momento, iremos descrever como se fossem "atos" que acontecem separados, mas isto seria, no mínimo, uma falha de conhecimento. A deglutição é o resultado da integração das funções sensoriais e motoras associada ao jogo pressórico. Podemos ter um protótipo desse jogo pressórico imaginando o funcionamento, contendo desde o vedamento labial, o fechamento velofaríngeo, o contato e a permanência do contato da base da língua na orofaringe e o fechamento laríngeo.

Fase Antecipatória

Com a velocidade e a quantidade de informações que nos rodeiam ultimamente, é justificável que alguns clássicos deixem de ser citados. No que diz respeito à fase antecipatória, não com este nome e muito menos com tantos detalhes como iremos expor a seguir, desde 1822, Mangedie já a especulava (Apud Brodsky, MB 2006).[28] Todavia, a literatura foi bem marcada com essa quinta fase, chamando a atenção para sua importância, principalmente a partir da década de 1980, tanto reintroduzindo o conceito, como o nomeando.[29,30]

Podemos considerar que esta fase é uma das mais importantes, principalmente quando a consideração é para o planejamento da reabilitação e/ou adaptação da função. Ela abrange desde a intenção de alimentar-se, a consciência, a atenção, a cognição, como a fome ou o grau de saciedade do indivíduo. Outros pontos não menos importantes, como o aspecto e a apresentação dos alimentos (visão), o olfato, o paladar, o ambiente de oferta alimentar, o estado emocional, as influências sociais, a utilização dos utensílios, como fazendo parte ou não dos hábitos do indivíduo, a coordenação da mão *versus* boca e a postura cervical entre outros.

Partindo desses pressupostos, sabemos da importância das áreas de memórias de alimentação que estão diretamente ligadas a esta fase. No que diz respeito aos nervos cranianos, podemos justificar a participação do olfatório (I) e do óptico (II) do ponto de vista sensorial e o oculomotor (III), troclear (IV) e abducente (VI), sendo menos citados na literatura da fisiologia da deglutição.[3,31]

Como já citamos anteriormente, a saliva é induzida por sensações anteriores à percepção propriamente dita do bolo na cavidade oral e, sendo assim, podemos também justificar a participação do facial (VII) e do glossofaríngeo (IX) inervando as glândulas sublinguais, submandibulares e a parótida.

Fase Preparatória

O controle dessa fase dá-se por meio da interação entre os receptores orais que percebem, qualificam, organizam e desencadeiam os movimentos, conforme a demanda por meio de diferentes localizações no córtex cerebral e do cerebelo.

De forma global, a literatura ordena essa fase como a captação, o preparo, a qualificação e a organização do bolo. Para isso, estão envolvidos, do ponto de vista sensorial, os nervos trigêmeos (V), fazendo a aferência de toda a cabeça e pescoço, a partir dos receptores do tato, da temperatura e da dor. O facial (VII) produz a aferência dos quimiorreceptores, predominantemente nos dois terços anteriores da língua, o glossofaríngeo (IX) perpetra a aferência de todos os receptores do terço posterior da língua (tato, temperatura, sabor e dor) e o vago (X) auxilia o glossofaríngeo na sensibilidade da orofaringe via plexo faríngeo.

Do ponto de vista motor, temos a participação do trigêmeo (V), inervando todos os músculos da mastigação e o tensor do véu palatino; o facial (VII), proporcionando eferência para toda a musculatura da face, incluindo o orbicular dos lábios e os bucinadores; o vago (X), mais especificamente o ramo faríngeo, inervando a musculatura elevadora do véu palatino e, por fim, o hipoglosso (XII), inervando a musculatura da língua.

Fase Oral

Esta fase compreende principalmente o transporte do bolo alimentar da cavidade oral, após o processamento, para a faringe. Para que esse transporte ocorra de forma efetiva, é necessária a manutenção da pressão de toda a câmara envolvida no processo.[32,33] Assim, podemos pensar que a integração sensorial dos músculos da cavidade oral e orofaringe dá-se por diferentes regiões corticais e o desempenho específico dos nervos trigêmeo (V), facial (VII), glossofaríngeo (IX) e vago (X) são de extrema importância. Ademais, a ação motora simultaneamente tem que estar envolvida e também compreende diversos músculos com suas diferentes inervações, como o facial (VII), o hipoglosso (XII) e o acessório (XI), coparticipando com o plexo faríngeo. Conhecemos também a participação dos hemisférios cerebrais com diferentes dimensões quanto ao movimento da língua durante a deglutição.[23]

Fase Faríngea

Como já descrevemos anteriormente, existem muitas controvérsias a respeito dessa fase, embora ela seja, possivelmente, a mais temida quando não está em pleno funcionamento.

Do ponto de vista de aferência, ela é composta por ramos do glossofaríngeo (IX) e ramos do nervo faríngeo do nervo vago (X), que formam, junto com o acessório (XI), o plexo faríngeo, que iremos simplificar neste momento conceituando como responsável pela sensibilidade da orofaringe – o chamado "reflexo de deglutição" e a motricidade dos constritores da faringe para o direcionamento do bolo para o esôfago. A importância da sensibilidade da região da orofaringe na representação cortical da deglutição já foi bem demonstrada também.[34]

O nervo vago (X), nesta fase, tem outras funções importantes, como a sensibilidade da supraglote por meio de ramos do nervo laríngeo superior, que também inerva a hipofaringe, norteando a sensação da presença de estase, além da sensibilidade da glote e infraglote por meio do ramo do nervo laríngeo inferior ou recorrente. Se remetermo-nos aos achados do dia a dia do clínico que lida com disfagia, podemos entender as diferentes situações onde observamos pacientes com penetração silenciosa e aspiração audível e vice-versa. A explicação pode ser meramente anatomofisiológica, mas cabe aqui outra consideração: em parte dos pacientes avaliados por meio de exames de imagens, que apresentam penetração e/ou aspiração silenciosa, a principal causa não é a denervação e sim a dessensibilização. Essa dessensibilização ocorre, principalmente, por fatores mecânicos, como a presença de aspiração anterior maciça ou pela presença de secreção espessa e em grande quantidade, que dificulta o funcionamento dos receptores da endolaringe e de sua respectiva função de aferência.

No que se refere à eferência, é difícil desvencilhar o papel do movimento da língua na propulsão feita pela fase anterior, onde o hipoglosso (XII) é o nervo principal. O plexo faríngeo (ramos do nervo faríngeo do vago (X), ramos do glossofaríngeo (IX) e ramos do acessório (XII)) é o responsável pelo transporte do bolo alimentar para o esôfago, inervando a musculatura constritora da faringe. O nervo laríngeo superior, ramo do vago (X), inerva o músculo cricotireóideo, que é predominantemente responsável pela tensão das pregas vocais e que, embora tenha mais importância na fonação, tem inegável ação na coaptação glótica. A coaptação glótica para a fase faríngea deve ser a mais hermética possível, para manter o jogo pressórico. O nervo laríngeo inferior ou recorrente (X), que inerva todos os músculos intrínsecos da laringe, exceto o cricotireóideo, está diretamente ligado à proteção das vias aéreas inferiores no que diz respeito ao fechamento glótico. Encontra-se também na literatura descrição de que este nervo ainda envia outros ramos para a transição faringoesofágica, auxiliando na abertura da mesma para a progressão do bolo.

Não podemos deixar de citar os ramos do trigêmeo (V), do facial (VII), do hipoglosso (XII) e o plexo cervical (C1 e C2) que inervam a musculatura extrínseca da laringe – os músculos supra-hióideos, que são responsáveis pela elevação e anteriorização da laringe. Já o hipoglosso (XII) e o plexo cervical (C2, C3 e C4) inervam os músculos extrínsecos da laringe – os músculos infra-hióideos, que são responsáveis pelo retorno da laringe para a posição inicial antes da elevação e anteriorização.

Fase Esofágica

Basicamente, o esôfago une a faringe ao estômago, e sua atividade é realizada por um plexo mioneural integrado, envolvendo o nervo vago com sua inervação parassimpática. Existe uma inervação extrínseca que é feita pelo plexo simpático e pelo nervo vago e a inervação intrínseca que é feita pelo plexo mioentérico. O nervo vago desce paralelo ao esôfago até a cavidade abdominal. O esôfago cervical, no seu terço superior, recebe fibras somáticas por meio de ramos dos nervos laríngeos recorrentes e fibras vasomotoras dos troncos simpáticos cervicais por meio do plexo ao redor da artéria tireoidiana inferior. No terço inferior, a inervação é autonômica sobre a musculatura lisa. Na transição esofagogástrica, há o esfíncter denominado cárdia, que recebe inervações simpática e parassimpática. A denervação desse esfíncter pode acarretar uma dilatação esofagiana associada à disfagia grave.

CONSIDERAÇÕES FINAIS

Em algumas páginas, tentamos desenvolver a ideia do controle neurológico da deglutição de uma forma descritiva e textual que consideramos simplificada. Esperamos que sirva para o raciocínio do clínico de quem atende pacientes com condições associadas à disfagia.

O tema é rico de informações importantes para a compreensão clínica e a melhor apreensão na interpretação dos diferentes exames da função. Acreditamos que a boa prática clínica depende do aprofundamento deste conhecimento para que o diagnóstico e o tratamento sejam adequados.

DICAS PARA LEVAR AO CONSULTÓRIO

- A importância da compreensão da integração sensório-motora para o resultado funcional
- Alterações sensoriais podem desencadear sinais e sintomas clínicos motores. Muito cuidado para não fazer diagnóstico de disfunção motora quando, na realidade, está diante de uma sequela sensitivo-sensorial!
- A história pregressa do desuso, engasgos frequentes, além da presença de sonda nasoenteral e cânula de traqueostomia, são pistas da probabilidade de uma dessensibilização laríngea e faríngea. Fique atento!
- A maior parte dos diagnósticos de disfunção sensorial é diagnóstico de exclusão, quando não há evidência de alteração motora
- O jogo pressórico é resultante da intrincada anatomofisiologia das estruturas envolvidas na deglutição
- Disartrias de diferentes etiologias de grau moderado a grave podem ser uma pista para encontrar-se alteração do processamento oral do bolo e segurança da fase faríngea.

REFERÊNCIAS BIBLIOGRÁFICAS

1. Martin-Harris B, Michel Y, Castell DO. Physiologic model of oropharyngeal swallowing revisited. *Otolaryngol Head Neck Surg* 2005;133:234-40.
2. Martin-Harris B, Brodsky MB, Michel Y *et al.* Breathing and swallowing dynamics across the adult lifespan. *Arch Otolaryngol Head Neck Surg* 2005;131:762-70.
3. Fussi C, Arakawa-Sugueno L. Neurofisiologia da deglutição. In: Barros APB, Dedivitis RA, Sant´Ana RB. *Deglutição, voz e fala nas alterações neurológicas.* Rio de Janeiro: DiLivros, 2013.
4. Machado A, Haertel LM. *Neuroanatomia functional.* 3. ed. São Paulo: Atheneu, 2014.
5. Martin RE, Goodyear BG, Gati JS *et al.* Cerebral cortical representation of automatic and volitional swallowing in humans. *J Neurophysiol* 2001;85:938-50.
6. Cot F, McFarland DH. Anatomie-physiologie de la déglutition. In: Cot F. (Ed.). *La dhyspagie oropharingee chez I´adulte.* Paris: Edisem, 1996. p. 1-28.
7. Jean A. Brain stem control of swallowing: Neuronal network and cellular mechanims. *Physiological Rev* 2001;81:929-69.
8. Robbins J, Butler SG, Daniels SK *et al.* Swallowing and dysphagia rehabilitation: Translating principles of neural plasticity into clinically oriented evidence. *J Speech Lang Hear* 2008;51:S276-S300.
9. Bieger D, Neuhuber W. *Neural circuits and mediators regulating swallowing in the brainstem.* GI Motility online (2006) doi:10.1038/gimo74. Publicado em: 16 May 2006.
10. Humbert IA, German RZ. New directions for understanding neural control in swallowing: The potential and promise of motor learning. *Dysphagia* 2013;28:1-10.
11. Andrade AFA. *Volume da ínsula: estudo de 58 indivíduos saudáveis.* Dissertação – Pernambuco: Universidade Federal de Pernambuco. Recife, 2013.
12. Ausgutine JR. Circuitry and functional aspects of the insular lobe in primates including humans. *Brain Res Rev* 1996;22:229-44.
13. Shelley BP, Trimble MR. The insular lobe of Reil – Its anatomofunctional, behavioural and neuropsychiatric attributes in humans - a review. *World J Biol Psych* 2004;5:176-200.
14. Afif A, Minotti L, Kahane P *et al.* Anatomofunctional organization of the insular cortex: A study using intracerebral electrical stimulation in epileptic patients. *Epilepsia* 2010;51:2305-15.

15. Penfield W, Jasper HH. *Epilepsy and the functional anatomy of the human brain*. Boston: Little, Brown. 1954.
16. Binkofski F, Amunts K, Stephan KM *et al.* Broca's region subserves imagery of motion: a combined cytoarchitectonic and fMRI study. *Hum Brain Mapp* 2000;11:273-85.
17. Lent R. *Cem bilhões de neurônios? Conceitos fundamentais da Neurociências*. São Paulo: Atheneu, 2001.
18. Lent R. *Neurociência da mente e do comportamento.* Rio de Janeiro: Guanabara Koogan, 2008.
19. Ribas GC. Considerações sobre a evolução filogenética do sistema nervoso, o comportamento e a emergência da consciência. *Rev Bras Psiquiatr* 2006;28:326-23.
20. Moyers RE, Carlson DS. Maturação da neuromusculatura orofacial. In: Enlow OH. *Crescimento facial.* São Paulo: Santos, 1993. p. 52-159.
21. Ribeiro LMM. *Deglutição: processo normal e patológico.* Monografia – Londrina: Centro de Especialização em Fonoaudiologia Clínica em Motricidade Oral, 2000.
22. Macrae P, Humbert I. Exploiting experience-dependent plasticity in dysphagia rehabilitation: current evidence and future directions. *Curr Phys Med Rehabil Rep* 2013;1:231-41.
23. Martin RE, MacIntosh BJ, Smith RC *et al.* Cerebral areas processing swallowing and tongue movement are overlapping but distinct: a functional magnetic resonance imaging study. *J Neurophysiol* 2004;92:2428-43.
24. Rangarathnam B, Kamarunas E, McCullough GH. Role of cerebellum in deglutition and deglutition disorders. *Cerebellum* 2014;13:767-76.
25. Daube JR, Reagan TJ, Sandok BA *et al. Medical neurosciences*. Boston: Little, Brown, 1986.
26. Leonard R, McKenzie S. Hyoid-bolus transit latencies in normal swallow. *Dysphagia* 2006;21:183-90.
27. Vale-Prodomo LP. Caracterização videofluoroscópica da fase faríngea da Deglutição. Doutorado – São Paulo: Fundação Antonio Prudente, 2010.
28. Mangedie F. *Summary of physiology* (J. Revere, Trans). Baltimore: Edward J. Coale, 1822. (Apud Brodsky MB. Cognition in Swallowing: is attention involved? University of Pittsburgh, 2006).
29. Leopold NA, Kagel MC. Swallowing, ingestion and dysphagia: a reappraisal. *Arch Phys Med Rehab* 1983;64:371-3.
30. Leopold NA, Kagel MC. Dysphagia – Ingestion or deglutition? A proposed paradigm. *Dysphagia* 1997;12:202-6.
31. Maeda K, Ono T, Otsuka R *et al.* Modulation of voluntary swallowing by visual inputs in humans. *Dysphagia* 2004;19:1-6.
32. Casey DM. Palatopharyngeal anatomy and physiology. *J Prosthet Dent* 1983;49:371-78.
33. Tsumori N, Abe S, Agematsu H *et al.* Morphologic characteristics of the superior pharyngeal constrictor muscle in relation to the function during swallowing. *Dysphagia* 2007;22:122-29.
34. Teismann IK, Steinstraeter O, Stoeckigt K *et al.* Functional oropharyngeal sensory disruption interferes with the cortical control of swallowing. *BMC Neurosc* 2007;8:62.

PARTE II

CAUSAS DA DISFAGIA

4 Disfagia Neurogênica

Alessandro Murano Ferré Fernandes ■ Adriana Leico Oda

INTRODUÇÃO

As alterações da deglutição são descritas desde 450 a.C., quando Hipócrates incluiu-as no livro *Epidemio Deuteron*, destinado ao estudo da Neurologia. Desde então, o estudo da deglutição tem-se mantido em um nível secundário até poucas décadas atrás, quando voltou a ter maior atenção. Com o aumento da longevidade da população mundial, somado às especialidades profissionais, disfunções dessa tarefa têm sido mais bem diagnosticadas, resultando em aumento gradativo nas estimativas atuais. Um estudo recente indica que o acometimento de disfagia ocorre em um em cada 25 indivíduos adultos.[1] Dentre as causas existentes, as doenças neurológicas são as mais frequentes e correspondem a 80% de todos os pacientes.[2-4]

O controle neurológico da deglutição envolve estruturas de todos os segmentos do sistema nervoso, e modificações em qualquer uma delas podem gerar distúrbios nesta função. Alterações hemisféricas, no tronco encefálico, medula, nervos, junção neuromuscular e músculos podem impedir o funcionamento adequado das estruturas do trato degluto-fonatório e gerar disfagia. Além do controle motor, há quadros clínicos com alteração cognitiva que também resultam em disfagia, não exatamente pela alteração da execução motora (eferência), mas por falhas de percepção, processamento, comportamento e gerenciamento da função.

Muitas afecções do sistema nervoso podem mostrar alterações na deglutição, que dependerá da doença de base e da fase em que se encontra. Embora os mecanismos fisiopatológicos sejam comuns tanto para o trato degluto-fonatório como para o restante do corpo, as manifestações relacionadas com a deglutição não são específicas. Doenças distintas podem mostrar alterações semelhantes na deglutição e, portanto, dificilmente, conseguimos definir a etiologia de acordo com as manifestações disfágicas.

Em razão desse fato, a anamnese e o exame físico do paciente são fundamentais para identificarem-se sinais clínicos que auxiliem na definição diagnóstica. A avaliação deve ser feita de maneira ampla e minuciosa, analisando todo o perfil neurológico: funções motora e sensorial, coordenação, deambulação, reflexos, fácies, cognição, coordenação pode ser pesquisado já no primeiro contato com o doente. A articulação das palavras e a voz devem ser observadas de forma detalhada. A capacidade de o paciente lidar com as próprias secreções, especialmente com a saliva, deve ser notada, podendo sugerir limitações na deglutição e, eventualmente, aspiração traqueal.

O Quadro 4-1 traz um resumo das principais lesões e doenças neurológicas que podem cursar com disfagia.

Neste capítulo, dividimos as doenças de acordo com suas características fisiopatológicas e descreveremos as mais comuns e representativas.

Quadro 4-1. Principais lesões e doenças que causam a disfagia orofaríngea neurogênica

1. Lesões neurovasculares
   a) Isquêmica
   b) Hemorrágica
   c) Mista
2. Lesões traumáticas
   a) Agudas
      i. Focais
      ii. Difusas
   b) Tardias
   c) Trauma raquimedular
3. Lesões neoplásicas de sistema nervoso
4. Lesões infecciosas
   a) Meningite bacteriana
   b) Síndrome da imunodeficiência adquirida
5. Lesões metabólicas e nutricionais
6. Lesões tóxicas
7. Lesões iatrogênicas
8. Distúrbios do movimento
   a) Doença de Parkinson
   b) Parkinsonismo
   c) Coreia de Huntington
   d) Ataxia cerebelar
9. Doenças neuromusculares
   a) Doença do neurônio motor/esclerose lateral amiotrófica
   b) Neuropatias
   c) Doenças da junção neuromuscular
   d) Miopatias
10. Doenças desmielinizantes
   a) Esclerose múltipla
   b) Síndrome de Guillain-Barré
11. Demências
   a) Demência de Alzheimer
   b) Demência frontotemporal
   c) Demência vascular

LESÕES NEUROVASCULARES

Os acidentes vasculares encefálicos (AVE) são afecções comuns do sistema nervoso e a principal causa de incapacidade neurológica. São decorrentes da interrupção de fluxo sanguíneo nas estruturas do sistema nervoso, levando a sinais focais com duração maior que 24 horas. Podem ser classificados em hemorrágicos e isquêmicos (Fig. 4-1). Atingem, preferencialmente, homens com mais de 65 anos e que possuem como fatores de risco a hipertensão arterial, cardiopatias, hipercolesterolemia, diabetes melito, tabagismo, sedentarismo e o uso excessivo de álcool. As manifestações clínicas variam e dependem da região encefálica lesada, da presença de circulação colateral, da variação anatômica local e da existência de lesões anteriores.[5]

As lesões hemisféricas são as mais frequentes, podendo exibir sinais clínicos de alteração na sensibilidade e na motricidade da face e dos membros, mudanças na deambulação, alterações visuais, comprometimento na compreensão e expressão da fala (disartria) e linguagem (afasia). As lesões do tronco encefálico tendem a ser mais graves, com déficit em núcleos essenciais à homeostase e manutenção da vida. Alterações em várias funções, como motricidade dos membros, marcha, equilíbrio, movimentação da musculatura orofacial, paladar, sensibilidade faríngea, sensação térmico-dolorosa, vertigem na respiração, nistagmo e alterações respiratórias, podem estar presentes.[6]

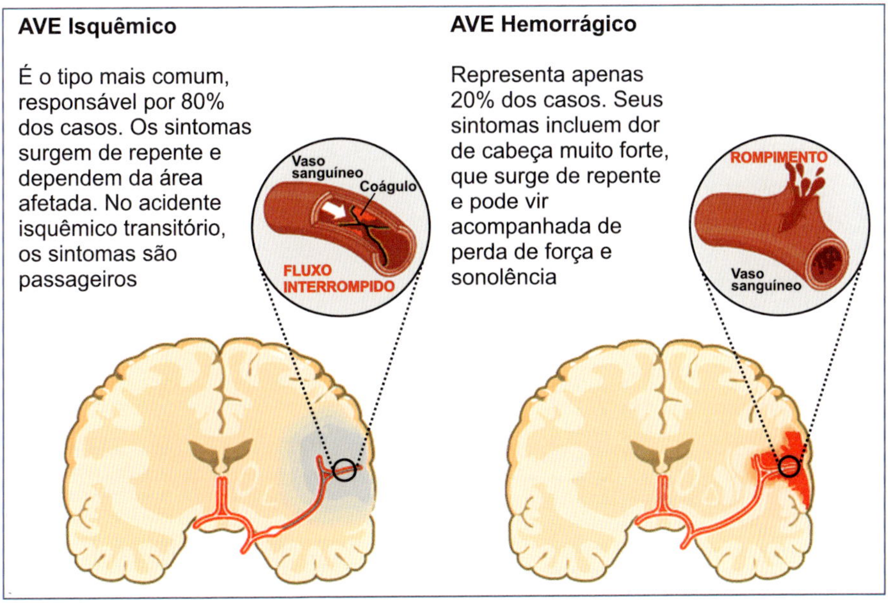

Fig. 4-1. Esquema representativo dos AVEs isquêmico e hemorrágico.

O exame neurológico indica a localização da lesão, sua gravidade e, eventualmente, o prognóstico. Após o quadro agudo, o paciente pode mostrar piora dos sintomas, com pico entre três a cinco dias, em razão do quadro inflamatório e efeito de massa do edema cerebral pós-isquemia.

O AVE é a causa neurológica mais frequente capaz de provocar disfagia. A prevalência estimada apresenta grande variação na literatura, entre 8 e 80%.[7,8] Na fase aguda, a alteração na deglutição ocorre em torno de 50% dos casos, e cerca de metade deles não apresenta melhora espontânea após duas semanas de evolução.[9]

Dentre as estruturas encefálicas, as lesões bulbares costumam ser as mais limitantes e com maiores impactos sobre a deglutição.[10,11] O bulbo possui os núcleos de controle da deglutição, compreendidos pelo núcleo ambíguo, núcleo do trato solitário e a formação reticular. A região lateral do bulbo, local que detém os núcleos de controle da deglutição, é a região com maior chance de provocar disfagia. Com progressivamente menor frequência estão a porção medial do bulbo, mesencéfalo e o cerebelo.[12]

Em relação às lesões bulbares, o envolvimento do núcleo ambíguo possui relação direta com o aparecimento da disfagia, especificamente na sua metade superior.[13] As lesões rostrais e mediais do núcleo ambíguo são as que causam quadros mais graves, com maior probabilidade de provocar aspiração traqueal e com maior dificuldade na reabilitação.[13]

A síndrome de Wallenberg, lesão isquêmica da porção lateral do bulbo por oclusão da artéria vertebral ou, mais raramente, da artéria cerebelar posteroinferior, é uma forma representativa desse tipo de afecção. Os pacientes apresentam vertigem, náuseas, nistagmo e diplopia, ataxia da marcha dos membros ipsolaterais, alteração da sensação de dor e temperatura na face ipsolateral e do corpo contralateral, síndrome de Horner com miose, ptose e redução de sudorese, perda ipsolateral do paladar e da sensibilidade faringolaríngea, paralisia do palato, disfonia com paralisia de prega vocal e disfagia. Surpreendentemente, esses pacientes tendem a apresentar boa evolução, com recuperação dos déficits neurológicos.[11,14,15]

A disfagia costuma ser mais grave nas lesões do tronco encefálico e mais brandas nas lesões hemisféricas,[10] que, embora potencialmente menos graves, são as mais frequentes. Estudos que investigam a relação de estruturas encefálicas com o controle da deglutição indicam que o córtex pré e pós-central, região opercular, giro supramarginal e região subcortical subjacente, porção anterior do giro do cíngulo, ínsula e tálamo, especialmente, as localizadas no hemisfério esquerdo apresentam influência no controle desta tarefa.[16-18] A região pós-central apresenta especial relação com as disfagias graves.[18] As área 4 e 24 de Broadmann possuem relação direta com o controle da deglutição, com atividade metabólica menor nos pacientes disfágicos submetidos à ressonância funcional.[17]

O exame da deglutição pode evidenciar distúrbios variados, desde modificações discretas até problemas graves, chegando a impossibilitar a alimentação por via oral. A maior preocupação é a detecção da aspiração traqueal, pela possibilidade de contaminação da via aérea inferior e desenvolvimento de pneumonia aspirativa. Há uma relação entre a aspiração traqueal e alteração no tempo de trânsito oral, demora para o disparo da fase faríngea e redução da elevação do complexo hiolaríngeo.[19]

A avaliação da deglutição, quando feita em até 72 horas após o episódio vascular, pode indicar o prognóstico do quadro disfágico.[9] Em decorrência da possibilidade de melhora progressiva após o episódio isquêmico, reavaliações frequentes auxiliam na readaptação da terapia e da dieta.

A melhora da deglutição depende da recuperação funcional encefálica, especificamente, da reorganização neural do córtex dominante e da ativação de áreas próximas da lesão e de regiões correspondentes do hemisfério contralateral.[16] A terapia fonoaudiológica auxilia, diretamente, esta recuperação, proporcionando alimentação mais segura, por meio do trabalho de reabilitação, adaptação e gerenciamento da função de deglutição.

TRAUMATISMOS CRANIOENCEFÁLICO E MEDULAR

Traumatismo Cranioencefálico

Os traumas cranioencefálicos (TCE) são frequentes e correspondem à principal causa de morte entre crianças e adultos jovens em países industrializados. Ocorrem em todas as idades, com pico de incidência entre 15 e 24 anos, sendo mais comuns em homens, com frequência três a quatro vezes maior que em mulheres.

Os mecanismos capazes de provocar lesão encefálica após o trauma são divididos em: primário e secundário (Quadro 4-2).[20]

A prevalência de disfagia em pacientes vítimas de TCE podem chegar a mais de 50%.[21-23] O rebaixamento do grau de cognição, do nível de consciência (baixa pontuação na escala de Glasgow e na escala *Rancho Los Amigos Scale of Cognitive Functioning*), da capacidade de comunicação e do controle motor são fatores que costumam indicar comprometimento do desempenho da deglutição e alertar para necessidade de uma avaliação mais detalhada.[24-27] Da mesma forma, pacientes traqueostomizados e com ventilação mecânica por mais de duas semanas também têm maior risco de apresentar alterações nessa tarefa.[28] Déficits no controle da motricidade da língua e do bolo alimentar, com aumento do tempo de trânsito oral, foram as alterações mais comumente detectadas.[22]

A aspiração traqueal é fenômeno comum e pode ocorrer de forma silenciosa, especialmente nos casos em que há alteração do grau de consciência.[28,29] A avaliação precoce, com mudanças na via de alimentação, consistência alimentar e de

Quadro 4-2. Classificação dos tipos de lesão encefálica

Lesão Primária	Lesão Secundária
Lesões que ocorrem no momento do trauma. Podem ser classificadas em: traumatismos abertos e fechados	Lesões que ocorrem após o momento do acidente e resultam da interação entre fatores intra e extracerebrais. Intercorrências clínicas, como hipotensão postural, hipoglicemia, hipercabia, hipóxia, distúrbios hidreletrolíticos, distúrbios infecciosos, neurotóxicos, hidrocefalia e alterações hemodinâmicas do espaço intracraniano, inviabilizam a sobrevivência de células encefálicas poupadas na lesão primária
Traumatismos abertos ▪ Trauma direto no parênquima cerebral (ferimentos por arma de fogo ou arma branca) **Traumatismos fechados** ▪ Não há contato com conteúdo craniano ▪ Lesão primária decorre da movimentação cerebral pela energia cinética do acidente ▪ Forças de aceleração e desaceleração promovem a ruptura de vasos sanguíneos que desembocam nos seios durais e o trauma do encéfalo contra estruturas rígidas do crânio ▪ Diferença de amplitude de movimento do tronco cerebral em relação aos hemisférios cerebrais e ao cerebelo gera o estiramento de vasos e nervos, com disfunção temporária ou ruptura destas estruturas	

estratégias durante a alimentação, pode evitar a contaminação da via respiratória com posterior desenvolvimento de pneumonia aspirativa.[22,23,30]

Traumatismo Medular

Os traumas da coluna cervical, embora menos frequente, também podem apresentar disfagia, com índice de cerca de 20%. Nesses casos, fatores, como idade, presença de traqueostomia, ventilação mecânica e cirurgias cervicais por via anterior, aumentam a chance de aparecimento de alterações na deglutição.[31,32]

Além da fonoterapia, a estimulação elétrica neuromuscular tem mostrado resultados animadores, abreviando o tempo de recuperação e a melhora funcional da deglutição destes pacientes.[33]

PARKINSONISMO E DOENÇA DE PARKINSON

Em 1817, James Parkinson descreveu um complexo sintomatológico, caracterizado por tremor de repouso, rigidez muscular, bradicinesia-hipocinesia, perda de reflexos posturais e pelo fenômeno de congelamento. A presença de, pelo menos, dois destes sintomas, com a obrigatoriedade de que um deles seja tremor ou bradicinesia, define o diagnóstico de parkinsonismo. A causa mais comum de parkinsonismo é a doença de Parkinson (DP), cuja base fisiopatológica decorre da depleção de dopamina produzida pela parte compacta da substância negra.

Comumente se inicia ao redor dos 55 anos, com maior frequência em homens na proporção de 3:2. Clinicamente, surge de maneira insidiosa, com tremor de repouso nos lábios ou em extremidade de um dos membros. Pode haver o envolvimento do polegar e do indicador com surgimento de tremor rítmico, assemelhando-se ao ato de contar moedas ou rolar pílulas. Posteriormente, com a evolução da doença, ocorre o comprometimento do outro lado do corpo. Em 10% dos casos, há declínio cognitivo com sintomas semelhantes à doença de Alzheimer.

A DP apresenta uma prevalência da disfagia que varia entre 11 a 81%,[8] com alteração de fases oral (100%) e faríngea (98%), segundo estudo videofluoroscópico.[34]

A disfagia é um sintoma frequente na DP e costuma ocorrer em algum momento da evolução da doença, com aumento da frequência de acordo com a progressão e, sobretudo, com o surgimento da demência.[8,35,36] A salivação é uma queixa frequente e que se associa à evolução da doença e à piora do desempenho da deglutição.[8,34,35,37,38]

A análise fluoroscópica indica menor anteriorização do hioide, redução do ângulo de rotação da epiglote e diminuição da velocidade de movimentação do hioide, da epiglote e das pregas vocais, indicando bradicinesia das estruturas faringolaríngeas durante a deglutição.[39] Além disso, observam-se, com frequência, a movimentação anteroposterior da língua antecipando a ejeção do alimento, desorganização no controle oral no preparo do bolo, estase alimentar em valéculas, faringe e região retrocricóidea, penetração laríngea e aspiração traqueal.[40] Nota-se também a presença de resíduos alimentares em valéculas e região retrocricóidea, e a alimentação em partes mostra associação à penetração e aspiração traqueal.[40]

O tratamento com Levodopa, droga de escolha para as restrições motoras da doença, possui ação controversa em relação à disfagia.[41-43] O tratamento terapêutico fonoaudiológico mostra eficiência na melhora da deglutição e da qualidade de vida da paciente.[40]

DOENÇAS CEREBELARES

Ataxia significa perda de coordenação dos movimentos musculares voluntários e não indica uma doença específica. Pode estar ligada a anormalidades em diferentes partes do sistema nervoso, porém, mais frequentemente encontra-se ligada a alterações do cerebelo.

Dentre as afecções cerebelares, as ataxias hereditárias estão entre as mais frequentes e representativas. As ataxias cerebelares mostram características próprias, com marcha com base alargada, cambaleante e podem ser classificadas em três formas distintas (Quadro 4-3).

Clinicamente, os pacientes iniciam o quadro com ataxia na marcha, caracterizada por uma marcha desajeitada, com dificuldade no equilíbrio estático e, com

Quadro 4-3. Formas das ataxias

Ataxias Hereditárias	Ataxias Não Hereditárias	Ataxias Adquiridas
Contabilizadas em 30 tipos distintos, são as formas mais comuns de ataxia. Caracterizam-se uma base genética hereditária, ataxia e o comprometimento do cerebelo, das vias piramidais, dos núcleos do tronco encefálico e dos núcleos da base. Dividem-se, quanto ao tempo de início **Ataxias de início precoce** ▪ Início juvenil (entre a puberdade e os 25 anos) – ataxia progressiva da marcha e dos membros ▪ Ausência de reflexos tendinosos e respostas plantares em extensão ▪ Forma mais comum é a ataxia de Friedreich **Ataxias com início tardio** ▪ Início após os 25 anos de idade ▪ Associada à herança autossômica dominante ▪ Reflexos tendinosos hiperativos e oftalmoplegia ▪ Subdivide-se em ataxias com e sem defeito bioquímico conhecido	Caracterizadas por evolução lentamente progressiva, com progressão durante anos ou décadas	Decorrentes de ingestão crônica de álcool, esclerose múltipla, tumores ou infecções

a evolução, há comprometimento do tronco e dos braços. Os movimentos são impulsivos, com tremores nos membros, podendo haver sinais de envolvimento do sistema piramidal. Podem ocorrer tremor, hipotonia muscular, disfunção cognitiva e alteração nos movimentos oculares, com instabilidade na fixação, perseguição em abalos, dismetria ocular, nistagmos e atrofia.

Em relação ao sistema fonatório, a disartria atáxica manifesta-se precocemente, com limitação na inteligibilidade vocal. As pregas vocais podem exibir alterações na motricidade, com paralisia (uni ou bilateral) ou distúrbios de movimento que se assemelham à distonia laríngea de adução. O palato também pode ser acometido, exibindo tremor arrítmico.[44,45]

A alteração da deglutição é um fenômeno comum encontrado nas ataxias e pode ocorrer desde o início da doença. O comprometimento de todas as fases da deglutição é observado com frequência, embora não tenham sido relatadas modificações na transição faringoesofágica.[46,47] A espasticidade, incoordenação e fraqueza muscular associam-se diretamente às alterações dessa tarefa, contudo, não há relação com o tempo de evolução ou com a intensidade da doença.[48-51]

A aspiração traqueal é a causa mais frequente de morte em pacientes com ataxia cerebelar, e os métodos de avaliação da deglutição devem ser empregados, precocemente, para evitar as complicações respiratórias secundárias à disfagia.[50,52]

ESCLEROSE LATERAL AMIOTRÓFICA

A esclerose lateral amiotrófica (ELA) é a forma mais comum dentre as doenças do neurônio motor (DNM). Envolve, obrigatoriamente, tanto os neurônios motores inferiores, como os neurônios motores superiores. A causa da ELA não é conhecida, e apenas 5 a 10% dos pacientes apresentam herança autossômica dominante, na forma familial. A doença inicia-se na meia-idade e na idade avançada, em geral após os 50 anos, com maior frequência em homens e sem predileção étnica.[53]

No início, a doença atinge os neurônios motores inferiores, que correspondem às células do corno anterior da medula espinal e os homólogos do tronco encefálico que inervam a musculatura bulbar. Em geral, os membros inferiores são primeiramente atingidos, com perda de força muscular na porção distal. Ao comprometer o membro superior, tem predileção pelas mãos, especialmente a musculatura extensora. Com a progressão, ocorre atrofia muscular com surgimento de mioclonias e fasciculações. As lesões da musculatura bulbar podem causar alterações na deglutição, na mastigação e nos movimentos da face, no palato e na língua.[54]

Posteriormente, os neurônios motores superiores ou corticospinais são envolvidos. Esses neurônios originam-se da 5ª camada do córtex motor e descem pelo trato piramidal para fazer sinapse com os neurônios motores inferiores. Sua degeneração provoca o aparecimento de reflexos tendinosos exacerbados, sinal de Babinski (dorsiflexão do hálux durante a estimulação tátil da pele da região plantar), sinal de

Hoffmann (adução do polegar após flexão da falange distal do dedo médio), espasticidade e clônus. A degeneração das projeções que inervam o tronco origina expressões involuntárias de riso e choro (labilidade emocional), assim como disartrofonia. Os membros são afetados de maneira assimétrica, e alterações na marcha são comuns. Qualquer grupo muscular pode ser atingido e, com o avançar da doença, um número cada vez maior de músculos é afetado até exibir um padrão simétrico. O comprometimento dos músculos intercostais e do diafragma leva à dificuldade respiratória e pode causar o óbito, mesmo que os demais grupos musculares comumente lesados ainda não evidenciem sinais de disfunção. A perda de peso é frequente e decorre da atrofia muscular, da disfagia e do esforço respiratório,[55] além da característica hipermetabólica da doença. Os movimentos oculares, assim como as funções sensoriais, cognitivas, vesicais e intestinais, são preservados até o final da doença. Em 10% dos casos, há a evidência do quadro de demência frontotemporal, com anormalidades comportamentais características de disfunção do lobo frontal.[53] Estudos recentes têm apontado para outras alterações cognitivas que podem acompanhar ou mesmo anteceder as manifestações de natureza motora.

A disfagia é uma ocorrência comum nos pacientes com ELA e pode ser a manifestação clínica inicial.[56] Pacientes com maior tempo de doença e com comprometimento da musculatura bulbar tendem a apresentar alterações da deglutição com evolução mais rápida.[57-59] O acometimento dos controles corticobulbar e bulbar promove a desorganização da deglutição, com perda do ritmo sequencial,[60] da coordenação da respiração-deglutição e do controle motor.

A disfagia é comumente referida, seja pela presença do déficit na mastigação e mobilidade da língua, interferindo na fase oral da deglutição,[61] como também pela presença de alteração em fase faríngea[62] e pelo prejuízo na força de tosse,[59] com piora progressiva do quadro. O transporte do bolo e iniciação da fase faríngea têm correlação com a gravidade da doença.

A fase oral tende a exibir mudanças já no início da doença, com comprometimento da motricidade, fasciculação da língua e aumento do tempo de trânsito oral do alimento, levando ao aumento de tempo para a alimentação.[59,61-63] Conforme ocorre a progressão, passa a ocorrer fraqueza na musculatura faríngea, maior dificuldade da elevação laríngea, estases alimentares em cavidades oral e faríngea e atraso no início da fase faríngea.[64] Nas fases mais avançadas, a penetração laríngea e a aspiração traqueal tornam-se frequentes, aumentando o risco de pneumonias. A transição faringoesofágica mantém a sua integridade funcional e não se altera durante toda a evolução da doença.[56] O esôfago pode mostrar alterações em sua contratilidade, com alterações na amplitude, duração e velocidade.[65]

Em estudo recente, foi observado que fraqueza de língua, alterações de fase oral da deglutição e pico de fluxo de tosse apresentam-se como indicadores preditores de óbito nos pacientes com DNM.[66]

Em relação ao tratamento, preconiza-se que sejam propostos tratamentos sintomáticos, visando à melhora da qualidade de vida e à manutenção da autonomia, bem como suporte dado por atendimento multidisciplinar especializado.[67]

A perda de peso é comum em pacientes com ELA, ocorrendo em torno de 56% dos casos. Os pacientes com ELA que apresentam perda de peso relatam redução da qualidade de vida e da sobrevida.[68] A perda de peso ocorre em 38% dos pacientes sem disfagia e parece estar associada ao esforço respiratório.[55]

Os pacientes têm recebido indicação precoce de gastrostomia, com o objetivo de minimizar riscos nutricionais. Pacientes submetidos à gastrostomia apresentam maior sobrevida em relação àqueles que não se submeteram a este procedimento. Entretanto, a diferença é de poucos meses, e os trabalhos não levam em conta o grau de evolução da doença, o uso de medicações ou a realização de fonoterapia.[69]

A dificuldade no manejo com a saliva é uma queixa frequente dos pacientes, seja pela dificuldade de deglutição de saliva ou pelo aumento da quantidade ou mesmo da viscosidade da saliva. Para tanto, podem ser adotadas medidas xerostômicas (uso de medicamentos ministrados por inalação, gotas tópicas, adesivo ou comprimidos; radioterapia; toxina botulínica em glândulas salivares entre outras), em associação ao tratamento fonoaudiológico.[66] Os pacientes com disfagia grave e com aspiração salivar incontrolável, em que as medicações anticolinérgicas e a toxina botulínica são ineficientes, podem necessitar de abordagem mais agressiva, como a realização da cirurgia de separação laringotraqueal.

Como foi possível observar, a ELA é uma doença que comumente causa disfagia e disartria, comprometendo a qualidade de vida dos pacientes.[58] Como em qualquer outra DNM, é preciso considerar com muito cuidado a questão das fadigabilidades muscular e respiratória, durante as atividades terapêuticas ou mesmo durante as atividades de vida diária.

MIASTENIA *GRAVIS* AUTOIMUNE ADQUIRIDA

A miastenia *gravis* autoimune adquirida (MGAA) é uma afecção autoimune em que há a produção de autoanticorpos pelos plasmócitos dos órgãos linfoides periféricos, medula óssea e timo, com destruição de receptores nicotínicos da acetilcolina na junção neuromuscular. Os receptores apresentam-se em menor número e com simplificação de sua estrutura, levando à diminuição da eficiência da transmissão do impulso nervoso e da contração muscular (Fig. 4-2).

A doença acomete indivíduos de todas as faixas etárias, sendo mais frequente em mulheres entre os 20 e 30 anos. Os pacientes apresentam fraqueza e fadigabilidade dos músculos com piora após a execução de tarefas repetitivas.

A MGAA classifica-se em:

A) Ocular, com maior comprometimento das musculaturas palpebral e extraocular (com ptose palpebral e diplopia).

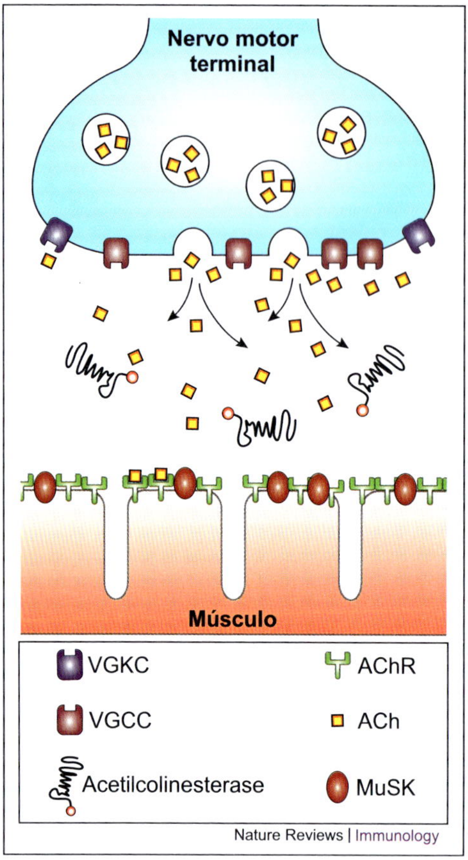

Fig. 4-2. Esquema representativo da junção neuromuscular.

B) Bulbar, com fraqueza evidenciada em musculaturas orofacial e laringofaríngea, levando à fraqueza na mímica facial, dificuldade na mastigação e deglutição de alimentos e disartrofonia.[70,71]

C) Generalizada, com fraqueza acentuada em musculaturas axial e apendicular.

O mecanismo fisiopatológico da disfagia na miastenia *gravis* é a diminuição da força muscular em região orofacial, levando a alterações de fase oral da deglutição; associadamente à fraqueza da musculatura faringolaringeal, levando a alterações da fase faríngea da deglutição, com redução da elevação e estabilização laríngea, refluxo nasal e dessincronização da transição faringoesofágica; podendo desencadear frequentes quadros de broncoaspiração.[70,72]

A laringe também pode ser envolvida, levando à disfonia, com episódios de fadiga vocal e redução da resistência, voz soprosa ou rouca intermitente, dificuldade na sustentação ou na projeção.[73] A laringoscopia pode revelar a adução incompleta das pregas vocais, com formação de fenda glótica durante a fonação, presença de saliva nos recessos piriformes, paresia ou paralisia de uma ou de ambas as pregas vocais.

A disfagia é frequente e pode ser a manifestação inicial da doença, surgindo de maneira súbita e com grandes limitações funcionais.[70,71,74,75] A redução da elevação laríngea, da pressão no segmento faringoesofágico e a incoordenação da abertura da transição faringoesofágica são alterações comuns.[76,77] Podem ser vistas também a redução de força de contração do palato, que gera hipernasalidade na voz e diminuição da força de contração faríngea.[72] Essa falta de força gera perda de pressão durante a fase faríngea, podendo provocar escape nasal e estase alimentar em valécula e recessos piriformes.[78] Nos casos mais graves, pode haver aspiração traqueal, com maior risco de desenvolvimento de pneumonia aspirativa.[70,72] O esôfago, especialmente sua porção superior, é frequentemente envolvido e pode apresentar redução da amplitude e aumento do tempo de contração da onda peristáltica.[79,80] Em alguns casos, é descrito o aperistaltismo esofágico e o megaesôfago em associação à doença.[81] Há uma correlação entre as medidas de tosse e fluxo expiratório com a gravidade da disfagia.[82]

O diagnóstico é feito com base nas características clínicas da doença, seguindo a distribuição da fraqueza muscular, com preservação dos reflexos tendinosos profundos e da sensibilidade. O teste da acetilcolinesterase pode confirmar a suspeita. Esse teste utiliza o Cloreto de Edrofônio via intravenosa, que interage com o receptor e melhora a contração muscular após 30 segundos da sua aplicação, com duração máxima de cinco minutos. Os pacientes que não apresentam sintomas típicos e que manifestam a disfagia como sintoma inicial podem ser submetidos a esse teste durante a realização da videoendoscopia da deglutição.[72,78]

Outro método que auxilia no diagnóstico é a dosagem de anticorpos contra os receptores da acetilcolina, detectados no plasma de 80% dos pacientes com MGAA. Quando presentes, há a confirmação diagnóstica, porém, sua ausência não a exclui. Além desse método, pode também ser feita uma eletroneuromiografia, em que o paciente apresenta decremento maior que 10%, na prova de estimulação repetitiva.

O tratamento da MGAA é feito com o uso de drogas anticolinesterásicas, representadas principalmente pela piridostigmina. A plasmaférese e as imunoglobulinas são utilizadas nos casos graves em que há necessidade de melhora rápida do doente. O controle a longo prazo da doença é feito com drogas imunossupressoras, como a ciclosporina, azatioprina e os glicocorticoides. A remoção cirúrgica do timo é indicada quando há um tumor ou para a melhora da doença. Cerca de 90% dos pacientes apresentam melhora dos sintomas após a cirurgia, e 35% não necessitam mais de uso de medicamentos para tratar a doença. A melhora ocorre após um período prolongado da realização do procedimento; no entanto, pode ocorrer a volta dos sintomas de fraqueza após este período.

MIOPATIAS

As miopatias representam um grupo de doenças, em que há acometimento da fibra muscular, por questões genéticas ou adquiridas. De uma forma geral, as doenças musculares apresentam a fraqueza muscular e a diminuição (ou ausência) dos reflexos profundos, como sintomas presentes. Dessa maneira, a disfagia tem alta frequência – enquanto sintoma secundário à redução de tônus, força e mobilidade da musculatura do sistema estomatognático.[83]

As miopatias possuem uma gama extensa de doenças que podem ser divididas em genéticas ou adquiridas (Quadro 4-4).

Clinicamente, os pacientes manifestam fraqueza muscular de musculatura proximal, intermitente ou persistente, fadiga com incapacidade de manter e sustentar determinada postura, mialgia, câibras, hipertrofia ou atrofia muscular, contraturas e músculos rígidos.

Um dos mecanismos descritos nas distrofias é a substituição do tecido muscular por tecido conectivo, em musculatura mastigatória, o que acarreta enorme prejuízo na função de preparação do bolo alimentar.[84]

Alterações na deglutição são frequentes nesses pacientes, mesmo quando se analisam doenças distintas.[83] A fase faríngea é afetada frequentemente, com déficits no transporte do alimento, fragmentação do bolo e redução de amplitude da onda contrátil dos músculos faríngeos.[85] Pacientes com miopatia apresentam

Quadro 4-4. Classificação das miopatias

Miopatias Hereditárias	Miopatias Adquiridas
Congênitas – miopatia nemalínica e miopatia do núcleo central	Inflamatórias – polimiosite, dermatomiosite, miosite de corpos de inclusão
Distrofias musculares – distrofia muscular de Duchene, distrofia muscular de Becker, distrofias miotônicas 1 e 2, distrofia fascioescapuloumeral, distrofia muscular orofaríngea, distrofia muscular das cinturas	Infecciosas – infecções virais, bacterianas, por espiroquetas e parasitas
Metabólicas – doenças do armazenamento do glicogênio, déficit de carnitina, doença de Pompe, deficiência de carnitina palmitoil transferase, defeitos da oxidação dos ácidos graxos	Tóxicas – esteroides, estatinas, propofol, amiodarona. Conchicina, cloroquina, omeprazol, álcool, toluentes etc.)
Miopatias mitocondriais – epilepsia mioclônica de fibras vermelhas rotas, encefalopatia mitocondrial neurogastrointestinal, oftalmoplegia externa progressiva, miopatia mitocondria – acidose láctica e acidente vascular encefálico	Miopatia do paciente crítico

redução da excursão do hioide e da rotação da epiglote em comparação a indivíduos normais.

Distúrbios na motilidade esofágica são característicos e apresentam prevalência elevada. Todo o corpo do esôfago pode ser acometido, contudo, maiores alterações são vistas na porção superior. À manometria, contrações simultâneas com redução da amplitude e incoordenação são comuns.[85,86] O funcionamento inadequado com contração persistente do músculo cricofaríngeo e bloqueio da transição faringoesofágica pode ser encontrado nesses pacientes.

Embora menos frequente, alterações no palato, musculatura oral e mastigatória, redução da excursão horizontal do hioide, da rotação da epiglote, penetração e aspiração também são encontrados e tornam-se mais frequentes, conforme ocorrem progressão da doença e piora da força muscular.[83,86]

DEMÊNCIA

O conceito atual que define a demência requer a ocorrência de múltiplos déficits cognitivos, um dos quais a memória, suficientemente graves para provocar distúrbios no funcionamento ocupacional ou social. Dentre as causas de demência, a doença de Alzheimer é a mais frequente, seguida pelas doenças cerebrovasculares e pela doença de Parkinson.[87]

A doença de Alzheimer costuma aparecer após os 65 anos, sendo mais frequente em mulheres. Inicia-se com a perda da memória recente, evoluindo para o comprometimento da memória para eventos remotos. Déficits de linguagem, raciocínios abstratos, dificuldade na execução de tarefas, delírios, comportamento descontextualizado, agitação e depressão podem surgir com a progressão da doença. O exame neurológico costuma ser normal, embora sinais extrapiramidais, como rigidez, bradicinesia, alteração posturais e da marcha, possam surgir nas fases mais avançadas (Fig. 4-3).

As demências relacionadas com os acidentes vasculares encefálicos ocorrem em cerca de 20% dos casos, sejam eles hemorrágicos ou isquêmicos. Nesses casos, os fatores de risco para o desenvolvimento da demência são idade maior que 60 anos, presença de diabetes, acidente vascular prévio, tamanho e localização da lesão. A alteração de memória associa-se a pelo menos dois outros domínios cognitivos, como orientação, linguagem, atenção, capacidade visuoespacial, cálculo, controle motor, praxia, abstração e juízo crítico. Em muitos casos, há uma combinação de demência do tipo Alzheimer e AVE.[87]

As demências decorrentes da doença de Parkinson podem ocorrer em até 40% dos casos. A perda cognitiva costuma ser leve e associa-se à alteração da fluência verbal e da linguagem. Com o aumento da idade, a frequência da demência aumenta progressivamente. Não há distinção radiológica entre pacientes com

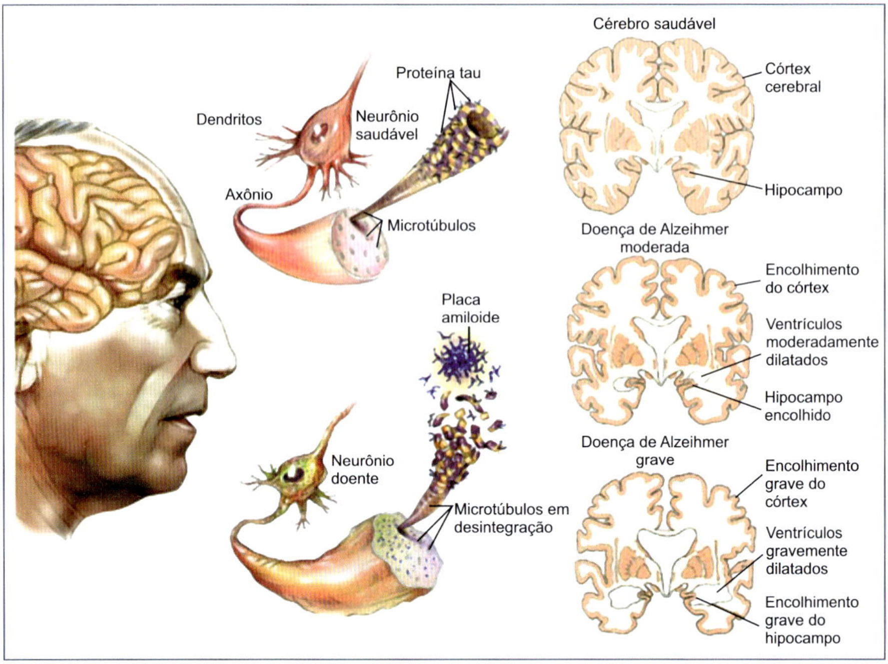

Fig. 4-3. Esquema representativo da fisiopatologia da demência.

doença de Parkinson que apresentam ou não demência, embora sinais de hipometabolismo nos lobos frontais e núcleos da base possam estar presentes.[87]

A prevalência da disfagia em pacientes com demência apresenta grande variação na literatura, pontuada entre 13 e 75%.[88,89] O comprometimento neurológico mostra relação direta com o desempenho da deglutição, especialmente, os déficits na cognição, iniciação da alimentação, atenção e capacidade nas atividades motoras.[90,91] Alguns autores sugerem como indicador de desempenho a capacidade de enxaguar a boca e gargarejar, o que denota o controle da musculatura oral.[90,91]

Mudanças no controle cortical da deglutição ocorrem, precocemente, nessa doença, mesmo antes de surgirem alterações estabelecidas na deglutição, com sinais de diminuição do fluxo sanguíneo nas regiões do córtex pré e pós-central e região opercular.[92]

Com a evolução da demência, a deglutição tende a piorar dramaticamente. O aumento da passividade, diminuição da atenção e recusa alimentar prejudicam gravemente a alimentação, reduzindo a independência do paciente.[93,94] Os testes de triagem cognitiva (*Mini Mental State Examination*) utilizados para avaliar esses pacientes mostram relação inversa de seu escore com o desempenho da deglutição.

A redução da excursão hiolaríngea, com prolongamento da fase faríngea e aumento do tempo de apneia, é alteração comum. A aspiração traqueal é frequente, e as pneumonias aspirativas podem provocar a morte, especialmente, em indivíduos debilitados com baixa contagem de leucócitos e comprometimento multilobular dos pulmões.[92]

Pacientes com doença de Alzheimer mostram o quadro disfágico de formas precoce e grave, com aumento do tempo de trânsito oral. Diferentemente, pacientes com demência de origem vascular tendem a apresentar alterações mais leves e tardias na deglutição, com déficit na formação do bolo alimentar, na mastigação e com aspiração silenciosa,[94,95] além de redução da excursão hiolaríngea, inversão da epiglote e aspiração silente. Esses dados indicam que o déficit nos doentes de Alzheimer é resultado de disfunções em áreas temporoparietais, enquanto, nos pacientes com demência vascular, a disfunção ocorre no trato corticobulbar.[95]

Conforme ocorre a evolução da demência, o comprometimento cognitivo pode causar perda completa da iniciativa, impedindo a alimentação por via oral, mesmo quando o trato degluto-fonatório apresenta-se plenamente capacitado. Nesses casos, a via alternativa de alimentação torna-se a única opção para nutrição adequada e com redução dos riscos de aspiração. Entretanto, atualmente, não existem evidências científicas que indiquem aumento do tempo de vida desses pacientes quando comparados àqueles que não foram submetidos a este procedimento.

A gravidade da doença de Alzheimer apresenta relação direta com a presença de disfagia.[90,91]

Em relação a outros tipos de demência, a maior parte dos pacientes com demência por corpúsculo de Lewi, com queixas disfágicas, apresenta alteração em fase faríngea da deglutição. Este fato demonstra a necessidade de investigar os pacientes em relação a essa disfunção para tratamento precoce e evitar complicações pulmonares.

Os pacientes com demência vascular apresentam maior incidência de disfagia que os que têm Alzheimer. Nos pacientes com quadros graves de demência, a dificuldade de alimentação possui relação com a cognição, com dificuldade na iniciação da alimentação, manutenção de atenção e dificuldade em atividades específicas, como abrir embalagens e manipular o alimento. A relação com a disfagia encontra-se com os déficits neurológicos e não com a gravidade da demência.[90] As alterações cognitivas e corticais aumentam os problemas de deglutição, além das alterações da própria idade somado a alterações sensoriais e motoras.[88]

ESCLEROSE MÚLTIPLA

A esclerose múltipla (EM) é uma afecção de provável origem autoimune, caracterizada por inflamação do sistema nervoso central, com desmielinização e formação de gliose e determinada pela associação de fatores genéticos, imunológicos e infecciosos.

Afeta, com mais frequência, mulheres da raça caucasiana entre 20 e 40 anos de idade. As crises podem ter início insidioso ou súbito com intensidade variável, podendo evoluir com remissão total dos déficits ou permanecer com sequelas progressivas.[96,97]

A EM é dividida em três formas clínicas evolutivas (Quadro 4-5).[97]

Com o objetivo de quantificar os déficits motores, os pacientes também são classificados de acordo com sua incapacidade funcional. O EDSS (Escala Ampliada de Incapacidade Funcional) considera os dados da anamnese, as alterações do exame neurológico e o grau de independência e da habilidade de caminhar, pontuando os déficits entre zero e dez, progredindo a cada meio ponto. Com isso, os pacientes com graus mais elevados no EDSS apresentam maiores danos neurológicos e maiores limitações funcionais (Fig. 4-4).

Clinicamente, a EM apresenta uma combinação variável de sintomas, como fraqueza dos membros, alterações da marcha, distúrbios de sensibilidade, ataxia e alterações visuais. Esses sintomas dependem do local da lesão, assim como de sua extensão e gravidade. As alterações de motricidade costumam ocorrer nos membros, principalmente, sob a forma de paraparesia assimétrica e na face, com frequente déficit de movimentação de metade inferior de um dos lados. As alterações sensitivas e as parestesias são frequentes e podem revelar-se como sensações de formigamento, dormência, calor local e dor que atingem a face, os membros e o tronco. O comprometimento cerebelar pode provocar disartria, disfagia e modificações na marcha, com incoordenação entre o tronco e os membros. A visão pode estar alterada, manifestando diplopia, visão turva, alterações pupilares, diminuição da acuidade visual e hemianopsia homônima. A neurite óptica é um fenômeno usual, e cerca de 35 a 40% dos pacientes com essa alteração desenvolvem a doença.

O aparato vocal é frequentemente afetado, e cerca de 40% dos pacientes apresentam disartria e alterações na voz após o primeiro surto da doença.[98] Essas alte-

Quadro 4-5. Classificação das formas clínicas da esclerose múltipla

Forma Remitente-Recorrente (RR)	Forma Secundária Progressiva (SP)	Forma Primária Progressiva (PP)
Forma mais comum, caracterizada por recorrência com ou sem recuperação completa dos déficits neurológicos e com estabilidade entre as crises	Forma evolutiva da forma RR com progressão gradual das sequelas, com ou sem recidivas superpostas	Forma caracterizada por progressão gradual desde o início da doença, sem apresentar recidivas superpostas

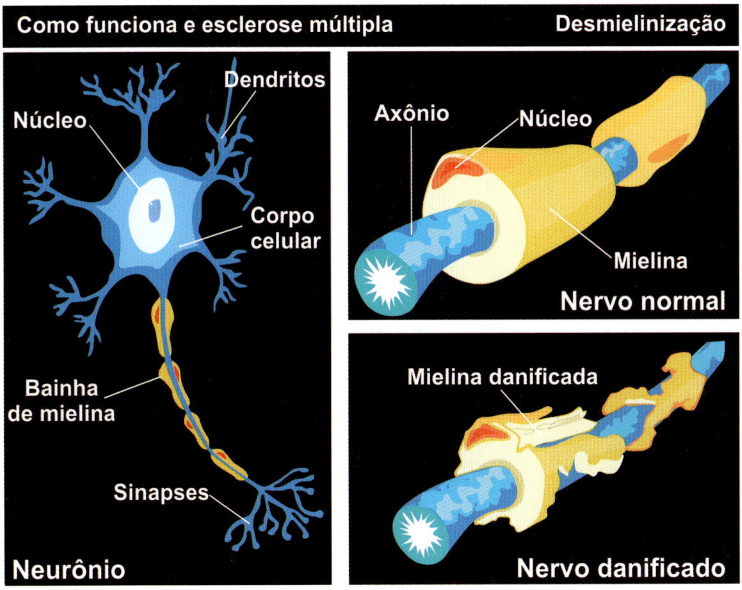

Fig. 4-4. Esquema representativo da fisiopatologia da esclerose múltipla.

rações correspondem a mudanças na articulação das palavras, na qualidade vocal e na entonação.[99]

A deglutição encontra-se comprometida na maior parte dos pacientes. O tempo de doença, as maiores pontuações no EDSS e as formas clínicas progressivas (formas SP e PP) estão associadas à maior frequência de aparecimento dessa disfunção.[100,101] Além disso, os pacientes que mostram disfunção na atividade cerebelar, do tronco encefálico (relacionado com a atividade dos nervos cranianos) e na capacidade mental (relacionada com a cognição, atenção, iniciativa e julgamento) mostram associação a quadros disfágicos mais graves.[101]

As fases oral e faríngea da deglutição são afetadas envolvendo, inclusive, a transição faringoesofágica.[100-104] A fase faríngea apresenta retardo no tempo de disparo, com aumento do tempo de contato da aritenoide com a epiglote e diminuição da elevação laríngea.[102] A redução da sensibilidade laríngea é vista em quase todos os pacientes, inclusive nos mais jovens.

O tratamento da EM é feito com uso de imunomoduladores (Beta-interferons) e imunossupressores e, nas crises agudas, pelo uso dos glicocorticoides.

A fonoterapia é fundamental no tratamento desses doentes. A forma recorrente-remitente, por seu comportamento menos agressivo, tende a responder de maneira mais satisfatória. Contrariamente, as formas progressivas, em razão de maiores sequelas, dificultam o sucesso dessa terapia. A estimulação elétrica faríngea pode ser uma alternativa para os casos com resultados pouco favoráveis e tem sido considerada no tratamento por alguns pesquisadores.[105,106]

Quadro 4-6. Questões importantes a serem consideradas na avaliação clínica

Dicas	Observações
1. Aspectos que devem ser considerados e investigados na avaliação clínica: ▪ Posturais ▪ Reflexos ▪ Motores globais ▪ Motores finos ▪ Respiratórios ▪ Alimentares ▪ Comunicativos (linguagem, fala e voz) ▪ Comportamentais ▪ Cognitivos	Essas informações auxiliam na identificação de alterações que podem indicar o desempenho da deglutição
2. Frente a uma doença ou lesão neurológica, ficar alerta quanto à presença de distúrbios na mastigação/deglutição, mesmo quando as queixas sejam discretas e a doença se encontre em fase inicial	Nem sempre queixas referentes à disfagia surgem espontaneamente, pois nos quadros crônicos os pacientes e familiares tendem a achar "normal engasgar", já que isto acontece com frequência
3. Investigar questões referentes à produção e gerenciamento de saliva e secreção	Alterações na produção de saliva/secreção e dificuldade na expectoração podem interferir, diretamente, na deglutição
4. Os pacientes devem ser analisados de maneira integrada	Considerar as avaliações feitas pela equipe multiprofissional auxilia no raciocínio clínico e na elaboração do planejamento terapêutico

DICAS PARA LEVAR AO CONSULTÓRIO

- Diante de tantas possibilidades etiológicas, é de fundamental importância que o clínico avalie com minúcia e considere a disfagia orofaríngea neurogênica como um dos sintomas que pode estar presente, em diferentes momentos dentro do curso da doença, não raras vezes sendo o sintoma inicial (Quadro 4-6)
- As alterações da deglutição podem ser inespecíficas, por isso, identificar a presença da disfagia, confirmar o diagnostico com métodos de propedêutica armada (FEES e/ou VDG) e encaminhar o paciente, precocemente, para a realização do tratamento fonoaudiológico especializado adequado, pode evitar eventuais complicações respiratórias e nutricionais, decorrentes das dificuldades de mastigação e deglutição

REFERÊNCIAS BIBLIOGRÁFICAS

1. Bhattacharyya N. The prevalence of dysphagia among adults in the United States. *Otolaryngol Head Neck Surg* 2014;151:765-69.
2. Ehrlichmann M. Public health service: the role of speech language pathologists in the management of dysphagia. *Health Technology Assessment Reports* 1989:1-8.
3. Miller RM, Langmore SE. Treatment efficacy for adults with oropharyngeal dysphagia. *Arch Phys Med Rehabil* 1994;75:1256-62.
4. Groher ME. *Dysphagia, diagnosis and management.* 3rd ed. Boston: Butterworth-Heinemann, 1997.
5. Sacco RL. Reducing the risk of stroke in diabetes: what have we learned that is new? *Diab Obes Metabo.* 2002;4:27-34.
6. Brust JCM. Infarto cerebral. In: Rowland LP. *Merrit tratado de neurologia.* Rio de Janeiro: Guanabara Koogan, 2002.
7. Arnold M, Liesirova KI, Broeg-Morvay A *et al.* Dysphagia in acute stroke: incidence, burden and impact on clinical outcome. *Plos One* 2016 Feb. 10;aa(2):e0148424.
8. Takizawa C, Gemell E, Kenworthy J *et al.* A systematic review of the prevalence of oropharyngeal dysphagia in stroke, Parkinson's disease, Alzheimer's disease, head injury, and pneumonia. *Dysphagia* 2016;31:434-41.
9. Ickenstein GW, Höhlig C, Prosiegel M *et al.* Prediction of outcome in neurogenic dysphagia within 72 hours of acute stroke. *J Stroke Cerebrovasc Dis* 2012;21:569-76.
10. Martino R, Foley N, Bhogal S *et al.* Dysphagia after stroke: Incidence, diagnosis, and pulmonary complications. *Stroke* 2005;36:2756-63.
11. Gupta H, Banerjee A. Recovery of dysphagia in lateral medullary stroke. *Case Rep Neurol Med* 2014;2014:404871.
12. Flowers HL, Skoretz SA, Streiner DL *et al.* MRI-based neuroanatomical predictors of dysphagia after acute ischemic stroke: a systematic review and meta analysis. *Cerebrovasc Dis* 2011;32:1-10.
13. Kurono H, Uesaka Y, Kunimoto M *et al.* The correlation between dysphagia and involvement of the ambiguous nucleus on MRI in acute-phase lateral medullary syndrome. *Clin Neurol* 2006;46:461-66.
14. Rigueiro-Veloso MT, Pego-Reigosa R, Brañas-Fernández F *et al.* Wallenberg syndrome: a review of 25 cases. *Rev Neurol* 1997;25:1561-64.
15. Castillo AL, Barahona-Garrido J, Criales S *et al.* Wallenberg's syndrome: an unusual case of dysphagia. *Case Rep Gastroenterol* 2007;1:135-43.
16. Li S, Luo C, Yu B *et al.* Functional magnetic resonance imaging study on dysphagia after unilateral hemispheric stroke: a preliminary study. *J Neurol Neurosurg Psych* 2009;80:1320-29.
17. Momosaki R, Abo M, Kakuda W *et al.* Which cortical area is related to the development of dysphagia after stroke? A single photon emission computed tomography study using novel analytic methods. *Eur Neurol* 2012;67:74-80.
18. Suntrup S, Marian T, Schröder JB *et al.* Electrical pharyngeal stimulation for dysphagia treatment in tracheotomized stroke patients: a randomized controlled trial. *Int Care Med* 2015;41:1629-37.
19. Bingjie L, Tong Z, Xinting S *et al.* Quantitative videofluoroscopic analysis of penetration-aspiration in post-stroke patients. *Neurol India* 2010;58:42-47.
20. Andrade AF, Paiva WS, Amorim RLO *Et al.* Mecanismos de lesão cerebral no traumatismo cranioencefálico. *Rev Assoc Med Bras* 2009;55:75-81.
21. Leder SB. Fiberoptic endoscopic evaluation of swallowing in patients with acute traumatic brain injury. *J Head Trauma Rehabil* 1999;14:448-53.

22. Mackay LE, Morgan AS, Bernstein BA. Swallowing disorders in severe brain injury: risk factors affecting return to oral intake. *Arch Phys Med Rehabil* 1999;80:365-71.
23. Schurr MJ, Ebner KA, Maser AL *et al.* Formal swallowing evaluation and therapy after traumatic brain injury improves dysphagia outcomes. *J Trauma* 1999;46:817-21.
24. Cherney LR. Aphasia treatment: intensity, dose parameters, and script training. *Int J Speech-Language Pathol* 2012;14:424-31.
25. Fichaux BP, Labrune M. Management of swallowing disorders after brain injuries in adults. *Rev Laryngol Otol Rhinol (Bord)* 2008;129:127-31.
26. Alhashemi HA. Dysphagia in traumatic brain injury. *Neurosciences* 2010;15:231-36.
27. Mandaville A, Ray A, Robertson H *et al.* A retrospective review of swallow dysfunction in patients with severe traumatic brain injury. *Dysphagia* 2014;29:310.
28. Terré R, Mearin F. Evolution of tracheal aspiration in severe traumatic brain injury-related oropharyngeal dysphagia: oneyear longitudinal follow-up study. *Neurogastroenterol Motil* 2009;21:361-69.
29. Terré R, Mearin F. Prospective evaluation of oro-pharyngeal dysphagia after severe traumatic brain injury. *Brain Inj* 2007;21:1411-17.
30. Hansen TS, Larsen K, Engberg AW. The association of functional oral intake and pneumonia in patients with severe traumatic brain injury. *Arch Phys Med Rehabil* 2008;89:2114-20.
31. Kirshblum S, Johnston MV, Brown J *et al.* Predictors of dysphagia after spinal cord injury. *Arch Phys Med Rehabil* 1999;80:1101-5.
32. Shin JC, Yoo JH, Lee YS *et al.* Dysphagia in cervical spinal cord injury. *Spinal Cord* 2011;49:1008-13.
33. Terré R, Mearin F. A randomized controlled study of neuromuscular electrical stimulation in oropharyngeal dysphagia secondary to acquired brain injury. *Eur J Neurol* 2015;22:687-e44.
34. Nóbrega AC, Rodrigues B, Melo A. Silent aspiration in Parkinson's disease patients with diurnal sialorrhea. *Clin Neurol Neurosurg* 2008;110:117-19.
35. Kalf JG, de Swart BJ, Bloem BR *et al.* Prevalence of oropharyngeal dysphagia in Parkinson's disease: a meta-analysis. *Parkinsonism Relat Disord* 2012;18:311-15.
36. Cereda E, Cilia R, Klersy C *et al.* Swallowing disturbances in Parkinson's disease: a multivariate analysis of contributing factors. *Parkinsonism Relat Disord* 2014;20:1382-87.
37. Kalf JG, Borm GF, de Swart BJ *et al.* Reproducibility and validity of patient-rated assessment of speech, swallowing, and saliva control in Parkinson's disease. *Arch Phys Med Rehabil* 2011;92:1152-58.
38. Rana AQ, Yousuf MS, Awan N *et al.* Impact of progression of Parkinson's disease on drooling in various ethnic groups. *Eur Neurol* 2012;67:312-14.
39. Kim HJ, Jeon BS, Kim YE *et al.* Clinical and imaging characteristics of dementia in multiple system atrophy. *Parkinsonism Relat Disord* 2013;19:617-21.
40. Argolo N, Sampaio M, Pinho P *et al.* Videofluoroscopic predictors of penetration–aspiration in Parkinson's disease patients. *Dysphagia* 2015;30:751-58.
41. Menezes C, Melo A. Does levodopa improve swallowing dysfunction in Parkinson's disease patients? *J Clin Pharm Ther* 2009;34:673-76.
42. Melo A, Monteiro L. Swallowing improvement after levodopa treatment in idiopathic Parkinson's disease: lack of evidence. *Parkinsonism Relat Dis* 2013;19:279-81.
43. Sutton JP. Dysphagia in Parkinson's disease is responsive to levodopa. *Parkinsonism Relat Disord* 2013;19:282-84.
44. Knight MA, Gardner RJ, Bahlo M *et al. et al.* Dominantly inherited ataxia and dysphonia with dentate calcification: spinocerebellar ataxia type 20. *Brain* 2004;127:1172-81.
45. Storey E, Knight MA, Forrest SM *et al.* Spinocerebellar ataxia type 20. *Cerebellum* 2005;4:55-57.

46. Correa SM, Felix VN, Gurgel JG *et al.* Clinical evaluation of oropharyngeal dysphagia in Machado-Joseph disease. *Arq Gastroenterol* 2010;47(4):334-38.
47. Silva EAM, Ghizoni THA, Santos RS. The evaluation of swallowing in patients with spinocerebellar ataxia and oropharyngeal dysphagia: a comparison study of videofluoroscopic and sonar doppler. *Int Arch Otorhinolaryngol* 2013;17:66-73.
48. Nilsson H, Ekberg O, Olsson R *et al.* Swallowing in hereditary sensory ataxia. *Dysphagia* 1996;11:140-43.
49. Isono C, Hirano M, Sakamoto H *et al.* Differences in dysphagia between spinocerebellar ataxia type 3 and type 6. *Dysphagia* 2013;28:413-18.
50. Rub U, Brunt ER, Petrasch-Parwez E *et al.* Degeneration of ingestion-related brainstem nuclei in spinocerebellar ataxia type 2, 3, 6 and 7. *Neuropathol Appl Neurobiol* 2006;32:635-49.
51. Vogel AP, Fendel L, Brubacher KP *et al.* Dysphagia in spinocerebellar ataxia and multiple system atrophy-cerebellar. *Speech Lang Hear* 2015;18:39-43.
52. Nagaya M, Kachi T, Yamada T *et al.* Videofluorographic observations on swallowing in patients with dysphagia due to neurodegenerative diseases. *Nagoya J Med Sci* 2004;67:17-23.
53. Rowland LP, Shneider NA. Amyotrophic lateral sclerosis. *N Engl J Med* 2001;344:1688-1700.
54. Kühnlein P, Kübler A, Raubold S *et al.* Palliative care and circumstances of dying in German ALS patients using non-invasive ventilation. *Amyotroph Lat Scler* 2008;9:91-98.
55. Korner S, Hendricks M, Kollewe K *et al.* Weight loss, dysphagia and supplement intake in patients with amyotrophic lateral sclerosis (ALS): impact on quality of life and therapeutic options. *BMC Neurol* 2013;13:84.
56. D'Ottaviano FG, Linhares Filho TA, Andrade HM *et al.* Fiberoptic endoscopy evaluation of swallowing in patients with amyotrophic lateral sclerosis. *Braz J Otorhinolaryngol* 2013;79:349-53.
57. Luchesi KF, Kitamura S, Mourão LF. Management of dysphagia in Parkinson's disease and amyotrophic lateral sclerosis. *CoDAS* 2013;25:358-64.
58. Da Costa Franceschini A, Mourão LF. Dysarthria and dysphagia in amyotrophic lateral sclerosis with spinal onset: a study of quality of life related to swallowing. *Neuro Rehabili* 2015;36:127-34.
59. Ruoppolo G, Schettino I, Frasca V *et al.* Dysphagia in amyotrophic lateral sclerosis: prevalence and clinical findings. *Acta Neurol Scand* 2013;128:397-401.
60. Aydogdu I, Tanriverdi Z, Ertekin C. Dysfunction of bulbar central pattern generator in ALS patients with dysphagia during sequential deglutition. *Clin Neurophysiol* 2011;122:1219-28.
61. Kawai S, Tsukuda M, Mochimatsu I *et al.* A study of the early stage of dysphagia in amyotrophic lateral sclerosis. *Dysphagia* 2003;18:1-8.
62. Higo R, Tayama N, Nito T. Longitudinal analysis of progression of dysphagia in amyotrophic lateral sclerosis. *Auris Nasus Larynx* 2004;31:247-54.
63. Paris G, Martinaud O, Petit A *et al.* Oropharyngeal dysphagia in amyotrophic lateral sclerosis alters quality of life. *J Oral Rehabil* 2013;40:199-204.
64. Tayama N. Dysphagia in amyotrophic lateral sclerosis—the mechanism and managements. *Rinsho Shinkeigaku* 1995;35:1557-59.
65. Slowik A, Tomik B, Wolkow PP *et al.* Paraoxonase gene polymorphisms and sporadic ALS. *Neurology* 2006;67:766-70.
66. Oda AL, Bolzan DW, Cruz CTV *et al.* Correlation of the maximal respiratory pressures, respiratory airflow and dysphagia in patients with acquired autoimmune myasthenia gravis. *Austin J Musculoskelet Disord* 2016;3:1031.
67. Chieia MAT. Doenças do neurônio motor ELA/PBP. In: Oliveira ASB, Oda AL. (Eds.). *Reabilitação em doenças neuromusculares: guia terapêutico prático.* São Paulo: Atheneu, 2014;49-77.

68. Stanich P. *Relevância dos aspectos nutricionais na sobrevida de pacientes com doença do neurônio motor.* [Tese] São Paulo: Universidade Federal de São Paulo, 2011.
69. Spataro R, Ficano L, Piccoli F *et al.* Percutaneous endoscopic gastrostomy in amyotrophic lateral sclerosis: effect on survival. *J Neurol Sci* 2011;304:44-48.
70. Oda AL, Chiappetta ALML, Annes M *et al.* Avaliação clínica, endoscópica e manométrica da deglutição em pacientes com miastenia grave autoimune adquirida. *Arq Neuropsiquiatr* 2002;60:986-95.
71. Ferreira S, Lage P, Claro I *et al.* Disfagia e disartria: forma invulgar de apresentação da miastenia gravis. *Acta Méd Port* 2007;20:463-66.
72. Crestani S, Woisard-Bassols V, Serrano E. Myasthenia gravis and oropharyngeal disorders: two cases reports. *Rev Laryngol Otol Rhinol* 2008; 129(2):141-43.
73. Liu WB, Xia Q, Men LN *et al.* Dysphonia as a primary manifestation in myasthenia gravis (MG): a retrospective review of 7 cases among 1520 MG patients. *J Neurol Sci* 2007;260:16-22.
74. Khan OA, Campbell WW. Myasthenia gravis presenting as dysphagia: clinical considerations. *Am J Gastroenterol* 1994;89:1083-85.
75. Romo Gonzalez RJ, Chaves E, Copello H. Dysphagia as sole manifestation of myasthenia gravis. *Acta Gastroenterol Latinoam* 2010;40:156-58.
76. Joshita Y, Yoshida M, Kimura K. Manometric study of the pharynx and pharyngoesophageal sphincter in myasthenia gravis. *Rinsho Shineigaku Clin Neurol* 1990:30,944-51.
77. Ertekin C, Yuceyar N, Aydogdu I. Clinical and electrophysiological evaluation of dysphagia in myasthenia gravis. *J Neurol Neurosurg Psych* 1998;65:848-56.
78. Warnecke T, Teismann I, Zimmermann J *et al.* Fiberoptic endoscopic evaluation of swallowing with simultaneous tensilon application in diagnosis and therapy of myasthenia gravis. *J Neurol* 2008;255:224.
79. Huang MH, King KL, Chien KY. Esophageal manometric studies in patients with myasthenia gravis. *J Thorac Cardiovasc Surg* 1988;95:281-85.
80. Link H, Sun JB, Lu CZ *et al.* Myasthenia gravis. *Clin Exp Immunol* 2003;132:128-36.
81. Roche J, Capablo J, Larrad L *et al.* Increased serum interleukin-17 levels in patients with myasthenia gravis. *Muscle Nerve* 2011;44:278-80.
82. Oda AL, Bolzan DW, Cruz CTV *et al.* Correlation of the maximal respiratory pressures, respiratory airflow and dysphagia in patients with acquired autoimmune myasthenia gravis. *Austin J Musculoskelet Disord* 2016;3:1031.
83. Langdon PC, Mulcahy K, Shepherd KL *et al.* Pharyngeal dysphagia in inflammatory muscle diseases resulting from impaired suprahyoid musculature. *Dysphagia* 2012;27:408-17.
84. Zanoteli E, Narumia LC. Doenças neuromusculares: aspectos clínicos e abordagem fisioterapêutica. In: Moura EW, Silva PAC. *Fisioterapia – Aspectos clínicos e práticos da reabilitação.* São Paulo: Artes Médicas, 2005.
85. Modolell I, Mearin F, Baudet JS *et al.* Pharyngo-esophageal motility disturbances in patients with myotonic dystrophy. *Scand J Gastroenterol* 1999;34:878-82.
86. Ertekin C, Seçil Y, Yüceyar N *et al.* Oropharyngeal dysphagia in polymyositis/dermatomyositis. *Clin Neurol Neurosurg* 2004;107:32-37.
87. Small BJ, Fratiglioni L, Viitanen M *et al.* The course of cognitive impairment in preclinical Alzheimer disease: Three- and 6-year follow-up of a population-based sample. *Arch Neurol* 2000;57:839-44.
88. Easterling CS, Robbins E. Dementia and dysphagia. *Geriatr Nurs* 2008;29:275-85.
89. Alagiakrishnan K, Bhanji RA, Kurian M. Evaluation and management of oropharyngeal dysphagia in different types of dementia: a systematic review. *Arch Gerontol Geriatr* 2013;56:1-9.

90. Edahiro A, Hirano H, Yamada R *et al.* Comparative study of eating behavior in elderly patients with Alzheimer's disease and vascular dementia: a first report-comparison of disturbed eating behavior. *Jpn J Geriatr* 2013;50:651-60.
91. Sato N, Morishita R. Brain alterations and clinical symptoms of dementia in diabetes: Aâ/Tau-dependent and independent mechanisms. *Frontiers Endocrinol* 2014;5:143.
92. Humbert IA, McLaren DG, Kosmatka K *et al.* Early deficits in cortical control of swallowing in Alzheimer's disease. *J Alzheimers Dis* 2010;19:1185-97.
93. Correia SM. *Avaliação fonoaudiológica da deglutição na doença de Alzheimer em fases avançadas.* [Dissertação] São Paulo: Universidade de São Paulo, 2010.
94. Edahiro A, Hirano H, Yamada R *et al.* Factors affecting independence in eating among elderly with Alzheimer's disease. *Geriatr Gerontol Int* 2012;12:481-90.
95. Suh MK, Kim H, Na DL. Dysphagia in patients with dementia: Alzheimer versus vascular. *Alzheimer Dis Assoc Disord* 2009;23:178-84.
96. Miller JR. Esclerose múltipla. In: Rowland LP. *Merrit tratado de neurologia.* Rio de Janeiro: Guanabara Koogan 2002. p. 670-87.
97. Tilbery CP. *Esclerose múltipla no Brasil: aspectos clínicos e terapêuticos.* São Paulo: Atheneu, 2005. 288p.
98. Hartelius L, Svensson P. Speech and swallowing symptoms associated with Parkinson's disease and multiple sclerosis: a survey. *Folia Phoniatr Logop* 1994;46:9-17.
99. Merson RM, Rolnick MI. Speech-language pathology and dysphagia in multiple sclerosis. *Phys Med Rehabil Clin N Am* 1998;9:631-41.
100. Poorjavad M, Derakhshandeh F, Etemadifar M *et al.* Oropharyngeal dysphagia in multiple sclerosis. *Mult Scler* 2010;16:362-65.
101. Fernandes AMF, Duprat AC, Eckley CA *et al.* Disfagia orofaríngea em pacientes com esclerose múltipla: as escalas de classificação da doença refletem a gravidade da disfagia? *Braz J Otorhinolaryngol* 2013;79:460-65.
102. Abraham SS, Yun PT. Laryngopharyngeal dysmotility in multiple sclerosis. *Dysphagia Winter* 2002;17:69-74.
103. De Pauw A, Dejaeger E, D'Hooghe B *et al.* Dysphagia in multiple sclerosis. *Clin Neurol Neurosurg* 2002;104:345-51.
104. Tassoreli C, Bergamaschi R, Buscone S *et al.* Dysphagia in multiple sclerosis: from pathogenesis to diagnosis. *Neurol Sci* 2008;29(Suppl 4):S360-63.
105. Bogaardt H, van Dam D, Wever NM *et al.* Use of neuromuscular electrostimulation in the treatment of dysphagia in patients with multiple sclerosis. *Ann Otol Rhinol Laryngol* 2009;118:241-46.
106. Restivo DA, Casabona A, Nicotra A *et al.* ALS dysphagia pathophysiology: differential botulinum toxin response. *Neurology* 2013;80:616-20.

5 Câncer de Cabeça e Pescoço

Lica Arakawa-Sugueno ▪ Rogério A. Dedivitis

INTRODUÇÃO

O câncer de cabeça e pescoço frequentemente se apresenta em estádios já avançados. Quanto maior for a demora para a confirmação diagnóstica e o estabelecimento do tratamento, mais avançado é o estádio, sendo a terapêutica necessária mais agressiva e o prognóstico pior. Isto torna o diagnóstico rápido e eficiente um grande desafio.[1] Se o período de tempo entre a consulta inicial e o tratamento for prolongado, os pacientes podem apresentar progressão tumoral e do estadiamento clínico, o que afeta a programação terapêutica, com possível influência negativa no prognóstico. Trata-se de um problema clínico relevante, já que o controle de algumas comorbidades antes do tratamento cirúrgico de grande porte pode requerer um tempo longo.[2]

Doença avançada, notadamente com presença de metástases cervicais, apresenta índices de cura e de controle bem inferiores, não obstante o uso de associação das armas terapêuticas, inclusive com protocolos de quimioterapia adjuvante. Contudo, pacientes portadores de tumor em determinados sítios, em estadiamentos local e regional avançados, terão baixa probabilidade de cura. Nesses casos, a realização de cirurgias extensas e com mutilação levará a uma qualidade de vida questionável, com déficit funcional (sobretudo disfagia), estético e impactos psicológico e social, em um paciente que provavelmente não viverá mais de dois anos. Como exemplo, podemos citar os tumores avançados de seio piriforme. Assim, muitos autores têm preferido modalidades terapêuticas de menor efetividade em termos de índices de cura, porém, proporcionando melhor qualidade de vida.

TRATAMENTOS PARA O CÂNCER DE CABEÇA E PESCOÇO

Na virada do século, não existe uma abordagem terapêutica de aceitação unânime para o carcinoma espinocelular das vias aerodigestivas superiores. Cada região, instituição e mesmo diferentes serviços dentro da mesma instituição apresentam filosofias de tratamento próprias, por vezes com diferenças significativas. Nos dias de hoje, confrontam-se os resultados terapêuticos com a qualidade de vida proporcionada e os custos gerados. É bem claro, no entanto, que a primeira abordagem no tratamento desta entidade é de capital importância para o prognóstico, devendo ser bem programada, conforme o sítio e o estadiamento.

Como regra geral, para tumores em estadiamentos I e II, deve-se optar por uma única modalidade de tratamento, seja a cirurgia, seja a radioterapia. Quando se exemplifica com um tumor classificado como T1bN0M0 de prega vocal, há autores que apresentam resultados semelhantes com diferentes abordagens, como a radioterapia, a ressecção endoscópica por *laser* de CO_2 e a via externa, com realização de laringectomia vertical frontolateral. Diferentes autores mostram resultados de sobrevida e funcionais superponíveis, utilizando o método em que possuam experiência.

No entanto, para tumores avançados, considerados de estadiamentos III e IV, a abordagem multidisciplinar parece bem indicada. Aqui também se encontram diversos esquemas terapêuticos, e uma outra arma passa a ser empregada em diversos protocolos: a quimioterapia. Entretanto, mesmo nos casos em que se auferiu o controle locorregional da doença, há um risco significativo de o pacientes apresentar, no decorrer de sua evolução, a manifestação de metástases a distância ou o surgimento de um segundo tumor primário.[3,4]

A literatura apresenta inúmeras séries, reportando os resultados de cada modalidade terapêutica para os diversos sítios e estádios de tumores na cabeça e pescoço. Cada proposta, no entanto, deve ser individualizada conforme a comorbidade, idade, estilo de vida, ocupação e expectativas de cada paciente. Para doença avançada, os melhores resultados oncológicos são obtidos pela abordagem combinada das armas terapêuticas disponíveis. Nesses casos, é maior o índice de controle com o uso de terapia combinada do que com a utilização isoladamente da cirurgia, radioterapia e quimioterapia.

Tumores de lábio, por estarem em local exposto, são muitas vezes percebidos e tratados em fase ainda precoce. Nestas condições, tanto cirurgia (feita por técnica convencional, *laser*, eletrocoagulação ou crioterapia) quanto radioterapia, em regime de exclusividade, auferem altos índices de cura. Lesões localmente avançadas devem ser ressecadas com margens amplas. Nesses casos, a radioterapia exclusiva oferece resultados mais pobres, porém, pode encontrar sua aplicação como tratamento adjuvante.

A programação terapêutica para os tumores da cavidade oral depende do estadiamento. É muito importante a avaliação do comprometimento da mandíbula. Apesar de sofisticados métodos de imagem disponíveis, o exame clínico segue sendo o método mais eficaz.[5] Lesões de língua oral, por exemplo, estadiamento, como T1 e T2, apresentam índices semelhantes de sucesso terapêutico com cirurgia e radioterapia, seja externa, seja braquiterapia. No entanto, o tratamento irradiante apresenta maior morbidade, seja necrose, seja exposição óssea.[6] A radioterapia pode ser utilizada ainda como tratamento adjuvante à cirurgia, sempre que houver fatores desfavoráveis no tumor primário, como margens positivas, invasão perineural, embolização vascular e/ou linfática, grau de diferenciação celular, espessura tumoral e densidade vascular e sempre que a lesão for de estadiamento III e IV, situação em que o tratamento combinado melhora a sobrevida a 5 anos.[7] Considerações análogas valem, em linhas gerais, para os outros subsítios da cavidade oral. O uso de quimioterapia de indução combinada com a radioterapia para tumores da cavidade oral em pacientes com tumores inoperáveis melhora o controle local e a sobrevida, em comparação à radioterapia exclusiva.[8]

Os carcinomas de orofaringe apresentam um comportamento de invasão em superfície e em profundidade, esta última sendo bem tipificada pelas lesões da base da língua, cuja musculatura é precocemente acometida. Apresentam tendência à metastatização linfonodal, inclusive contralateral à lesão e com ocorrência proporcional ao estadiamento do tumor primário. O diagnóstico da lesão primária é frequentemente tardio, já que os sintomas relatados são vagos. Assim, em cerca de 25% dos casos, a adenopatia cervical é o primeiro sintoma que leva o paciente a procurar assistência médica. Lesões precoces podem ser tratadas por cirurgia ou radioterapia isoladamente. Lesões localmente avançadas são mais bem tratadas com associação de cirurgia e radioterapia adjuvante, no entanto, a mutilação da ressecção deve ser discutida previamente com o paciente, havendo, atualmente, no entanto, boas opções de reconstrução. Para palato mole, a radioterapia proporciona melhor resultado funcional, no entanto, para tumores grandes, o tratamento combinado (cirurgia e radioterapia adjuvante) oferece melhores resultados. Mesmo nos casos localmente precoces, os tumores de orofaringe podem cursar com metástase cervical, o que reduz *de per se* a sobrevida em 50%.[9] Tumores de orofaringe relacionados com o HPV apresentam melhores resultados terapêuticos, sobretudo em pacientes não tabagistas, sendo conduzidos, atualmente, protocolos de deintensificação dos protocolos de preservação de órgão, visando à menor comorbidade com resultados oncológicos semelhantes.

O tratamento do câncer de laringe visa, sem desprezar a radicalidade oncológica, a preservar o órgão e suas funções – respiratória, vocal e de proteção das vias aéreas –, evitando, ainda, o estigma do traqueostoma. A cirurgia parcial baseia-se na compartimentalização anatômica do órgão. Lesões precoces podem ser abordadas no sítio primário tanto por cirurgia, quanto por radioterapia exclusiva. Tumores supraglóticos costumam enviar metástases cervicais frequente e precocemente, enquanto os de topografia glótica fazem-no basicamente quando avançados localmente. Prefere-se o tratamento combinado para lesões avançadas, com a maioria dos autores adotando cirurgia e radioterapia adjuvante, no entanto, podendo a cirurgia ser reservada aos casos de resgate da falha do tratamento radioterápico, com resultados semelhantes quanto à sobrevida.[10] Uma das estratégias de preservação de órgão para lesões avançadas em desenvolvimento é a associação de radio e quimioterapia,[11] no entanto, deve-se considerar a toxicidade das drogas utilizadas.

Tumores da hipofaringe, em geral, são agressivos, de crescimento rápido e diagnosticam-se tardiamente. Estão entre os de pior prognóstico das vias aerodigestivas superiores. Metástases cervicais são frequentes já na primeira consulta, principalmente para tumores de seio piriforme.[12] Os melhores resultados de cura são encontrados com associação de cirurgia à radioterapia adjuvante,[13] mesmo para as raras lesões de estadiamento precoce. Extensão para o esôfago deve ser avaliada no pré-operatório, já que este achado pode alterar a programação de reconstrução.

Como princípio, deve-se, sempre que possível, optar pela forma mais simples de reconstrução e que possibilite a verificação periódica segura de possíveis recidivas. Atualmente, contudo, para as grandes ressecções, além dos retalhos regionais que podem ser transferidos, as reconstruções podem ainda ser realizadas à custa de tecido livre microvascularizado. Apesar da morbidade para o sítio doador e do aumento do tempo e do custo do procedimento, os resultados são aceitáveis funcional e esteticamente, viabilizando certas intervenções de grande porte.

DISFAGIA EM PACIENTES COM CÂNCER DE CABEÇA E PESCOÇO

A alteração da função de deglutição identificada nesse grupo de pacientes é chamada de disfagia mecânica. Este conceito está relacionado com a disfagia decorrente de alterações estruturais, incluindo lesões neurológicas, porém, periféricas. São consideradas transitórias, passíveis de tratamento e de reabilitação fonoaudiológica por meio de estruturas remanescentes e outras estratégias de adaptação.

A disfagia aguda, mesmo transitória, merece atenção, pois diminui profundamente a qualidade de vida, pode causar desnutrição, desidratação e levar à complicação pulmonar por aspiração de saliva ou alimentos.[14]

É importante esclarecer que, além do próprio tumor e seu tratamento, outros aspectos podem estar envolvidos na causa da alteração de deglutição nesses indivíduos. Entre eles, estão o procedimento de intubação orotraqueal, a traqueostomia, edema em oro ou hipofaringe não relacionados com o tumor, doença do refluxo gastroesofágico bastante frequente nesse grupo de pacientes, a presença da sonda nasal de alimentação e os efeitos de alguns medicamentos. Entretanto, tais aspectos serão abordados separadamente em outros capítulos dessa obra, enquanto este capítulo tem como foco as possíveis causas da disfagia diretamente relacionadas com o câncer de cabeça e pescoço.

Disfagia pela Doença

A maioria dos pacientes com câncer de cabeça e pescoço apresenta algum grau de disfagia. Alguns sintomas resultam diretamente do câncer e, portanto, podem estar presentes antes do início do tratamento. Nesse período, a disfagia pode estar presente em manifestações variadas. A redução na força de língua e na ação de retração de base de língua é a mais frequente, seguida do atraso no início da fase faríngea da deglutição. No entanto, mesmo no câncer avançado, a dieta é regular (não modificada) em quase 80% dos casos antes da cirurgia ou radioquimioterapia, e 98% mantêm mais de 50% do volume de ingesta oral necessário.[15]

Os fatores preditivos da disfagia no câncer de cabeça e pescoço têm relação com o estadiamento do tumor (T e N), sitio primário, características individuais do paciente, como história prévia da função da deglutição, estado geral, uso de álcool, cigarro, idade e perda de peso. Certamente, o câncer avançado está relacionado com o pior prognóstico de disfagia. Há variação de gravidade, quando o parâmetro é o sitio tumoral, por exemplo, lesões em hipofaringe e laringe aumentam o risco de aspiração silente antes do tratamento oncológico.[16]

Disfagia pelo Tratamento

Cirurgia

O tratamento cirúrgico apresenta diversos efeitos precoces e tardios, cujo impacto depende do sítio primário, estadiamento clínico, extensão da ressecção, tipo de reconstrução, além dos fatores do paciente. Tais efeitos incluem: edema em boca e faringe, levando à dispneia; dificuldade na voz, fala, mastigação e deglutição; desfiguração de face; redução de mobilidade de pescoço e membros superiores e hipotireoidismo.

Excluindo o impacto da intubação orotraqueal e da traqueostomia na deglutição (abordados em outro capítulo), devem ser consideradas sequelas na alteração de mobilidade, tonicidade e sensibilidade das estruturas remanescentes e regionais após cirurgia de ressecção do tumor, esvaziamento cervical e tipo de reconstrução utilizada.

Fundamentalmente, após cirurgia de câncer de boca e orofaringe, o paciente pode apresentar incontinência oral ou nasal, dificuldade na propulsão do alimento, redução da pressão intraoral, dificuldade na mastigação, limitação na abertura de boca, aumento do tempo de trânsito oral e presença de resíduos alimentares em boca. A penetração e aspiração podem ocorrer antes da deglutição por falta de controle oral principalmente após cirurgia de boca. A penetração e aspiração durante ou após deglutição ocorrem mais frequentemente após orofaringectomia.[17]

Apesar de pouco comentada, há disfagia após laringectomia total. A ausência do risco de aspiração dá pouca importância para estudos sobre o tema. A presença de resíduo persistente, mesmo após múltiplas deglutições, revela a falta de pressão intraoral, redução na peristalse faríngea e na mobilidade de retração de base de língua e prejuízo na ação do músculo cricofaríngeo.[18] Além disso, a falta de fluxo aéreo nasal dificulta o olfato, prejudicando a fase antecipatória da deglutição.

Na laringectomia parcial, espera-se disfagia grave sempre após a ressecção do tipo horizontal, em razão da alteração na fase faríngea por falta de sensibilidade das estruturas responsáveis pela proteção de via aérea inferior ou ausência das mesmas pela ressecção cirúrgica.

Outras operações cervicais podem causar disfagia, pelo risco aumentado de lesão de nervos vago, facial e hipoglosso; por secção de fibras musculares extrínsecas da laringe; fibrose cicatricial tardia; parestesia causada por lesão neural; edemas linfáticos facial e cervical interno e externo. Nos casos de tireoidectomia, estudos recentes evidenciam disfagia caracterizada especialmente pela presença de resíduos após deglutição, mesmo em pacientes com mobilidade laríngea preservada.[19]

Radioterapia e Protocolos de Preservação de Órgão

Radioterapia pós-operatória em campo alargado e dose total levam a uma maior morbidade para o paciente, como xerostomia e fibrose. Radioterapia eletiva de 5.000 a 7.500 cGy, administrada em regime adjuvante em pacientes portadores de tumores avançados, porém, ressecáveis, dentro do período de seis semanas de pós-operatório, leva a um controle local superior da doença.[20] A radioterapia adjuvante deve ser iniciada o mais precocemente possível no período pós-operatório, para evitar a repopulação acelerada de células tumorais remanescentes. Quanto mais precoce o início, melhor o controle locorregional.[21] A dose empregada de irradiação dependerá da tolerância do tecido normal a ser irradiado.

Além dos avanços com o tratamento tridimensional, há melhores resultados terapêuticos na realização de radioterapia hiperfracionada e no fracionamento acelerado. As técnicas tridimensionais consideram o formato da área a ser irradiada, com o planejamento sendo feito por computador, reduzindo a dose em regiões adjacentes, como as glândulas parótidas, visando a reduzir efeitos colaterais – no caso, a xerostomia – e, ao mesmo tempo, evitando que regiões tumorais não recebam doses menores que o necessário.

A radioterapia pode levar a: hiperemia e irritação cutâneas; xerostomia; dor óssea; incômodo/dor em boca e faringe; problemas dentários, com maior tendência a cáries; risco de osteorradionecrose; odinofagia; inapetência; alteração do paladar, habitualmente reduzido ou abolido; otalgia; hipotireoidismo; fibrose (incluindo trismo) e neuropatia periférica.

Quimioterapia como método isolado de tratamento para carcinoma de cabeça e pescoço não apresenta resultados de cura. Historicamente, a quimioterapia em cabeça e pescoço tem sido utilizada como paliação em pacientes terminais. Existe pouca evidência de que tanto esquemas com um agente como as associações apresentem algum impacto na sobrevida de pacientes com falha no tratamento inicial. O papel da quimioterapia, atualmente, pode ser considerado sob dois aspectos: a atividade antitumoral sistêmica, refletida em termos de sobrevida e o impacto no controle locorregional. A quimioterapia pode ser administrada de três formas: neoadjuvante, adjuvante e concomitante.

O tratamento quimioterápico pode ocasionar: fadiga; náusea e vômitos; alopecia; xerostomia; inapetência; redução do paladar; deficiência imunológica e alterações do hábito intestinal.

As consequências negativas tanto funcionais quanto estéticas do tratamento cirúrgico dos tumores avançados de cabeça e pescoço motivaram a criação de protocolos de radioquimioterapia. Entretanto, esses esquemas são altamente tóxicos, com efeitos agudos e a longo prazo. Assim, neutropenia, trombocitopenia, dermatite, mucosite, necessidade de sonda para alimentação e perda ponderal ocorrem mais frequentemente nos pacientes submetidos aos protocolos de preservação de órgão. Com isso, parte dos pacientes não consegue terminar o esquema proposto. O objetivo dos esquemas não cirúrgicos de preservação de órgão é permitir índices de sobrevidas comparáveis ao da ressecção cirúrgica (tratamento *standard*) com melhor qualidade de vida, ou seja, preservando o órgão e sua função.[22]

Estudos têm demonstrando que uma grande parte dos pacientes apresenta aspiração após o tratamento radioterápico, associado ou não à quimioterapia. O nível de aspiração foi avaliado em 63 pacientes pós-radioterapia e quimioterapia, observando-se 59% de aspiração, sendo 33% grave e a ocorrência de 9.5% de óbitos em pacientes que desenvolveram pneumonia.[23] O estudo de 26 pacientes após radioquimioterapia por IMRT em três tempos (pós-imediato, 3 meses e 12 meses) encontrou alterações como redução na retração da língua, incoordenação da deglutição, redução de elevação e fechamento laríngeo e inversão da epiglote, aumento no tempo de trânsito faríngeo e aspiração silente.[24] Doze pacientes foram submetidos à radioterapia exclusiva, e 36 pacientes, à radioquimioterapia. Pela videofluoroscopia no pós-imediato, após 3 meses e 12 meses de tratamento, encontraram-se alterações como a redução na retração da base de língua, força da língua, fechamento laríngeo, elevação laríngea e aumento na latência para início da fase faríngea da deglutição. Houve piora significativa após três meses nos parâmetros de retração da língua, fechamento laríngeo e mobilidade anteroposterior da língua e em 12 meses somente no fechamento laríngeo e mobilidade anteroposterior da língua.[15] A videofluoroscopia foi realizada em 32 pacientes, com o achado de aspiração traqueal em 84%, sendo que houve maior ocorrência de aspiração silente em pacientes que haviam terminado o tratamento havia mais de 12 meses. Observou-se uma média de 22 semanas de permanência de via alternativa de alimentação. A aspiração foi mais frequente em pacientes que apresentaram alterações funcionais, como retração de língua, redução do excursionamento hiolaríngeo e inversão da epiglote.[25]

Pacientes tratados com radioquimioterapia podem apresentar impacto na fase oral da deglutição, mesmo em tumores apenas laríngeos.[26] As alterações encontradas podem ser justificadas pelos efeitos da radioterapia, que causa uma reação inflamatória que clinicamente se manifesta como mucosite, dermatite, edema de tecidos moles, aumento da produção de muco e xerostomia e que tardiamente, por hipóxia e oxidação crônica, ocorrem a fibrose e a rigidez dos tecidos. A xerostomia e o aumento da produção de muco, juntamente com a restrição na mobilidade de órgãos fonoarticulatórios, alteram a formação do bolo que consequentemente irá alterar sua ejeção e justificar as estases em cavidade oral. Edema e fibrose, mesmo que o maior campo de radiação não seja a cavidade oral, podem levar à redução de amplitude de mobilidade de órgãos fonoarticulatórios, justificando não só as alterações de fase faríngea, mas também as fases preparatória e oral.

A principal alteração encontrada na fase faríngea é a redução na elevação laríngea, isto é, durante a deglutição não ocorre o completo excursionamento hiolaríngeo. Sabe-se que esse evento pode ser observado na presença de alguns fatores, como a presença de traqueostomia, edema e fibrose laríngea encontrados no pós-tratamento.[15,24-26] Associadas à redução da elevação de laringe, xerostomia e mucosite podem favorecer as estases na orofaringe e na hipofaringe. Os resíduos de alimentos após a deglutição são um reflexo da alteração da mobilidade dos órgãos fonoarticulatórios nas fases preparatória e oral, gerando alterações nas fases seguintes.

A aspiração silente é frequente em pacientes irradiados, e que o reflexo de tosse é inefetivo ou ausente em pelo menos metade dos pacientes,[27] sendo importantes exames objetivos, já que as aspirações traqueais podem levar à broncopneumonia e óbito. Em 63 pacientes tratados por radioquimioterapia, aspiração grave ocorreu em 33%, com 9% de óbitos nos casos de broncopneumonia.[23] Outro estudo mostrou 84% de aspiração traqueal no pós-tratamento.[25]

A necessidade do uso de traqueostomia pode ser justificada pelo edema da radioterapia, obstruindo a luz glótica e impedindo a passagem do fluxo respiratório. Isto pode ser um fator de risco para o desenvolvimento da disfagia, já que a traqueostomia promove alterações sensoriais e mecânicas no funcionamento hiolaríngeo.

Quanto à dependência do uso da sonda, verificaram-se 100% de utilização de nutrição enteral em algum momento nos primeiros três anos de tratamento. A via alternativa justifica-se como complemento à ingestão por via oral, pela redução da alimentação oral em pacientes que a aspiração é frequente, levando, inevitavelmente, a quadros de desnutrição.[15] Em outro estudo, 78% da amostra utilizou sonda em algum momento do tratamento, e 52% permaneceram por cinco meses com via alternativa de alimentação. O grau de disfagia e o nível de dependência da sonda no pós-tratamento são um fator preditivo para a aspiração, diferentemente do que ocorre no pré-tratamento.[25]

O tratamento de radioquimioterapia não garante a integridade da função da laringe na deglutição. Há presença de aspirações silenciosas, independentemente da existência das queixas de deglutição dos pacientes.

ESTRATÉGIAS DE ABORDAGEM

Independentemente de o tratamento empregado ser curativo ou paliativo, para o paciente, as sequelas associadas parecem ser piores do que na ausência de tratamento. Neste sentido, índices, como recorrência tumoral e tempo de sobrevida, possuem pouco significado para o paciente, para o qual o mais importante é a capacidade de retornar à sua condição prévia de bem-estares funcional e psicossocial.[28]

Qualidade de vida pode definir-se como o nível de satisfação do paciente com sua condição funcional atual comparada àquilo que ele percebe como possível ou ideal. Cada indivíduo apresenta valores diferentes sobre o impacto que determinados aspectos causam em sua qualidade de vida.[29] Assim, o tratamento deve ser discutido com o paciente e individualizado, de acordo com seus conceitos e anseios. Deglutição, fala, presença de traqueostoma e readaptações familiar e social devem ser considerados quando da programação terapêutica. Assim, mesmo sem melhorar os índices de sobrevida, devem-se oferecer aos pacientes opções que proporcionem melhor qualidade de vida.

Diagnóstico

O diagnóstico da disfagia merece atenção da equipe multidisciplinar envolvida. Questionários de identificação de risco da disfagia e protocolos de autopercepção e de qualidade de vida relacionada com a função da deglutição podem ser utilizados por qualquer membro da equipe. Pode-se considerar que indivíduos com câncer de boca, orofaringe e laringe já são candidatos diretos a uma avaliação funcional da deglutição.

A avaliação clínica da biomecânica da deglutição deve ser realizada pelo fonoaudiólogo que poderá munir-se de instrumentos complementares, como estetoscópio para ausculta cervical, oxímetro de pulso e corantes para testes de risco de aspiração em traqueostomizados.

A videofluoroscopia e a videoendoscopia ou nasofibroscopia da deglutição são os exames de imagem mais solicitados na investigação da disfagia. São exames complementares, mas o estado do paciente e o objetivo da investigação com base na avaliação clínica devem definir o exame e o momento ideal para sua execução. Outros exames úteis, todavia, mais indicados nas investigações científicas são: ultrassonografia, eletromiografia de superfície, cintilografia e ressonância magnética funcional.

Terapêutica da Disfagia

Os momentos de intervenção para disfagia são antes da cirurgia ou radioquimioterapia; logo após cirurgia, no período recente; durante radioterapia e quimioterapia; no período tardio do tratamento oncológico com seguimento anual para os que se submeteram à radioterapia. Naqueles que apresentam queixa, não há alta definitiva enquanto apresentar sinais de efeitos tardios, ainda que o seguimento seja bastante espaçado.

As propostas terapêuticas incluem orientações, estratégias diretas realizadas pelo fonoaudiólogo, modificação de consistência e volume de oferta de dieta e utensílios mais seguros; indicação, confecção e adaptação de próteses restauradoras e rebaixadoras de palato, confeccionadas pelo odontólogo e adaptadas em conjunto com o fonoaudiólogo.[30] O treino em casa envolve cuidadores e exige orientação constante com acompanhamento quanto à intensidade, frequência, carga, tempo de duração e número de repetições.

As estratégias diretas indicadas para disfagia em pacientes oncológicos envolvem uso de manobras de proteção de via aérea inferior e facilitadoras; exercícios de motricidade orofacial de força, mobilidade, sensibilidade e coordenação; drenagens linfáticas facial e cervical; manipulação cicatricial; estimulação tátil-térmica e gustativa; bandagem elástica; estimulação elétrica. Apesar de controvérsias sobre os benefícios dos três últimos, o uso desses instrumentos na terapia da disfagia em pacientes oncológicos vem crescendo nos últimos anos.

A disfagia é um problema grave que afeta a qualidade de vida e a sobrevida e tem sido cada vez mais reconhecida pela equipe envolvida no tratamento do câncer de cabeça e pescoço. O gerenciamento da disfagia deve ocorrer durante todo o seguimento oncológico, mesmo no período tardio, após anos, em razão da fibrose cicatricial e outros efeitos tardios da radioterapia. Somente o envolvimento da equipe multidisciplinar garantirá eficácia na reabilitação funcional.

DICAS PARA LEVAR AO CONSULTÓRIO

- Destacamos aqui as manifestações de disfagia que devem ser reconhecidas, para a devida investigação e conduta adequada (Quadro 5-1)

Quadro 5-1. Manifestações possíveis de disfagia relacionadas a tratamento do câncer de boca, orofaringe e laringe

Sitio do Tumor	Manifestações Possíveis de Disfagia	
	Tratamento cirúrgico	**Radio/Quimioterapia**
	Lesão periférica neural, ressecção da estrutura, reconstrução e fibrose cicatricial	Edema, hipossalivação, dor, fadiga, rigidez, fibrose e lesão periférica neural
Boca e orofaringe	Incontinência oral Alteração na fase preparatória e oral da deglutição	Incontinência oral Alteração na fase preparatória e oral da deglutição

Quadro 5-1. Manifestações possíveis de disfagia relacionadas a tratamento do câncer de boca, orofaringe e laringe *(Cont.)*

Sitio do Tumor	Manifestações Possíveis de Disfagia	
	Redução na pressão intraoral Redução no movimento de retração de base de lingua Dificuldade na mastigação Limitação na abertura de boca Aumento do tempo de trânsito oral Falta de controle oral Penetração e aspiração prévias à fase faríngea da deglutição Resíduo em boca persistente Penetração e aspiração após deglutição	Redução na pressão intraoral Redução no movimento de retração de base de lingua Dificuldade na mastigação Limitação na abertura de boca Aumento do tempo de trânsito oral Falta de controle oral Penetração e aspiração prévias à fase faríngea da deglutição Resíduo em boca persistente Penetração e aspiração após deglutição
Laringe	**Laringectomia parcial vertical** ▪ Disfagia transitória apenas nos primeiros dias **Laringectomia parcial horizontal** ▪ Alteração na fase faríngea da deglutição ▪ Penetração e aspiração antes, durante e após deglutição ▪ Risco alto de penetração e aspiração silentes **Laringectomia total** ▪ Alteração na fase antecipatória por mudança no olfato ▪ Alteração na pressão intraoral ▪ Redução na retração de base de lingua ▪ Redução na peristalse faringoesofágica ▪ Alteração na abertura do cricofaríngeo	Redução na pressão intraoral Redução no movimento de retração de base de língua Aumento do tempo do trânsito faringoesofágico Redução na elevação laríngea Redução na ação esfinctérica laríngea Penetração e aspiração após deglutição Risco alto de penetração e aspiração silentes

REFERÊNCIAS BIBLIOGRÁFICAS

1. Lee SC, Tang IP, Avatar SP *et al.* Head and neck cancer: possible causes for delay in diagnosis and treatment. *Med J Malaysia* 2011;66:101-4.
2. Kowalski LP, Carvalho AL. Influence of time delay and clinical upstaging in the prognosis of head and neck cancer. *Oral Oncol* 2001;37:94-98.
3. Goepfert H. Are we making any progress? *Arch Otolaryngol* 1984;110:562-63.
4. Kanda JL. *Tumores múltiplos das vias aerodigestivas superiores, análise dos fatores de risco no aparecimento da segunda lesão.* [Mestrado] São Paulo: Escola Paulista de Medicina, 1992. p. 213.
5. Shaha AR. Preoperative evaluation of the mandible in patients with carcinoma of the floor of the mouth. *Head Neck* 1991;13:398.

6. Wendt CD, Peters LJ, Delclos L *et al.* Primary radiotherapy in the treatment of stage I and II oral tongue cancers: Importance of the proportion of therapy delivered with interstitial therapy. *Int J Radiat Oncol Biol Phys* 1990;18:1287-92.
7. Zelefsky MJ, Harrison LB, Fass DE *et al.* Postoperative radiotherapy for oral cavity cancers: Impact of anatomic subsites on treatment outcome. *Head Neck* 1990;12:470-75.
8. Paccagnella A, Orlando A, Marchiori C *et al.* Phase III trial of initial chemotherapy in stage III or IV head and neck cancers. *J Natl Cancer Inst* 1994;86:265-72.
9. Foote RL, Schild SE, Thompson WM *et al.* Patterns of failure after surgery alone and surgery combined with postoperative radiation therapy. *Cancer* 1994;73:2638-47.
10. Snow Jr JB, Gelber RD, Kramer S *et al.* Evaluation of randomized preoperative and postoperative radiation therapy for supraglottic carcinoma: preliminary report. *Ann Otol Rhinol Laryngol* 1978;87:686-91.
11. Pfister DG, Strong E, Harrison L *et al.* Larynx preservation with combined chemotherapy and radiation therapy in advanced but respectable head and neck cancer. *J Clin Oncol* 1991;9:850-59.
12. Razack MS, Sako K, Kalnis I. Squamous cell carcinoma of the pyriform sinus. *Head Neck Surg* 1978;1:31.
13. Frank JL, Garb JL, Kay S *et al.* Postoperative radiotherapy improves survival in squamous cell carcinoma of the hypopharynx. *Am J Surg* 1994;168:476-79.
14. Christianen ME, Schilstra C, Beetz I *et al.* Predictive modelling for swallowing dysfunction after primary (chemo)radiation: results of a prospective observational study. *Radiother Oncol* 2012;105:107-14.
15. Logemann JA, Pauloski BR, Rademaker AW *et al.* Swallowing disorders in the first year after radiation and chemoradiation. *Head Neck* 2008;30:148-58.
16. Denaro N, Merlano MC, Russi EG. Dysphagia in head and neck cancer patients: Pretreatment evaluation, predictive factors, and assessment during radio-chemotherapy, recommendations. *Clin Experim Otorhinolaryngol* 2013;6:117-26.
17. Pauloski BR. Rehabilitation of dysphagia following head and neck cancer. *Phys Med Rehabil Clin N Am* 2008;19:889-928.
18. Morandi JC, Capobianco DM, Arakawa-Sugueno L *et al.* Análise videofluoroscópica da deglutição após laringectomia total. *Rev Bras Cir Cabeça Pescoço* 2014;43:116-19.
19. Arakawa-Sugueno L, Ferraz AR, Morandi J *et al.* Videoendoscopic evaluation of swallowing after thyroidectomy: 7 and 60 days. *Dysphagia* 2015;30:496-505.
20. Vikran B, Strong EW, Shah JP *et al.* Elective postoperative radiation therapy in Stage III and IV epidermoid carcinoma of the head and neck. *Am J Surg* 1980;140:580-84.
21. Trotti A, Klotch D, Endicott J *et al.* Postoperative accelerated radiotherapy in high-risk squamous cell carcinoma of the head and neck: long-term results of a prospective trial. *Head Neck* 1998;20:119-23.
22. Veterans Affairs Laryngeal Cancer Study Group: Induction chemotherapy plus radiation compared with surgery plus radiation in patients with advanced laryngeal cancer. *N Engl J Med* 1991;324:1685-90.
23. Nguyen NP, Frank C, Moltzb CC *et al.* Aspiration rate following chemoradiation for head and neck cancer: an unreported occurrence. *Radioth Oncol* 2006;80:302-6.
24. Eisbruch A, Schwartz M, Rasch C *et al.* Dysphagia and aspiration after chemoradiotherapy for head-and-neck cancer: which anatomic structures are affected and can they be spared by IMRT? *Int J Radiat Oncol Biol Phys* 2004;60:1425-39.
25. Hutcheson KA, Barringer DA, Rosenthal DI *et al.* Swallowing outcomes after radiotherapy for laryngeal carcinoma. *Arch Otolaryngol Head Neck Surg* 2008;134:178-83.
26. Cintra AB, Vale LP, Feher O *et al.* Deglutição após quimioterapia e radioterapia simultânea para carcinomas de laringe e hipofaringe. *Rev Assoc Méd Bras* 2005;51:93-99.

27. Murphy BA, Gilbert J. Dysphagia in head and neck cancer patients treated with radiation: assessment, sequelae, and rehabilitation. *Semin Radiat Oncol* 2009;19:35-42.
28. Weymuller Jr EA, Deleyiannis FWB, Piccirillo JF *et al.* Quality of life, comorbidity, and cost-effectiveness in head and neck cancer treatment. In: Robbins KT. *Advances in head and neck oncology.* San Diego: Singular, 1998. p. 147-74.
29. Ferrans CE, Powers MJ. Quality of life index: development and psychometric properties. *ANS* 1985;8:15-24.
30. Carvalho-Teles V, Pegoraro-Krook MI, Lauris JRP. Speech evaluation with and without palatal obturator in patients submitted to maxillectomy. *J Appl Oral Sci* 2006;14:421-26.

6 Alterações Esofágicas

Sergio Szachnowcíz ▪ Ana Cristina de Siqueira Bucci
Elaine Pires Buzaneli

INTRODUÇÃO

Queixar-se de disfagia é comum, principalmente em idosos.[1] A alta prevalência nesse grupo não é totalmente compreendida. É um grupo de risco, pois as condições que o levam à disfagia levam-no, também, à desnutrição, a problemas respiratórios, como as microaspirações pulmonares e à piora da qualidade de vida.[2] Sendo assim, muitos estudos de prevalência da disfagia são realizados nesse grupo.

Easterling *et al.* demostraram uma prevalência de disfagia em idosos de 7 a 22%, aumentando a 40 e 50% naqueles com internações prolongadas em casas de repouso.[3] Nos Estados Unidos, a prevalência de problemas de deglutição em adultos acima de 18 anos é de 4%.[4] Outro estudo em comunidade mostrou uma prevalência de 3% de disfagia.[5] Acima de 50 anos, aproximadamente 7 a 10% da população apresenta disfagia.[6,7]

Disfagia é o termo relacionado com a dificuldade na deglutição e pode estar envolvido na dificuldade de passagem do alimento desde a boca até o estômago. Costuma-se classificar os quadros de disfagias relacionados com a região comprometida que leva à alteração da deglutição. Dividimos as disfagias em dois tipos: altas ou orofaríngeas, também chamadas de disfagias de transferência e baixas ou esofágicas, também conhecidas como disfagias de transporte.[8]

Muitas vezes, existe uma dificuldade na identificação pelo paciente com sintomas de disfagia do local ou órgão acometido, sendo que, por vezes, pacientes com disfagia importantes esofágicas referem que o alimento para na região cervical. Consegue-se, na maioria das vezes, criar correlação com a disfagia alta, quando o paciente relata dificuldade para engolir com tosse ou regurgitação alimentar no momento da deglutição. As disfagias altas ou orofaríngeas não serão abordadas neste capítulo, sendo motivo de capítulos específicos.

A maioria das afecções esofágicas apresenta a disfagia como um ou como o principal sintoma da doença do órgão.[9,10] É um problema frequente, mas subnotificado, já que muitos pacientes não buscam auxílio médico. Afeta pacientes ambulatoriais, institucionalizados e internados. Os sinais e os sintomas da disfagia iniciam-se dois a cinco segundos após a deglutição, e o doente comumente a localiza na região média do tórax (retroesternal), sendo causas frequentes as neoplasias, doenças motoras do esôfago, compressão extrínseca, anel vascular, corpo estranho e anomalias congênitas. Uma cuidadosa história clínica é fundamental para a avaliação de um paciente com sintomas gastrintestinais superiores.[11,12]

No Brasil, a ocorrência de disfagia foi estudada apenas em grupos específicos, não tendo uma estimativa de prevalência geral da disfagia na população. A disfagia esofágica aparentemente ganha maior importância em nosso país por causa da esofagopatia chagásica, doença ainda endêmica em nosso país. Assim, disfagia progressiva é o primeiro e mais importante sintoma da doença, alcançando até 100% dos casos.[13]

A prevalência da disfagia também é muito estudada em grupos de doenças específicas, que causam disfagia como sintoma principal. Na acalasia, distúrbio específico motor no esôfago, a disfagia alcança 100% para sólidos e 97% para líquidos, como Howard *et al.* demonstraram em estudo prospectivo populacional em região determinada.[14] Em outro estudo com pacientes diagnosticados com espasmo difuso de esôfago, 73,3% dos pacientes apresentavam disfagia.[15]

A disfagia pode vir associada a diversos sintomas digestivos altos, geralmente causados por doenças específicas. No caso da acalasia, outros sintomas encontrados com frequência são regurgitação e perda de peso, em até 90% dos pacientes.[16] Alguns pacientes referem ainda sintomas, como queimação, pirose e dor retroesternal. Estes são facilmente confundidos com doença do refluxo gastroesofágico (DRGE), às vezes tratados erroneamente para essa doença.[17,18]

Devemos diferenciar sintomas que podem ser confundidos com as queixas de disfagia, como a odinofagia e o *globus*.[19] Ambos, porém, podem estar associados à disfagia, mas requerem investigação específica.

O *globus* é a sensação de obstrução ou presença de "corpo estranho" na garganta, que caracteristicamente não interfere na deglutição e, frequentemente, desaparece com ela. Não é acompanhado de sensação dolorosa e pode estar associado ao refluxo gastroesofágico crônico alto ou a doenças desconhecidas.[20] Porém com a odinofagia é a dor na região torácica relacionada com a deglutição.

O transporte do alimento no esôfago depende da consistência e do tamanho do bolo, do calibre do lúmen, da integridade da contração peristáltica, e se há inibição na deglutição dos esfíncteres superior e inferior do esôfago.

Assim, a dificuldade durante a passagem do bolo alimentar pelo órgão pode ser decorrente de doenças orgânicas, que muitas vezes causam obstrução ou doenças relacionadas com motilidade esofágica. Costumamos, assim, dividir as disfagias esofágicas, que serão pormenorizadas neste capítulo em disfagias orgânicas ou anatômicas e em disfagias motoras ou funcionais.

DIAGNÓSTICO CLÍNICO

O diagnóstico clínico é feito por meio da anamnese, sendo o exame físico de pouca utilidade. Durante a entrevista do paciente, torna-se fundamental a investigação de algumas características: padrão da disfagia, tempo de início dos sintomas, tipo de alimento que causa o sintoma (sólido, semissólido ou líquido), intermitência ou se existe progressão e sintomas associados (perda de peso, regurgitação ou vômitos, quadros respiratórios, pirose etc.). Após levantamento das queixas e avaliação fonoaudiológica, a conduta nos casos de disfagia esofágica é a modificação da consistência alimentar, definição de via de alimentação e solicitação de exames de imagem, descritos, a seguir, para avaliação da parte esofágica da deglutição.

Estudos científicos propõem-se à aplicação de escalas durante a anamnese para mensurar e acompanhar a disfagia. Ainda não encontramos uma escala que seja utilizada de forma unânime e padronizada, uma vez que muitas sejam específicas para uma única doença, e outras não têm consistência estatística.[21] O uso de alguma das escalas descritas é extremamente interessante, principalmente com o intuito de comparação e medição de resultados terapêuticos.

Encontramos descritas diversas escalas, desde mais simples, como a de Eckardt,[22] muito utilizadas na literatura para a avaliação inicial e acompanhamento de pacientes com acalasia idiopática, assim como algumas mais complexas, como a de Zaninotto e Youssef, com aplicabilidade prática na avaliação de outras disfagias.[19]

CLASSIFICAÇÃO DAS DISFAGIAS ESOFÁGICAS

Disfagias Orgânicas ou Anatômicas

As doenças orgânicas limitam a luz do órgão, obstruindo a passagem do alimento após a deglutição. O paciente começa a apresentar disfagia, quando o diâmetro da luz, que normalmente varia de 2 a 3cm, diminui para menos de 13 mm.

A disfagia apresentada é principalmente para alimentos sólidos e pode ser intermitente ou progressiva, dependendo da causa. As causas estruturais mais encontradas são estenose péptica, anel esofagiano inferior, divertículos epifrênicos ou médios, esofagite eosinofílica e tumores - intrínseco ou extrínseco (Fig. 6-1).[17]

Existem outras causas menos comuns como as induzidas por quimioterapia e radioterapia e por ingesta de substâncias químicas ou medicamentos. Nestes últimos, causam lesão direta da mucosa esofágica (Quadro 6-1).[23]

Quadro 6-1. Medicamentos ou substâncias que causam lesões da mucosa esofágica[19]

- Antibióticos (Doxaciclina, Tetraciclina, Clindamincina, Sulfametoxazol + Trimetoprim)
- Anti-inflamatório não hormonal
- Soda cáustica (hidróxido de sódio)
- Alendronato
- Zidovudina
- Ácido ascórbico
- Cloreto de potássio (slow-K)
- Teofilina
- Sulfato ferroso

Disfagias Motoras ou Funcionais

Nas disfagias funcionais ou motoras do esôfago, ocorre a dificuldade na passagem do alimento, tanto sólidos quanto líquidos. Esta dificuldade pode ser intermitente, causando dor torácica, como vemos no espasmo difuso de esôfago ou progressiva, causando pirose crônica, como na esclerodermia ou mesmo associada a sintomas respiratórios, como na acalasia (Fig. 6-1).

São associadas a distúrbios de motilidade do esôfago, onde ocorrem alterações na atividade peristáltica do corpo. Pode haver comprometimento do peristaltismo, como na acalasia e esclerodermia ou a alteração da progressão normal deste, como no espasmo esofagiano difuso. Ainda podemos encontrar distúrbios hipocontráteis do corpo, onde o peristaltismo pode estar preservado, contudo, com uma força de condução do bolo alimentar prejudicada. Os distúrbios motores mais comuns que se relacionam com quadros disfágicos recebem suas classificações por meio de alterações manométricas, assim como distúrbios secundários às doenças sistêmicas específicas (Quadro 6-2). Os valores manométricos considerados normais encontram-se no Quadro 6-3.

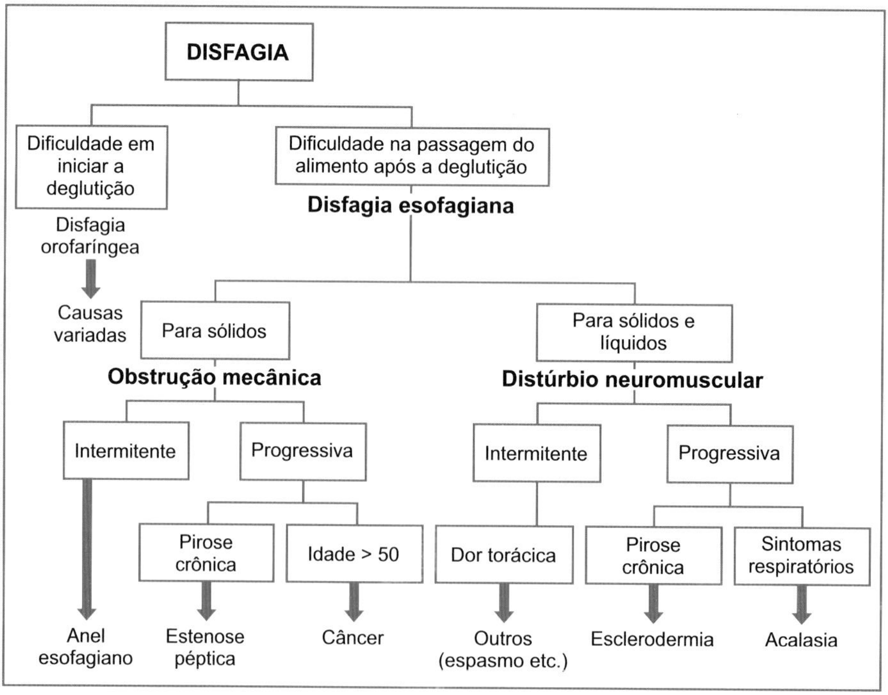

Fig. 6-1. Algoritmo para análise dos pacientes com disfagia, com detalhamento para disfagia esofagiana. (Adaptada de Castell[18].)

Quadro 6-2. Classificação das anormalidades da motilidade esofagiana

Alterações Motoras	Achados Manométricos
Acalasia clássica	Relaxamento incompleto ou ausente do EIE Aperistalse do corpo esofagiano em 100% das deglutições
Espasmo difuso do esôfago	Contração incoordenada Contrações simultâneas no corpo esofagiano em mais de 20% das deglutições de água, intercaladas com ondas peristálticas
Esôfago em quebra-nozes (EQN)	Hipercontratilidade Ondas peristálticas de elevada amplitude em esôfago distal (média igual ou superior a 180 mmHg)
Esfíncter esofagiano inferior hipertenso (EEIH)	Hipercontratilidade Pressão basal do EEI se situa acima de 45 mmHg
Distúrbios motores inespecíficos	Hipocontratilidade Encontradas em mais de 20% das deglutições de água (isoladas ou em combinação): ▪ Falha da condução peristáltica ▪ Ondas de amplitude reduzida (abaixo de 30 mmHg) ▪ Ondas de triplo pico ou ondas retrógadas ▪ Ondas de duração aumentada (< 6 s) ▪ Relaxamento incompleto isolado do EEI
Esclerodermia	Baixa pressão do EIE, contrações simultâneas de baixa amplitude nos dois terços distais do esôfago
Amiloidose, alcolismo	Contrações de baixa amplitude no esôfago distal
Pseudo-obstrução idiopática crônica	Contrações repetidas, perda segmentar de peristalse
Diabetes	Contrações de baixa amplitude com dois picos

EIE = esfíncter inferior do esôfago.

Quadro 6-3. Achados manométricos esofagianos normais

Pressão basal do EIE	10-45 mmHg (pressão respiratória média medida pela técnica de pull-through)
Relaxamento do EIE com a deglutição	Completo (para um nível superior a 8 mmHg acima da pressão gástrica)
Progressão da onda	Progressão da peristalse do ESE para o EIE em uma taxa de 2-8 cm/s
Amplitude distal da onda	30-180 mmHg (média de 10 deglutições medidas em dois pontos, 3 e 8 cm acima do EIE)

Adaptado de Spechler e Castell[28]
EIE = esfíncter inferior do esôfago; ESE = esfincter superior do esôfago.

EXAMES COMPLEMENTARES

Após a suspeita clínica nos casos de disfagia, inicia-se a investigação diagnóstica com exames complementares.

Endoscopia Digestiva Alta

A endoscopia digestiva alta é um excelente exame para a avaliação da mucosa e identificação de lesões obstrutivas, anatômicas ou orgânicas. A realização de biópsias, citologia, técnicas de cromoscopia e de magnificação de imagens aumenta sua sensibilidade e especificidade, auxiliando, muitas vezes, na definição do diagnóstico.

Geralmente, é o primeiro exame a ser solicitado na prática clínica. Atualmente, trata-se de exame amplamente disponível, invasivo, todavia, confortável, quando realizado com leve sedação. Entretanto, em muitas situações, não permite o diagnóstico, retardando a investigação, principalmente nos casos de disfagias motoras ou funcionais, como nos casos de acalasia e outros distúrbios motores específicos.

Estudo Radiológico Contrastado do Esôfago, Estômago e Duodeno (EED)

O exame radiológico baritado, conhecido como esofagograma ou EED, é um exame muito importante para a investigação dos casos de disfagia. Trata-se de excelente exame de triagem, pois permite avaliação grosseira de lesões obstrutivas ou anatômicas, assim como permite uma avaliação inicial da motilidade esofágica nas causas funcionais. Por meio da avaliação do esvaziamento esofágico, de alterações anatômicas, da visualização de sinais indiretos ou diretos da motilidade e, principalmente, coordenação do relaxamento da transição esofagogástrica (TEG), pode-se inferir algum distúrbio motor ou orgânico como causa principal da disfagia. Permite, muitas vezes, estabelecer o diagnóstico, principalmente nos casos de acalasia ou estenoses e, quando associado à endoscopia, permite grande sensibilidade ao diagnóstico da disfagia. Em estudo com pacientes portadores de espasmo difuso de esôfago, o esofagograma mostrou-se anormal em 46 de 76 pacientes, sendo a maioria dos achados inespecíficos, e somente três apresentaram a típica imagem de "saca-rolhas",[24] mostrando uma baixa especificidade para o método.

Podemos ver, na Figura 6-2, alguns exemplos de estudos radiológicos contrastados em pacientes com quadros de disfagia.

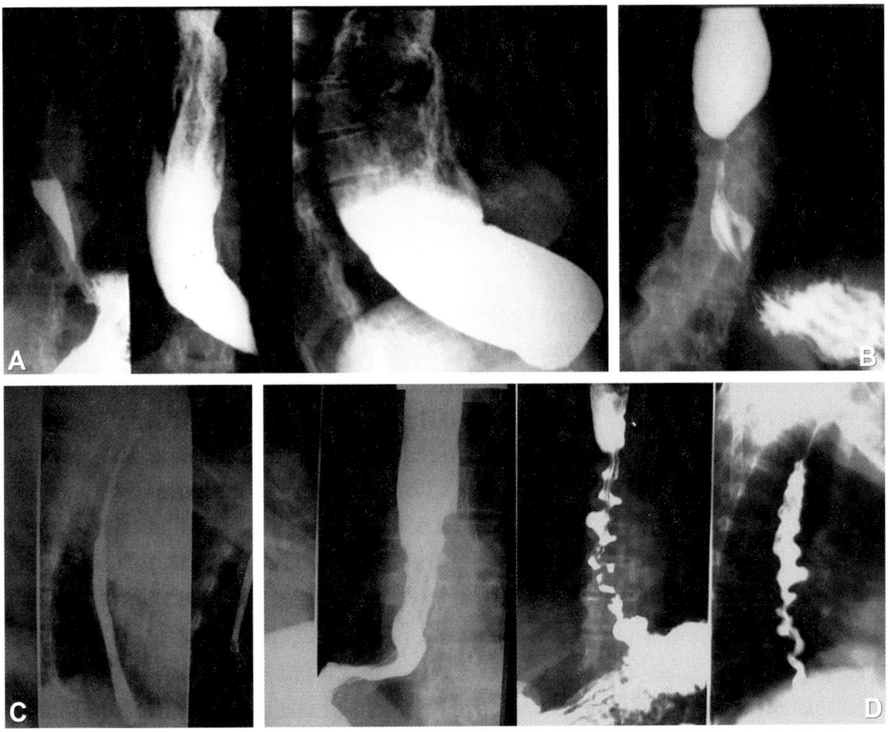

Fig. 6-2. (**A**) Radiografia contrastada do esôfago de pacientes com acalasia. Note dilatação do corpo esofágico em diferentes graus, com afilamento regular da região de TEG, estase esofágica com resíduos, presença de ondas terciárias no corpo esofágico e ausência da bolha gástrica na região do abdome superior. (**B**) Radiografia contrastada do esôfago de um paciente com estenose péptica. Note a presença de hérnia hiatal associada a refluxo gastroesofágico, afilamento de esôfago distal abrupto com dilatação a montante da área de estenose. (**C**) Radiografia contrastada de paciente com estenose cáustica por ingesta de corrosivo. Note o afilamento irregular acometendo grande extensão do esôfago de proximal a distal. (**D**) Radiografia contrastada de paciente com carcinoma de células escamosas em esôfago distal. Note a imagem de subtração irregular acometendo o esôfago distal.

Videoesofagograma e Radiografia Contrastada do Esôfago Minutado

O videoesofagograma com ênfase na fase esofágica da deglutição é uma ferramenta excelente para estudarem-se a dinâmica e a motilidade do órgão, trazendo informações dinâmicas no estudo do esvaziamento esofágico. Muito utilizado nos casos de alterações anatômicas, obstrução da região da TEG, principalmente em casos pós-operatórios onde o paciente apresenta disfagia, o exame é armazenado em arquivo de vídeo e pode ser reproduzido de forma dinâmica para ser avaliado pelo médico que atende o paciente. O estudo dinâmico acaba sendo a forma mais utilizada e simples de estudar-se o transporte do bolo alimentar pelo esôfago, podendo ser

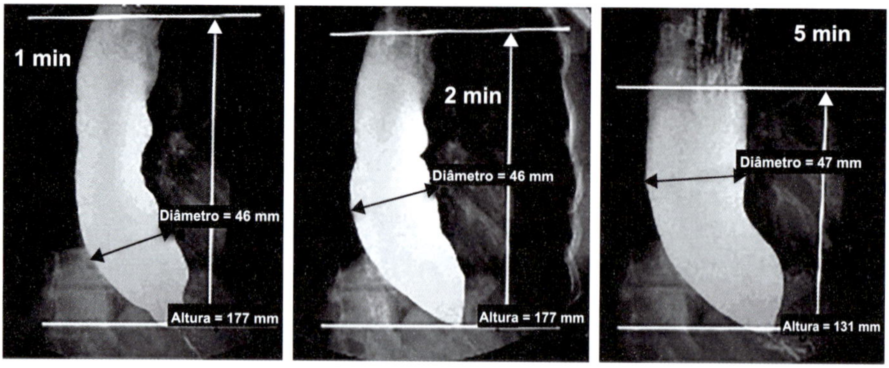

Fig. 6-3. Interpretação de radiografia contrastada do esôfago minutado. Radiografias obtidas após 1, 2 e 5 minutos da ingesta de 150 mL de solução de sulfato de bário por paciente com acalasia. Duas linhas horizontais paralelas são desenhadas para medir a altura da coluna de bário. (Modificada de: Neyaz Z, Gupta M, Ghoshal UC. How to Perform and Interpret Timed Barium Esophagogram. *J Neurogastroenterol Motil* 2013;19:251-6.)

complementado com contrastados de diferentes consistências para testar a passagem do alimento pelo esôfago de forma mais real. Acaba sendo parte complementar do videodeglutograma, exame realizado para o estudo da disfagia alta (orofaríngea) na fonoaudiologia. Nos casos da impossibilidade de armazenar-se o exame contrastado do esôfago em arquivos de mídia de vídeo, podemos, como alternativa, utilizar o estudo contrastado minutado ou cronometrado, utilizado na literatura internacional para avaliação objetiva e técnica de comparação para resultados de terapêuticas empregadas.[25] O exame é realizado de forma padronizada com o mesmo volume de contraste ofertado para o paciente. São realizadas radiografias simples oblíquas esquerdas, centralizando o esôfago médio-distal após 1, 2 e 5 minutos da ingestão do contraste. É, então, aferida a altura da coluna de contraste completa que se forma no esôfago distal, sendo, então, objetivado o resultado do esvaziamento do esôfago ao contraste baritado (Fig. 6-3).[26]

Manometria Esofágica Computadorizada

A manometria esofágica é o padrão ouro na identificação das alterações motoras do órgão. Geralmente, está indicada quando o estudo radiológico e a endoscopia foram inconclusivos ou inespecíficos.[27] Está sempre indicado nos casos de disfagias funcionais. Trata-se de exame invasivo, onde é introduzida sonda por via nasal que irá até a região gástrica, sendo então avaliados gradientes pressóricos por meio de métodos gráficos analisados por programas de computador. O exame é realizado sem sedação, pois existe a necessidade de o paciente colaborar durante a investigação funcional.

O exame é iniciado com a avaliação do esfíncter inferior do esôfago (EIE), utilizando-se a técnica de retirada lenta, sendo avaliada a sua pressão de repouso e os relaxamentos após deglutição de água, que devem ser coordenados com a contração do corpo esofágico. Para o estudo do corpo do esôfago, são realizadas no mínimo 10 deglutições de 5 mL de água a intervalos de 20 segundos, avaliando-se o peristaltismo das contrações ao longo de todo esôfago, assim como a força de contração dos diferentes segmentos esofágicos (proximal, médio e distal). Os valores normais são encontrados no Quadro 6-3.[28] As alterações motoras do esôfago podem ser primárias ou secundárias, e seus achados manométricos encontram-se no Quadro 6-2.

Podemos ver exemplos de traçados manométricos de algumas doenças motoras (Fig. 6-4).

Podemos ter uma ideia da frequência que as diferentes patologias motoras esofágicas apresentam analisando um trabalho clássico de Katz, em 1987, avaliando pacientes com disfagia em mais de 1.000 exames de manometria realizados (Fig. 6-5).[29]

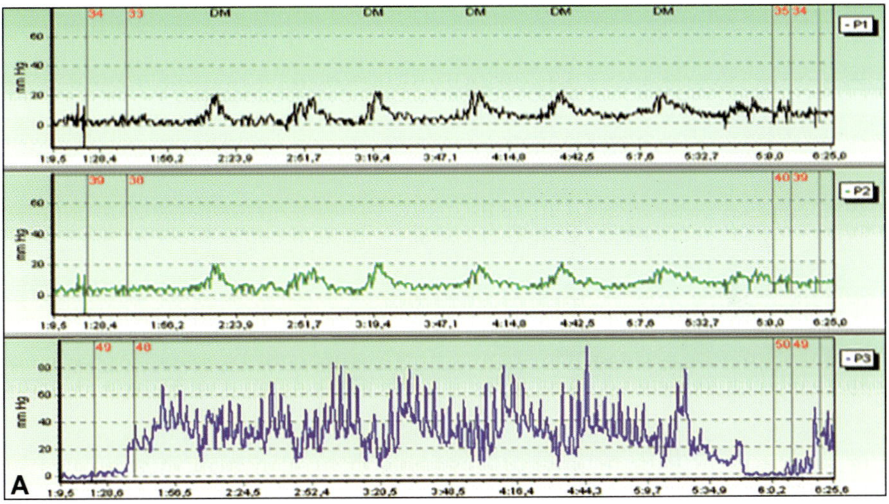

Fig. 6-4. (**A**) Traçado manométrico do esôfago de um paciente com acalasia. Note ausência de relaxamento do EIE e perda de peristalse nas deglutições molhadas (DMs). *(Continua.)*

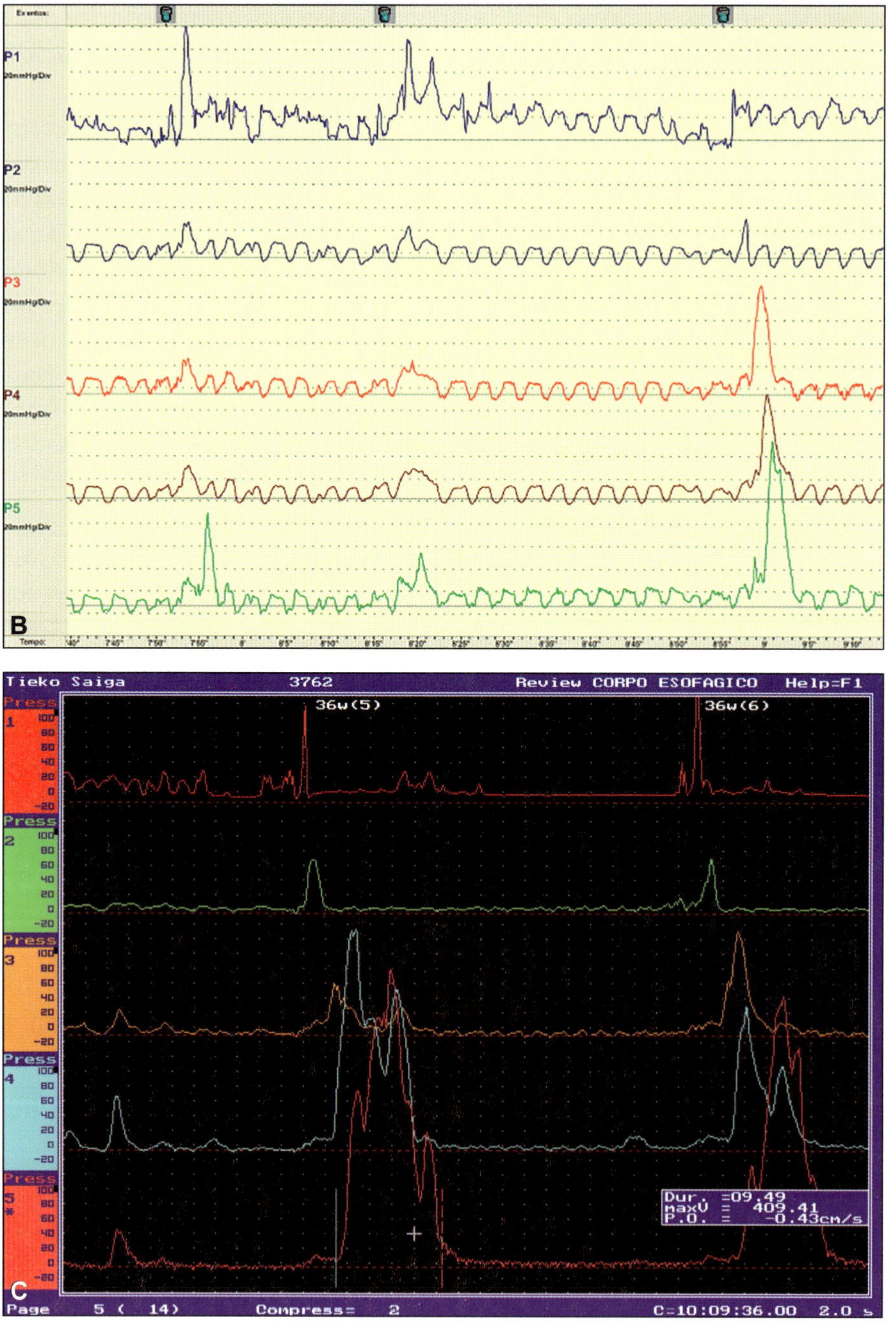

Fig. 6-4. *(Cont.)* (**B**) Traçado manométrico de esôfago de um paciente com espasmo esofagiano difuso. Note que as deglutições molhadas são seguidas por contrações simultâneas do esôfago. (**C**) Traçado manométrico do esôfago de um paciente com esôfago em quebra-nozes. Note contrações de alta amplitude peristáltica iniciada com as DMs.

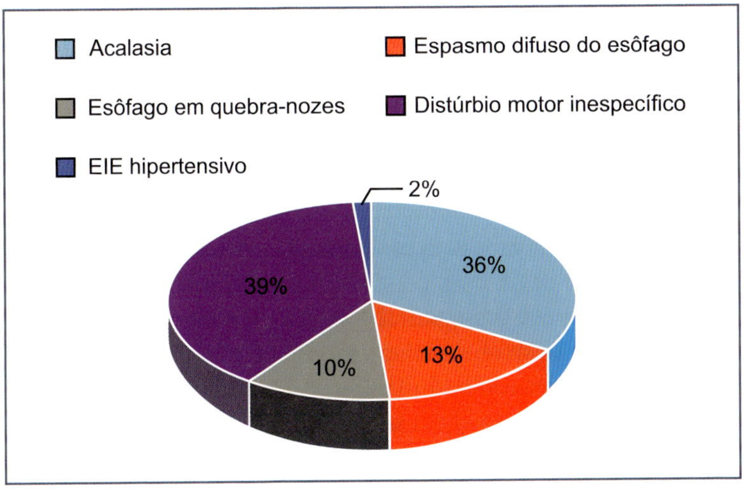

Fig. 6-5. Frequência das doenças motoras esofágicas em mais de 1.000 exames de manometria.[29]

Manometria de Alta Resolução Associada à Impedanciometria

O exame mais moderno utilizado na avaliação das disfagias esofágicas é a manometria de alta resolução. Neste exame, a sonda também é passada transnasal, porém, esta possui a partir de 36 sensores. A leitura é visual, onde as cores quentes são de maior pressão, e as cores frias, as de menor. Atualmente, a mais realizada em nosso meio é a convencional, contudo, existem protocolos sendo desenvolvidos internacionalmente com esse método para tentar uma melhor sensibilidade no diagnóstico das alterações motoras do esôfago. Uma nova classificação dos distúrbios motores que vem sendo estudada e utilizada em alguns centros, conhecida como Classificação de Chicago, já está na sua terceira versão.[30] Por meio de uma manometria associada a sensores de impedância, podemos associar as medidas de pressão através dos segmentos esofágicos e associá-los ao transporte do bolo esofágico medido por alterações em sensores ao longo de uma sonda que vão medindo a impedância do que está na luz do esôfago. Todas essas medidas serão transportadas por gráficos coloridos e submetidas por computadores a análises gráficas. Apesar de a Classificação de Chicago prometer aumentar a sensibilidade dos diagnósticos dos distúrbios motores, esta tecnologia ainda não está adaptada para ser utilizada em nossa prática clínica e ainda não trouxe nenhum benefício ou mudança em relação à programação terapêutica.

TRATAMENTO

O tratamento das disfagias esofágicas depende do diagnóstico definitivo e específico para cada situação. Neste capítulo, faremos menção aos diversos tipos de tratamentos possíveis para os diferentes diagnósticos que podem causar disfagia esofágica. Para facilitar o entendimento, dividiremos os diversos tratamentos segundo a classificação das disfagias esofágicas em orgânicas ou funcionais.

Disfagias Orgânicas

Dentre as disfagias orgânicas ou anatômicas, existem diversas modalidades terapêuticas indicadas que, muitas vezes, somam-se ao tratamento de cada paciente. Vamos discorrer a respeito dos tratamentos realizados para cada condição.

Neoplasias da Laringe

As neoplasias da laringe podem ser tratadas com ressecções dos segmentos do órgão acometidos ou mesmo com tratamento radioterápico.

Em ambos os casos, a disfagia esofágica pode ser consequência do tratamento. Em análise videofluoroscópica da deglutição de 21 pacientes após a laringectomia total, 81% apresentaram estase em transição faringoesofágica, 71% em segmento faringoesofágico, 52% em área de armazenamento de ar, 86% trânsito esofágico lento e 9% apresentaram estenose esofágica. Para segmento fonoaudiológico, principalmente aquisição de voz laríngea, após levantadas as queixas, o paciente é encaminhado para realização de videofluoroscopia e endoscopia digestiva para a avaliação da necessidade de dilatações esofágicas seriadas.[31]

Neoplasias Esofágicas Malignas

Os tumores do esôfago são divididos em dois tipos principais, o adenocarcinoma e o carcinoma escamocelular. O primeiro origina-se na região da transição esofagogástrica, obstruindo a região do esôfago distal ou abdominal. Geralmente, é relacionado com obesidade, doença do refluxo gastroesofágico ou presença de metaplasia intestinal no esôfago distal, conhecida como Esôfago de Barrett, podendo ainda ser resultado de neoplasia gástrica proximal, invadindo o esôfago. O segundo, geralmente, é associado a lesões crônicas da mucosa esofágica no epitélio escamoso, sendo associado, muito frequentemente, a hábitos de tabagismo e etilismo. Pode ainda estar relacionado com doenças que causam estase esofágica, aumentando o processo inflamatório crônico deste esôfago, como nos casos de acalasia ou estenoses cáusticas. Outros tipos de tumores malignos no esôfago são mais raros e necessitam de tratamento específico. O carcinoma esofágico tem início insidioso e produz disfagia e obstruções progressiva e tardia. Dentre os sintomas, ocorre maior dificuldade de deglutição, alterando progressivamente a dieta de alimentos sólidos para líquidos, odinofagia leve, desconforto retroesternal, sensação de corpo estranho no esôfago proximal, dor epigástrica, anorexia, náuseas, perda sanguínea e emagrecimento sem causa aparente.[32]

Nos moldes atuais, o tratamento do câncer do esôfago apresenta-se de formas multidisciplinar e multimodal. Hoje já é uma realidade o tratamento com quimioterapia e radioterapia neoadjuvante, seguido da esofagectomia com linfadenectomia extensa para o tratamento padrão do câncer do esôfago avançado que causa disfagia. Nos casos onde o tratamento curativo não pode ser alcançado, há diversas opções para o tratamento da disfagia, dependendo do estádio da doença e das condições clínicas do paciente.

O tratamento com quimioterapia associado à radioterapia pode atingir resposta clínica completa, mesmo em casos avançados em até 20% dos pacientes. Entretanto, mesmo nos casos onde o tratamento curativo não é alcançado, a paliação da disfagia atinge índices acima dos 80% dos pacientes. Outros tratamentos paliativos para a disfagia possíveis são: passagem de próteses endoscópicas, passagens de sondas nasoenterais, gastrostomias ou jejunostomias, derivação do trânsito esofágico cirúrgica com confecção de gastroplastia.[33]

Câncer de Tireoide

O aumento progressivo do volume da tireoide pode levar à compressão das estruturas cervicais e extensão do polo inferior da glândula para o mediastino. Estudos anteriores avaliaram as imagens fluoroscópicas de 38 pacientes antes da ressecção do bócio mergulhante, divididos em dois grupos, com e sem queixas de disfagia esofágica. Na análise de 22 imagens fluoroscópicas no grupo sintomático, foram observados 77% de desvio, compressão esofágica em 63,6% dos casos e estase de contraste em 72,7% dos casos. Na análise de 16 videofluoroscopias no grupo assintomático, foi observado desvio do esôfago em 100% dos casos, compressão esofágica em 75% dos casos, e estase de contraste em 56% dos casos. A estase era comumente encontrada nas regiões abaixo da área de compressão, fato que foi associado a alterações no peristaltismo esofágico.[34]

Estenoses Esofágicas Benignas

As estenoses esofágicas benignas podem ter fisiopatologias diferentes. As três causas de estenoses mais frequentes, por ordem de prevalência, são as estenoses pépticas, causadas por doença do refluxo gastroesofágico grave; a estenose cáustica, causada pela ingesta acidental ou intencional nos casos psiquiátricos de agentes corrosivos; e, mais recentemente, estenoses associadas à esofagite eosinofílica. O tratamento das estenoses benignas, atualmente, encontra, no tratamento endoscópico, sua principal indicação. A dilatação endoscópica por meio de sondas termoplásticas, de balões pneumáticos ou hidrostáticos, injeção de corticoides para estabilização de lesões e mesmo a colocação de próteses autoexpansíveis têm sido realizadas com sucesso em grande parte dos casos. As ressecções esofágicas com substituição pelo estômago ou cólon ainda são procedimentos realizados nos casos de intratabilidade endoscópica. Vale a pena ressaltar que a experiência do endoscopista no manejo desses pacientes é muito importante no sentido de decidir o número de sessões a serem realizadas, técnicas e materiais aplicados, assim como o índice de complicações.[35]

Divertículos

Os divertículos esofágicos podem ser divididos em três tipos. O mais comum, encontrado classicamente em pacientes idosos, é relacionado com distúrbios de relaxamento do esfíncter superior do esôfago, ocorrendo como consequência à formação de recesso diverticular no trígono de fraqueza na parede posterior da transição faringoesofágica, conhecido como divertículo de Zenker. Seu tratamento consiste na realização da cricomiotomia para adequado relaxamento do esfíncter em questão, associada ou não à ressecção do divertículo. Esta ressecção deve sempre ser indicada em divertículos acima de 2 cm, pois está associada à melhores resultados no alívio da disfagia e menores índices de recidivas. Atualmente, o tratamento endoscópico por meio da secção do músculo cricofaríngeo com a utilização de grampeador transoral ou mesmo a simples secção do septo diverticular por via endoscópica com *laser* ou bisturi elétrico podem ser procedimentos menos invasivos para o tratamento de divertículos menores.[36]

Os divertículos de esôfago médio, conhecidos como divertículos de tração, pois se associam a afecções torácicas, onde aderências com as estruturas pulmonares causam tração e formação de divertículos verdadeiros no corpo esofágico, podem levar a quadros de disfagia, quando há a presença de grandes divertículos. Nesta ocasião, o enchimento do divertículo por alimentos durante a refeição pode causar compressão extrínseca do corpo esofágico, causando obstrução mecânica. No caso de pacientes sintomáticos, o tratamento impõe-se e a ressecção cirúrgica realizada por cirurgia aberta ou minimamente invasiva também.

Nos casos dos divertículos distais do esôfago, também conhecidos como divertículos de punção, a fisiopatologia inicia-se na dismotilidade com presença de segmentos esofágicos hipercontráteis. Nesses casos, o tratamento cirúrgico deve englobar, além da ressecção do divertículo propriamente dita, a miotomia da musculatura esofágica distal a este, no sentido de aliviar a pressão que causou a dilatação esofágica a montante.

Disfagias Funcionais

Acalasia

Esta doença tem diferentes opções de tratamento, dividindo-se entre medicamentoso, endoscópico e cirúrgico.

O tratamento medicamentoso é indicado em casos pontuais, com resultado parcial na maioria dos pacientes. É reservado para pacientes que não desejam ou são incapazes de realizar procedimentos cirúrgicos ou endoscópicos ou naqueles casos que aguardam um tratamento definitivo, já que não é tão definitivo no alívio da disfagia. É indicado em idosos que não tolerariam outro tipo de conduta mais invasiva, assim como em pacientes com várias comorbidades. Podem ser usados os nitratos (dinitrato de isossorbida) e os bloqueadores de canais de cálcio (diltiazem, nifedipina), mas seu uso costuma ser limitado pela ocorrência de efeitos colaterais (hipotensão, cefaleia e edema periférico). As drogas mais comumente prescritas são a nifedipina, nas doses de 5 a 10 mg ou o dinitrato de isossorbida 5 a 10 mg, ambas devendo ser administradas por via sublingual ou oral, cerca de 15 a 40 minutos antes das refeições. No entanto, o uso continuado à longo prazo está associado a tolerância, que diminui gravemente a resposta clínica ao longo do tempo.[37] O citrato de sildenafila já foi considerado para o tratamento da acalasia. Seu mecanismo de ação deve-se à inibição da fosfodiestarase tipo 5, que previne a destruição do óxido nítrico, diminuindo a pressão do EIE. Entretanto, seus efeitos colaterais significativos foram suficientes para que seu uso fosse abandonado.[36]

Dentre os tratamentos endoscópicos, a toxina botulínica é uma ótima opção àqueles pacientes que não toleram tratamentos mais invasivos, por também diminuir a pressão na cárdia. O mecanismo é decorrente do bloqueio da estimulação colinérgica contínua, causado pela perda seletiva dos neurônios inibitórios que liberam neurotransmissores para relaxar o esfíncter. Todavia, traz a desvantagem de trazer apenas uma melhora transitória nos sintomas do paciente, devendo ser aplicado sempre que os sintomas voltarem. Após seis meses do tratamento, mais de um terço dos pacientes necessitam de novos procedimentos para controle da disfagia.[38] Em estudo retrospectivo avaliando 386 pacientes com 661 procedimentos de injeção de toxina botulínica, sendo 50% dos pacientes portadores de acalasia, os autores reforçam que, apesar de o procedimento ser apropriado para pacientes com alto risco cirúrgico, complicações inclusive graves e mesmo mortalidade podem aparecer de forma imprevisível.[39]

O tratamento endoscópico mais utilizado atualmente é a dilatação forçada da cárdia, realizada com balões pneumáticos ou hidrostáticos de baixa complacência. O objetivo desse tratamento é de romper as camadas musculares da região da cárdia, com consequente redução da pressão do esfíncter inferior do esôfago.[40] A dilatação pode ser repetida aumentando-se a pressão utilizada no balão em sessões subsequentes, até se atingir o resultado clínico satisfatório. Alguns serviços realizam a dilatação acompanhada por radioscopia, trazendo maior segurança ao procedimento, além de maior índice de eficiência. A dilatação endoscópica apresenta resultados satisfatórios em acima de 90% dos casos.[41] Apresenta índices de complicações baixos, com perfuração esofágica em torno de 5%.[42] Apesar dos bons resultados, 16% dos pacientes necessitarão de dilatações subsequentes e em torno de 8% deverão passar por procedimento cirúrgico para alívio dos sintomas de forma definitiva.[43] Outra complicação da dilatação endoscópica é a própria consequência da efetividade do tratamento, onde em torno de 20% dos pacientes apresentarão refluxo gastroesofágico patológico com necessidade de uso de medicação em até 30% dos pacientes dilatados.[44] Pacientes jovens ou aqueles que apresentam pressão aumentada do esfíncter após as dilatações costumam apresentar piores resultados do tratamento endoscópico.[45] Outro estudo mostra que pacientes submetidos a múltiplas dilatações apresentam, no caso de necessidade de tratamento cirúrgico, piores resultados que aqueles dilatados apenas uma vez.[46] Sendo assim, evitamos indicar dilatações em pacientes elegíveis ao tratamento cirúrgico, como pacientes jovens e sem morbidades.

No atual momento, o tratamento cirúrgico da acalasia encontra-se ainda como o procedimento padrão de escolha em pacientes elegíveis para a cirurgia. No procedimento, é realizada uma cardiomiotomia do esfíncter inferior do esôfago, resolvendo a fisiopatologia da ausência de relaxamento do mesmo, sendo associado a procedimento antirrefluxo por meio de uma fundoplicatura parcial. Os resultados do tratamento cirúrgico são semelhantes a curto prazo com resolução da disfagia em 90-92% dos pacientes, apresentando índices de refluxo menores que 10% dos pacientes.[47,48] O seguimento a longo prazo do tratamento cirúrgico mostra que ele se mantém eficaz ao longo de 20 anos em, pelo menos, 67% dos pacientes, porém, a ocorrência do refluxo aumenta com o passar dos anos, chegando a acometer a maioria dos pacientes, necessitando do uso de medicações para refluxo.[49]

Mais recentemente, a cardiomiotomia também vem sendo realizada em instituições de referência em doenças do esôfago por via endoscópica em protocolos específicos. O procedimento, conhecido como POEM (*Per Oral Endoscopic Myotomy*), vem sendo comparado à miotomia cirúrgica com resultados promissores desde que foi descrito, em 2010.[50] A técnica, quando comparada à miotomia cirúrgica, vem apresentando bons resultados com resolução dos sintomas em, pelo menos, 90% dos pacientes. Séries com estudos mais prolongados precisam ser realizadas para testar essa técnica nova quanto aos possíveis efeitos relacionados com o refluxo gastroesofágico e complicações do procedimento. Aparentemente apenas 5% dos pacientes a curto prazo queixaram-se de sintomas de refluxo, contudo, 11% apresentaram esofagites moderadas associadas ao refluxo.[51]

A indicação do tipo de tratamento da acalasia deve considerar as condições clínicas do paciente, os recursos da instituição em que será realizado o tratamento e, principalmente, a experiência dos médicos, responsáveis pelo tratamento. Todos os tratamentos mencionados anteriormente podem ser realizados com adequada segurança e efetividade, se guardadas essas premissas.[52]

Outros Distúrbios Motores

Dentre os distúrbios motores que causam disfagia e não caracterizam alterações sugestivas de acalasia, podemos encontrar os distúrbios hipercontráteis e os distúrbios hipocontráteis. Os tratamentos realizados nesses casos necessitam especificamente de investigação manométrica para sua diferenciação.

Nos distúrbios hipercontráteis, como o esôfago em quebra-nozes, o espasmo difuso de esôfago e a hipercontratilidade esofágica segmentar distal, o tratamento medicamentoso como descrito para os casos de acalasia impõe-se. Como não existe a presença de esfíncter sem relaxamento, geralmente o tratamento com nitrato, bloqueadores de canal de cálcio ou os inibidores da fosfodiestarase são utilizados com boa eficiência. Nos casos de espasmo difuso do esôfago onde ocorra algum distúrbio de relaxamento do esfíncter inferior do esôfago, podemos ainda utilizar a dilatação endoscópica e a própria instilação da toxina botulínica para teste terapêutico do paciente. Em casos específicos, principalmente aqueles que respondem a estes procedimentos, podemos indicar a realização de miotomias longas, cirúrgicas ou mesmo endoscópicas, que vem apresentando bons resultados recentemente.

Nos distúrbios hipocontráteis, ainda não dispomos de medicação específica que seja efetiva para melhora da contração esofágica. Geralmente, os distúrbios que mantenham o peristaltismo regular do esôfago são relacionados com a doença do refluxo gastresofágico, e seu tratamento pode melhorar de forma sensível os sintomas de disfagia.[53] Em casos mais específicos de hipocontratilidade, como pacientes com esclerodermia, muitas vezes, o tratamento da doença sistêmica de base, associada ao tratamento de refluxo eficiente, pode trazer alívio dos sintomas dos pacientes.

DICAS PARA LEVAR AO CONSULTÓRIO

- Em pacientes portadores de disfagia esofágica, os sinais e sintomas são essenciais para o auxílio no diagnóstico e na classificação do tipo de disfagia que o paciente apresenta
- Existem dois tipos de disfagias esofágicas: as funcionais ou motoras e as morfológicas ou anatômica
- Esta classificação é fator imprescindível para estabelecer a estratégia de investigação, utilizando exames complementares, desde o mais simples, até o mais complexo e tecnológico (ver Figura 6-1)
- A endoscopia associada ao exame contrastado do esôfago é o exame de escolha para diagnóstico e, muitas vezes, tratamento das doenças anatômicas do esôfago
- O exame contrastado do esôfago é um exame simples e de baixo custo, servindo como triagem adequada em todos os casos de disfagias esofágicas
- As doenças funcionais/motoras necessitam da manometria computadorizada para realização e classificação precisa do seu diagnóstico, o que irá trazer consequência direta no seu plano terapêutico
- Novas tecnologias vêm sendo desenvolvidas no campo da disfagia, tanto para sensibilizar seu diagnóstico como para permitir tratamentos menos invasivos que cada vez devem ser mais direcionados e específicos. Os exames devem ser utilizados de forma consciente, evitando excessos de indicações e erros diagnósticos
- Os tratamentos das disfagias devem ser individualizados e adequados para cada tipo de disfagia e de doença específica

(Continua)

DICAS PARA LEVAR AO CONSULTÓRIO *(Cont.)*

- Existem tratamentos diversos para as disfagias esofágicas
  - Tratamentos medicamentosos para a esofagite eosinofílica e alguns distúrbios motores
  - Tratamentos endoscópicos como dilatações de estenoses, próteses, injeções de corticoides para as estenoses anatômicas; injeção de toxina botulínica, dilatações forçadas e miotomia endoscópica para os distúrbios motores
  - Tratamentos cirúrgicos de ressecções esofágicas ou de divertículos para as disfagias anatômicas, como as miotomias e ressecções para os distúrbios funcionais
- Os tratamentos devem ser priorizados e planejados, considerando-se as condições clínicas dos pacientes, as condições e recursos das instituições e a experiências das equipes médicas envolvidas, devendo ser realizado sempre por equipes experientes e especializadas em doenças esofágicas

REFERÊNCIAS BIBLIOGRÁFICAS

1. Spieker MR. Evaluating dysphagia. *Am Fam Physician* 2000;61:3639-48.
2. Ratuapli SK, Hansel SL, Umar SB *et al.* Esophageal peristaltic defects in adults with functional dysphagia. *Dysphagia* 2014;29:519-26.
3. Easterling CS, Robbins E. Dementia and dysphagia. *Geriatr Nurs* 2008;29:275-85.
4. Bhattacharyya N. The prevalence of dysphagia among adults in the United States. *Otolaryngol Head Neck Surg* 2014;151:765-69.
5. Cho SY, Choung RS, Saito YA, Schleck CD, Zinsmeister AR, Locke GR 3rd *et al.* Prevalence and risk factors for dysphagia: a USA community study. *Neurogastroenterol Motil* 2015;27:212-19.
6. Lindgren S, Janzon L. Prevalence of swallowing complaints and clinical findings among 50-79-year-old men and women in an urban population. *Dysphagia* 1991;6:187-92.
7. Tibbling L, Gustafsson B. Dysphagia and its consequences in the elderly. *Dysphagia* 1991;6:200-2.
8. Kahrilas PJ, Ergun GA. Esophageal dysphagia. *Acta Otorhinolaryngol Belg* 1994;48:171-90.
9. Domingues GR, Lemme EMO. Diagnóstico diferencial dos distúrbios motores esofageanos pelas características da disfagia. *Arq Gastroenterol* 2001;38:14-18.
10. Brito EM. Disfagia. In: Castro LP, Coelho LGV. *Gastroenterologia.* Rio de Janeiro: Medsi, 2004. p. 37-45, vol. 1.
11. Kahrilas PJ, Smout AJPM. Transtornos esofágicos. *Arq Gastroenterol* 2012;49(Suppl 1):11-20.
12. Castro E, Fonseca L, Matos JP *et al.* Videoendoscopia da deglutição: protocolo de avaliação. *Revista Portuguesa de Otorrinolaringologia e Cirurgia Cérvico-Facial* 2012;50(3):197-204.
13. Oliveira GC, Lopes LR, Andreollo NA *et al.* Surgically treated megaesophagus: epidemiological profile of patients operated in the Clinical Hospital of the State University of Campinas between 1989 and 2005. *Rev Soc Bras Med Trop* 2008;41:183-88.
14. Howard PJ, Maher L, Pryde A *et al.* Five year prospective study of the incidence, clinical features, and diagnosis of achalasia in Edinburgh. *Gut* 1992;33:1011-15.
15. Tsuboi K, Mittal SK. Diffuse esophageal spasm: has the term lost its relevance? Analysis of 217 cases. *Dis Esophagus* 2011;24:354-59.
16. Patel DA, Kim HP, Zifodya JS *et al.* Idiopathic (primary) achalasia: a review. *Orphanet J Rare Dis* 2015;10:89.
17. Eckardt VF, Köhne U, Junginger T *et al.* Risk factors for diagnostic delay in achalasia. *Dig Dis Sci* 1997;42:580-85.

18. Castell DO. In the diagnosis of achalasia, "classic" might be "atypical". *Clin Gastroenterol Hepatol* 2012;10:821-22.
19. Bennett JR, Castell DO. Overview and symptom asssessment. In: Castell DO, Richter JE. (Eds.). *The esophagus*. 3rd ed. Philadelphia: Lippincott Williams & Wilkins, 1999. p. 33-43.
20. Castro LP, Moretzsohn LD. Esôfago. In: López M, Laurentys-Medeiros J. (Eds.). *Semiologia médica: as bases do diagnóstico clínico*. 4. ed. Rio de Janeiro: Revinter, 1999. p. 683-93, vol. II.
21. Sallum RAA, Duarte AF, Cecconello I. Revisão analítica das escalas de disfagia. *ABCD* 2012;25:279-82.
22. Eckardt VF. Clinical presentations and complications of achalasia. *Gastrointest Endosc Clin N Am* 2001;11:281-92.
23. Boyce Jr HW. Drug-induced esophageal damage: diseases of medical progress. *Gastrointest Endosc* 1998;47:547-50.
24. Almansa C, Heckman MG, DeVault KR *et al.* Esophageal spasm: demographic, clinical, radiographic, and manometric features in 108 patients. *Dis Esophagus* 2012;25:214-21.
25. Park YM, Jeon HH, Park JJ *et al.* Correlation between timed barium esophagogram and esophageal transit scintigraphy results in achalasia. *Dig Dis Sci* 2015;60:2390-97.
26. Neyaz Z, Gupta M, Ghoshal UC. How to perform and interpret timed barium esophagogram. *J Neurogastroenterol Motil* 2013;19:251-56.
27. Martinez JC, Lima GRA, Silva DH *et al.* Clinical, endoscopic and manometric features of the primary motor disorders of the esophagus. *ABCD* 2015;28:32-35.
28. Spechler SJ, Castell DO. Classification of oesophageal motility abnormalities. *Gut* 2001;49:145-51.
29. Katz PO, Dalton CB, Richter JE *et al.* Esophageal testing of patients with noncardiac chest pain or dysphagia. Results of three years' experience with 1161 patients. *Ann Intern Med* 1987;106:593-97.
30. Kahrilas PJ, Bredenoord AJ, Fox M *et al.* International High Resolution Manometry Working Group. The Chicago classification of esophageal motility disorders, v3.0. *Neurogastroenterol Motil* 2015;27:160-74.
31. Morandi JC, Capobianco DM, Arakawa-Sugueno L *et al.* Análise videofluoroscópica da deglutição após laringectomia total. *Rev Bras Cir Cabeça Pescoço* 2014;43:116-19.
32. Cecconello I, Campos JRM, Felix VN *et al.* Transdiaphragmatic and cervical approach combined with thoracoscopy for three-field esophagectomy in esophageal cancer? Primary report. In: Pinotti HW, Cecconello I, Felix VN *et al.* (Eds.). *Recent advances in diseases of the esophagus*. Bologna: Monduzzi, 2001. p. 551-56.
33. Towsend MC, Beauchamp RD, Evers BM *et al. Sabiston: textbook of surgery*. 17th ed. Philadelphia: Elsevier, 2004. p. 1091-150.
34. Tagliarini JV. *Estudo clínico do efeito da compressão extrínseca do esôfago causada por bócio mergulhante sobre a motilidade esofágica, utilizando como métodos a eletromanometria e a videofluoroscopia*. [Tese] São Paulo: UNESP, 2006.
35. Ferguson DD. Evaluation and management of benign esophageal strictures. *Dis Esophagus* 2005;18:359-64.
36. Veenker E, Cohen J. Current trends in management of Zenker diverticulum. *Curr Opin Otolaryngol Head Neck Surg* 2003;11:160-65.
37. Roberts KE, Duffy AJ, Bell RL. Controversies in the treatment of gastroesophageal reflux and achalasia. *World J Gastroenterol* 2006;12:3155-61.
38. Pasricha PJ, Rai R, Ravich WJ *et al.* Botulinum toxin for achalasia: long-term outcome and predictors of response. *Gastroenterology* 1996;110:1410-15.
39. van Hoeij FB, Tack JF, Pandolfino JE *et al.* Complications of botulinum toxin injections for treatment of esophageal motility disorders. *Dis Esophagus* 2016 June 24.

40. Csendes A, Braghetto I, Burdiles P *et al.* Comparison of forceful dilatation and esophagomyotomy in patients with achalasia of the esophagus. *Hepatogastroenterology* 1991;38:502-5.
41. Esper FE, Mineiro V, dos Santos EP *et al.* Dilatation of the cardia in treating dysphagia in patients with chagasic megaesophagus. *Arq Gastroenterol* 1988;25:69-74.
42. Moonen A, Annese V, Belmans A *et al.* Long-term results of the European achalasia trial: a multicentre randomised controlled trial comparing pneumatic dilation versus laparoscopic Heller myotomy. *Gut* 2016;65:732-39.
43. Ferguson MK. Achalasia: current evaluation and therapy. *Ann Thorac Surg* 1991;52:336-42.
44. Monges B, Grimaud JC, Richieri JP *et al.* Pneumatic dilatation in the treatment of achalasia. *Int Surg* 1985;70:17-21.
45. Alderliesten J, Conchillo JM, Leeuwenburgh I *et al.* Predictors for outcome of failure of balloon dilatation in patients with achalasia. *Gut* 2011;60:10-16.
46. Snyder CW, Burton RC, Brown LE *et al.* Multiple preoperative endoscopic interventions are associated with worse outcomes after laparoscopic Heller myotomy for achalasia. *J Gastrointest Surg* 2009;13:2095-103.
47. Zaninotto G, Costantini M, Portale G *et al.* Etiology, diagnosis, and treatment of failures after laparoscopic Heller myotomy for achalasia. *Ann Surg* 2002;235:186-92.
48. Richards WO, Torquati A, Holzman MD *et al.* Heller myotomy versus Heller myotomy with Dor fundoplication for achalasia: a prospective randomized double-blind clinical trial. *Ann Surg* 2004;240:405-12; discussion 412-5.
49. Malthaner RA, Tood TR, Miller L *et al.* Long-term results in surgically managed esophageal achalasia. *Ann Thorac Surg* 1994;58:1343-46; discussion 1346-47.
50. Inoue H, Minami H, Kobayashi Y *et al.* Peroral endoscopic myotomy (POEM) for esophageal achalasia. *Endoscopy* 2010;42:265-71.
51. Shiwaku H, Inoue H, Sasaki T *et al.* A prospective analysis of GERD after POEM on anterior myotomy. *Surg Endosc* 2016;30:2496-504.
52. Krill JT, Naik RD, Vaezi MF. Clinical management of achalasia: current state of the art. *Clin Exp Gastroenterol* 2016;9:71-82.
53. Zerbib F, Roman S. Current therapeutic options for esophageal motor disorders as defined by the Chicago Classification. *J Clin Gastroenterol* 2015;49:451-60.

7 Causas Respiratórias

Geraldo Pereira Jotz ▪ Leonardo Haddad
Eliézia Helena de Lima Alvarenga

INTRODUÇÃO

No dia a dia, avaliamos pacientes com disfagia de diferentes causas, sendo importante, para o otorrinolaringologista, ter uma visão multidisciplinar, definir a segurança da deglutição e a proteção da via aérea. Trabalhamos estrategicamente junto à equipe de Fonoaudiologia a terapia apropriada, definimos a possibilidade de dieta oral, a necessidade ou não de dieta por sonda nasoenteral e, com a evolução de cada caso, definiremos o melhor momento para reintroduzirmos ou suspendermos a dieta oral, indicando, em alguns casos, a necessidade da gastrostomia e/ou traqueostomia.

Deglutição e respiração são reflexos e movimentos orquestrados, independentes e sinérgicos, com objetivo de propelir a saliva e/ou bolo alimentar da cavidade oral em direção à via digestiva, com proteção da via aérea, mostrando diferentes funções do trato aerodigestório de acordo com a fase da deglutição e ciclo respiratório. Para melhor entendimento, em seguida, descreveremos a coordenação desse ciclo.

COORDENAÇÃO DA RESPIRAÇÃO E DEGLUTIÇÃO

O sinal aferente para iniciar a deglutição é uma mistura de informações sensoriais periféricas, provenientes das vias aferentes da orofaringe, e do controle dos centros neurais da deglutição e respiração corticais, regulados pelo tronco cerebral,[1] demonstrando multifuncionalidade no controle dos diferentes comportamentos do trato aerodigestório, que se reconfigura de acordo com a sua função durante o ciclo respiratório, de modo coordenado, respeitando a relação temporal.

Modificações biomecânicas, envolvendo os músculos labiais, faciais, lingual, faríngeos, laríngeos e esofágicos, são ativas durante o ciclo respiração-deglutição, assegurando o transporte seguro do bolo alimentar, assim como a patência e proteção da via aérea.[2,3] Estas alterações estruturais e funcionais do trato aerodigestório são consideradas mecanismos protetores da via aérea, evitando aspiração.[3,4]

Quando abordamos o mecanismo de coordenação entre a respiração e a deglutição, temos que lembrar que, durante a deglutição, ocorre uma pausa respiratória (apneia) involuntária que dura de 1 a 1,5 s (variável com a consistência do bolo),[3] que ocorre na fase expiratória antes e durante a fase faríngea da deglutição, quando músculos respiratórios são centralmente inibidos, e a via aérea se fecha,[5] seguida pela expiração.[6]

Portanto, qualquer mecanismo que eventualmente possa interferir nesse mecanismo complexo de deglutição-respiração pode resultar em algum grau de disfagia para o paciente.

Neste capítulo abordaremos as causas respiratórias de disfagia, como a doença pulmonar obstrutiva crônica (DPOC), a intubação orotraqueal e pacientes traqueostomizados.

DPOC

A DPOC é definida como doenças tratável e prevenível, caracterizadas por limitação do fluxo aéreo persistente (bronquiolite obstrutiva e enfisema), frequentemente progressiva (destruição do parênquima pulmonar) e associada à resposta inflamatória crônica aumentada nas vias aéreas e pulmões, às partículas ou aos gases nocivos. Exacerbações e comorbidades contribuem para a gravidade da doença em alguns pacientes. Estas alterações diminuem a habilidade das vias aéreas de manterem-se abertas durante a expiração e podem influenciar a coordenação da respiração e deglutição.

Esta incoordenação pode ocorrer por vários processos, muitos deles imbricados entre si, mas serão descritos separadamente, para facilidade didática:

A) Capacidade ventilatória diminuída, o que decorre em uma maior fadigabilidade do paciente entre uma oferta e outra.[7]
B) Desequilíbrio acidobásico, influenciando a coordenação central dos centros de deglutição.[8]
C) Duração da apneia reduzida:[9] diminuindo a proteção da via aérea e aumentando o risco de aspiração.[5,10]
D) Alterações adaptativas no mecanismo de deglutição:
   - *Respiração oral, podendo levar à secura oral*:[11] reduzindo a capacidade sensitiva orofaríngea para a formação e controle do bolo, atrasando o disparo do reflexo da deglutição e problemas com a peristalse da língua e faringe.[7] A aderência de materiais secos e espessos aos tecidos da orofaringe, com risco potencial de aspiração pós-deglutição.[11] Além disso, a oxigenoterapia e medicações podem piorar ainda mais a xerostomia.
   - *Constricção ou acalasia cricofaríngea*:[7] a disfunção cricofaríngea pode preceder a obstrução da via aérea e contribuir para a progressão e agudização da DPOC, como também pode ser secundário à DPOC, favorecendo o refluxo gastroesofágico pelo achatamento do diafragma que mantém o refluxo, alimentando o ciclo vicioso, piorando a disfunção cricofaríngea, que deveria proteger a laringe da aspiração do suco gástrico.[12]

- *Posicionamento cervical da cartilagem laríngea*: situa-se mais profundamente e inferiormente no pescoço, resultando em uma maior distância que a laringe deva elevar-se para que haja o fechamento glótico e, com isto, favorece a abertura do segmento faringoesofágico.[11]
- *Prolongamento da fase faríngea*: diminuição na diferença entre a duração da elevação laríngea, associada a diferenças significativas no fechamento vestibulolaríngeo e movimento do osso hióideo (constatados por VDG).[13]

Estas alterações adaptativas no mecanismo de deglutição implicam diminuição da proteção da via aérea ou *clearance* do bolo.

Esta relação entre DPOC e disfagia foi demonstrada em estudo retrospectivo com 78 pacientes com DPOC submetidos ao videodeglutograma (VDG), em que os autores encontraram 85% de disfagia, pela presença de estase em valéculas, seios piriformes, atraso no reflexo da deglutição em 60%, aspiração em 42%, penetração em 28%, principalmente para líquido e líquido espessado, comparando a semissólido e sólido.[14]

Apesar de alguns trabalhos já terem demonstrado essa correlação, novos estudos para compreender melhor os mecanismos envolvidos são necessários. Sabemos que o paciente com DPOC, por si só, já apresenta um comprometimento respiratório, falta de força expiratória para clarear a via aérea, o que já justificaria a prevalência de penetração e aspiração. Entretanto, torna-se claro que a fisiopatologia vai além disso. Como especialistas, devemos estar atentos a esses pacientes, principalmente pelo fato de que um único episódio de aspiração pode exacerbar, de maneira catastrófica, um indivíduo que, muitas vezes, vive em uma condição limítrofe.

INTUBAÇÃO OROTRAQUEAL (IOT) OU ENDOTRAQUEAL (IET)

Intubação endotraqueal e suporte ventilatório mecânico são procedimentos de suporte à vida, muitas vezes necessários no curso da hospitalização de um paciente, mas sua presença pode desencadear alterações da deglutição, dificultando temporariamente a retomada da alimentação oral, após a extubação. Os pacientes em ventilação prolongada compõem um grupo de risco para disfagia orofaríngea.[15-18]

Disfagia pós-extubação é definida como a incapacidade de transferir efetivamente o alimento da boca até o estômago, considerada alteração do trato aerodigestório superior. A incidência descrita de disfagia pós-extubação entre pacientes das clínicas médica e cirúrgica varia de 3 a 62%.[19]

A disfagia pós-extubação pode ser por alterações mecânicas e cognitivas. As causas mecânicas estão relacionadas com o tubo endotraqueal, por alterações estruturais da anatomia da glote,[15] causada pela ulceração das pregas vocais e edema laríngeo[20-24] e/ou pela interrupção do reflexo da deglutição,[25] causada por atrofia muscular, incoordenação e propriocepção diminuída.[16] Alterações cognitivas incluem lesão cerebral traumática ou secundária ao estado de doente crítico que pode levar à incoordenação no mecanismo reflexo da deglutição.[24]

Entre os fatores agravantes do risco de lesão laríngea com disfagia pós-extubação está o tempo de intubação (cada dia após as primeiras 24 horas em ventilação mecânica aumenta a probabilidade de disfagia em 25%)[26] e discute-se a influência do tamanho do tubo endotraqueal[26,27] e a idade superior a 55 anos,[28] como também intubação prévia.[15,16,25] A partir do momento da extubação, várias questões surgem sobre o tempo ideal para avaliar a segurança da reintrodução da alimentação oral e o risco de aspiração, visando a reduzir potencialmente a probabilidade de complicações respiratórias durante o período de recuperação crítica. Devemos considerar o estado clínico e de alerta do paciente, medicações em uso que possam comprometer o desempenho do paciente, necessidades de suporte hidríco-calórico nesse período crítico com outra via de alimentação ou se a via oral será restabelecida de forma plena.

Leder *et al.* avaliaram, por vídeoendoscopia de deglutição, 20 pacientes pós-trauma, 24 ± 2 horas pós-extubação e encontraram aspiração silenciosa em 20% dos casos. Sugerem uma avaliação objetiva da fase faríngea da deglutição para identificar aspiração e prevenir complicações pulmonares.[29,30]

Não existe protocolo definido do momento ideal para avaliar o paciente. Há vários estudos em andamento nos Estados Unidos, visando a otimizar a avaliação com o mínimo de tempo de restrição alimentar e risco para o paciente.

Nós, em concordância com outros autores,[26] recomendamos que todos os pacientes que necessitam de ventilação mecânica por mais de dois dias recebam avaliações clínica e objetiva da deglutição para diagnosticar disfagia com ou sem aspiração e/ou atrasar a ingestão oral por, pelo menos, 24-48 horas pós-extubação.[31]

A cura da maioria das lesões da mucosa causadas por tubo orotraqueal ocorre rapidamente seguindo a extubação, e a aspiração costuma ser transitória. Trabalhos mostram que o atraso das respostas da deglutição não é observado dois dias após a extubação, e a disfagia da fase faríngea geralmente se resolve, em média, em cinco dias, permitindo, assim, que os pacientes previamente com aspiração retomem a dieta oral sem o desenvolvimento de complicações infecciosas pulmonares.[25,31]

A identificação precoce e a intervenção nesse grupo de alto risco podem levar a reduções de complicações associadas à aspiração.

A avaliação clínica é feita por toda a equipe que assiste o paciente, podendo a triagem ser feita por equipe treinada que inclui enfermagem, fonoaudiólogas, médicos intensivistas, otorrinolaringologistas, neurologistas, pneumologistas e gastroenterologistas entre outros. Dados indicam que as avaliações de disfagia pós-extubação vêm tornando-se mais comuns nos últimos anos, apesar da falta de uma abordagem diagnóstica validada.[32]

Acreditamos que pesquisas futuras devam avaliar e definir protocolos de avaliação de disfagia e risco de broncoaspiração em pacientes pós-extubação. Por outro lado, condutas individualizadas e cautelares devem ser tomadas no momento de definir a reintrodução da alimentação oral.

TRAQUEOSTOMIA

A presença de pacientes traqueostomizados é uma rotina no dia a dia dos profissionais que lidam com disfagia. Apesar de ser um procedimento necessário e, algumas vezes, vital para o paciente, consequências relacionadas com a disfagia são achados frequentes nesses indivíduos.

Uma via aérea artificial é frequentemente requerida para distúrbios respiratórios, como doença pulmonar primária ou doença sistêmica com envolvimento secundário do pulmão, doenças neuromusculares, depressão do sistema nervoso central, trauma, doenças complicadas pela senilidade, obstrução mecânica e aspiração recorrente.[33,34]

É um procedimento de baixo risco e apresenta vantagens sobre o uso de intubação orotraqueal, por ser mais confortável, com menos riscos de lesão de prega vocal e favorece a fonação e retomada da nutrição oral.[34]

Associação entre aspiração e traqueostomia com e sem ventilação mecânica tem sido bem documentada,[35-37] mas a relação entre elas ainda não está bem definida.[38]

A traqueostomia provoca alterações neurofisiológicas e mecânicas no processo de coordenação da respiração e deglutição, aumentando o risco de aspiração, a saber:

- *Queda da pressão do ar subglótico e fluxo glótico:*[39] a traqueostomia resulta em diminuição da resistência ao fluxo de ar, tanto na inspiração, como na expiração. O fechamento das pregas vocais é o principal mecanismo que proporciona o aumento da pressão infraglótica, e este aumento da pressão é fundamental durante a deglutição. A presença da traqueostomia, principalmente com cânulas com o *cuff* insuflado, reduz drasticamente a pressão infraglótica.
- *Diminuição da elevação laríngea:*[40] refletindo também na diminuição da abertura do esfíncter superior do esôfago. Sabe-se que a elevação da laringe depende da contração da musculatura supra-hióidea, resultando em elevação e anteriorização da laringe, promovendo a abertura do esfíncter superior do esôfago. A cânula de traqueostomia pode interferir mecanicamente neste processo, especialmente se, durante a técnica cirúrgica, foi optado por fixar a cânula à pele ou mesmo a traqueia à pele.

- *Alteração da sensibilidade laríngea*: em razão da diminuição do reflexo glótico no nível dos motoneurônios medulares e consequente diminuição do reflexo de tosse diminuindo a eliminação de eventual material aspirado.[16,41] Esta alteração da sensibilidade parece ser de origem multifatorial, porém, a redução da pressão infraglótica nos pacientes traqueostomizados parece ser uma das principais etiologias. Sabe-se também que a perda dessa sensibilidade é relacionada com o tempo em que o paciente se encontra traqueostomizado, sendo mais prevelente nos indivíduos que estão traqueostomizados períodos maiores.
- *Alteração do trânsito faríngeo*: indivíduos traqueostomizados podem ter o tempo de deglutição prolongado, favorecendo que o alimento fique na faringe por um período maior, especialmente no momento em que as pregas vocais encontram-se abduzidas, acarretando em aspiração. Além disso, as cânulas de traqueostomia (principalmente aquelas com *cuff*) exercem uma compressão na parede posterior do esôfago, impedindo que o alimento migre em direção ao esôfago distal e favorecendo o refluxo do alimento em direção à faringe.

Todas essas alterações decorrentes da traqueostomia aliadas às condições clínicas do paciente tornam esse grupo de pacientes candidatos a cuidados redobrados com relação à disfagia. Muitos dos pacientes traquestomizados foram submetidos ao procedimento por falência respiratória decorrente da doença de base. E, como já comentado, nos pacientes com DPOC, na vigência da falência respiratória, esses pacientes apresentam taquipneia, ressecamento de mucosas oral e faríngea pelo padrão oral de respiração, espessamento de muco na cavidade oral, perda da coordenação respiração/deglutição e, até mesmo, inabilidade de tossir e limpar o material aspirado. O quadro torna-se mais grave ainda, uma vez que, na evolução, muitos deles acabem perdendo massa muscular e atrofiando seus músculos, o que invariavelmente também ocorre nos músculos relacionados com a deglutição.

Por um bom tempo, acreditou-se que a traqueostomia seria uma maneira de "proteger" o paciente da aspiração. No entanto, atualmente, a disfagia é considerada como uma "sequela" da traqueostomia.[16]

Apesar da evolução tecnológica, maior número de publicações e melhor compreensão, o manejo dos pacientes disfágicos e traqueostomizados continua a ser um desafio para o especialista. Com base nas informações anteriores, torna-se claro que o ideal é que o paciente seja decanulado mais brevemente possível, caso seja possível, obviamente.

Uma outra opção que pode ser oferecida ao paciente, nos casos em que não há a possibilidade de retirada da cânula, é a válvula de fala. Esta é uma válvula que permite a passagem do fluxo de ar em direção aos pulmões, porém, ela não permite que o ar saia através da cânula, mas sim pela via natural (traqueia, laringe). Contudo, para o uso dessa válvula, é necessário que o paciente tolere a desinsuflação do *cuff*, que a cânula tenha um tamanho adequado que permita a passagem do ar entre a parede traqueal e a própria cânula, além de uma condição respiratória adequada.

A vávula de fala restabelecerá a comunicação oral do paciente e auxiliará na melhora da disfagia do paciente, uma vez que a normalização parcial do fluxo aéreo (expiração) aumentará a pressão infraglótica e, consequentemente, melhorará os mecanismos de proteção laríngeos (sensibilidade laríngea e tosse) que auxiliará na limpeza das secreções e diminuição do risco de aspiração.

DICAS PARA LEVAR AO CONSULTÓRIO

- Sensação de opressão cervical em pós-operatório imediato na região cervical pode ser um sinal precoce de disfagia
- Disfagia leve, em geral, está relacionada com dificuldade na ingestão de líquidos
- Perguntar sempre sobre a dificuldade de ingestão dos diferentes tipos de alimentos
- Em caso de pneumonia de repetição em pós-operatório na região cervical, avaliar quadro de disfagia, mesmo sem queixa do paciente
- Em caso de disfagia sem causa aparente, perguntar sobre exames invasivos no pescoço ou endoscopias no trato aerodigestório superior
- Iniciar a investigação da disfagia com a nasofaringolaringoscopia e teste da deglutição
- Realizar exames de imagem seccionais (RM, TC) para avaliar todo o pescoço
- Se o teste da deglutição for negativo e com a persistência dos sintomas da disfagia, solicitar a videofluoroscopia da deglutição
- Reabilitação fonoaudiológica deve iniciar-se de forma precoce
- Realizar exame de controle ao término da reabilitação

REFERÊNCIAS BIBLIOGRÁFICAS

1. Jean A. Brain stem control of swallowing: neuronal network and cellular mechanisms. *Physiol Rev* 2001;81:929-69.
2. Martin-Harris B. Clinical implications of respiratory-swallowing interactions. *Curr Opin Otolaryngol Head Neck Surg* 2008;16:194-99.
3. Martin-Harris B, Brodsky MB, Michel Y *et al.* Breathing and swallowing dynamics across the adult lifespan. *Arch Otolaryngol Head Neck Surg* 2005;131:762-70.
4. Logemann JA, Kahrilas PJ, Cheng J *et al.* Closure mechanisms of laryngeal vestibule during swallow. *Am J Physiol* 1992;262(2 Pt 1):G338-44.
5. Gross RD, Atwood Jr CW, Ross SB *et al.* The coordination of breathing and swallowing in chronic obstructive pulmonary disease. *Am J Respir Crit Care Med* 2009;179:559-65.
6. Martin BJ, Logemann JA, Shaker R, Dodds WJ. Coordination between respiration and swallowing: respiratory phase relationships and temporal integration. *J Appl Physiol* 1994;76:714-23.
7. Coelho CA. Preliminary findings on the nature of dysphagia in patients with chronic obstructive pulmonary disease. *Dysphagia* 1987;2:28-31.
8. Shaker R, Li Q, Ren J *et al.* Coordination of deglutition and phases of respiration: effect of aging, tachypnea, bolus volume, and chronic obstructive pulmonary disease. *Am J Physiol* 1992;263(5 Pt 1):G750-55.
9. Singh B. Impaired swallow in COPD. *Respirology* 2011;16:185-86.

10. Cvejic L, Harding R, Churchward T *et al.* Laryngeal penetration and aspiration in individuals with stable COPD. *Respirology* 2011;16:269-75.
11. Martin-Harris B. Optimal patterns of care in patients with chronic obstructive pulmonary disease. *Semin Speech Lang* 2000;21:311-21; quiz 20-21.
12. Stein M, Williams AJ, Grossman F *et al.* Cricopharyngeal dysfunction in chronic obstructive pulmonary disease. *Chest* 1990;97:347-52.
13. Cassiani RA, Santos CM, Baddini-Martinez J *et al.* Oral and pharyngeal bolus transit in patients with chronic obstructive pulmonary disease. *Int J Chron Obstruct Pulmon Dis* 2015;10:489-96.
14. Good-Fratturelli MD, Curlee RF, Holle JL. Prevalence and nature of dysphagia in VA patients with COPD referred for videofluoroscopic swallow examination. *J Commun Disord* 2000;33:93-110.
15. Tolep K, Getch CL, Criner GJ. Swallowing dysfunction in patients receiving prolonged mechanical ventilation. *Chest* 1996;109:167-72.
16. DeVita MA, Spierer-Rundback L. Swallowing disorders in patients with prolonged orotracheal intubation or tracheostomy tubes. *Crit Care Med* 1990;18:1328-30.
17. Ajemian MS, Nirmul GB, Anderson MT *et al.* Routine fiberoptic endoscopic evaluation of swallowing following prolonged intubation: implications for management. *Arch Surg* 2001;136:434-37.
18. El Solh A, Okada M, Bhat A *et al.* Swallowing disorders post orotracheal intubation in the elderly. *Int Care Med* 2003;29:1451-55.
19. Skoretz SA, Flowers HL, Martino R. The incidence of dysphagia following endotracheal intubation: a systematic review. *Chest* 2010;137:665-73.
20. Stauffer JL, Olson DE, Petty TL. Complications and consequences of endotracheal intubation and tracheotomy. A prospective study of 150 critically ill adult patients. *Am J Med* 1981;70:65-76.
21. Whited RE. A prospective study of laryngotracheal sequelae in long-term intubation. *Laryngoscope* 1984;94:367-77.
22. Colice GL, Stukel TA, Dain B. Laryngeal complications of prolonged intubation. *Chest* 1989;96:877-84.
23. Colice GL. Resolution of laryngeal injury following translaryngeal intubation. *Am Rev Respir Dis* 1992;145(2 Pt 1):361-64.
24. Goldsmith T. Evaluation and treatment of swallowing disorders following endotracheal intubation and tracheostomy. *Int Anesthesiol Clin* 2000 Summer;38:219-42.
25. de Larminat V, Montravers P, Dureuil B *et al.* Alteration in swallowing reflex after extubation in intensive care unit patients. *Crit Care Med* 1995;23:486-90.
26. Kwok AM, Davis JW, Cagle KM *et al.* Post-extubation dysphagia in trauma patients: it's hard to swallow. *Am J Surg* 2013;206:924-7; discussion 27-28.
27. Santos PM, Afrassiabi A, Weymuller Jr EA. Risk factors associated with prolonged intubation and laryngeal injury. *Otolaryngol Head Neck Surg* 1994;111:453-59.
28. Bordon A, Bokhari R, Sperry J *et al.* Swallowing dysfunction after prolonged intubation: analysis of risk factors in trauma patients. *Am J Surg* 2011;202:679-82; discussion 82-83.
29. Leder SB, Ross DA, Briskin KB *et al.* A prospective, double-blind, randomized study on the use of a topical anesthetic, vasoconstrictor, and placebo during transnasal flexible fiberoptic endoscopy. *J Speech Lang Hear Res* 1997;40:1352-57.
30. Leder SB, Sasaki CT, Burrell MI. Fiberoptic endoscopic evaluation of dysphagia to identify silent aspiration. *Dysphagia* 1998 Winter;13:19-21.
31. Bishop MJ, Weymuller Jr EA, Fink BR. Laryngeal effects of prolonged intubation. *Anesth Analg* 1984;63:335-42.
32. Macht M, Wimbish T, Clark BJ *et al.* Diagnosis and treatment of post-extubation dysphagia: results from a national survey. *J Crit Care* 2012;27:578-86.

33. Bach JR, Ishikawa Y. Respiratory insufficiency: pathophysiology, indications, and other considerations for intervention. In: Tippett D. (Ed.). *Tracheostomy and ventilator dependency: management of breathing, speaking, and swallowing*. New York: Thieme; 2000. p. 29-45.
34. Fornataro-Clerici LM, Roop TA. *Clinical management of adults requiring tracheostomy tubes and ventilators: a reference guide for healthcare practitioners*. Gaylord (MI): Northern Speech Services, 1997.
35. Epstein SK. Late complications of tracheostomy. *Respir Care* 2005;50:542-49.
36. Shaker R, Milbrath M, Ren J *et al.* Deglutitive aspiration in patients with tracheostomy: effect of tracheostomy on the duration of vocal cord closure. *Gastroenterology* 1995;108:1357-60.
37. Stauffer JL, Silvestri RC. Complications of endotracheal intubation, tracheostomy and artificial airways. *Respir Care* 1982;27:417-34.
38. Bailey RL. Tracheostomy and dysphagia: a complex association. *Perspect Swallow Swallow Dis* 2005;14:2-7.
39. Eibling DE, Gross RD. Subglottic air pressure: a key component of swallowing efficiency. *Ann Otol Rhinol Laryngol* 1996;105:253-58.
40. Ding R, Logemann JA. Swallow physiology in patients with trach cuff inflated or deflated: a retrospective study. *Head Neck* 2005;27:809-13.
41. Sasaki CT, Buckwalter J. Laryngeal function. *Am J Otolaryngol* 1984;5:281-91.

8 Causas Iatrogênicas

Marco Aurélio Vamondes Kulcsar ▪ Caroline Somera Marrafon

INTRODUÇÃO

Iatrogenia consiste em um dano material, gerado pelo uso indiscriminado de medicamentos, cirurgias desnecessárias, mutilações etc. ou psíquico, por meio de comportamentos, atitudes e palavras, causado ao paciente pelo médico e demais profissionais envolvidos no cuidado à saúde.[1,2]

Ao correlacionar iatrogenia e disfagia, consideramos uma prática em saúde – na prestação de assistência ou na intervenção terapêutica para fins de tratamento –, que culmina em anormalidades no processo da deglutição.

Alterações na deglutição podem inviabilizar a condução de secreções e alimentos da boca ao estômago com segurança e, por consequência, ocasionar problemas respiratórios, mais frequentemente, as pneumonias de repetição.[3,4]

Assim, para poder compreender a disfagia oriunda de procedimentos intervencionistas na região cervicofacial, como tireoidectomia, procedimentos cardiovasculares e neurológicos, abordaremos os dados de literatura que contemplam essa associação, com o objetivo de facilitar o raciocínio clínico e favorecer uma reabilitação precoce.

CIRURGIA DA TIREOIDE

Alterações na deglutição e na voz podem ocorrer após as tireoidectomias em razão da manipulação da musculatura cervical e dos nervos, bem como sua ressecção, podendo prejudicar a movimentação do complexo hiolaríngeo e a proteção das vias aéreas superiores.

Os sintomas ocorrem principalmente no pós-operatório recente e destacam não só as alterações vocais, como também presença de tosse, disfagia e opressão cervical.[5]

Lombardi *et al.* ressaltam que distúrbios da voz e deglutição após a tireoidectomia têm uma tendência a resolverem-se progressivamente, isto é, os sintomas mostram-se elevados logo após a cirurgia, quando comparados ao pré-operatório e reduzem-se significativamente a longo prazo.[6]

Em se tratando de técnicas cirúrgicas, estudos demonstram que a convencional, aberta, em comparação à endoscópica/robótica, apresenta maior impacto na deglutição e na voz, mesmo na ausência de paralisia do nervo laríngeo.[7,8]

As alterações vocais, em pacientes sem lesão do nervo laríngeo, podem variar de 49 a 87% no pós-operatório recente (1° ao 15° dia pós-operatório), com possibilidade de persistência dos sinais por um período maior. Neste tipo de disfonia com ausência da lesão neural, os prováveis fatores causais incluem:

A) Lesão dos ramos externos do nervo laríngeo superior e/ou recorrente.
B) Intubação orotraqueal, edema laríngeo e/ou das pregas vocais proveniente da modificação venosa e drenagem linfática.
C) Retração cicatricial.
D) Dor local.
E) Mudança na musculatura extrínseca da laringe.
F) Influência dos hormônios na voz.
G) Fatores psicológicos.[5,9-16]

Arakawa-Sugueno analisou voz e deglutição no pré-operatório (zero a 15 dias antes da cirurgia), pós-operatório recente (um a sete dias) e tardio (entre 30 e 60 dias) em dois grupos de pacientes, sendo um com mobilidade laríngea alterada e outro, preservada. No primeiro grupo, observou-se alteração de deglutição em 87% dos pacientes no pós-recente, e 67%, no pós-tardio. Os principais achados, ao exame objetivo da deglutição, foram:

A) Presença de estase em oro e hipofaringe nas variadas consistências testadas (líquido, líquido-pastoso, pastoso e sólido).
B) Penetração e aspiração laringotraqueal apenas com consistência líquida em 33% dos pacientes apenas no pós-recente. Apesar de não haver alteração na mobilidade laríngea, a disfagia foi encontrada em um número considerável de indivíduos do segundo grupo, aumentando de 10% para 44% no pós-recente, caracterizada na presença de estase em recessos piriformes, principalmente na consistência pastosa, e escape prematuro para líquido e líquido-pastoso. No pós-tardio, houve uma redução no número de alterações de deglutição, contudo, este não retornou aos índices encontrados antes do tratamento.[14]

CIRURGIA CARDIOVASCULAR

Pacientes que necessitam de cirurgia cardíaca são, cada vez mais, de idade avançada, mais propensos a ter doenças cardiovasculares complexas e diversas morbidades. Diante disso, apresentam maior risco para complicações no pós-operatório.[17,18]

Os principais fatores que podem causar a disfagia nesta população são:

A) Lesões de pares de nervos cranianos.
B) Necessidade de ventilação mecânica por período prolongado.
C) Distúrbios cognitivos.
D) Complicações neurológicas.

Hogue *et al.* demonstraram que a gravidade da disfagia no pós-operatório de cirurgia cardíaca apresentou uma associação significativa à pneumonia, traqueostomia e maior tempo de permanência na unidade de terapia intensiva e enfermaria.[19]

Barker *et al.* ressaltam que o retorno da alimentação é um fator importante na recuperação do paciente após cirurgia de grande porte. Em seu estudo retrospectivo, obtiveram que 21 (8,3%) pacientes de um total de 254 necessitaram de mais de dez dias para retomar a alimentação por via oral após a extubação.[18]

Muito se discute quanto à utilização do ecocardiograma transesofágico no intraoperatório e a presença de disfagia. Rousou *et al.*, diante dos seus resultados, não estabeleceram uma relação causal entre o uso deste recurso no intraoperatório e a alteração na deglutição no pós. Além disso, destacaram que, mesmo que tal relação estivesse presente, os benefícios durante operações cardíacas ainda poderiam ditar seu uso. Assim, utilizá-lo de forma mais seletiva em doentes idosos ou apenas de forma intermitente para fins de diagnóstico e não continuamente para monitoramento, seria uma das alternativas.[20]

A disfunção neurológica pós-operatória pode variar desde desconfortos transitórios, como desorientação e déficit de atenção, até danos irreversíveis do sistema nervoso central, como hemorragia e isquemia encefálica.[21] Assim, Almeida *et al.* demonstraram que a prevalência de disfagia orofaríngea em pacientes que evoluíram com acidente vascular encefálico após cirurgia cardíaca é alta. Almeida *et al.* constataram que dos 25 (100%) indivíduos de sua amostra, 24 deles (96%) apresentaram algum grau de disfagia orofaríngea na avaliação clínica. Destes, 41,66% apresentaram disfagia grave, 33,66% disfagia moderada e 25% disfagia leve.[22]

A disfunção das pregas vocais é uma complicação que pode passar despercebida após a cirurgia cardíaca em sua forma aberta e causar um comprometimento na proteção de via aérea superior, impactando negativamente no processo da deglutição. Tal disfunção pode ser temporária, quando persiste por até 6 meses, e após esse período, em geral, é definitiva.[23]

A disfagia pode ser uma complicação na endarterectomia da artéria carótida. A consequência da manipulação intraoperatória normal, tração e mobilização dos nervos necessárias para obter-se uma boa exposição vascular adequada, especialmente em pacientes com uma bifurcação carotídea alta, pode explicar as lesões dos pares cranianos X e XII e, portanto, o comprometimento da deglutição. A lesão do nervo hipoglosso ocorre, principalmente, quando a porção distal da carótida interna tem que ser manipulada, enquanto o nervo vago ou seus ramos, por estarem localizados posterolateralmente à carótida, podem ser lesionados durante a dissecção das artérias carótidas internas e comuns antes ou durante a colocação dos clampes vasculares.[24]

Masiero *et al.* analisaram 19 pacientes submetidos a exames objetivos da deglutição após endarterectomia de carótida e identificaram 15 com disfagia para líquidos e alimentos sólidos, quatro para alimentos sólidos, e oito permaneceram com nutrição parenteral decorrente da broncoaspiração. No seguimento, dez pacientes recuperaram completamente a função da deglutição e retornaram a sua dieta do pré-operatório dentro de um mês, e seis o fizeram dentro de três meses. Outros três pacientes não fizeram o acompanhamento.[24]

CIRURGIA DE COLUNA

A abordagem na coluna por acesso anterior é o procedimento mais comumente encontrado na prática clínica. Cada paciente pode demonstrar uma variedade de deficiências de deglutição, e estas podem ocorrer não somente naqueles que apresentaram complicações no pós-cirúrgico. A disfagia ocorre tendo em vista a multiplicidade de estruturas neurais e aerodigestórias localizadas dentro do campo cirúrgico.[25]

Martin *et al.* encontraram nessa abordagem cirúrgica:

A) Alteração de deglutição caracterizada, principalmente, pela movimentação reduzida da faringe; abertura do esfíncter esofágico superior prejudicada; deflexão da epiglote incompleta e resíduos na valécula, parede posterior da faringe e seio piriforme no contexto de acentuado edema do tecido mole pré-vertebral.
B) Ausência de deglutição, sugestivo de lesão neurológica secundária ao procedimento.
C) Déficits na fase preparatória-oral, incluindo alteração na formação de bolo alimentar, perda prematura do alimento para a faringe, hesitação na ejeção oral e alteração na força de língua. Esse último déficit contempla a possibilidade de dano neurológico, envolvendo, em particular, a inervação da língua.[25]

Singht *et al.* verificaram uma incidência de 2,5% em um total de 159.590 pacientes com alteração de deglutição, e a fusão espinhal de três níveis resultou em maior risco no pós-operatório para este acometimento. Fatores de risco independentes para disfagia no pós-operatório incluem: idade superior a 65 anos, três ou mais níveis de fusão, uso de proteína morfogenética óssea humana e outras comorbidades, como, anemia, alterações neurológicas e paralisias. De acordo com os autores, estes dados possibilitariam estratificar os riscos no pré-operatório.[26]

CIRURGIA ESOFÁGICA

A disfagia é uma complicação frequente após cirurgia antirrefluxo por laparoscopia. Melhorias sucessivas de técnicas operatórias têm cada vez mais minimizado esta disfunção.[27]

Segundo Granderath *et al.*, a disfagia pode ser causada, na maioria dos pacientes, pelo hiato esofágico, especialmente no seu fechamento. Esta alteração no pós-operatório recente geralmente é transitória e resolve-se nas semanas subsequentes. A permanência a longo prazo é menos observada.[27]

A miotomia é comumente utilizada no tratamento do megaesôfago, porém, tal fato faz com que a maioria dos estudos refira recorrência da disfagia após cirurgia. Aquino *et al.* encontraram uma recidiva de sintomas um ano após a cirurgia. Os autores sugerem que os sintomas devem ter sido ocasionados por fibrose cicatricial e/ou esofagite de refluxo.[28]

Shiino *et al.* tiveram por objetivo determinar fatores preditivos para disfagia no pós-operatório de miotomia laparoscópica para acalasia, sendo encontrada uma associação positiva entre a probabilidade de mau resultado e a gravidade da disfagia pré-operatória.[29]

Fatores causais para disfagia em pacientes com acalasia incluem: aperistalse, relaxamento incompleto do esfíncter esofágico inferior, exposição da mucosa esofágica com o refluxo e miotomia incompleta entre outros. Além disso, podem-se considerar os traumas relacionados com a cirurgia, como perfuração, edema, lesão do nervo vago e fibrose.[29]

INTUBAÇÃO ENDOTRAQUEAL

A intubação endotraqueal é um procedimento invasivo, portanto, o risco de complicações é iminente.[30] A frequência de lesões iatrogênicas depende de condições objetivas de instrumentação (intubação de emergência, morfologia do paciente) e da experiência e habilidades do anestesista, broncoscopista etc.[31]

Skoretz *et al.* identificaram, por meio de revisão sistemática de literatura, uma variação quanto à presença de disfagia de 3 a 62%, uma vez que os estudos analisados apresentaram uma variabilidade na duração média de intubação de 124,8 a 346,6 horas. Assim, a disfagia ocorre comumente após intubação e afeta pacientes de todas as categorias de diagnósticos médico e cirúrgico.[32]

Kikura *et al.* encontraram risco de paralisia das pregas vocais aumentado em três vezes nos pacientes com idade de 50 anos ou mais; duas vezes nos intubados de 3-6 horas; 15 vezes nos intubados 6 horas ou mais; e, duas vezes, nos que apresentavam histórico de diabetes melito ou hipertensão. Nos pacientes com diabetes melito, suspeitou-se que o nervo recorrente ou seus ramos periféricos fossem funcionalmente anormais, e a neuropatia do sistema da prega vocal veio a piorar, tendo por resultado uma disfunção das mesmas. Já a hipertensão foi associada à alterações ateroscleróticas e vascular da laringe. Por fim, no fator idade, os tecidos do sistema da laringe degeneraram-se e podem ficar mais vulneráveis à inflamação aguda e insuficiência microcirculatória em razão da pressão do balonete e danos mecânicos causados pelo tubo traqueal.[33]

A estenose laringotraqueal é uma condição de difícil manejo, isto é, nem sempre é possível o restabelecimento das funções de deglutição, fonação e respiração e trata-se de uma das consequências da intubação endotraqueal prolongada.[34]

A abertura das vias aéreas por meio de procedimentos reconstrutivos envolve a alteração da anatomia da laringe e tem o potencial de afetar seu fechamento, bem como a coordenação global da deglutição a níveis glótico e supraglótico. Postula-se que os procedimentos de expansão podem afetar o fechamento laríngeo mais do que os procedimentos de ressecção. Pacientes pós-laringotraqueoplastia com a ressecção das mucosas cricotraqueal e traqueal apresentaram uma duração média dos sintomas de disfagia de oito dias, sendo esse valor medido a partir da data de remoção do *stent*. Nos pacientes sem *stent*, a duração média dos sintomas foi de 4,8 dias. Esta duração foi semelhante naqueles que tinham *stent*, mas não necessitaram de via alternativa de alimentação a longo prazo (3,7 dias). Nos casos que necessitaram do uso de sonda de alimentação, a duração total dos sintomas de disfagia, tanto com o *stent* no local e, após a sua remoção, foi de 50,8 dias.

CONSIDERAÇÕES FINAIS

A disfagia, mesmo na ausência da aspiração, pode proporcionar impactos em aspectos nutricionais e no atraso da recuperação clínica.

A disfagia em decorrência de um procedimento cirúrgico ou diagnóstico do segmento cervicofacial, por muitas vezes, não é valorizada, porém, seu reconhecimento de forma precoce permitirá o melhor tratamento; e esse deve ser realizado sempre por uma equipe multiprofissional composta por médico, enfermeiro, nutricionista, fisioterapeuta, psicólogo e fonoaudiólogo.

DICAS PARA LEVAR AO CONSULTÓRIO

- Em caso de sensação de opressão cervical em pós-operatório imediato na região cervical, deve-se questionar sobre possível dificuldade de deglutição
- Alteração vocal, caracterizada por soprosidade, pode resultar em dificuldade na ingestão de líquidos
- Questionar sempre sobre a dificuldade de ingestão dos diferentes tipos de alimentos no pré e pós-intervenção
- Se houver pneumonia de repetição em pós-operatório na região cervical, deve-se avaliar quadro de disfagia, mesmo sem queixa do paciente
- Em disfagia sem causa aparente, perguntar sempre sobre exames invasivos no pescoço ou endoscopias no trato aerodigestório superior e solicitar avaliação clínica da deglutição e exames objetivos da deglutição para maior esclarecimento do quadro
- Iniciar a investigação da disfagia com avaliação clínica de um fonoaudiólogo e complementação de exames objetivos da deglutição como videoendoscopia ou videofluoroscopia
- Realizar exames de imagem seccionais (RM, TC) para avaliar todo o pescoço

DICAS PARA LEVAR AO CONSULTÓRIO *(Cont.)*
▪ Avaliação clínica da deglutição sem esclarecimentos sobre a queixa do paciente e ausência de sinais sugestivos de penetração/aspiração laringotraqueal ou início da reabilitação com a persistência dos sintomas da disfagia, solicitar exames objetivos e investigação esofágica
▪ Solicitar avaliação e reabilitação fonoaudiológica de forma precoce
▪ Sempre que possível, realizar exame de controle ao término da reabilitação

REFERÊNCIAS BIBLIOGRÁFICAS

1. Padilha KG. Considerações sobre as ocorrências iatrogênicas na assistência à saúde: dificuldades inerentes ao estudo do tema. *Rev Escola Enferm USP* 2001;35:287-90.
2. Tavares FM. Reflexões acerca da iatrogenia e educação médica. *Rev Bras Educ Méd* 2007;31:180-85.
3. Silva RG. Disfagia neurogênica em adultos: uma proposta de avaliação clínica. In: Furkim AM, Santini CS. (Eds.). *Disfagias orofaríngeas*. Barueri: Pró-fono, 2004. p. 35-48.
4. Brogan E, Langdon C, Brookes K *et al.* Dysphagia and factors associated with respiratory infections in the first week post stroke. *Neuroepidemiology* 2014;43:140-44.
5. Pereira JA, Girvent M, Sancho JJ *et al.* Prevalence of long-term upper aerodigestive symptoms after uncomplicated bilateral thyroidectomy. *Surgery* 2003;133:318-22.
6. Lombardi CP, Raffaelli M, De Crea C *et al.* Long-term outcome of functional post-thyroidectomy voice and swallowing symptoms. *Surgery* 2009;146:1174-81.
7. Hyun K, Byon W, Park HJ *et al.* Comparison of swallowing disorder following gasless transaxillary endoscopic thyroidectomy versus conventional open thyroidectomy. *Surg Endosc* 2014;28:1914-20.
8. Tae K, Song CM, Ji YB *et al.* Comparison of surgical completeness between robotic total thyroidectomy versus open thyroidectomy. *Laryngoscope* 2014;124:1042-47.
9. Hong KH, Kim YK. Phonatory characteristics of patients undergoing thyroidectomy without laryngeal nerve injury. *Otolaryngol Head Neck Surg* 1997;117:399-404.
10. Stojadinovic A, Shaha AR, Orlikoff RF *et al.* Prospective functional voice assessment in patients undergoing thyroid surgery. *Ann Surg* 2002;236:823-32.
11. Sinagra DL, Montesinos MR, Tacchi VA *et al.* Voice changes after thyroidectomy without recurrent laryngeal nerve injury. *J Am Coll Surg* 2004;199:556-60.
12. Pedro Netto I, Fae A, Vartanian JG *et al.* Voice and vocal self-assessment after thyroidectomy. *Head Neck* 2006;28:1106-14.
13. Page C, Zaatar R, Biet A *et al.* Subjective voice assessment after thyroid surgery: a prospective study of 395 patients. *Indian J Med Sci* 2007;61:448-54.
14. Arakawa-Sugueno L. *Voz e deglutição de pacientes com e sem mobilidade laríngea após tireoidectomia*. [Tese] São Paulo: Universidade de São Paulo, 2008.
15. Souza LS, Crespo AN, Medeiros JLA. Alterações vocais e endoscópicas da laringe após tireoidectomia com anestesia local e hipnossedação. *Braz J Otorhinolaryngol* 2009;75:511-16.
16. Netto I. De P. *Avaliação da mobilidade das pregas vocais, voz e deglutição pós-tireoidectomia relacionada ao uso do neuromonitor intra-operatório*. [Tese] São Paulo: Fundação Antônio Prudente, 2010.
17. Naunheim KS, Fiore AC, Wadley JJ *et al.* The changing profile of the patient undergoing coronary artery bypass surgery. *J Am Coll Cardiol* 1988;11:494-98.
18. Barker J, Martino R, Reichardt B *et al.* Incidence and impact of dysphagia in patients receiving prolonged endotracheal intubation after cardiac surgery. *Can J Surg* 2009;52:119-24.

19. Hogue Jr CW, Lappas GD, Creswell LL *et al.* Swallowing dysfunction after cardiac operations: Associated adverse outcomes and risk factors including intraoperative transesophageal echocardiography. *J Thor Cardiovasc Surg* 1995;110:517-22.
20. Rousou JA, Tighe DA, Garb JL *et al.* Risk of dysphagia after transesophageal echocardiography during cardiac operations. *Ann Thor Surg* 2000;69:486-89.
21. Lelis RGB, Auler Jr JOC. Lesão neurológica em cirurgia cardíaca: aspectos fisiopatológicos. *Rev Bras Anestesiol* 2004;54:607-17.
22. Almeida TM, Cola PC, Magnoni D *et al.* Prevalência de disfagia orofaríngea no acidente vascular cerebral após cirurgia cardíaca. *Rev CEFAC* 2015;17:1415-19.
23. Shafei H, El-Kholy A, Azmy S *et al.* Vocal cord dysfunction after cardiac surgery: an overlooked complication. *Eur J Cardio-Thor Surg* 1997;11:564-66.
24. Masiero S, Previato C, Addante S *et al.* Dysphagia in post-carotid endarterectomy: a prospective study. *Ann Vasc Surg* 2007;21:318-20.
25. Martin RE, Neary MA, Diamant NE. Dysphagia following anterior cervical spine surgery. *Dysphagia* 1997;12:2-8.
26. Singh K, Marquez-Lara A, Nandyala SV *et al.* Incidence and risk factors for dysphagia after anterior cervical fusion. *Spine* 2013;38:1820-25.
27. Granderath FA, Schweiger UM, Kamolz T *et al.* Dysphagia after laparoscopic antireflux surgery: a problem of hiatal closure more than a problem of the wrap. *Surg Endosc* 2005;19:439-46.
28. Aquino JLB, Said MM, Leandro-Merhi VA *et al.* Esofagocardioplastia no tratamento cirúrgico do megaesôfago não avançado recidivado. *Arqu Bras Cir Dig* 2012;25:20-24.
29. Shiino Y, Awad ZT, Haynatzki GR *et al.* Postmyotomy dysphagia after laparoscopic surgery for achalasia. *World J Gastroenterol* 2003;9:1129-31.
30. Paulauskiene I, Lesinskas E, Petrulionis M. The temporary effect of short-term endotracheal intubation on vocal function. *Eur Arch Oto-rhino-laryngol* 2013;270:205-10.
31. Paraschiv M. Tracheoesophageal fistula - a complication of prolonged tracheal intubation. *J Med Life* 2014;7:516-21.
32. Skoretz SA, Flowers HL, Martino R. The incidence of dysphagia following endotracheal intubation: a systematic review. *Chest* 2010;137:665-73.
33. Kikura M, Suzuki K, Itagaki T *et al.* Age and comorbidity as risk factors for vocal cord paralysis associated with tracheal intubation. *Br J Anaesth* 2007;98:524-30.
34. Contreras RJM, Paredes WA, Niklas DL *et al.* Estenosis laringotraqueal. Experiencia clínica. *Rev Otorrinolaringol Cir Cabeza Cuello* 2011;71:107-16.

9 Alterações no Neonato e na Criança

Carla Lucchi Pagliaro ▪ Carolina Castelli Silvério

INTRODUÇÃO

As alterações na deglutição da população pediátrica têm impacto prejudicial na saúde pulmonar e contribui para déficits de crescimento e desenvolvimento. Alguns grupos são considerados de risco para a disfagia orofaríngea, como prematuridade, paralisia cerebral, traumatismo cranioencefálico ou desordens neuromusculares, malformações craniofaciais e de vias aéreas, como também as doenças respiratórias, cardíacas e gastrointestinais. O Quadro 9-1 contém as afecções descritas neste capítulo.

Em detrimento da heterogeneidade da população pediátrica, o tratamento e a conduta são adaptados às características clínicas de cada paciente.

Conforme se observa na prática clínica, há dois conjuntos de doenças que cursam com a disfagia pediátrica. O primeiro deles compreende as de melhor prognóstico para a reabilitação da disfagia, que se comporta de forma mais transitória e

Quadro 9-1. Causas das disfagias neonatal e pediátrica

- Prematuridade
  - Menor idade gestacional ao nascimento
  - Baixo peso ao nascimento
  - Comorbidades associadas
- Alterações esôfagogástricas
  - Refluxo gastroesofágico
  - Atresia de esôfago/fístula traqueosofágica
- Alterações respiratórias
  - Broncodisplasia
  - Bronquiolite
- Alterações laríngeas
  - Laringomalacia
  - *Cleft* laríngeo
  - Paralisia de prega vocal
- Alterações cardíacas
- Anomalias congênitas
  - Sequência de Moebius
  - Sequência de Pierre-Robin

(Continua)

Quadro 9-1. Causas das disfagias neonatal e pediátrica *(Cont.)*

- Alterações neurológicas
  - Paralisia cerebral
    - Lesões encefálicas adquiridas infantis
    - Traumatismo cranioencefálico
    - Infecções do sistema nervoso central
    - Acidente vascular encefálico
    - Encefalopatia anóxia
    - Tumores do sistema nervoso central
  - Doenças neuromusculares
    - Amiotrofia espinhal infantil
    - Miopatia congênita
    - Distrofia muscular progressiva

que consegue restabelecer a via oral (VO) de alimentação de forma segura e sem restrição para a idade. Nesse grupo, destaca-se a prematuridade (sem acometimento neurológico) e as alterações cardiorrespiratórias. Já o segundo conjunto refere-se às condições de prognóstico mais reservado para a disfagia, sendo as compensações e o uso de vias alternativas, muitas vezes, necessários para a alimentação dessas crianças. Neste grupo, encontram-se a paralisia cerebral em condições de maior gravidade motora, as anomalias congênitas e as doenças neuromusculares.

PREMATURIDADE

Apesar da busca incessante de reduzir os impactos negativos da prematuridade, as complicações ainda levam às desordens alimentares, pulmonares, gastrintestinais, comportamentais e neurológicos a longo prazo. As dificuldades de alimentação têm sido estimadas aproximadamente em 10% das crianças nascidas com idade gestacional (IG) < 37 semanas. A presença da disfagia orofaríngea ocorre de 25 a 45% das crianças nascidas com muito baixo peso (MBP) (< 1500 g) e, naquelas com atraso no desenvolvimento, a incidência aumenta de 33 a 80%.[1-4]

Os recém-nascidos pré-termo de muito baixo peso (RNPTMBP) são incapazes de receber inicialmente a alimentação exclusiva por VO em decorrência das morbidades associadas à prematuridade, como a presença da instabilidade clínica do padrão respiratório, do tempo prolongado de intubação, da imaturidade do sistema gastrintestinal e das habilidades motoras orais dos padrões de sucção. O uso de via alternativa de alimentação, por meio de uso de sonda nasogástrica (SNG) ou orogástrica, torna-se estritamente necessário nesse período.[1,8]

Exposições frequentes a estímulos sensoriais nocivos a que os RNPTMBP submetem-se pela prematuridade, como intubação, aspiração de vias aéreas superiores e uso de sondas de alimentação, podem contribuir em experiência negativa e ser precursoras para dificuldades do processo de alimentação durante a hospitalização ou na infância.[6,9]

A coordenação entre a sucção, deglutição e respiração é dificilmente alcançada entre os RNPT nascidos com IG < 34 semanas. Por essa razão, os neonatos utilizam grupos reduzidos de sucções, de quatro a sete, que não são coordenados com a respiração. O aumento da duração da apneia da deglutição, concomitante à pausa respiratória frequente, leva à interrupção da respiração por um tempo maior, o que caracteriza a incoordenação da deglutição com a respiração. Esta inibição reflexa da respiração, pela imaturidade neurológica, limita a duração da alimentação e pode resultar em hipoxemia e, consequentemente, episódios de dessaturações de oxigênio são observados. Os recém-nascidos a termo apresentam grupos maiores de sucções, de 20 a 30, que são coordenados com a deglutição e a respiração. Os grupos de sucções são seguidos de pausas respiratórias e não excedem ao tempo de quatro segundos. A frequência da respiração aumenta durante esse intervalo, definido como período de recuperação. Entretanto, os RNPT podem apresentar esse período de recuperação insuficiente, principalmente aqueles que apresentam alterações cardiorrespiratórias. Estes fatores estão associados à presença de hipóxia, aspiração durante a alimentação, apneias, dessaturações e bradicardia.[10]

A presença de sinais e sintomas da disfagia durante a fase oral da deglutição em neonatos é descrita como:

- Atraso para iniciar a resposta da sucção.
- Falta de ritmo de sucção e movimento de língua.
- Sucção fraca.
- Pobre expressão e extração do leite.
- Incoordenação de língua.
- Atraso para iniciar a fase faríngea da deglutição.
- Regurgitação nasofaríngea.
- Irritabilidade e arqueamento.
- Alteração do ritmo respiratório.
- Déficit do movimento peristáltico.
- Aversão oral.

Na fase faríngea da deglutição, os sinais e os sintomas da disfagia correspondem a:

- Atraso para iniciar a fase faríngea da deglutição.
- Regurgitação nasofaríngea.
- Vocalização e choro molhados.
- Déficit do movimento peristáltico do esôfago.
- Engasgo.
- Tosse.
- Irritabilidade e arqueamento.

- Alteração no ritmo respiratório.
- Estridor.
- Apneia.
- Bradicardia.
- Dessaturação.
- Penetração.
- Aspiração laríngea.
- Incoordenação do esfíncter esofágico superior.
- Dor ao deglutir.

Esses sintomas estão associados à ineficiência em deglutir o leite e aos episódios de aspiração silente ou evidente, que, associados ou não à doença do refluxo gastroesofágico, levam às doenças pulmonares, falhas no crescimento e atraso no desenvolvimento. Em detrimento a isso, o atraso para iniciar a alimentação por VO é evidenciado.[4,8]

Condições Médicas

Os fatores que podem influenciar no desempenho da alimentação dos prematuros ocorrem em razão das complicações médicas associadas à prematuridade. A Figura 9-1 representa os principais fatores de risco para as causas da disfagia neonatal.

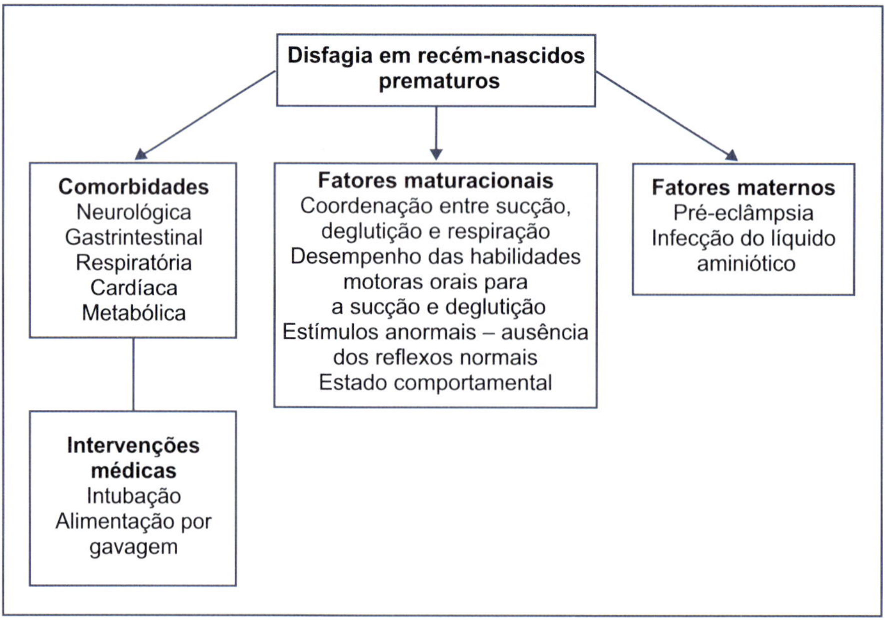

Fig. 9-1. Principais fatores de risco para causas de disfagia neonatal. (Fonte: Rodríguez-Palmaro A, Macaya-Ruiz. *Feeding Disorders in Premature Infants. Oromotor disorders in childhood*. Barcelona: Vigueira; 2011. p.177-90.)

ALTERAÇÕES ESOFAGOGÁSTRICAS

A imaturidade do sistema gastrintestinal é o maior obstáculo para os prematuros extremos durante o período neonatal. A intolerância de alimentos no trato gastrintestinal antes de iniciar a alimentação por VO é comum nas primeiras semanas de vida, particularmente em RN que necessitem de um período longo de ventilação mecânica. O funcionamento motor do trato gastrintestinal atinge a sua maturação perto da idade gestacional a termo.[11]

Refluxo Gastroesofágico

Os problemas gastrintestinais, como o refluxo gastroesofágico (RGE), são um dos principais fatores relacionados com dificuldades alimentares na infância. O material refluído durante os eventos de RGE pode ser danoso ao esôfago e trato digestório. A composição física desse material pode conter acidez, alcalinidade e enzimas. Geralmente, a acidez é balanceada como resposta de defesa da mucosa esofágica. Os eventos de RGE aumentam a produção de saliva e os movimentos peristálticos primários. É um processo fisiológico normal, e episódios de refluxo podem ocorrer em 50% dos lactentes abaixo de três meses de idade e diminuem entre o 8º e 12º meses de vida.[4,12]

Nos RNPT, a incidência da doença do RGE é estimada em aproximadamente 85%, sendo todos estes lactentes menores de três meses de idade, sendo que 40% deles continuam a apresentar o sintoma até os seis meses.[12,13]

A incidência do RGE é também aumentada pela diminuição da capacidade respiratória, pela presença de sondas de alimentação[14,15] e também acompanha outras etiologias, como a paralisia cerebral, a prematuridade, alterações do esfíncter esofágico inferior e atresia esofágica.[10]

Os sinais de desconforto são descritos por episódios frequentes de irritação, choro, extensão corporal, náuseas, vômitos, tosse, engasgo, bradicardia, dessaturação e recusa alimentar durante a alimentação. Os sintomas respiratórios consequentes cursam em alteração do padrão respiratório, aspiração, pneumonia recorrente, doenças crônicas pulmonares, inflamações de vias aéreas, sendo considerado um dos motivos principais do aumento do tempo da internação hospitalar.[4,11,12,15] As crianças com RGE apresentam inadequada ingestão calórica, que acarretará em falhas no crescimento.[1,4]

A constante irritação do ácido no esôfago faz com que as crianças percam o desejo de alimentar-se e associam a alimentação a algo que causa desprazer e dor, prejudicando a regulação interna de fome e saciedade. O RGE pode estar associado à disfunção motora oral, como a imaturidade de lábios, língua e mandíbula, além da hipersensibilidade oral. Os neonatos podem apresentar habilidades de sucção fraca, protrusão de língua e mordida ao contato com o bico da mamadeira e/ou seio materno, recusa alimentar e, geralmente, têm experiências frequentes com reflexo de náusea. Todas essas respostas são tentativas em limitar o volume do alimento ingerido quando estão acordados.[16,17]

A aspiração traqueal pode ocorrer durante a alimentação e ter como sinais o engasgo e a vocalização "molhada". Esses sinais podem estar presentes no decorrer da alimentação, correspondendo à aspiração do conteúdo orofaríngeo ou ao final do processo, indicativo de aspiração do conteúdo gástrico que foi refluído. O exame da videofluroscopia da deglutição pode ser um instrumento válido e necessário para o melhor entendimento da ocorrência da aspiração.[10,17]

Atresia do Esôfago/Fístula Traqueoesofágica

Outras doenças, como a atresia do esôfago (AE) e fístula traqueoesofágica (FTE), estão associadas à presença de disfagia. A AE é uma afecção congênita que se caracteriza pela interrupção da continuidade do tubo esofágico na sua porção torácica, podendo haver ou não comunicação (fístula) com a traqueia. É a causa mais frequente de cirurgia torácica no RN. Quando a AE estiver associada à FTE, ocorre a distensão gasosa abdominal, decorrente da aspiração de ar para o tubo digestório a cada inspiração do RN. A AE é considerada um distúrbio grave, no entanto, em decorrência dos avanços no tratamento cirúrgico, a mortalidade diminuiu significativamente, melhorando a qualidade de vida desses pacientes.[18]

Os diferentes tipos de AE são identificados de acordo com a presença e localização da FTE, sendo que a atresia com FTE distal corresponde à forma mais comum dos casos.[12]

A presença da pneumonia aspirativa é evidenciada e secundária às aspirações de saliva, líquidos ofertados oralmente e/ou do refluxo gastroesôfago-traqueobrônquico. Os sinais clínicos são descritos por engasgo, asfixia, cianose e alteração do padrão respiratório.[12,18,19]

DOENÇAS RESPIRATÓRIAS

A estabilidade respiratória é o marco importante para o desempenho satisfatório do processo de alimentação. Doenças que aumentam o esforço respiratório podem ocasionar dificuldades importantes relacionadas com coordenação entre a sucção, deglutição e respiração.

Displasia Broncopulmonar

A displasia broncopulmonar (DBP) caracteriza-se por uma pneumopatia grave provocada pelo uso prolongado de ventiladores com pressão positiva e altas concentrações de oxigênio.[13] A DBP é também conhecida como doença pulmonar crônica neonatal e é uma causa importante de insuficiência respiratória do RNPT. A incidência é maior nos RNs com IG inferior a 30 semanas (fase do desenvolvimento pulmonar anterior à alveolarização) e peso de nascimento menor que 1.200 g.[20]

A DBP é classificada por quatro estágios de desenvolvimento,[21] com base nos critérios clínicos, radiológicos e patológicos, sendo o estágio IV, o mais grave, apresentando dificuldade respiratória crônica com hipoxemia e hipercapnia.

Entre as intercorrências pulmonares, a DBP em RNPT tem sido relatada como responsável por comprometer o início e a duração da transição da alimentação via sonda para a VO. Estudos mostraram que a ocorrência da força reduzida de sucção, episódios de engasgo, aspiração traqueal e dessaturações de oxigênio podem ocorrer durante a alimentação em neonatos com DBP.[5,13,22,23] A disfagia como sequela da DBP corresponde, aproximadamente, a 31% dos neonatos com alterações de deglutição.[4]

Os RNPT que apresentam DBP não alcançam a completa ventilação após o período de recuperação durante as pausas respiratórias e fatigam antes mesmo do término da alimentação. O esforço respiratório durante a alimentação também acarreta o alto consumo energético, podendo ocasionar falhas ao crescimento ao logo do tempo, em razão da diminuição do volume alimentar ingerido.[14,22]

Bronquiolite

Causada pelo vírus sincicial, corresponde a uma das doenças pediátricas que estão associadas à alta morbidade. Geralmente, acomete crianças que nasceram a termo e são previamente saudáveis. Pode ser considerada uma situação de risco para o aparecimento de dificuldades relacionadas com a deglutição.[24,25]

Os sintomas iniciais podem ser descritos por sibilância, congestão nasal, tosse, febre e problemas alimentares. O risco de aspiração tem sido reportado por alguns autores, e a disfagia, quando presente, ocorre em um ou mais estágios da deglutição, pela ausência de coordenação com a respiração, em decorrência do esforço respiratório.[24,26]

Com o aumento do esforço respiratório necessário para a alimentação, o processo de deglutição é modificado, seguido de inspiração ou apneia, aumentando o risco de aspiração. À avaliação fonoaudiológica, as alterações evidenciadas na fase oral de deglutição correspondem ao aumento das pausas respiratórias, mesmo com a presença de poucos grupos de sucção, indicando imaturidade e/ou fadiga. Já na fase faríngea, episódios de tosse e engasgos foram encontrados em lactentes com bronquiolite menores de um ano de idade.[26]

A suspensão da dieta por VO e a introdução de sonda nasogástrica são necessárias em alguns casos e devem ser minuciosamente avaliadas pela equipe multiprofissional,[27] sendo o fonoaudiólogo o profissional capacitado em verificar os sinais clínicos sugestivos de aspiração.[28] A realização do exame de videofluoroscopia da deglutição é uma ferramenta importante para avaliar objetivamente as fases da deglutição e o melhor entendimento da ocorrência dos eventos de aspiração.[24,27,29]

O prognóstico geralmente é favorável, e o quadro pode ser completamente reversível em poucas semanas, com a diminuição dos sintomas clínicos.

Entretanto, a literatura aponta que a presença da disfagia orofaríngea em crianças com o diagnóstico de bronquiolite ainda é obscura. Poucos estudos foram conduzidos e apresentaram número restrito de sujeitos com dificuldades de alimentação e risco de aspiração durante a fase aguda da doença.[26,27,29]

ALTERAÇÕES LARÍNGEAS

As doenças anatômicas da laringe têm impacto significativo no padrão respiratório e na proteção das vias aéreas durante a deglutição em neonatos e crianças. Consequentemente, a alimentação é afetada e problemas relacionados com a deglutição podem ser evidenciados.

Laringomalacia

É a causa mais comum de estridor em neonatos e de anormalidades congênitas da laringe. A cartilagem laríngea apresenta imaturidade ou fraqueza, contribuindo para a obstrução desta durante a inspiração. Em casos mais graves, os RNs não são capazes de tolerar o esforço respiratório necessário para a alimentação.[30]

O estridor inspiratório é evidenciado durante as primeiras semanas de vida e pioram ao longo dos primeiros seis meses, com suspensão dos sintomas entre 18 e 24 meses de idade. Caso os sintomas não se resolvam no primeiro ano de vida, a intervenção cirúrgica (epiglotoplastia) é recomendada.[12,31] O estridor geralmente é de média intensidade e é exacerbado durante a situação de alimentação, de choro e na posição deitada em supino. A ocorrência de RGE, assim como os problemas neurológicos, consistem nas causas principais para a laringomalacia.[30]

A correlação da presença da disfagia orofaríngea nos pacientes com laringomalacia é documentada na literatura, por causa da obstrução da via respiratória, que dificulta a coordenação entre a respiração e a deglutição, ocasionando a aspiração.[12,31]

Cleft Laríngeo

O *cleft* laríngeo (CL) é uma anomalia congênita que resulta de uma comunicação anormal entre esôfago e o complexo laringotraqueal. Esta alteração ocorre no período embrionário, durante as 5-7 semanas de idade gestacional. Geralmente, está associada às síndromes genéticas ou se apresenta de forma isolada. A gravidade dos sintomas varia proporcionalmente ao tamanho da fenda. O CL possui cinco tipos de classificação anatômica, do tipo 0 ao tipo IV. No tipo I, os pacientes que apresentam sintomas menores e medidas conservadoras, incluindo modificação da dieta, podem ser suficientes. Entretanto, dependendo do grau da fenda e dos episódios recorrentes de aspiração, o procedimento cirúrgico faz-se necessário.[32,33]

Os sintomas são descritos por estridor respiratório, cianose, engasgo, tosse, aspiração e queda de saturação. A aspiração é a característica clínica importante dessa doença e leva a infecções pulmonares recorrentes.[32] O diagnóstico é realizado por meio de exames de imagem e via endoscópica.[12]

Paralisia de Prega Vocal

A lesão do X par de nervo craniano (vago) resulta em paralisia uni ou bilateral das pregas vocais. Quando considerada paralisia unilateral, a principal causa é a lesão iatrogênica do nervo laríngeo recorrente esquerdo, secundária à cirurgia cardíaca para correção da persistência do canal arterial.[34] As complicações cursam com estridor laríngeo e disfagia orofaríngea.[12,35]

Na paralisia, ocorre inabilidade de aduzir e/ou abduzir a prega vocal, o que compromete a deglutição segura e eficaz. Essa deficiência da proteção da via aérea respiratória pode levar à aspiração.[12,35]

Esses pacientes são mais propensos a utilizar vias alternativas de alimentação, como SNG ou gastrostomia, após a alta hospitalar, para garantir o aporte calórico e evitar as complicações clínicas causadas pelas aspirações recorrentes.

Para as crianças com paralisia bilateral de pregas vocais, a traqueostomia é indicada. Em 50% dos casos, a paralisia resolve-se em um período de um ano e, após esse período, caso não resolvida, a indicação cirúrgica deve ser minuciosamente avaliada.[30]

Nos casos em que a correção cirúrgica faz-se necessária, o risco de aspiração pode aumentar durante as primeiras semanas após o procedimento, com determinadas consistências alimentares, especialmente para líquido.[30]

DOENÇAS CARDÍACAS

As doenças cardíacas geralmente se apresentam no período neonatal e cursam com cianose, insuficiência cardíaca, choque decorrente do baixo débito ou arritmia.[36]

Neonatos que apresentam doenças congênitas do coração são considerados grupo de risco para dificuldades no processo de alimentação. A presença da disfagia é relatada em decorrência da fadiga gerada pelo comprometimento do padrão cardiorrespiratório.

O inadequado aporte calórico contribui para o déficit de crescimento, em detrimento das dificuldades de alimentação. O tempo de alimentação é prolongado, e as alterações encontradas cursam em inabilidades motoras orais, ausência do padrão rítmico de sucção, incoordenação entre sucção, deglutição e respiração, engasgo, tosse, fadiga, dessaturação de oxigênio, cianose e recusa alimentar.[37-39] Como consequência, os neonatos apresentam atraso na iniciação e na estabilização da alimentação completa por VO.

ANOMALIAS CONGÊNITAS

As anomalias congênitas correspondem a qualquer alteração estrutural ou metabólica, presente desde o nascimento, em decorrência de desordens genéticas ou de fatores ambientais durante o período embrionário. As afecções que compreendem as anomalias congênitas são agrupadas nas seguintes categorias, descritas de forma simplificada: *malformações* – compreendem defeitos estruturais decorrentes de alterações na morfogênese; *complexos malformativos* – correspondem a um espectro de anomalias congênitas, resultantes de um único erro na embriogênese; *síndromes malformativas* – padrão reconhecido de malformações associadas que ocorrem por causa de diversos erros no desenvolvimento embriológico, determinados por alterações cromossômicas, monogênicas ou ambientais; *associações* – compreendem um conjunto de malformações associadas e não casuais, todavia, não são consideradas síndromes ou complexos malformativos; *deformidades* – alterações em estruturas embriologicamente bem formadas em decorrência de um mecanismo intrauterino e não fetal.[40]

As alterações funcionais das anomalias congênitas dependem das características estruturais de cada uma delas, sendo que as que apresentam distúrbios dos órgãos relacionados com a função de deglutição apresentam maior risco de desenvolver disfagia. Além das alterações dos órgãos fonoarticulatórios, muitas síndromes apresentam desordens na formação encefálica e/ou do sistema respiratório, o que também pode comprometer a eficiência e a segurança da deglutição.

A presença isolada da fissura labial ou labiopalatina nas anomalias congênitas tende a produzir alterações da deglutição no período neonatal, caracterizadas principalmente pela alteração na preensão labial, presença do escape extraoral do leite, dificuldades de sucção, escape nasal do alimento e redução da pressão intraoral durante a deglutição. Orientações com relação ao posicionamento durante a alimentação e possíveis indicações de utensílios normalmente compensam essas dificuldades, quando o impacto na deglutição ocorre pela presença da fissura de forma isolada.

A atuação frente às disfagias nas anomalias congênitas inicia-se com o conhecimento aprofundado a respeito das características anatômicas, funcionais e clínicas de cada condição a ser atendida. Diversas doenças cursam com disfunções decorrentes de fixações ósseas ou mesmo apresentam alterações metabólicas que dificultam o ganho ponderoestatural, delimitando, assim, as condutas terapêuticas relacionas com a disfagia.

Existe grande diversidade de doenças pertencentes ao grupo das anomalias congênitas. Assim, selecionamos duas frequentemente encontradas e que cursam com disfagia de forma mais evidente:

Sequência de Moebius

A sequência de Moebius apresenta como característica a paralisia congênita dos VI e VII pares cranianos, respectivamente, nervos abducente e facial. Tal comprometimento leva à presença de paralisia facial, normalmente bilateral e na alteração da movimentação do globo ocular. Outras malformações também podem estar presentes, como a micrognatia, pé torto congênito, sindactilias, estrabismo, comprometimentos de outros pares de nervos cranianos e a deficiência mental.[41]

A causa da sequência de Moebius ainda não é totalmente esclarecida, contudo, parece relacionar-se com a insuficiência vascular uteroplacentária no período embrionário, que promove a agenesia de núcleos dos VI e VII pares cranianos. A insuficiência vascular, por sua vez, apresenta diversas causas, dentre elas a hipotensão grave, cirurgia uterina prévia, uso de medicamentos, falha na tentativa de aborto e fatores genéticos.[42]

As crianças com síndrome de Moebius apresentam diversas alterações fonoaudiológicas, como dificuldades de sucção, de articulação da fala, na mímica facial, alterações na produção vocal, nas condições de manipulação oral do utensílio ou alimento e na deglutição.[41]

Com relação às disfagias, estas estão presentes principalmente quando a síndrome de Moebius apresenta alterações em outros pares de nervos cranianos, especificamente aqueles responsáveis pela sensibilidade e mobilidade dos órgãos fonoarticulatórios.

Mesmo em condições em que somente os nervos abducente e facial estejam comprometidos, a presença da paralisia facial, muitas vezes bilateral, compromete a pressurização intraoral para a sucção e a deglutição. A redução da pressão intraoral compromete a eficiência da força de ejeção oral, promovendo, assim, menor pressurização durante todo processo de deglutição.

Como achados fisiopatológicos da deglutição das crianças com síndrome de Moebius, têm-se frequentemente o escape extraoral de saliva e/ou alimento, aumento do tempo de trânsito oral, alterações na mobilidade de língua, resíduos em cavidade oral e faringe após a deglutição e risco para a penetração e/ou aspiração laringotraqueal do alimento.

Sequência de Pierre-Robin

A sequência de Pierre-Robin consiste em uma tríade de anomalias, caracterizada pela presença de micrognatia, glossoptose e fissura palatina. Pode apresentar-se de forma isolada ou estar relacionada com a ocorrência de outras síndromes. Não apresenta etiologia definida, com explicações decorrentes desde o posicionamento intrauterino da criança, até a hereditariedade.[42,43]

Apresenta obstrução de vias aéreas em diferentes graus, principalmente pela presença da glossoptose, mas também decorrente de outras disfunções do palato mole e/ou faringe. A heterogeneidade de manifestações clínicas presentes nesta afecção faz com que ocorram desde leves dificuldades respiratórias, até asfixias que demandam intervenção médica imediata. Os tratamentos médicos para a obstrução respiratória vão desde ajustes posturais, até a intubação nasofaríngea, a glossopexia, a realização da traqueostomia e a cirurgia de distração mandibular. No período de resolução/tratamento das dificuldades respiratórias, a presença das vias alternativas de alimentação é necessária.[43]

As disfagias na sequência de Pierre-Robin são mais graves no período neonatal pelas dificuldades respiratórias decorrentes da obstrução da passagem aérea, e a indicação da via alternativa de alimentação ocorre de forma frequente nesse período. Com a resolução da obstrução da passagem aérea, a disfagia apresenta importante melhora em sua funcionalidade. Caso não ocorram associações a alterações neurológicas ou outros comprometimentos estruturais, a reintrodução da VO em crianças com a sequência de Pierre-Robin apresenta bom prognóstico.[44]

Os sinais fisiopatológicos da deglutição mais frequentemente encontrados são o aumento da fadiga durante a alimentação, a incoordenação sucção x deglutição x respiração, a dificuldade de sucção, a presença de escape nasal do alimento, a baixa ingesta de volume alimentar e a presença de sinais clínicos sugestivos de aspiração traqueal. Monasterio *et al.*,[45] em pesquisa realizada com 18 crianças com sequência de Pierre-Robin, verificaram que 68% apresentaram penetração laríngea, 50% estase faríngea, 28% aumento do tempo de condução do alimento e 5,5% aspiração traqueal previamente à cirurgia de distração mandibular, sendo que, após esta, houve melhora considerável em todos os aspectos alterados.

ALTERAÇÕES NEUROLÓGICAS

A disfagia pediátrica encontra-se de forma mais frequente e com tendência a maior gravidade nas alterações neurológicas. A alteração no controle sensório-motor, por causas diversas, promove impacto na eficiência e na segurança da função de deglutição, muitas vezes propiciando a indicação de uso parcial ou exclusivo das vias alternativas de alimentação.

Paralisia Cerebral

A encefalopatia crônica infantil não progressiva (ECINP), conhecida como paralisia cerebral (PC), é uma das doenças decorrentes de lesão neurológica mais frequentemente encontrada e, em suas condições de maior comprometimento, apresenta importante ocorrência da disfagia orofaríngea.[46]

De acordo com a definição de Tabith,[47] a PC compreende uma desordem da postura e do movimento, persistente, porém, não fixa, causada por um distúrbio cerebral não progressivo. Em outras palavras, é uma alteração sensório-motora global que decorre de uma lesão não progressiva, todavia, podem ocorrer modificações nas manifestações clínicas com o desenvolvimento. As alterações de tônus muscular presentes em crianças com PC podem manter-se, melhorar ou modificar-se gradualmente, mesmo com meses após o nascimento.[48]

Dentre as causas da PC, não se encontram marcadores genéticos, mas sim fatores pré, peri e pós-natais que levam à doença. Dentre as causas pré-natais de risco para sua ocorrência, verificam-se as infecções intrauterinas, o histórico de abortos espontâneos ou provocados e as doenças crônicas maternas. A hipóxia ou anóxia no momento do parto, em conjunto com outras causas perinatais, como a prematuridade e a icterícia grave, representam grande fator de risco para a ocorrência da PC.[46,48] Também podem ocorrer causas pós-natais, como crises convulsivas não controladas, parada cardiorrespiratória e infecções do sistema nervoso central, contudo, o diagnóstico de PC, nessas condições, é realizado em crianças de até um ano de idade. Acima dessa idade, o diagnóstico decorrente das lesões neurológicas pós-natais será de lesão encefálica adquirida infantil.[46,48,49]

O diagnóstico da PC é clínico e dá-se pela verificação de sinais sugestivos, como atraso no desenvolvimento neuropsicomotor, presença de reflexos primitivos e patológicos, alterações de postura e tônus muscular e ausência de reações de proteção. Além disso, verifica-se a ocorrência de fatores de risco no histórico clínico da criança, como a presença de anóxia e/ou outras intercorrências durante o parto, sendo também necessário que sejam excluídas as doenças de origem genética.[48,50]

Com relação às suas manifestações, a criança com PC pode apresentar diferentes condições musculares em diversas distribuições corpóreas. As alterações musculares decorrentes de lesões do sistema nervoso central, assim como na PC, são a espasticidade, a coreoatetose, a distonia, a ataxia e a hipotonia. Assim, a PC pode ser classificada pela manifestação clínica, como espástica, coreoatetoide, distônica, atáxica, hipotônica ou mista e, de acordo com a distribuição corpórea, em monoparesia, diparesia, triparesia, tetraparesia e hemiparesia. Entretanto, dependendo da extensão e localização da lesão neurológica, mais de uma manifestação muscular pode estar presente em uma mesma criança.[51]

Além da classificação pela distribuição corpórea e manifestação muscular, é importante ressaltar que existem diversos graus de comprometimento motor decorrentes da PC. Assim, a classificação relacionada com o nível de comprometimento também é realizada em crianças com PC, permitindo uma visão mais ampliada com relação ao possível desenvolvimento e prognóstico funcional de cada criança portadora.

O sistema de classificação internacionalmente utilizado pelos centros de reabilitação de referência na PC é o GMFCS (*Gross Motor Function Classification System* – Sistema de Classificação da Função Motora Grossa – Palisano, 1997),[52] que classifica a funcionalidade motora grossa, baseando-se no controle de tronco e na locomoção da criança. A classificação ocorre em cinco níveis (I a V), sendo que, quanto maior o nível, pior a condição motora. O comprometimento motor oral não é classificado pelo GMFCS, porém, a literatura demonstra significativa correlação deste com a condição motora global.[53-55] Assim, espera-se que a maioria das crianças com condições motoras globais mais graves, ou seja, níveis IV e V, também apresente prejuízos mais significativos no sistema motor oral, dentre eles a disfagia.

A tendência, então, é que disfagia encontre-se de forma constante nos níveis IV e V do GMFCS. Mesmo assim, disfagias de impacto mais leve podem ocorrer nos níveis de menor comprometimento motor global, no entanto, com menor frequência.

A diversidade do comprometimento motor em crianças com PC explica as variações na incidência da disfagia encontrada nas pesquisas científicas. Dependendo da homogeneidade ou não do comprometimento motor das crianças estudadas, a ocorrência e a gravidade da disfagia poderão variar de forma considerável. Assim, sua incidência em crianças com PC varia de 27 a 99%.[53,56]

Sabe-se que a PC em sua condição de maior gravidade motora representa uma das afecções de maior ocorrência de disfagia na população pediátrica, caracterizada por diversas alterações funcionais, entre elas o impacto na captação e vedamento labial, no preparo, organização e controle oral, na incoordenação entre as fases da deglutição e na proteção das vias aéreas inferiores. Além da alta frequência de aspiração traqueal, em muitos casos sem a presença da tosse protetiva, a ineficiência na condução do bolo alimentar, levando à desnutrição crônica, também é constante nessas crianças, conduzindo, em muitos casos, ao uso parcial ou total das vias alternativas de alimentação[29,54,57-61].

Lesões Encefálicas Adquiridas Infantis

As lesões encefálicas adquiridas infantis (LEA-I) ocorrem no sistema nervoso central desenvolvido ou em desenvolvimento, não são progressivas e não se relacionam com eventos do parto ou doenças congênitas, hereditárias ou degenerativas.[49]

Como já abordado, crianças maiores de um ano que apresentam lesões do sistema nervoso central não mais recebem o diagnóstico de PC, mas de LEA-I. Essa diferenciação é importante, dentre outros aspectos, pela diferença de prognóstico na reabilitação, incluindo da função de deglutição. As crianças com LEA-I tendem a apresentar melhor prognóstico do que as com PC, uma vez que seu sistema nervoso, mesmo lesionado, já apresentava conexões decorrentes de funções já vivenciadas e aprendidas, facilitando o processo de neuroplasticidade e reabilitação.

Entretanto, mesmo que a criança já apresente circuitos cerebrais formados com o desenvolvimento neuropsicomotor normal, seu cérebro ainda se encontra em desenvolvimento, esperado até o final da adolescência. Assim, quanto maior a idade da criança que sofre uma LEA-I, melhor o prognóstico da reabilitação.[49]

Diversas doenças compreendem o grupo das LEA-I. Serão citadas aquelas de maior frequência, expondo suas características diferenciais, principalmente com relação à disfagia.

Traumatismo Cranioencefálico

O traumatismo cranioencefálico (TCE) compreende a lesão decorrente de força externa física que compromete o couro cabeludo, o crânio, as meninges e/ou o encéfalo. Pode ser aberto ou fechado, dependendo da exposição do encéfalo com o meio externo.[49]

As lesões encefálicas do TCE podem ser focais, quando ocorrem no local de ação da força externa, como contusões e lacerações encefálicas ou difusas, das quais se destaca a lesão axonal difusa, caracterizada pelo comprometimento das fibras mielínicas em razão do processo de aceleração e desaceleração do encéfalo envolto pelo meio líquido. A população pediátrica é mais suscetível à lesão axonal difusa em comparação à população adulta, em decorrência do menor controle cervical, da menor mielinização das fibras nervosas e pela maior relação cabeça X corpo.[49,61,62] Normalmente, a presença de lesões difusas traz pior prognóstico com relação às lesões focais.

O TCE pode ser causado por acidentes automobilísticos, atropelamentos, quedas e batidas de objetos em região cervical. Além disso, a violência também representa um risco para a ocorrência do TCE, principalmente em crianças. A *shaken baby syndrome* compreende a ocorrência de lesões encefálicas provenientes do chacoalhar da criança, como agressão física, podendo ocasionar hemorragia intracraniana, contusões cerebrais e lesões axonais difusas.[63]

As alterações sensório-motoras decorrentes do TCE dependem da gravidade e extensão da lesão. A incidência da disfagia em crianças pós-TCE aumenta com a gravidade da lesão neurológica, sendo esta encontrada de 3,8 a 5,3% de todas as crianças pós-TCE, passando para 68 a 76% dos casos de TCE grave.[61,64] A idade da criança com TCE também influencia a gravidade da disfagia, sendo verificados quadros mais graves, quanto menor a idade no momento da lesão.[65]

A disfagia em crianças pós-TCE pode apresentar diversas características com relação à sua sintomatologia, com impacto desde à condução orofaríngea do bolo alimentar, em decorrência dos déficits de tônus e mobilidade dos órgãos fonoarticulatórios, como também a presença de penetração e/ou aspiração laringotraqueal pelas alterações de força e coordenação dos eventos da deglutição. O prognóstico de reabilitação da disfagia com reintrodução da VO é favorável em crianças pós-TCE, com evolução significativa nos primeiros três meses pós-lesão.[66]

Infecções do Sistema Nervoso Central

As meningites, encefalites, neurotuberculose e neurotoxoplasmose são exemplos de infecções do sistema nervoso central frequentemente presentes em crianças. A ocorrência de lesões neurológicas provenientes dessas infecções depende do agente etiológico e da precocidade do diagnóstico e tratamento. Complicações clínicas também podem ocorrer como consequência do processo infeccioso, como as crises convulsivas, o aumento da pressão intracraniana e os abscessos cerebrais.[49]

Os sintomas neurológicos e sua gravidade vão depender da localização, gravidade e tipo da lesão. O prognóstico da reabilitação, incluindo a disfagia, depende do agente etiológico, da idade da criança e da agilidade no tratamento da infecção.

Acidente Vascular Encefálico

O acidente vascular encefálico (AVE) compreende lesões neurológicas provenientes de alterações vasculares, isquêmicas ou hemorrágicas, que promovem, respectivamente, a oclusão ou a ruptura de um vaso sanguíneo cerebral, com sinais e sintomas, persistindo por mais de 24 horas. A isquemia cerebral interrompe o fornecimento do oxigênio em determinadas regiões encefálicas, em decorrência de diversas causas, como a presença de placas ateroscleróticas ou coágulos sanguíneos, ocasionando, assim, lesões encefálicas. A hemorragia, que tem, dentre suas maiores causas, a hipertensão arterial e a presença de aneurismas intracranianos, além da interrupção do fornecimento de oxigênio, também causa o aumento da pressão intracraniana, com consequente edema das estruturas atingidas.[49]

Apesar de a incidência ser maior na população adulta, o AVE também ocorre em crianças, porém, com etiologias diferentes. Na população pediátrica, sua causa decorre de alterações, como cardiopatias, anemia falciforme, doenças metabólicas, aneurismas e malformação arteriovenosa.[49]

A presença da disfagia em crianças com AVE vai depender da localização e da extensão da lesão neurológica. Os quadros de disfagia mais graves normalmente estão presentes em lesões de região de tronco encefálico, no entanto, também é possível encontrar disfagias graves em lesões de outras regiões encefálicas. O prognóstico de reabilitação de crianças pós-AVE depende do local e extensão da lesão, sua etiologia e possibilidade de recorrências, além da idade da criança.

Em estudo realizado com 44 crianças pós-AVE, verificou-se que somente cinco crianças não apresentaram disfagia no período imediato pós-lesão, e 39 crianças receberam alta da reabilitação com alimentação exclusiva por VO sem restrições, com média de 17,7 dias pós-AVE.[67]

Encefalopatia Anóxica

A encefalopatia anóxica compreende a lesão encefálica decorrente da falta de oxigenação por parada cardiorrespiratória que, por sua vez, pode ter diversas causas, dentre elas, o quase afogamento, sufocação, asfixia, corpo estranho em vias aéreas, choque anafilático e choque elétrico.[49] Na população pediátrica, é frequente a presença da encefalopatia anóxica em decorrência da reduzida percepção de risco/perigo na criança e das experimentações e explorações destas com o meio.

Diferentemente do AVE, o comprometimento da encefalopatia anóxica não ocorre em regiões focais e, sim, de forma difusa. Entende-se que o encéfalo como um todo não está recebendo a oxigenação necessária. Apesar de seu acometimento difuso, dependendo da demanda metabólica, algumas regiões encefálicas são mais suscetíveis à falta de oxigenação. Assim, as regiões tendem a ser acometidas na seguinte ordem: inicialmente córtex frontal, seguido pelas regiões corticais occipital, parietal e temporal, pelos núcleos da base e pelo cerebelo, finalizando com o tronco encefálico. Os comprometimentos neurológicos decorrentes de lesões por anóxia vão depender do tempo em que a criança permaneceu sem o fornecimento de oxigênio.[49]

Tumores Encefálicos

Os tumores encefálicos causam sinais e sintomas neurológicos variáveis em decorrência da região neurológica em que se instala. Compreendem de 40 a 50% dos tumores pediátricos e apresentam grande frequência de recidivas.[49]

As sequelas neurológicas são variáveis e dependem da histopatologia e da localização do tumor. A disfagia encontra-se presente em 39% das crianças no pós-operatório de retirada do tumor do tipo ependimona infratentorial, um dos mais comuns em relação aos tumores de sistema nervoso central em crianças menores de um ano.[68] Em pesquisa realizada com 27 crianças no período de pós-operatório de tumor da região da fossa posterior, verificou-se que 30% delas apresentam disfagia, com comprometimento em todas as fases da deglutição.[69] Outro estudo, realizado com 190 crianças após a retirada de tumor no sistema nervoso central em serviço de referência do Brasil, verificou que 81% apresentavam alguma alteração fonoaudiológica (alterações auditivas, da motricidade orofacial, da produção vocal, da fala, da linguagem e/ou da deglutição), e que 17% das crianças apresentaram disfagia.

Doenças Neuromusculares

As doenças neuromusculares (DNM) compreendem um grupo de condições progressivas, hereditárias ou adquiridas, que afetam a unidade motora, ou seja, o corpo ou prolongamento do neurônio motor inferior, a junção neuromuscular ou a musculatura esquelética. Além disso, distúrbios que afetam o trato corticoespinal, o cerebelo ou as vias espinocerebelares também têm sido incluídos nesse grupo.[71,72]

Com relação à sintomatologia, a fraqueza muscular é um sinal comum nas DNM, em razão da atrofia muscular acentuada.[72] O grau de progressão dos sintomas varia entre as doenças, sendo considerado um dos aspectos relevantes nas condutas do processo de reabilitação.

Na população pediátrica, a disfagia pode estar presente em diversas situações que compreendem as DNMs, toavia, encontra-se mais frequentemente na amiotrofia espinhal infantil (AME) do tipo I e em estágios mais avançados na do tipo II, nas miopatias congênitas e nos estágios finais das distrofias musculares progressivas.[72]

Amiotrofia Espinhal Infantil

A amiotrofia espinhal infantil (AME) compreende uma doença genética de herança autossômica recessiva, caracterizada pela degeneração progressiva dos neurônios motores do corno anterior da medula e dos núcleos de nervos cranianos. Classifica-se em quatro tipos, de acordo com a característica da gravidade e época de início dos acometimentos: tipo I – início dos sintomas antes dos seis meses de vida, com importante hipotonia e fraqueza muscular, graves comprometimentos bulbar e respiratório; tipo II – início dos sintomas com a criança já apresentando o controle de sentar sem apoio (segundo semestre de vida), menor intensidade de comprometimento quando comparada ao tipo I, desenvolvimento de deformidades ósseas e retrações musculares no decorrer da doença, levando a comprometimento respiratório; tipo III – os sintomas iniciam-se no segundo ano de vida e de forma branda, com comprometimento mais evidente na região proximal dos membros; tipo IV – sintomatologia a partir dos 30 anos de idade, com comprometimento brando.[71,72]

Na AME tipo I, as disfunções bulbares ocorrem de forma universal, levando às alterações de deglutição nessas crianças.[73] Já na AME tipo II, a disfagia é encontrada em mais de um terço das crianças, sendo que dificuldades no morder, na mastigação e na redução da abertura de boca também podem estar presentes com o avançar da doença.[74-76] A disfagia da AME tipo II decorre da fraqueza muscular do sistema estomatognático, com impacto na eficiência dos movimentos da língua e da musculatura supra-hióidea, em combinação com as posturas compensatórias adquiridas em região cervical.[74]

Miopatias Congênitas

O início dos sintomas das miopatias congênitas ocorre desde o nascimento ou no primeiro ano de vida, com progressão mínima ou não existente. Compreendem doença de origem genética que se caracteriza pela presença de alterações morfológicas específicas da musculatura estriada, levando à fraqueza muscular. Apresenta mais de 30 tipos, todos eles apresentando hipotonia e fraqueza muscular de grau variado, sendo as principais a miopatia centronuclear, a miotubular e a nemalínica.[71,72]

No primeiro ano de vida, a disfagia encontra-se presente em cerca da metade das crianças diagnosticadas com miopatias congênitas.[77-79] As musculaturas facial, mastigatória e ocular extrínsecas são afetadas de forma acentuada. O prognóstico de cada tipo vai depender do comprometimento respiratório decorrente das deformidades instaladas e da fraqueza da musculatura intercostal.

Distrofias Musculares Progressivas

As distrofias musculares progressivas compreendem doenças genéticas que causam a deficiência hereditária de proteínas específicas do tecido muscular. A depender da função da proteína acometida em cada tipo de distrofia, ocorre a deteriorização contínua das fibras musculares, com substituição do tecido muscular por gordura e fibrose, acarretando fraqueza muscular progressiva.[80]

O início dos sintomas, assim como a velocidade de progressão, variam entre as distrofias musculares. Os comprometimentos respiratórios (apneias do sono, hipoventilação noturna, infecções pulmonares de repetição e redução da força de tosse) tendem a estar presentes nos estágios mais avançados das distrofias e ocorrem em razão de deformidades instaladas e fraqueza da musculatura respiratória.[72,80]

A disfagia nas distrofias musculares progressivas apresenta progressão lenta em todas as fases da deglutição e estão presentes, de forma mais significativa, nas fases mais avançadas da doença. Uma das distrofias mais frequentemente encontrada é a distrofia muscular de Duchenne, que apresenta, dentre outros sinais, significativa ocorrência de resíduos alimentares em região faríngea após a deglutição, com achados mais graves nas avaliações objetivas do que nas avaliações clínicas da deglutição.[81]

A disfagia nas DNMs, em geral, apresenta, dentre suas principais características, o impacto funcional decorrente da fadiga muscular do sistema estomatognático. Pode manifestar-se tanto pela alteração na captação, manipulação e condução oral do alimento, em decorrência da fraqueza muscular de lábios, bochechas e língua, como pela ineficiência da condução faríngea do bolo alimentar que, por sua vez, decorre tanto pela redução da pressão intraoral e da força de ejeção oral, como pela fraqueza da musculatura faríngea, do fechamento velofaríngeo e supra/infra-hióideas.[72,82]

Os impactos decorrentes da fraqueza muscular das DNMs podem ocasionar alterações no desenvolvimento do sistema estomatognático e do crescimento craniofacial das crianças acometidas, desenvolvendo, assim, disfunções e/ou alterações estruturais.[82]

Em crianças, com exceção dos casos em que a fraqueza muscular e as alterações respiratórias ocorrem de forma acentuada desde o início da sintomatologia, por exemplo na AME tipo I e na miopatia congênita, a disfagia manifesta-se em estágios mais avançados de progressão dessas doenças. A segurança da função de deglutição depende tanto da força e da coordenação dos órgãos fonoarticulatórios como da eficiência respiratória.[82] Assim, verifica-se que, nas DNMs, a disfagia inicia-se ou torna-se mais grave, conforme haja piora das condições de musculatura respiratória e/ou do desenvolvimento de deformidades ósseas que comprimem a região torácica.

Além da redução da eficiência respiratória que conduz ao maior risco de aspiração traqueal do alimento e/ou saliva, verifica-se a presença constante de resíduos alimentares em significativo volume em região faríngea. Esses resíduos ocorrem tanto pela redução da força de ejeção oral e contração faríngea, como pelo déficit na elevação/anteriorização/estabilização hiolaríngea durante a deglutição que, por sua vez, conduz à redução na abertura da transição faringoesofágica. Dessa forma, a presença de resíduos alimentares em faringe é frequente nas DNMs e constitui um dos aspectos responsáveis pela desnutrição, também frequente nessas crianças.

DICAS PARA LEVAR AO CONSULTÓRIO

- A disfagia orofaríngea pode estar presente em crianças com déficits neurológicos, com alterações anatomofuncionais, com histórico de prematuridade, com doenças respiratórias, cardíacas e/ou esofágicas. Dessa forma, questões a respeito de alterações na função de deglutição e na aceitação alimentar devem ser realizadas por todos os profissionais de saúde
- Alterações respiratórias e/ou cardíacas comprometem a dinâmica orofaríngea da deglutição, com risco de penetração e/ou aspiração laringotraqueal da saliva e/ou alimento. Sua resolução tende a promover melhora da disfagia, portanto, possíveis prejuízos clínicos decorrentes dessa fase transitória de alteração na deglutição devem ser evitados, com a intervenção precoce do fonoaudiólogo
- Alterações neurológicas e/ou déficits estruturais podem promover a ocorrência de disfagia orofaríngea em condições mais graves, com necessidade constante de compensações na oferta do alimento e/ou indicação da via alternativa de alimentação
- As doenças neuromusculares apresentam fadiga durante a oferta do alimento, sendo que a piora das condições respiratórias, com o avançar da doença, promove maior prejuízo nas condições de deglutição, ocasionando ou prejudicando a disfagia
- Alterações esofágicas, além do impacto que promovem na dinâmica orofaríngea da deglutição, podem prejudicar de forma considerável a aceitação alimentar em qualquer período do desenvolvimento infantil. Assim, intervenções com relação à funcionalidade esofágica devem ser realizadas para evitar a ocorrência de recusas alimentares a longo prazo
- Diante do risco de complicações clínicas decorrentes da disfagia orofaríngea, assim que os demais profissionais de saúde constatarem um risco para a ocorrência desta, o profissional fonoaudiólogo deverá ser contatado para avaliar a segurança e eficiência da deglutição da criança
- Para que o processo de alimentação na população pediátrica seja realizado de forma segura e eficaz, sem a presença dos sintomas clínicos da disfagia, alguns requisitos são necessários, como a estabilidade cardiopulmonar, a manutenção do estado de alerta, o desempenho adequado das habilidades motoras orais de alimentação e os sinais de apetite

REFERÊNCIAS BIBLIOGRÁFIAS

1. Rommel N, De Meyer AM, Feenstra L *et al.* The complexity of feeding problems in 700 infants and young children presenting to a tertiary care institution. *JPGN* 2003;37:75-84.
2. Tsai SW, Chen CH, Lin MC. Prediction for developmental delay on neonatal oral motor assessment scale in preterm infants without brain lesion. *Pediatr Int* 2010;52:65-68.
3. Crapnell TL, Rogers CE, Inder TE *et al.* Factors associated with feeding difficults in the very preterm infant. *Acta Paediatr* 2013;102;539-45.
4. Jadcherla S. Dysphagia in the high-risk infant: potentional factors and mechanisms. *Am J Clin Nutr* 2016;103(Suppl):622-28.
5. Bühler KEB, Limongi SCO. Fatores associados à transição da alimentação via oral em recém-nascidos pré-termo. *Pró-Fono Rev Atual Cient* 2004;16:301-10.
6. Dodrill P, McMahon S, Ward E *et al.* Long-term in oral sensitive ad feeding skills of low-risk pre-term infants. *Early Human Dev* 2004;76:23-37.
7. Churr P, Perkins MM. The Relationship between feeding and necrotizing enterocolitis in very low birth weight infants. *Neonatal Netw* 2008;27:397-407.
8. Dodrill P, Gosa MM. Pediatric dysphagia: physiology, assessment, and management. *Ann Nutr Metab* 2015;66(Suppl):24-31.
9. Lessen BS. Effect of the premature infant oral motor intervention on feeding progression and length of stay in preterm infants. *Adv Neonatal Care* 2011;11:129-39.
10. Miller MJ, Kiatchoosakun P. Relationship between respiratory control and feeding in the developing infant. *Semin Neonatol* 2004;9:221-27.
11. Thoyre SM. Feeding outcomes of extremely premature infants after neonatal care. *JOGNN* 2007;36:366-76.
12. Hall KD. *Pediatric dysphagia: resource guide*. San Diego: Singular, 2001. p. 47-76.
13. Jadcherla SR, Wang M, Vijayapal AS *et al.* Impact of prematurity and co-morbidities on feeding milestones in neonates: a retrospective study. *J Perinatol* 2010;30:201-8.
14. Rodríguez-Palmaro A, Macaya-Ruiz A. Feeding disorders in premature infants. In: Roig-Quilis M, Pennington L. (Eds.). *Oromotor disorders in childhood.* Barcelona: Vigueira, 2011. p. 177-90.
15. Khalaf MN, Porat R, Brodsky NL *et al.* Clinical correlations in infants in the neonatal intensive care unit with varying severity of gastroesophageal reflux. *J Pediatr Gastroenterol Nutr* 2001;32:45-49.
16. Morris SE, Klein MD. Pre-Feeding Skills. *A comprehensive resource for mealtime development.* 2nd ed. United States of America: Therapy Skill Builders, 2000. p. 555-81.
17. Marcus S, Breton S. *Infant and child feeding and swallowing: occupational therapy assessment and intervention.* United States: Bethesda 2013. p. 131-51.
18. Costa CD. Malformações congênitas do esôfago. *Rev Fac Med Sorocaba* 2002;4:38-44.
19. Maranhão R. Recém-nascidos com patologias cirúrgicas. In: Basseto MCA, Brock R, Wajnsztejn R. *Neonatologia um convite à atuação fonoaudiológica.* São Paulo: Lovise, 1998. p. 215-33.
20. Diniz EMA. Displasia broncopulmonar. In: Gilio AE, Escobar AMU, Grisi S. *Pediatria geral: neonatologia, pediátrica clínica, terapia intensiva.* Hospital da Universidade de São Paulo. São Paulo: Atheneu, 2011. p. 627-33.
21. Northway WH, Rosan RC, Porter DY. Pulmonary disease following respiratory therapy of hyaline membrane disease. *N Engl J Med* 1967;276:357-68.
22. Mizuno K, Nishida Y, Taki M *et al.* Infants with bronchopulmonary dysplasia suckle with weak pressures to maintain breathing during feeding. *Pediatrics* 2007;120:1035-42.
23. Wang LY, Luo HJ, Hsieh WS *et al.* Severity of bronchopulmonary dysplasia and increased risk of feeding desaturation and growth delay in very low birth weight preterm infants. *Pediatr Pulmonol* 2010;45:165-73.

24. Hernandez E, Khoshoo V, Thoppil D *et al.* Aspiration: a factor in rapidly deteriorating bronchiolitis in previously health infants? *Pediatric Pulmonol* 2002;33:30-31.
25. Barbosa LR, Gomes E, Fischer GB. Clinical signs of dysphagia in infants with acute viral bronchiolitis. *Rev Paul Pediatr* 2014;32:157-63.
26. Lisiane RB, Gomes E, Fischer GB. Clinical signs of dysphagia in infants with acute viral bronchiolitis. *Rev Paul Pediatr* 2014;32:157-63.
27. Maffey A, Moviglia T, Mirabello C *et al.* Swallowing and respiratory distress in hospitalized patients whit bronchiolitis. *Dysphagia* 2013;28:582-87.
28. Arvedson JC. Assessment of pediatric dysphagia and feeding disorders: clinical and instrumental approaches. *Dev Disabil Res Rev* 2008;14:118-27.
29. Khoshoo V, Edell D. Previously healthy infants may have increased risk of aspiration during respiratory syncytial viral bronchiolitis. *Pediatrics* 1999;104:1389-90.
30. Rutter MJ. Congenital laryngeal anomalies. *Braz J Otorhinolaryngol* 2014;80(6):533-39.
31. Simons JP, Greenberg LL, Mehta DK *et al.* Laryngomalacia and swallowing function in children. *Laryngoscope* 2016;126:478-84.
32. Benjamin JR, Smith PB, Cotten CM *et al.* Long-term morbidities associated with vocal cord paralysis after surgical closure of a patent ductus arteriosus in extremely low birth weight infants. *J Perinatol* 2010;30:408-13.
33. Pereira DAP, Moraes SG. Cleft laríngeo do tipo I. *Rev Fac Ciênc Sorocaba* 2015;12:97-100.
34. Tiago RS, Patrocínio SJ, Anjos OS *Et al.* Paralisia de prega vocal em crianças: diagnóstico e conduta a partir de relato de caso. *Rev Bras Otorrinolaringol* 2005;71:382-85.
35. Gould FDH, Lammers AR, Ohlemacher J. The physiologic impact of unilateral recurrent laryngeal nerve (RLN) lesion on infant oropharyngeal and esophageal performance. *Dysphagia* 2015;30:714-22.
36. Silva C. Cardiopatia congênita. In: *Neonatologia um convite à atuação fonoaudiológica.* São Paulo: Lovise, 1998. p. 205-12.
37. Kohr LM, Dargam M, Hague A *et al.* The incidence of dysphagia in pediatric patients after open heart procedures with transesophageal echocardiography. *Ann Thorac Surg* 2003;76:1450-56.
38. Malkar MB, Jadcherla S. Neuro-motor mechanisms of pharyngo-esophageal motility in dysphagic infants with congenital heart disease. *Pediatr Res* 2014;76:190-96.
39. Pereira KR, Firpo C, Gasparin M *et al.* Evaluation of swallowing in infants with congenital heart defect. *Int Arch Otorhinolaryngol* 2015;19:55-60.
40. Alonso LG. Aspectos genéticos das más-formações congênitas. In: Moura EW, Silva PAC. *Fisioterapia: aspectos clínicos e práticos da reabilitação.* São Paulo: Artes Médicas, 2005. p. 135-40.
41. Albuquerque TCAL, Barreto RRS, Costa TCCM *et al.* Sequência de Möbius: protocolo de anamnese e avaliação – Relato de caso. *Rev Soc Bras Fonoaudiol* 2009;14:115-22.
42. Aoki SS, Fernandes AC, Bittencourt SO. Síndromes. In: Fernandes AC, Ramos ACR, Morais Filho MC *et al. AACD Reabilitação.* Barueri: Manole, 2015. p. 115-35.
43. Marques IL, Sousa TV, Carneiro AF *et al.* Sequência de Robin: protocolo único de tratamento. *J Pediatr* 2005;81:14-22.
44. Cooper-Brown L, Copeland S, Dailey S *et al.* Fedding and swallowing dysfunction in genetic syndromes. *Dev Disabil Res Rev* 2008;14:145-57.
45. Monasterio FO, Molina F, Berlanga F *et al.* Swallowing disorders in Pierre Robin sequence: its correction by distraction. *J Craniofac Surg* 2004;15:934-41.
46. Rosenbaum P, Paneth N, Leviton A *et al.* A report: the definition and classification of cerebral palsy. *Dev Med Child Neurol* 2007;109:8-14.
47. Tabith A, Limongi SCO. Paralisia cerebral. In: *Foniatria: disfonias, fissura lábio-palatais e paralisia cerebral.* São Paulo: Cortez, 1980. p. 49-117.

48. Tarran ABP, Castro NMD, Morais Filho MC *et al.* Paralisia cerebral. In: Fernandes AC, Ramos ACR, Morais Filho MC *et al. AACD Reabilitação.* Barueri: Manole, 2015. p. 27-69.
49. Alonso GSO, Silveira VC. Lesões encefálicas infantis adquiridas. In: Fernandes AC, Ramos ACR, Morais Filho MC *et al. AACD Reabilitação.* Barueri: Manole, 2015. p. 175-210.
50. Binha AMP, Rocco FM, Silveira VC *et al.* Reabilitação do paciente com paralisia cerebral. In: Chamlian TR. *Medicina física e reabilitação.* Rio de Janeiro: Guanabara Koogan, 2000. p. 341-57.
51. Piovesana AMSG. Paralisia cerebral: contribuição do estudo por imagem. In: Souza AMC, Ferraneto I. *Paralisia cerebral: aspectos práticos.* São Paulo: Memnon, 1998. p. 8-32.
52. Palisano R, Rosenbaum P, Walter S *et al.* Development and reliability of a system to clarify gross motor function in children with cerebral palsy. *Dev Med Child Neurol* 1997;39:214-23.
53. Calis EA, Veugelers R, Sheppard JJ *et al.* Dysphagia in children with severe generalized cerebral palsy and intellectual disability. *Dev Med Child Neurol* 2008;50:625-30.
54. Kim JS, Han ZA, Song DH *et al.* Characteristics of dysphagia in children with cerebral palsy related to gross motor function. *Am J Phys Med Rehabil* 2013;92:912-19.
55. Benfer KA, Weir KA, Bell KL *et al.* Oropharyngeal dysphagia in preschool children with cerebral palsy: oral phase impairments. *Res Dev Disabil* 2014;35:3469-81.
56. Waterman ET, Koltai PJ, Downey JC *et al.* Swallowing disorders in a population of children with cerebral palsy. *Int J Paediatr Otorhinolaryngol* 1992;24:63-71.
57. Rogers B, Arvedson J, Buck G *et al.* Characteristics of dysphagia in children with cerebral palsy. *Dysphagia* 1994;9:69-73.
58. Fung EB, Samson-Fang L, Stallings VA *et al.* Feeding dysfunction is associated with poor growth and health status in children with cerebral palsy. *J Am Diet Assoc* 2002;102:361-73.
59. Furkim AM, Behlau MS, Weckx LLM. Avaliação clínica e videofluoroscópica da deglutição em crianças com paralisia cerebral tetraparética espástica. *Arq Neuropsiquiatr* 2003;61:611-13.
60. Kirby M, Noel RJ. Nutrition and gastrointestinal tract assessment and management of children with dysphagia. *Sem Speech Lang* 2007;28:180-89.
61. Morgan AT, Mageandran SD, Mei C. Incidence and clinical presentation of dysarthria and dysphagia in the acute setting following paediatric traumatic brain injury. *Child Care Health Dev* 2010;36:44-53.
62. Morgan A. Dysphagia in childhood traumatic brain injury: a reflection on the evidence and its implications for practice. *Devel Neurorehabil* 2010;13(3):192-203.
63. Talbert DG. Shaken baby syndrome: does it exist? *Med Hypotheses* 2009;72:131-34.
64. Morgan AT, Ward E, Murdoch B *et al.* Incidence, characteristics and predictive factors for dysphagia following paediatric traumatic brain injury. *J Head Trauma Rehabil* 2003;18:239-51.
65. Huang CT, Lin WC, Ho CH *et al.* Incidence of severe dysphagia after brain surgery in pediatric traumatic brain injury: a nationwide population-based retrospective study. *J Head Trauma Rehabil* 2014;29:E31-36.
66. Morgan A, Ward E, Murdoch B. Clinical progression and outcome of dysphagia following paediatric traumatic brain injury: a prospective study. *Brain Inj* 2004;18:359-76.
67. Kim CT, Han J, Kim H. Pediatric stroke recovery: a descriptive analysis. *Arch Phys Med Rehabil* 2009;90:657-62.
68. Morris EB, Li C, Khan RB *et al.* Evolution of neurological impairment in pediatric infratentorial ependymoma patients. *J Neurooncol* 2009;94:391-98.
69. Mei C, Morgan AT. Incidence of mutism, dysarthria and dysphagia associated with childhood posterior fosse tumor. *Childs Nerv Syst* 2011;27:1129-36.
70. Gonçalves MIR, Radzinsky TC, Silva NS *et al.* Speech-language and hearing complaints of children and adolescents with brain tumors. *Pediatr Blood Cancer* 2008;50:706-8.

71. Neville HE, Ringel SP. Doenças do sistema neuromuscular. In: Weir WJ, Goetz CG. Neurologia para o não especialista. 4. ed. São Paulo: Santos, 2003. p. 273-78.
72. Rocco FM, Mantovani CS, Zuccon A *et al.* Doenças neuromusculares. In: Fernandes AC, Ramos ACR, Morais Filho MC *et al. AACD Reabilitação.* Barueri: Manole, 2015. p. 137-59.
73. Hausmanowa-Petrusewicz I, Vrbova G. Spinal muscular atrophy: a delayed development hypothesis. *Neuroreport* 2005;16:657-61.
74. Granger MW, Buschang PH, Throckmorton GS *et al.* Masticatory muscle function in patients with spinal muscular atrophy. *Am J Orthod Dentofacial Orthop* 1999;115:697-702.
75. Engel-Hoek L, Erasmus CE, Bruggen HW *et al.* Dysphagia in spinal muscular atrophy type II: more than a bulbar problem? *Neurology* 2009;73:1787-91.
76. Bruggen HW, Engel-Hoek L, Pol WL *et al.* Impaired mandibular function in spinal muscular atrophy type II: need for early recognition. *J Child Neurol* 2011;26:1392-96.
77. Sewry C, Jimenez-Mallebrera C, Muntoni F. Congenital myopathies. *Curr Opin Neurol* 2008;21:569-75.
78. Maggi L, Scoto M, Cirak S *et al.* Congenital myopathies. Clinical features and frequency of individual subtypes diagnosed over a 5-year period in the United Kingdom. *Neuromuscul Disord* 2013;23:195-205.
79. North KN, Wang CH, Clarke N *et al.* Approach to the diagnosis of congenital myopathies. *Neuromuscul Dis* 2014;24:97-116.
80. Grossklauss LF. Miopatias na infância. In: Oliveira ACB, Oda AL. *Reabilitação nas doenças neuromusculares: guia terapêutico prático.* São Paulo: Atheneu, 2014. p. 125-43.
81. Hanayama K, Liu M, Higuchi Y *et al.* Dysphagia in patients with Duchenne muscular dystrophy evaluated with a questionnaire and videofluorography. *Dis Rehabil* 2008;30:517-22.
82. Oda LA. Intervenção fonoaudiológica nas disfagias orofaríngeas nas doenças neuromusculares. In: Oliveira ACB, Oda AL. *Reabilitação nas doenças neuromusculares: guia terapêutico prático.* São Paulo: Atheneu, 2014. p. 287-98.

PARTE III

AVALIAÇÃO DA DEGLUTIÇÃO

10 Avaliação Clínica

Camila Carvalho Fussi ▪ Cristina Lemos Barbosa Furia

Cabe ao fonoaudiólogo no manejo com pacientes disfágicos:

A) Orientar a equipe de saúde para a identificação de grupos de risco para disfagia e o consequente encaminhamento para a avaliação fonoaudiológica.
B) Avaliar, classificar e fazer o diagnóstico funcional da sucção, mastigação e deglutição, utilizando, entre outros, instrumentos padronizados, buscando identificar a fisiopatologia desse processo.
C) Analisar o processo de deglutição observando a presença de aspectos funcionais esperados para cada uma das etapas.
D) Realizar o tratamento – habilitação/reabilitação/compensação/adaptação e gerenciamento dos distúrbios da deglutição.
E) Prescrever a consistência alimentar, o volume, o ritmo de oferta, os utensílios, as manobras e posturas necessárias para a administração da dieta VO de forma segura.
F) Elaborar e conduzir os procedimentos relativos à oferta da dieta, manobras compensatórias e técnicas posturais durante exames instrumentais e objetivos da deglutição, ambulatoriais ou hospitalares, realizando análise e laudo funcional da deglutição.
G) Gerenciar programas de reabilitação dos distúrbios da deglutição e definir indicadores apropriados de qualidade para controle dos resultados.[1]

As ações com os pacientes disfágicos são amplas e envolvem unidades de atenção primária (visitas domiciliares) em postos de saúde, estratégias de saúde da família, clínica de saúde da família; na atenção especializada (secundária e terciária) serviços de atenção domiciliar (SAD), centros de reabilitação, hospitais (ambulatórios, enfermarias, berçários e UTIs neonatal, pediátrica e adulta), clínicas, empresas prestadoras de serviços em saúde entre outras. O fonoaudiólogo deverá estar apto a avaliar e conduzir o caso em equipe nos diferentes cenários e linhas de cuidado com o indivíduo, seus familiares e/ou cuidadores.

Nosso objetivo é discorrer sobre o processo de avaliação do paciente disfágico. Para falarmos de avaliação, precisamos entender quais são os pacientes supostamente de risco para disfagia, e que devem ser encaminhados à avaliação fonoaudiológica. Para isso, levamos em conta a definição de disfagia. Disfagia é um distúrbio de deglutição que ocorre em decorrência de uma doença de base causadora de disfagia e que pode acometer qualquer parte do trato digestório, da boca até o estômago.[2] Ao fonoaudiólogo cabe o trabalho com as disfagias altas (orofaríngeas), que podem, por consequência, impactar na aspiração, desnutrição, desprazer e isolamento social.

Já broncoaspiração é quando o alimento, saliva ou secreção não percorre o trajeto habitual (boca – faringe – esôfago – estômago), penetrando nas vias aéreas, laringe e passando pelas pregas vocais, atingindo traqueia, brônquios e pulmões.

O acometimento do mecanismo neurológico envolvido na deglutição pode causar uma disfagia neurogênica. Já o acometimento de uma das estruturas sensorial e/ou muscular envolvidas no processo de deglutição pode levar à disfagia mecânica.

No caso de doenças neurológicas que podem cursar com disfagia orofaríngea, temos: acidente vascular encefálico, trauma cranioencefálico, doença de Parkinson, demências, esclerose múltipla, esclerose lateral amiotrófica, tumores de SNC e neuropatias periféricas entre outras.

Como exemplos de disfagia mecânica, temos: cirurgias em região de cabeça e pescoço (oncológicas ou não), malformações, divertículo faringoesofágico, presença de cânulas de traqueostomia ou de intubação traqueal e doença pulmonar obstrutiva crônica entre outras.

Ora, se a presença da traqueostomia ou da intubação traqueal sabidamente puder levar a um quadro de disfagia, deve-se, então, considerar que a disfagia pode ser sintoma de uma condição clínica e não de uma doença propriamente dita.

E, nos casos onde temos componentes neurológico e mecânico associados, podemos considerar, na prática, casos de disfagia mista, que não são pouco frequentes. Exemplo: um paciente com diagnóstico de Parkinson + demência (componentes neurológicos) + DPOC (componente mecânico) que interna por um choque séptico de foco pulmonar e, por um quadro de insuficiência respiratória aguda, necessita de intubação (componente mecânico) e, por desmame difícil é submetido a uma traqueostomia (componente mecânico), tem um tipo de disfagia mesclada, portanto, mista, e todos esses aspectos de risco devem ser considerados na avaliação clínica e/ou instrumental da deglutição.

Temos, ainda, em especial na avaliação do paciente hospitalizado, que levar em conta as oscilações do nível de consciência. O *delirium* também é um fator de risco para disfagia.

O *delirium* é uma síndrome que se inicia subitamente, tem curso flutuante e manifesta-se por comprometimento global das funções cognitivas, do distúrbio de atenção e do ciclo sono/vigília e da atividade psicomotora anormalmente elevada ou reduzida.[3]

A capacidade de o paciente receber, processar, armazenar e recordar informações está marcadamente alterada. É o distúrbio psiquiátrico mais comum em idosos hospitalizados e é um preditor independente de mortalidade, além de implicar maior tempo de permanência hospitalar.[3,4] Por isso, deve ser objetivamente avaliado diariamente. O teste que faz esse diagnóstico é o CAM (*Confusion Assessment Method*) que tem uma versão mais compacta para ser utilizada nas UTIs (CAM – ICU).[5]

Sugerimos, então, os seguintes critérios de risco para avaliação fonoaudiológica especializada em disfagia (Quadro 10-1):

- Fatores de inclusão (ao menos um dos itens abaixo):
  1. Doenças de base para risco de aspiração:
     A) Doenças neurológicas: AVE, TCE, Parkinson, demência/Alzheimer, esclerose múltipla, esclerose lateral amiotrófica, miastenia *gravis*, tumor cerebral, neuropatia/miopatia/polineuromiopatia do doente crítico.
     B) Doenças respiratórias: DPOC, fibrose pulmonar; pneumonia aspirativa ou de repetição.
     C) Doenças gastrintestinais: DRGE; distensão abdominal, alto volume residual gástrico.
     D) Cirurgias em região de cabeça e pescoço.
  2. Condições clínicas/dispositivos:
     A) RNC/delirium.
     B) IOT $\geq$ 48 h.
     C) TQT com ou sem *cuff*, com ou sem VMI.

Quadro 10-1. Identificação de risco de disfagia[5]

Critérios	Sinais de Risco para Disfagia	Número de Critérios para Caracterizar Risco	Indicação para Avaliação Fonoaudiológica (Número de Critérios Presentes)
Critérios maiores (de 1 a 4)	1 e 2. Doenças de base, antecedentes, comorbidades e condições clínicas ☐ 3. Presença de sinais clínicos de aspiração ☐ 4. Ocorrências de complicações pulmonares ☐	Presença de 1 ou mais	☐
Critérios menores (5 e 6)	5. Funcionalidade da alimentação ☐ 6. Perda de peso ☐	Presença de 2 ou mais	☐

   D) Sinais e sintomas de desconforto respiratório: dispneia, FR $\geq$ 30 rpm, uso de musculatura acessória, batimento de asa de nariz, respiração paradoxal, tiragem intercostal e/ou de fúrcula.
   E) Presença de sonda enteral ou gástrica; gastrostomia ou jejunostomia (somente para os casos de macroaspiração).
3. Presença de sinais clínicos de aspiração durante e após a deglutição:
   A) Tosse/engasgo/pigarro/dispneia/voz molhada.
4. Ocorrência de complicações pulmonares: episódios de PNM e a correlação com a disfagia.
5. Funcionalidade da alimentação:
   A) Dependência motora para alimentação; utilização de utensílios modificados e ajuda para a alimentação; tempo de refeição $\geq$ 30-40 min; mudança de consistência alimentar (involução de consistência).
6. Perda de peso: investigar se houve perda de peso não programada nos últimos três meses.

Ter critério de risco para disfagia não necessariamente significa que há elegibilidade para a realização da avaliação. Por exemplo, um paciente com intubação orotraqueal (IOT) por um período maior que 48 horas é de risco, porém, se ainda estiver intubado, não terá elegibilidade para ser submetido a uma avaliação fonoaudiológica.

Temos, então, como critérios de elegibilidade para a avaliação fonoaudiológica da deglutição:

- Critérios de enquadramento para avaliação fonoaudiológica da deglutição (quem não se enquadra nos critérios, permanecer em VO zero até que haja critério clínico):
  - Se IOT $\geq$ 48 h: aguardar 24 horas após extubação para pacientes < 65 anos.
  - Se IOT $\geq$ 48 h: aguardar 48 horas após extubação para pacientes $\geq$ 65 anos.
  - 24 horas após a realização da traqueostomia.
  - Estabilidade neurológica: GCS > 13; alerta; atenção sustentada por, pelo menos, 15 minutos.
  - Estabilidade respiratória: em AA, $CatO_2$, $NebO_2$, Venturi (desde que não descompense com o afastamento da máscara), em VMI (TQT) em parâmetros mínimos (critérios clínicos para desmame):
    - Se em VM: fração inspirada de O_2 (FiO_2) $\leq$ 40%; pressão positiva expiratória final (PEEP) < 10 cmH_2O; pico de pressão inspiratória (PIP) < 30 cmH_2O.
  - Estabilidade hemodinâmica: ausência de isquemia miocárdica e hipotensão significativa (sem necessidade de droga vasoativa ou dosagem baixa da mes-

ma, como < 5 μ/kg/min de dopamina ou dobutamina ou < 0,1 μ/kg/min de noradrenalina).

Chegado o momento da avaliação clínica fonoaudiológica, temos como meta decidir, inicialmente, a capacidade do indivíduo em receber dieta VO. Para isso, precisamos responder duas perguntas iniciais:

1. Há proteção de vias aéreas para alguma consistência/volume? Em caso negativo, a VO é contraindicada e sugere-se à equipe a passagem ou manutenção de via alternativa de alimentação; caso haja segurança em algum contexto, faz-se a pergunta seguinte.
2. Há indicação clínica para receber dieta nessa consistência/volume? Em caso afirmativo, inicia-se a VO seguindo a recomendação de segurança da prescrição fonoaudiológica e a recomendação clínica da prescrição médica/de nutrição. Em caso negativo, mantém-se ou sugere-se a via alternativa de alimentação.

Para chegar-se a essa conclusão com relação à **segurança da deglutição**, o fonoaudiólogo realizou alguns procedimentos:

- Conversa com o médico e/ou enfermeiro responsável para identificação do motivo para o encaminhamento fonoaudiológico.
- Levantamento de dados do prontuário.
- Discussão do caso.
- Anamnese com o cuidador/familiar ou responsável.
- Avaliação estrutural de órgãos fonoarticulatórios.
- Avaliação funcional da deglutição:
  - Avaliação da biomecânica de deglutição.
  - Identificação dos sinais clínicos de aspiração.
  - Realização da ausculta cervical.

Na conversa com a equipe multiprofissional, identificamos por que a equipe julga essencial a avaliação fonoaudiológica, e isto pode ser extremamente relevante, pois não há, por exemplo, um diagnóstico médico que justifique a disfagia, contudo, o paciente está alimentando-se via oral e apresentando engasgos. Pode haver relatos de intubação orotraqueal difícil (não necessariamente relatada em prontuário) e esse dado pode ajudar o fonoaudiólogo a identificar outros dados relevantes na sua avaliação, como, por exemplo, identificar avaliação estrutural de órgãos fonoarticulatórios sem alterações, biomecânica de deglutição funcional, no entanto, com sinais clínicos sistemáticos de aspiração, podendo indicar, por exemplo, presença de fístula. E muitas vezes o paciente reinterna na emergência por complicações clínicas de ITU ou pneumonia e, mesmo assim, o aspecto disfagia, segurança alimentar e nutrição poderão ser negligenciados pela equipe.

No levantamento de dados do prontuário, encontramos dados relevantes com relação aos diagnósticos, antecedentes e comorbidades que podem impactar no processo de deglutição. Ainda encontramos dados do estado geral do paciente com relação ao nível de alerta/sedação/necessidade de suporte de oxigênio ou ventilação mecânica.

A **anamnese** deve ser privilegiada nos casos de doenças crônicas, pois o paciente já pode apresentar sinais de disfagia, ter necessidade de adaptação de consistências, volumes ou utensílios, ter histórico de complicações respiratórias, ter apresentado tempo aumentado de refeição e perda de peso, entre outros dados relevantes para a investigação da disfagia e o estabelecimento do prognóstico.

A **avaliação estrutural** dos órgãos fonoarticulatórios terá como objetivo a investigação dos reflexos orais, da sensibilidade e do tônus, mobilidade, velocidade, amplitude, coordenação, precisão e força dos músculos envolvidos no processo de deglutição. Além disso, os achados vocais são de extrema relevância por causa de interface com as estruturas envolvidas na deglutição.

Já a **avaliação funcional** da deglutição envolve a presença de algum tipo de alimento. Para os casos de avaliação feita em pacientes que estejam com VO zero (em uso de via alternativa de alimentação ou aguardando parecer sobre a mesma), a definição de consistência e volume é feita pelo fonoaudiólogo. Ele se baseia nos dados previamente levantados e nos dados da avaliação estrutural. Caso o paciente já esteja alimentando-se, o fonoaudiólogo vai avaliar a dieta habitual e, se necessário, propor modificações, adaptações ou até a interrupção da mesma. Nessa avaliação, o profissional busca dados da biomecânica envolvida no processo de deglutição. O olhar está voltado para as fases oral e faríngea da deglutição. Da fase oral, buscam-se informações da captação oral, do preparo, do tempo de trânsito oral e da ejeção oral. Da fase faríngea, os dados analisados são referentes ao controle oral, da competência velofaríngea, da elevação e estabilização hiolaríngea, dos indicativos de estase em recessos faríngeos e das habilidades de proteção das vias aéreas. Somam-se a isso a identificação dos sinais clínicos de aspiração, as suspeitas de aspiração silente e os dados da ausculta cervical, que servem tanto para identificar possíveis sinais de aspiração, quanto para caracterizar a biomecânica de deglutição (como deglutição fraca ou incompleta).

Pacientes com disfagia orofaríngea, muitas vezes, fazem uso de cânula de **traqueostomia**. Em geral, a indicação de traqueostomia tem relação com a necessidade de auxílio respiratório, quer seja por obstrução das vias aéreas, por necessidade de suporte ventilatório mecânico prolongado, decorrente da dificuldade de desmame da ventilação mecânica ou ainda pela fraqueza da musculatura respiratória, onde há a necessidade frequente de aspiração traqueal para remoção da secreção. Em alguns casos muito especiais, pode-se indicar a traqueostomia para gerenciar a própria disfagia orofaríngea, principalmente quando há aspiração maciça de saliva.

A cânula de traqueostomia traz como impacto a mudança do trajeto do fluxo respiratório e principalmente a despressurização do sistema respiratório. Com a traqueostomia, o ar inspirado deixa de passar pelo nariz e laringe para chegar aos pulmões e passa a fazer um trajeto mais curto e direto da traqueia, através da cânula de traqueostomia, para os pulmões. Esta abertura do sistema respiratório, traqueostoma, também interfere diretamente na pressão infraglótica fisiológica e na geração da pressão positiva expiratória final – PEEP, com consequente impacto na deglutição.

Para a adequada compreensão do impacto da traqueostomia na deglutição, é necessário entender os mecanismos de proteção das vias aéreas durante a deglutição. Existem dois mecanismos que ocorrem simultaneamente: os **independentes** da ação pressórica e os **dependentes** da ação pressórica.

Os mecanismos que independem da ação pressórica são as características anatômicas e regionais da orofaringolaringe diante da ação da gravidade.[6] Já os mecanismos que dependem da ação pressórica são o direcionamento do bolo por ação pressórica, a diminuição da resistência digestiva e o aumento ativo da resistência das vias aéreas (mecanismos laríngeos e a apneia central – preventiva).[6]

A presença da cânula de traqueostomia, em especial da cânula com *cuff*, pode impactar na deglutição e na fonação. Podem ser consequências da cânula/*cuff*: diminuição da elevação, anteriorização e estabilização hiolaríngea; déficit de fechamento das pregas vocais, o que diminui a pressão aérea infraglótica, diminuição da eficácia da tosse para a limpeza das secreções; diminuição do fluxo aéreo expiratório para a limpeza laríngea; dessensibilização da laringe; compressão da traqueia e do esôfago; irritação e necrose tecidual; afonia; alteração do olfato e paladar; alteração na umidificação, aquecimento e filtragem do ar.[6,8-13]

Apesar de diversos autores descreverem o impacto negativo da cânula de traqueostomia na deglutição, esse tema ainda traz controvérsias. Alguns trabalhos não evidenciam o risco de aspiração na correlação traqueostomia x deglutição.[14-16]

CONSIDERAÇÕES SOBRE O *BLUE DYE TEST*

Quando o paciente traqueostomizado é avaliado, faz-se a avaliação da biomecânica da deglutição e a identificação dos sinais clínicos de aspiração. Além disso, é aplicado um teste chamado *Blue Dye Test (BDT)* ou teste do corante azul, com o objetivo de identificar sinais de aspiração de saliva. Para a identificação de aspiração de alimento, realiza-se o ***Blue Dye Test*** **Modificado** (BDTM).

Entretanto, é necessário entender qual a indicação e como é feito o BDT e o BDTM. Quando se avalia um paciente traqueostomizado deve-se indagar quando realizar o BDT, em que condições realizar o BDT, como realizar o BDT e quando e como realizar o BDTM.

Na realização do BDT deve-se considerar os mesmos princípios que regem a avaliação clínica fonoaudiológica do paciente não traqueostomizado, ou seja, o paciente deve ter critério de estabilidade clínica para ser submetido à avaliação da deglutição.

Para se saber em que condições o BDT deve ser realizado, deve-se saber qual a condição do paciente em relação à necessidade ou não de suporte ventilatório, pois o paciente pode estar em três condições: ar ambiente ou nebulização contínua, alternando ventilação mecânica e nebulização ou em ventilação mecânica exclusiva. Em seguida, busca-se saber se há tolerância do paciente à desinsuflação do *cuff*.

Do ponto de vista clínico, da reabilitação, é necessário saber se há tolerância em manter-se com o *cuff* desinsuflado, independente do resultado do teste, pois, como já foi esclarecido, seu uso pode dificultar a deglutição e, portanto, a reabilitação da disfagia.

Falando ainda dos mecanismos de proteção de vias aéreas durante a deglutição, lembramos a importância de correlacionar a **fraqueza muscular adquirida**,[17] em especial na internação hospitalar/UTI e a disfagia. Não há estudos correlacionando a fraqueza muscular adquirida na UTI e a disfagia orofaríngea. A doença neuromuscular adquirida na UTI, chamada de polineuropatia/polineuromiopatia do paciente crítico, está correlacionada com maior mortalidade tanto na UTI, como no hospital. É situação que está envolvida com maior incidência de pneumonia por diminuir a capacidade de tosse, manter o paciente mais tempo no leito pela fraqueza e facilidade de atelectasias. A atuação multiprofissional, sobretudo da fisioterapia, da fonoaudiologia e da nutrição, permite ao paciente recuperar-se de modo gradual e, em boa parte dos casos, por completo. Em outras palavras, é doença potencialmente curável. Muitos se enganam ao avaliar o paciente no início, flácido, dependente de cuidados de forma intensa. É um paciente que sobreviveu a um processo devastador e que precisa de reabilitação em vários níveis.[18-20]

O olhar que correlaciona a fraqueza dos órgãos fonoarticulatórios e a disfunção de deglutição e ainda a fraqueza muscular respiratória e a interface com o risco de penetração laríngea/aspiração traqueal devem estar apurados. Uma vez que não haja força ou resistência na mecânica respiratória, pode haver impacto nos volumes e capacidades pulmonares gerados na respiração espontânea. E isto pode impactar no mecanismo pneumático da proteção das vias aéreas durante a deglutição, ocasionando as penetrações laríngeas e aspirações traqueais. Na clínica, buscar os dados da expirometria e da força muscular respiratória (PiMáx e PeMáx) pode ajudar a traçar um plano multiprofissional (executado pelo fonoaudiólogo e fisioterapeuta) de treinamento muscular respiratório com foco na melhora da biomecânica de deglutição. Este treino pode trazer impacto na mecânica laríngea, da tosse e do mecanismo pneumático da deglutição.[21-26]

Além da avaliação formal da deglutição, há ainda instrumentos de rastreio propostos mundialmente e descritos numa revisão sistemática há dois anos.[27] Os instrumentos são apresentados no quadro a seguir divididos em "aplicados pelo examinador fonoaudiólogo e questionários "respondidos pelos próprios pacientes" ou aplicáveis, porém, com ausência de alimento" (Quadros 10-2 e 10-3).

Quadro 10-2. Instrumentos aplicados pelo examinador

Estudo	Autor/Ano/País	Instrumento	Descrição
A screening procedure for oropharyngeal dysphagia	Logemann *et al.*, 1999, Estados Unidos Magalhães Jr. *et al.*, 2012 Brasil (tradução e adaptação transcultural)[28]	*Northwestern Dysphagia Patient Check Sheet - NDPCS*	Itens referentes à história clínica, sinais e sintomas e condições clínicas; teste de deglutição com alimentos de diferentes viscosidades Instrumento com 28 itens – 5 categorias, três variáveis resumidas e quatro desfechos
Screening tool for dysphagia in an acute geriatric ward	Sitoh *et al.*, 2000, Reino Unido	*Bedside Swallowing Assessment Protocol*	Teste de deglutição com água
The Massey Bedside Swallowing Screen	Massey e Jedlicka, 2002, Estados Unidos	*Massey Bedside Swallowing Screen*	Observação de sinais e sintomas clínicos. Solicitação de execução de movimentos orofaciais; teste de deglutição com água
Accuracy of a bedside dysphagia screening: a comparison of registered nurses and speech therapists	Weinhardt *et al.*, 2008, Estados Unidos	*Dysphagia Screening Tool*	Observação de sinais, sintomas e condições clínicas; teste de deglutição com alimentos de diferentes viscosidades
Clinical utility of the 3-ounce water swallow test	Suiter e Leder, 2008, Estados Unidos	*3-ounce water swallow test*	Teste de deglutição de água

(Continua)

Quadro 10-2. Instrumentos aplicados pelo examinador *(Cont.)*

Estudo	Autor/Ano/País	Instrumento	Descrição
The 3-ounce (90-cc) water swallow challenge: a screening test for children with suspected oropharyngeal dysphagia	Suiter *et al.*, 2009 Estados Unidos	*3-ounce (90-cc) water swallow test*	Teste de deglutição de água
A feasibility study of the sensitivity of emergency physician dysphagia screening in acute stroke patients	Turner-Lawrence *et al.*, 2009, Estados Unidos	*Emergency Physician Dysphagia Screen*	Observação de sinais e sintomas clínicos; teste de deglutição com água
Analysis of a physician tool for evaluating dysphagia on an inpatient stroke unit: the modified mann assessment of swallowing ability	Antonios *et al.*, 2010, Estados Unidos	*The Modified Mann Assessment of Swallowing (MMASA)*	Observação de sinais e sintomas clínicos; solicitação de execução de movimentos orofaciais
A novel emergency department dysphagia screen for patients presenting with acute stroke	Schrock *et al.*, 2011, Estados Unidos	*Metro Health Dysphagia Screen*	Observação de sinais e sintomas clínicos

Quadro 10-3. Questionários respondidos pelo paciente

Estudo	Autor/Ano/País	Instrumento	Descrição
Prevalence of dysphagia among community-dwelling elderly individuals as estimated using a questionnaire for dysphagia screening	Kawashima *et al.*, 2004, Japão	*Dysphagia Screening Questionnaire*	Questionário em que o paciente responde em uma escala de intensidade para cada item
Validation of a swallowing disturbance questionnaire for detecting dysphagia in patients with Parkinson's disease	Manor *et al.*, 2007, Israel	*Swallowing Disturbance Questionnaire*	Questionário em que o paciente responde em uma escala de intensidade para cada item e "sim" ou "não
Detecting dysphagia in inclusion body myositis	Cox *et al.*, 2009, Holanda	*Questionnaire*	Questionário respondido pelo paciente
Patients' awareness of symptoms of dysphagia	Boczko, 2006, Estados Unidos	*Symptoms of dysphagia*	Questionário em que o paciente responde "sim" ou "não" para cada item
Validity and Reliability of the Eating Assessment Tool (EAT-10)	Belafsky *et al.*, 2008, Estados Unidos Gonçalves *et al.*, 2013, Brasil (equivalência cultural português)[29]	*The Eating Assessment Tool (EAT-10)*	Questionário em que o paciente responde em uma escala de intensidade para cada item. Gravidade da disfagia
The DYMUS questionnaire for the assessment of dysphagia in multiple sclerosis	Bergamaschi *et al.*, 2008, Itália	*Dysphagia in Multiple Sclerosis – DYMU*	Questionário em que o paciente responde "sim" ou "não" para cada item
Dysphagia in patients with Duchenne muscular dystrophy evaluated with a questionnaire and videofluorography	Hanayama *et al.*, 2008, Japão	Questionário utilizado para elencar sintomas relacionados com a deglutição	Questionário em que o paciente responde em uma escala de intensidade para cada item
Validation of the Sydney Swallow Questionnaire (SSQ) in a co-hort of head and neck cancer patients	Dwivedi *et al.*, 2010, Reino Unido	*Sydney Swallow Questionnaire (SSQ)*	Questionário em que o paciente responde em uma escala de intensidade para cada item

(Continua)

Quadro 10-3. Questionários respondidos pelo paciente (*Cont.*)

Estudo	Autor/Ano/País	Instrumento	Descrição
Swallowing disturbance questionnaire for detecting dysphagia	Cohen e Manor, 2011 Israel	*Swallowing Disturbance Questionnaire (SDQ)*	Questionário em que o paciente responde em uma escala de intensidade para cada item e "sim" ou "não
Prevalence and symptom profiling of oropharyngeal dysphagia in a community dwelling of an elderly population: a self-reporting questionnaire survey	Holland *et al.*, 2011, Reino Unido	*Sydney Swallow Questionnaire (SSQ)*	Questionário em que o paciente responde em uma escala de intensidade para cada item
Development and preliminary validation of a patient-reported outcome measure for swallowing after total laryngectomy (SOAL questionnaire)	Govender *et al.*, 2012, Reino Unido	*Swallow Outcomes After Laryngectomy (SOAL)*	Questionário em que o paciente responde em uma escala de intensidade para cada item

O instrumento *Northwestern Dysphagia Patient Check Sheet* foi traduzido e feita a adaptação transcultural para o português, mantendo diferentes viscosidades, as cinco categorias, 28 itens, três variáveis resumidas e quatro desfechos relacionados com a presença de aspiração, dificuldade na fase oral, atraso na fase faríngea e alteração na fase faríngea.[28] O questionário *EAT 10*, autoaplicável, com uma escala *likert* de 0 a 4 (ausente a um grande problema), avalia o risco para disfagia e segurança alimentar com dez questões sobre a dificuldade de se alimentar e/ou deglutir, sendo a equivalência transcultural realizada, em 2013.[29] O protocolo de avaliação fonoaudiológica do risco para disfagia (PARD) propõe a avaliação com água e pastoso, incluindo parâmetros orais e faríngeos (escape oral, resíduo oral, tempo de trânsito oral, refluxo nasal, número de deglutições, elevação laríngea, ausculta cervical, saturação periférica de oxigênio, qualidade vocal, tosse, engasgo, cianose, broncospasmo, frequências cardíaca e respiratória), finalizando com a classificação do grau de disfagia e conduta alimentar.[30] É importante ressaltar que a literatura apresenta protocolos utilizando-se de água para a avaliação do risco da disfagia, todavia, a experiência determina que os critérios clínicos, funcionais e a biomecânica da deglutição do paciente serão decisórios para a introdução ou não da consistência líquida como uma escolha segura.

Para a avaliação formal e detalhada, segue uma sugestão de roteiro para avaliações estrutural e funcional da deglutição (Quadro 10-4).

Quadro 10-4. Roteiro para avaliações estrutural e funcional da deglutição

Roteiro para Avaliação da Deglutição – Disfagia	
Data:	
Nome do avaliador:	Data da internação:
IDENTIFICAÇÃO	
Nome:	Gênero:
Data de nascimento:	Idade:
Número de atendimento:	Telefone:
Responsável:	Profissão:
Escolaridade:	Dominância manual:
Médico responsável:	
DIAGNÓSTICO NOSOLÓGICO	
Motivo da internação:	
HD:	Antecedentes/comorbidades:
Justificativa para o encaminhamento fonoaudiológico:	História pregressa da moléstia atual:
Surgimento e evolução dos sintomas fonoaudiológicos:	Exames relacionados:
Intervenções cirúrgicas:	Comprometimento motor:
Medicamentos (nome/dose/horário):	
HISTÓRICO ALIMENTAR	
Alimentação habitual: verificar consistências dos alimentos e dos líquidos – fazer um recordatório alimentar de 24 h	
Utensílios habituais:	Sinais prévios de disfagia:
Manobra/postura utilizada:	Tempo de refeição x quantidade ingerida:
Dependência motora:	Dificuldade com consistência:
Dificuldade com volume:	Dificuldade com sabor:
Dificuldade com utensílio:	Condição nutricional:
Dieta atual prescrita:	Líquido atual prescrito:
Via alternativa de alimentação:	Dieta enteral: tipo/volume/tempo de infusão/horários
SISTEMA GASTRINTESTINAL	
RGE:	Esofagite:
Dismotilidade gastrintestinal:	Gastrite:
Cirurgia gástrica:	Hérnia de hiato:
Constipação:	

(Continua)

Quadro 10-4. Roteiro para avaliações estrutural e funcional da deglutição *(Cont.)*

SISTEMA RESPIRATÓRIO	
Coletar dados prévios à internação; na internação prévia à avaliação fonoaudiológica e no dia da avaliação fonoaudiológica	
Febre:	Inalação:
Secreção:	Necessidade de aspiração (número de vezes ao dia):
Característica da secreção:	Histórico de pneumonia (quantas e em quanto tempo):
Tosse: seca ( ); produtiva ( ); eficaz ( ); ineficaz ( )	
Dispneia:	Hipóxia:
Cianose:	Apneia:
PA:	FC:
Fr:	SpO_2:
Oxigenoterapia	
Cateter O_2: ____ LO_2/min	Máscara de nebulização: ____ LO_2/min
Máscara de venturi: ____%	
VMNI	
CPAP:	BiPAP:
Tempo e períodos:	Parâmetros:
VMI	
IOT – início e término:	Número de intubações:
Extubações eletivas/acidentais:	
TQT	
Data de realização:	Número:
Tipo:	*Cuff*: sim ( ); não ( ); insuflado ( ); desinsuflado ( ); períodos de desinsuflação ( )
Modo ventilatório:	Parâmetros:
Tempo e períodos:	
Válvula de fala e deglutição	
Indicação de válvula de fala: sim ( ); não ( )	
PIT (medidas da pressão intratraqueal):	Tempo de uso da válvula de fala:
Expirometria:	
PImáx:	PEmáx:

Quadro 10-4. Roteiro para avaliações estrutural e funcional da deglutição *(Cont.)*

COMPLICAÇÕES CLÍNICAS	
PAV:	Sepse/sepse grave/choque séptico:
Derrame pleural:	Fístula traqueoesofágica:
Fístula broncopleural:	Insuficiência renal aguda:
Pneumotórax:	Hemotórax:
Edema agudo de pulmão:	Hemorragia digestiva alta:
Hipertensão intracraniana:	Fraqueza muscular adquirida:
CONDIÇÕES GERAIS DO PACIENTE NO MOMENTO DA AVALIAÇÃO	
Posicionamento do paciente: no leito/na poltrona/na cadeira	
Alerta: ( ) sim ( ) não	Colaborativo: ( ) sim ( ) não
Orientado: ( ) sim ( ) não	Sonolento, porém, atende às solicitações verbais: ( ) sim ( ) não
Atenção: ( ) sim ( ) não	
LNGUAGEM E FALA	
Afasia:	Disartria:
Apraxia:	Demência: Minimental _____
AVALIAÇÃO PERCEPTIVA DA VOZ	
TMF (Relação s/z > 1,2 = fenda)	
Qualidade vocal na fala:	
Seca ( ); molhada ( ); rugosa ( ); áspera ( ); soprosa ( ); astênica ( ); tensa estrangulada ( )	
Pitch:	*Loudness*:
Qualidade vocal após a deglutição: seca ( ); molhada ( )	
Ressonância: equilibrada ( ); hiponasal ( ); hipernasal ( ); laringofaríngea ( )	
AUDIÇÃO	
Queixas ( ); perda auditiva ( ); prótese auditiva ( )	
AVALIAÇÃO NEUROLÓGICA	
Tempo e duração do coma:	Escala de coma de Glasgow (GCS):
Se TCE, escala Rancho Los Amigos:	Pares cranianos afetados:
Caracterísiticas do tônus global e orofacial:	

(Continua)

Quadro 10-4. Roteiro para avaliações estrutural e funcional da deglutição *(Cont.)*

AVALIAÇÃO ESTRUTURAL DOS ÓRGÃOS FONOARTICULATÓRIOS	
Higiene bucal	Dentição
Paralisia ( )/paresia ( ) facial: central ( ); periférica ( )	Lado comprometido:
OFAs: movimento isolado e função: avaliar tônus, postura, mobilidade, força, velocidade, amplitude, precisão, coordenação e sensibilidade	
Lábios:	Língua:
Bochechas:	Palato mole:
Musculatura supra-hióidea:	Laringe:
Controle cervical/de tronco:	Rigidez cervical/supra-hióidea:
Hiperextensão cervical:	Reflexo palatal e nauseoso:
Salivação: adequada ( ); xerostomia ( ); indicação de xerostomia ( )	
AVALIAÇÃO FUNCIONAL	
Ausculta cervical:	Ausculta torácica:
Consistência avaliada:	Volume e utensílio:
Sinais clínicos de aspiração: sim ( ); não ( ); tosse ( ); engasgo ( ); pigarro ( ); dispneia ( ); voz molhada ( )	
Ausculta cervical durante a oferta:	
Biomecânica de deglutição	
Captação:	Preparo:
Tempo de trânsito oral:	Mastigação:
Ejeção oral:	Escape extraoral:
Sinais de escape posterior:	Anteriorização/elevação/estabilização hiolaríngea:
Sinais sugestivos de estase em recessos faríngeos:	Mecanismos de proteção de vias aéreas:
Resíduo em cavidade oral:	Manobras/posturas testadas:
CONDUTA FONOAUDIOLÓGICA	
VO zero ( ); VO total ( ); VO parcial ( )	
Dieta liberada:	Líquido liberado:
Utensílio:	Volume:
Ritmo:	Manobra:
Postura:	
Via alternativa de alimentação: indicar ( ); manter ( ); sugerir desmame ( ); indicar GTT;	

Quadro 10-4. Roteiro para avaliações estrutural e funcional da deglutição *(Cont.)*

ENCAMINHAMENTOS NECESSÁRIOS
ASHA NOMS
Nível 1. O individuo não é capaz de deglutir nada com segurança pela boca. Toda nutrição e hidratação são recebidas por recursos não orais (p. ex.: sonda nasogástrica, gastrostomia)
Nível 2. O individuo não é capaz de deglutir com segurança pela boca para nutrição e hidratação, mas pode ingerir alguma consistência, somente em terapia, com uso máximo e consistente de pistas. Método alternativo de alimentação é necessário
Nível 3. Método alternativo de alimentação é necessário, uma vez que o paciente ingere menos de 50% da nutrição e hidratação pela boca; e/ou a deglutição é segura com o uso moderado de pistas para uso de estratégias compensatórias; e/ou necessita de restrição máxima da dieta
Nível 4. A deglutição é segura, mas frequentemente requer uso moderado de pistas para uso de estratégias compensatórias e/ou o indivíduo tem restrições moderadas da dieta e/ou ainda necessita de alimentação por tubo e/ou suplemento oral
Nível 5. A deglutição é segura com restrições mínimas da dieta; e/ou ocasionalmente requer pistas mínimas para o uso de estratégias compensatórias. Ocasionalmente pode automonitorar-se. Toda nutrição e hidratação são recebidas pela boca durante a refeição
Nível 6. A deglutição é segura, e o indivíduo come e bebe independentemente. Raramente necessita de pistas mínimas para o uso de estratégias compensatórias. Frequentemente se automonitora, quando ocorrem dificuldades. Pode ser necessário evitar alguns itens específicos de alimentos (p. ex., pipoca e amendoim); tempo adicional para alimentação pode ser necessário (por causa da disfagia)
Nível 7. A habilidade do indivíduo em se alimentar independentemente não é limitada pela função da deglutição. A deglutição é segura e eficiente para todas as consistências. Estratégias compensatórias são utilizadas efetivamente quando necessárias
Pré-internação ( ); pré-avaliação fonoaudiológica ( ); pós-avaliação fonoaudiológica ( ); no desfecho do caso ( )

Levando-se em consideração a individualidade de cada caso, apesar da relevância de todos os dados de biomecânica de deglutição e dos dados de aspiração, as informações que os clínicos devem considerar para definir ou contraindicar a dieta VO são formadas por um conjunto de dados:[31]

- Quantidade de aspiração.
- Condição clínica.
- História de pneumonia.
- Alerta.
- Habilidade de tosse.
- Frequência de aspiração.
- Padrão respiratório.

- Desejo do paciente.
- Manejo das secreções.
- Aspiração silente.
- Prognóstico de recuperação.
- Habilidade em realizar posturas e manobras.
- Diagnóstico.

Com relação à complementação da avaliação clínica e monitoramento da evolução clínica, temos ainda os exames objetivos da videofluoroscopia da deglutição, videoendoscopia da deglutição, eletromiografia e *biofeedback*. O Quadro 10-5 descreve vantagens e desvantagens, pois os mesmos serão amplamente abordados em outros capítulos.

Quadro 10-5. Complementação da avaliação, e monitoramento da evolução clínica

Avaliação Complementar	Vantagem	Desvantagem	Realização/Laudo
Videofluoroscopia da deglutição	Avaliação das quatro fases da deglutição por imagem; avaliações qualitativa e quantitativa	Manuseio do paciente acamado; custo/radiação	Fonoaudiólogo e médico radiologista
Videoendoscopia da Deglutição – *Fiberoptic Endoscopy Evaluation of Swallowing FEES*	Avaliação macroscópica da fase faríngea da deglutição; avaliações qualitativa e quantitativa	Avaliação oral indireta; ausência da avaliação esofágica	Otorrinolaringologista e fonoaudiólogo (protocolo conjunto)
Eletromiografia	Estudo da atividade eletromiográfica dos músculos envolvidos no evento funcional da deglutição	Ausência de avaliação do risco de aspiração	Fonoaudiólogo
Biofeedback eletromiográfico	Estratégia terapêutica coadjuvante à terapia convencional para treinamento e coordenação de padrões de respostas musculares com monitoramento e reforços visual e auditivo	Não é uma estratégia única; ausência de definição do melhor paciente e número de sessões	Fonoaudiólogo

Os instrumentos para a avaliação complementar são importantes e fundamentais para a avaliação funcional da deglutição, porém, muitas vezes não fazem parte das rotinas hospitalares, ambulatoriais, institucionais e domiciliares. A interlocução entre a equipe interdisciplinar e familiares deve estar afiada com a presença de instrumentos e protocolos de operacionalização padrão para acompanhar o paciente nos aspectos físicos, funcionais, psicossociais; de saúde geral, pulmonar, nutricional e da dinâmica da deglutição/alimentação.

DICAS PARA LEVAR AO CONSULTÓRIO

- Estar atento aos sinais clínicos de aspiração (tosse, engasgo, pigarro, dispneia e voz molhada), lembrando, contudo, que a ausência desses sinais pode não ser indicativa de segurança e, sim, de sinais de gravidade da doença, como a aspiração silente
- Em caso de suspeita de disfagia, encaminhar sempre para um fonoaudiólogo especialista e com experiência em disfagia
- Até a avaliação fonoaudiológica especializada, quando não está indicada uma via alternativa de alimentação, considerar uma dieta VO de menor risco de aspiração. Para muitos casos, essa dieta de menor risco é uma de consistência pastosa homogênea e os líquidos espessados na consistência mel. Após a avaliação, o fonoaudiólogo dirá se a via oral é indicada, qual a consistência, volume, utensílio, manobra, postura e ritmo mais adequados para a deglutição segura
- Pacientes de UTI têm um perfil específico de disfagia, e o profissional deve estar atento a dados, como: intubação traqueal por período maior ou igual a 48 horas (principalmente para pacientes com idade maior ou igual a 65 anos); presença de traqueostomia; diagnóstico de sepse grave ou choque séptico; presença de fraqueza muscular respiratória ou miopatia/neuropatia/polineuromiopatia do doente crítico
- Os exames objetivos de deglutição devem, preferencialmente, ser feitos após uma avaliação clínica fonoaudiológica
- O diagnóstico, evolução terapêutica e/ou discussão em conjunto com a equipe é uma prática que deve ser ampliada em hospitais e/ou clínicas escolas, pois é elucidativo para ambos os profissionais, e o beneficiado é o próprio paciente
- Na grande maioria das vezes, os pacientes disfágicos graves estão internados em serviços de atenção especializada, UTI e/ou enfermaria, em que a rotina e sistematização exigem um perfil profissional metódico, além do conhecimento específico de saúde intensiva do paciente crítico
- Nos serviços de atendimento domiciliar e/ou *home care* ou em visitas domiciliares, pacientes crônicos acometidos de desordens neurológicas, disfágicos graves e/ou desnutridos poderão ser identificados. A avaliação clínica deverá ser imperiosa, e a modificação da rotina de manuseio, postura, utensílio, consistência, oferta deverá ser repassada para o familiar e/ou cuidador, além da discussão com o médico e nutricionista em relação à complementação nutricional enteral, **ou seja, fora do hospital, no consultório ou mesmo no domicílio existem pacientes graves**
- Os familiares, cuidadores, agentes e profissionais de saúde precisam ser treinados em programas de educação continuada para identificação do paciente de risco e desta forma solicitar precocemente a avaliação do fonoaudiólogo e nutricionista
- Vale considerar, nos pacientes adultos e idosos, as manifestações esofágicas, vocais e orais da doença do refluxo gastroesofágico, como um sintoma mecânico e/ou neurogênico complicador nos sinais e sintomas da disfagia orofaríngea

REFERÊNCIAS BIBLIOGRÁFICAS

1. Diário Oficial da União – Seção 1 – No. 239 – 9 de dezembro de 2008. p. 163-64. *Atribuições e competências especialidade de disfagia.* Resolução CFFa nº 383, de 20 de março de 2010.
2. Matsuo K, Palmer JB. Anatomy and physiology of feeding and swallowing: normal and abnormal. *Phys Med Rehabil Clin N Am* 2008;19:691-707.
3. Pessoa RF, Nácul FE. Delirium em paciente críticos. *Rev Bras Ter Intensiva* 2006;18:190-95.
4. Sales Jr JAL, David CM, Hatum RM *et al.* Sepse Brasil: estudo epidemiológico da sepse em unidades de terapia intensiva brasileiras. *Rev Bras Ter Intensiva* 2006;18:9-17.
5. I Consenso Brasileiro de Nutrição e Disfagia em Idosos Hospitalizados. SBGG, SBFa, SBNPE, *Nestlé Nutrition*. Barueri: Minha Editora, 2011.
6. Nash M. Swallowing problems in the tracheotomized patient. *Otolaryngol Clin North Am* 1988;21:701-9.
7. Costa MMB. Como proteger fisiologicamente as vias aéreas durante a deglutição. In: Castro LP, Savassi-Rocha PR, Melo JRC *et al.* (Eds.). *Tópicos 10 em gastroenterologia – Deglutição e disfagia.* Rio de Janeiro: MEDSI; 2000. p. 37-48.
8. Sasaki CT, Suzuki M, Horiuchi M *et al.* The effect of tracheostomy on the laryngeal closure reflex. *Laryngoscope* 1977;87(9 Pt 1):1428-33.
9. Shaker R, Milbrath M, Ren J *et al.* Deglutitive aspiration in patients with tracheostomy: effect of tracheostomy on the duration of vocal cord closure. *Gastroenterology* 1995;108:1357-60.
10. Bonanno PC. Swallowing dysfunction after tracheostomy. *Ann Surg* 1971;174:29-33.
11. Feldman SA, Deal CW, Urquhart W. Disturbance of swallowing after tracheostomy. *Lancet* 1966;1(7444):954-55.
12. Bach JR, Alba AS. Tracheostomy ventilation. A study of efficacy with deflated cuffs and cuffless tubes. *Chest* 1990;97:679-83.
13. Costa MM. Swallowing defects determined by tracheostomy. *Arq Gastroenterol* 1996;33:124-31.
14. Terk AR, Leder SB, Burrell MI. Hyoid bone and laryngeal movement dependent upon presence of a tracheotomy tube. *Dysphagia* 2007;22:89-93.
15. Leder SB, Ross DA. Investigation of the causal relationship between tracheotomy and aspiration in the acute care setting. *Laryngoscope* 2000;110:641-44.
16. Leder SB, Joe JK, Hill SE *et al.* Effect of tracheotomy tube occlusion on upper esophageal sphincter and pharyngeal pressures in aspirating and nonaspirating patients. *Dysphagia* 2001;16:79-82.
17. Zielske J, Bohne S, Brunkhorst FM *et al.* Acute and long-term dysphagia in critically ill patients with severe sepsis: results of a prospective controlled observational study. *Eur Arch Otorhinolaryngol* 2014;271:3085-93.
18. Wischmeyer PE, San-Millan I. Winning the war against ICU-acquired weakness: new innovations in nutrition and exercise physiology. *Critical Care* 2015;19:S6.
19. Diretrizes para teste de função pulmonar. *J Bras Pneumol* 2002;28(3).
20. Neder JA, Andreoni S, Lerario MC *et al.* Reference values for lung function tests. II. Maximal respiratory pressures and voluntary ventilation. *Braz J Med Biol Res* 1999;32:719-27.
21. Baker SE, Sapienza CM, Martin D *et al.* Inspiratory pressure threshold training for upper airway limitatin: a case of bilateral abductor vocal fold paralysis. *J Voice* 2003;17:3.
22. Wheeler KM, Chiara T, Sapienza CM. Surface electromyographic activity of the submental muscles during swallow and expiratory pressure threshold training tasks. *Dysphagia* 2007;22:108-16.
23. Pitts T, Bolser D, Rosenbek J *et al.* Impact of expiratory muscle strength training on voluntary cough and swallow function in Parkinson disease. *Chest* 2009;135:1301-8.

24. Troche MS, Okun MS, Rosenbek JC *et al.* Aspiration and swallowing in Parkinson disease and rehabilitation with EMST. *Neurology* 2010;75:1912-19.
25. Plowman EK, Watts SA, Tabor L *et al.* Impact of expiratory strength training in amyotrophic lateral sclerosis. *Muscle Nerve* 2016;54:48-53.
26. Laciuga H, Rosenbeck JC, Davenport PW *et al.* Functional outcomes associated with expiratory muscle strength training: narrative review. *JRRD* 2014;51:535-46.
27. Etges CL, Scheeren B, Gomes E *et al.* Instrumentos de rastreio em disfagia: revisão sistemática. *CoDAS* 2014;26:343-49.
28. Magalhães Jr HV, Pernambuco LA, Souza LBR *et al.* Tradução e adaptação transcultural do *Northwestern Dysphagia Patient Check Sheet* para o português brasileiro. *CoDAS* 2013;25:369-74.
29. Gonçalves MIR, Remaili CB, Behlau M. Equivalência cultural da versão brasileira do Eating Assessment Tool – EAT 10. *CoDas* 2013;1:1-5.
30. Padovani AR, Moraes DP, Mangili LD *et al.* Protocolo fonoaudiológico de avaliação do risco para a disfagia. *Rev Soc Bras Fonoaudiol* 2007;12:199-205.
31. Logemann JA, Rademaker A, Pauloski BR *et al.* What information do clinicians use in recommending oral versus nonoral feeding in oropharyngeal dysphagic patients? *Dysphagia* 2008;23:378-84.

11 Videoendoscopia da Deglutição (FEES®)

Patricia Paula Santoro ▪ Lica Arakawa-Sugueno
Elza Maria Lemos ▪ Roberta Ismael Dias Garcia

INTRODUÇÃO

A deglutição é uma complexa ação neuromuscular automática, responsável pelo transporte do alimento da cavidade oral até o estômago.[1] Envolve estruturas anatômicas neuromusculares orais, faríngeas, laríngeas e esofágicas, coordenadas por um complexo controle multissináptico.[2] Compreende didaticamente quatro fases: preparatória oral e oral de transporte (voluntárias); faríngea e esofágica (involuntárias).[3]

A deglutição orofaríngea normal dura de 3 a 8 segundos e necessita da participação de 30 músculos e seis pares cranianos para sua ocorrência. Trata-se de uma função vital, por garantir a sobrevivência da espécie. Crianças deglutem entre 600 a 1.000 vezes ao dia, enquanto adultos entre 2.400 a 2.600 vezes.[4] A cada oferta alimentar, o bolo é mastigado e umidificado pela saliva e propelido em direção ao esôfago em até três deglutições.[5]

Alterações biomecânicas ou fisiológicas dessas estruturas provocam quebra na eficiência da deglutição, resultando em disfagia. Denomina-se disfagia orofaríngea à dificuldade de transporte do alimento da cavidade oral até sua passagem através da transição faringoesofágica, podendo ser mecânica (envolvendo alterações estruturais) ou neurogênica (manifestando-se por alterações neurofuncionais).[6] A alteração de sensibilidade associada a déficits neuronais e cognitivos, sequelas cirúrgicas ou iatrogênicas, observados nas disfagias neurogênicas e/ou mecânicas, leva a uma escassez sintomatológica, muitas vezes responsável pelo retardo no diagnóstico ou a ocorrência de complicações da disfagia orofaríngea.[7]

São sintomas frequentes da disfagia orofaríngea a dificuldade em iniciar a deglutição, saída do alimento pelo nariz, sensação de alimento parado na garganta, engasgos, tosse e dificuldade respiratória entre outros. Tais quadros estão associados a doenças sistêmicas ou neurológicas (acidente vascular encefálico, trauma cranioencefálico), câncer em território de cabeça e pescoço, efeitos colaterais de medicamentos ou quadros degenerativos próprios do envelhecimento.[8]

ANAMNESE

A realização de uma anamnese dirigida para os distúrbios de deglutição tem por objetivo esclarecer aspectos etiológicos, clínicos gerais e o desempenho do paciente durante a alimentação.[3-5] A disfagia orofaríngea pode manifestar-se clinicamente por emagrecimento, desnutrição, desidratação e broncopneumonias de repetição.[9]

Em relação à anamnese do paciente disfágico, é importante atentar para a sintomatologia sugestiva de disfagia alta (orofaríngea) ou disfagia baixa (esofágica):[3]

- Questionar sobre o tipo de alimento mais difícil para ser deglutido.
- Tempo de evolução do problema e seu curso.
- Presença de odinofagia e disfonia, que podem denotar alteração estrutural no território faringolaríngeo.
- História médica pregressa do paciente, comorbidades e medicações em uso.

Considerando os sintomas e suas possíveis causas fisiopatológicas, podem-se correlacionar (Quadro 11-1):

Quadro 11-1. Sintomas e suas possíveis causas fisiopatológicas

Sintomas	Causas Fisopatológicas
Saída do alimento pelo nariz	Comprometimento do fechamento velofaríngeo (incompetência ou insuficiência)
Perda do alimento pela rima labial	Comprometimento do vedamento labial
Alimento espalha na boca	Comprometimento da formação e/ou da propulsão do bolo alimentar
Ardor ao deglutir	Refluxo
Acúmulo faríngeo pós-deglutição	Alteração da fase faríngea (paresia ou paralisia)
Sensação de acúmulo na faringe, sem o alimento	*Globus* faríngeo (refluxo)
Tosse ou pigarro	Penetração ou aspiração laríngea
Alimento retorna na cavidade oral na mesma condição que foi deglutido	Divertículo de Zenker, regurgitação

EXAME FÍSICO

São sinais clínicos sugestivos de disfagia orofaríngea: dificuldade de manejar secreções, elevação ausente ou anormal da laringe, engasgos/afogamentos, tosse úmida/voz úmida e borbulhante, inabilidade para iniciar a deglutição, xerostomia/odinofagia/regurgitação nasal, sensação de *globus* faríngeo, incapacidade de progressão da saliva e/ou do bolo alimentar, percurso inadequado à laringe e vias aéreas inferiores.[8]

Em relação ao exame físico geral do disfágico, é importante atentar para:

- Estado geral do indivíduo.
- Nível de consciência.

- Estado nutricional, via de alimentação, dados de emagrecimento (perda de peso e o tempo de evolução, IMC).
- Estado de hidratação.
- Condições respiratórias, infecção pulmonar, broncopneumonias de repetição.
- Presença de traqueostomia (tipo de cânula, presença de balonete, característica da secreção).[5]

Durante a realização do exame físico otorrinolaringológico, é importante avaliar: cavidade oral, estado de conservação dos elementos dentários, gengivas, desvios, assimetrias, mobilidade, tônus, sensibilidade e postura do palato, musculatura mastigatória e língua.

Avaliação cervical deve ser feita com ênfase para massas, linfonodomegalias, presença de bócio entre outros; avaliação das características da voz e fala e do choro, no caso de pacientes pediátricos (choro fraco, borbulhante); avaliação dos pares cranianos envolvidos com o processo de deglutição: V, VII, IX, X (aferentes) e V, VII, IX, X, XI (eferentes), lembrando que o centro da deglutição encontra-se no tronco cerebral, mais especificamente no bulbo.[4]

VIDEOENDOSCOPIA DA DEGLUTIÇÃO (FEES®)

Estudos recentes culminaram no desenvolvimento de novas técnicas diagnósticas, como a descrita por Langmore *et al.*,[10] sendo uma avaliação funcional da deglutição por meio da nasofaringolaringoscopia flexível, levando a sigla FEES®: *Fiberoptic Endoscopic Evaluation of Swallowing.* O exame é realizado pelo médico otorrinolaringologista e permite visualizar a fase faríngea da deglutição, determinando a segurança da alimentação por via oral.[11] O exame também pode ser denominado avaliação endoscópica da deglutição.

Suas vantagens e contribuições na avaliação qualitativa da deglutição estão bem estabelecidas na prática clínica. Trata-se de um exame simples, barato, pouco invasivo e portátil. Por não envolver radiação ionizante, tampouco ingesta de bário para a análise, pode ser realizado de forma seriada, conforme a necessidade. Torna-se especialmente útil em casos de dificuldade ou impossibilidade da realização do videodeglutograma (VDG). Outras vantagens apontadas são: alterações posturais não comprometem a avaliação; sem contraindicação ou efeito colateral significativo; capacidade portátil e de fácil manipulação, podendo ser realizado em qualquer ambiente (unidade de terapia intensiva ou semi-intensiva, enfermaria e ambulatório, como também pacientes em *home care* e casas de repouso).[5,8,10,11]

Segundo o *Guideline* da *American Speech Language Hearing Association* (ASHA),[12] VDG ou FEES® **devem** ser indicados quando há: sinais e sintomas do paciente inconsistentes quando comparados às conclusões do exame clínico; necessidade de confirmar suspeita de diagnóstico médico e/ou ajudar no diagnóstico diferencial médico; necessidade de confirmar diagnóstico de disfagia;

comprometimento nutricional ou pulmonar e é importante saber se a disfagia orofaríngea contribui para esta complicação; segurança e a eficiência da deglutição ainda são uma preocupação; ou necessidade de informações específicas sobre o manejo da deglutição e orientações de reabilitação. **Podem** ser indicados quando: a condição clínica médica e de diagnóstico está associada a um risco elevado para a disfagia, incluindo, mas não se limitando à neurológica, pulmonar ou cardiopulmonar, problemas gastrointestinais, comprometimento do sistema imunológico, cirurgia e/ou radioterapia para a cabeça e pescoço e anomalias craniofaciais; o paciente tem uma disfagia previamente diagnosticada com suspeita de uma mudança no *status* funcional; o paciente tem uma condição cognitiva ou déficits de comunicação que impedem a realização de um exame clínico válido; O paciente tem uma doença degenerativa crônica ou uma doença progressiva. Esses exames **não devem ser indicados** quando o paciente é muito instável clinicamente para tolerar o procedimento; paciente é incapaz de colaborar ou participar do exame; e no julgamento do fonoaudiólogo, o exame instrumental não mudaria o manejo clínico do paciente.

A videoendoscopia da deglutição (FEES®) é um bom exame rastreador do mecanismo de deglutição. Nos últimos anos, a FEES® tornou-se uma técnica validada para a avaliação da fase faríngea da deglutição, evidenciando sensibilidade e especificidade equivalentes ao tradicional VDG, em muitas de suas variáveis.[11] Inicialmente, é realizada uma avaliação das estruturas relacionadas com o processo de deglutição, com ênfase para a anatomia da cavidade nasal, rinofaringe, orofaringe, hipofaringe e laringe; seguida da avaliação da sensibilidade das estruturas responsáveis pela deglutição; e avaliação dos pares de nervos cranianos envolvidos no processo de deglutição, tanto na sua via aferente, quanto na via eferente.[5,8,11]

O serviço de Disfagia da Divisão de Clínica Otorrinolaringológica do Hospital das Clínicas da Faculdade de Medicina da Universidade de São Paulo utiliza um protocolo de avaliações clínica e funcional da deglutição, realizado pelo médico otorrinolaringologista e acompanhado pelo fonoaudiólogo. Inicialmente se procedem anamnese e exame físico específicos, com ênfase para os órgãos fonoarticulatórios e pares cranianos relacionados com o processo de deglutição. Segue-se a realização do exame de FEES® e discussão conjunta quanto à gravidade da disfagia e a proposta terapêutica para cada caso (Fig. 11-1).[5]

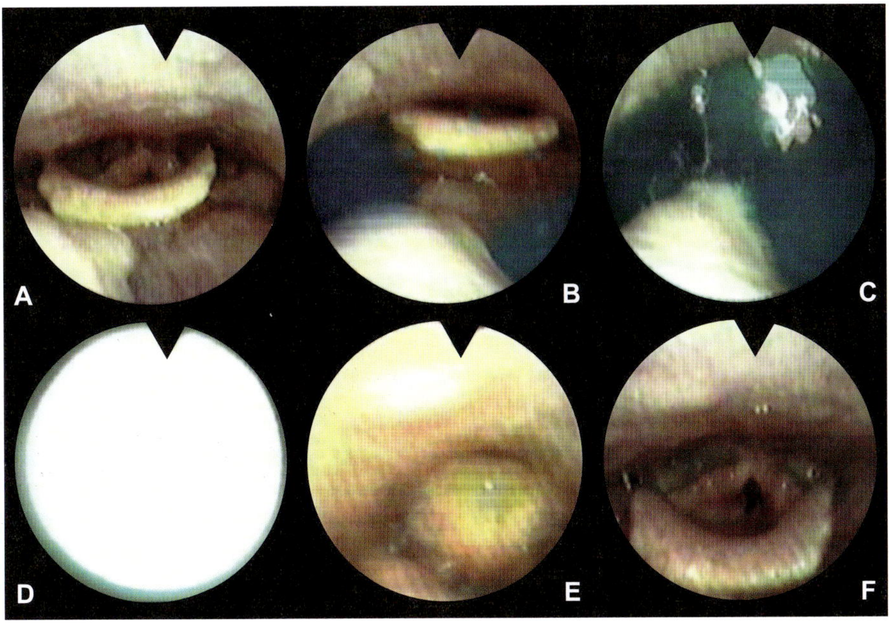

Fig. 11-1. Aspecto endoscópico normal da fase faríngea da deglutição.[5,13] (**A**) Hipofaringe e laringe em repouso. (**B**) Primeira visão do bolo. (**C**) Início da retroversão da epiglote. (**D**) Contração faríngea (*white out*). (**E**) Relaxamento faríngeo – retorno da epiglote. (**F**) Hipofaringe e laringe após a deglutição.

Passos do Exame

Avaliação Estrutural

Na primeira etapa do exame de FEES®, realiza-se uma avaliação estrutural do trato aerodigestório alto, com ênfase para a postura, tônus, mobilidade e sensibilidade das estruturas envolvidas no processo de deglutição.[5]

O aparelho de nasofibroscopia é introduzido pela fossa nasal mais ampla do indivíduo, sem a utilização de anestesia tópica, para não interferir na sensibilidade faringolaríngea. Nessa parte, avaliamos o aspecto da mucosa, presença de desvios septais, anatomia das conchas nasais, meatos e recessos. Dando sequência, realiza-se avaliação da rinofaringe e do fechamento velofaríngeo à fonação e à deglutição, sendo possível observar comprometimento velofaríngeo, inclusive com presença de refluxo nasal de conteúdo salivar (Fig. 11-2).[5,10,11,13]

Após avaliar a mobilidade do véu, o aparelho desce em direção à hipofaringe e laringe, sendo avaliado: anatomia da base da língua, valéculas, recessos piriformes e região retrocricóidea (Fig. 11-3); pregas vestibulares, mobilidade das pregas vocais e condições do fechamento glótico, além da região infraglótica (Fig. 11-4). Neste momento, realiza-se a avaliação da sensibilidade faringolaríngea

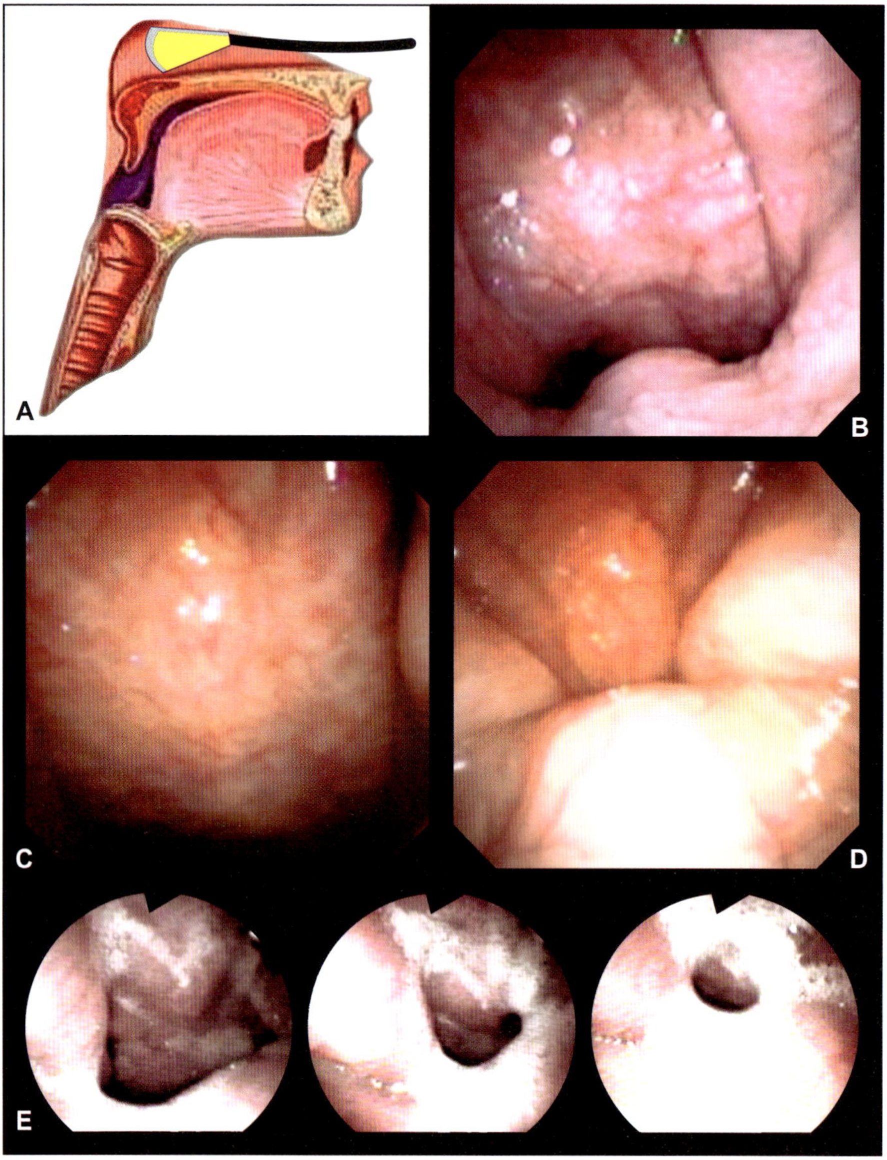

Fig. 11-2. Avaliação anatômica da região de rinofaringe e fechamento velofaríngeo.[5] (A) Visão esquemática. (B) Visão endoscópica. (C) Visão endoscópica em repouso. (D) Visão endoscópica em contração. (E) Fechamento velofaríngeo incompleto – refluxo nasal de saliva (incompetência velofaríngea: pós-operatório de exérese de glômus júgulo-timpânico à direita).

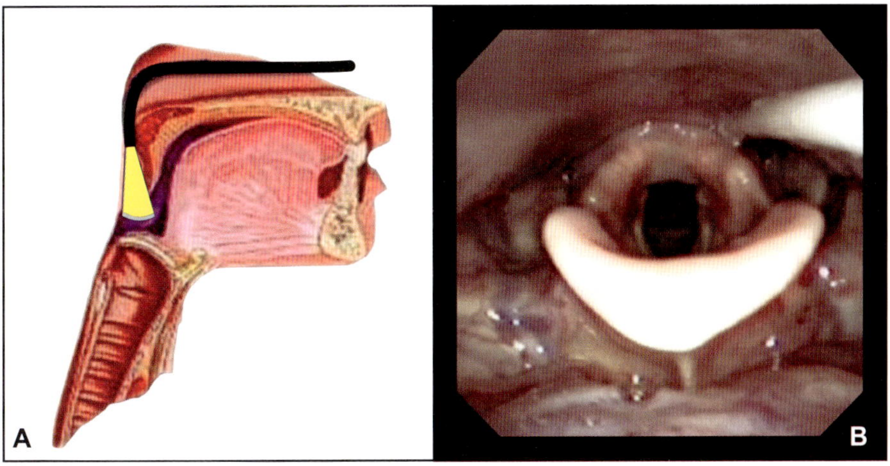

Fig. 11-3. Avaliação anatômica da região de hipofaringe.[5] (**A**) Visão esquemática. (**B**) Visão endoscópica.

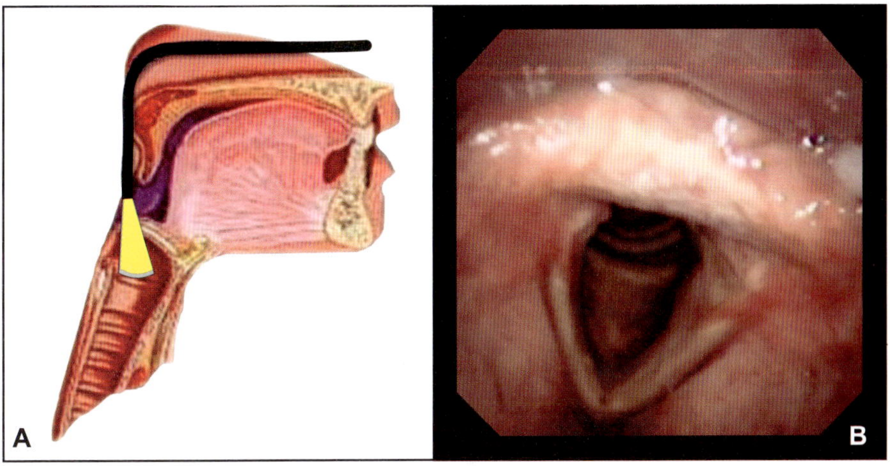

Fig. 11-4. Avaliação anatômica da laringe.[5] (**A**) Visão esquemática. (**B**) Visão endoscópica da laringe.

com o toque do aparelho em estruturas de hipofaringe e laringe, e observação da ocorrência do reflexo de adução glótica.[5,10,13,14]

Durante essa fase, também é avaliada a presença de estase salivar e a capacidade de clareamento de saliva e de possíveis secreções, sinais de aspiração salivar (Fig. 11-5) e sinais sugestivos de refluxo faringolaríngeo (Fig. 11-6).[5,13]

Pede-se, então, ao paciente fonar vogal /i/ para a avaliação da mobilidade das pregas vocais e do fechamento glótico (completo ou incompleto) (Fig. 11-7).

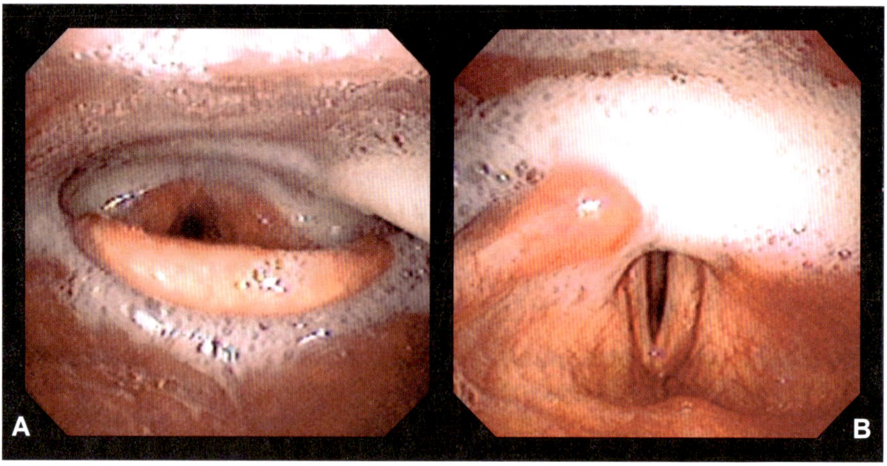

Fig. 11-5. Estase salivar e aspiração salivar. (**A**) Estase salivar em recessos piriformes e parede posterior de faringe. (**B**) Penetração salivar e risco de aspiração.

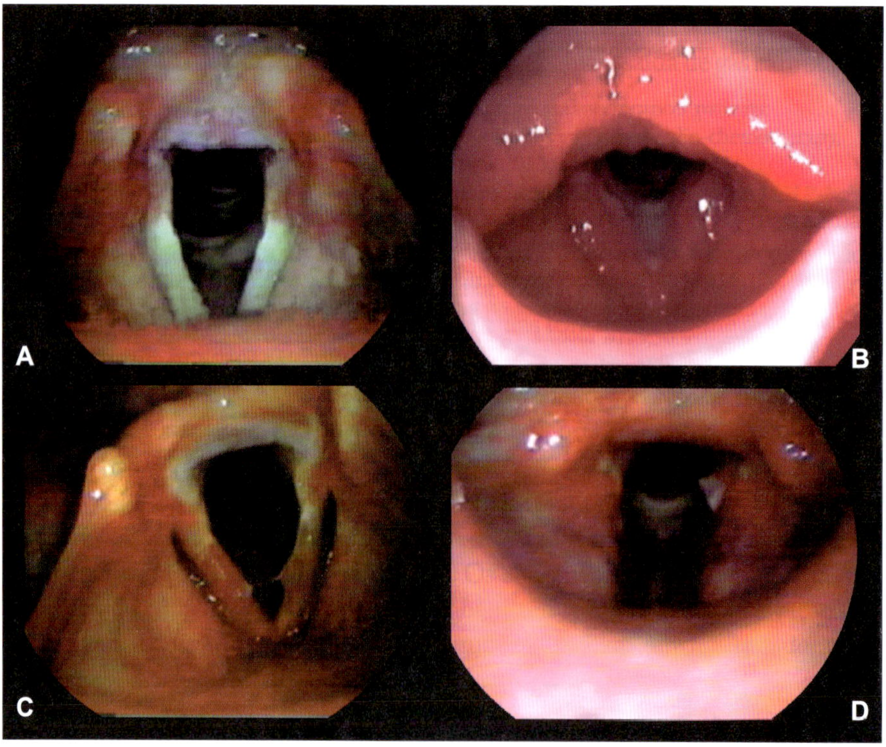

Fig. 11-6. Sinais laríngeos sugestivos de lesão por refluxo gastroesofágico. (**A**) Paquidermia. (**B**) Laringite difusa. (**C**) Cordite bilateral, hiperemia laríngea difusa. (**D**) Granuloma de processo vocal de aritenoide à esquerda, erosão mucosa em processo vocal da aritenoide direita.

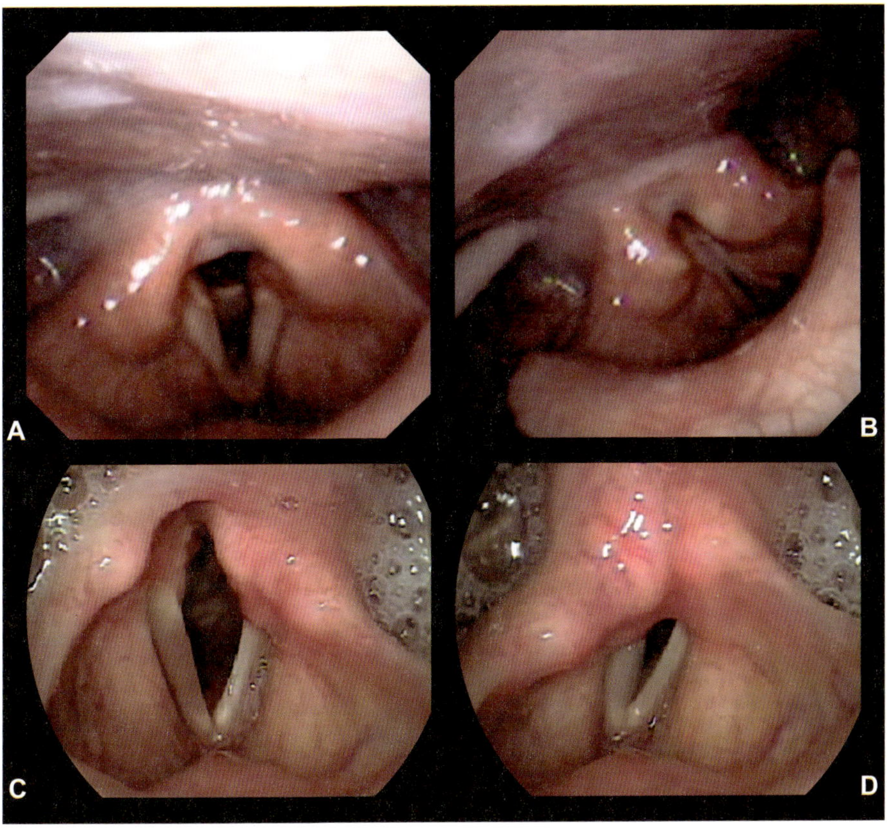

Fig. 11-7. Avaliação da mobilidade das pregas vocais e do fechamento glótico. (**A**, **B**) Mobilidade preservada das pregas vocais, formação de fenda fusiforme anterior à fonação sustentada. (**C**, **D**) Paralisia de prega vocal esquerda em posição paramediana, associado a desnivelamento e formação de fenda glótica à fonação sustentada.

Após a avaliação da anatomia e mobilidade das pregas vocais, é testada a sensibilidade do paciente, por meio do toque da ponta do aparelho de nasofibroscopia em regiões da epiglote, pregas ariepiglóticas e bandas ventriculares, avaliando-se a ocorrência do reflexo de adução glótica.[5,10,13]

Avaliação Funcional

Na segunda etapa do exame, realiza-se a avaliação funcional da deglutição propriamente dita, sendo observadas as capacidades e limitações relacionadas com a deglutição. São oferecidas ao paciente quantidades e consistências progressivas de bolos alimentares corados com corante alimentar – anilina azul comestível, nas consistências de pastoso, líquido **engrossado**, líquido e sólido. Para atingir as consistências de pastoso e líquido **engrossado** utiliza-se o espessante alimentar à base de amido adi-

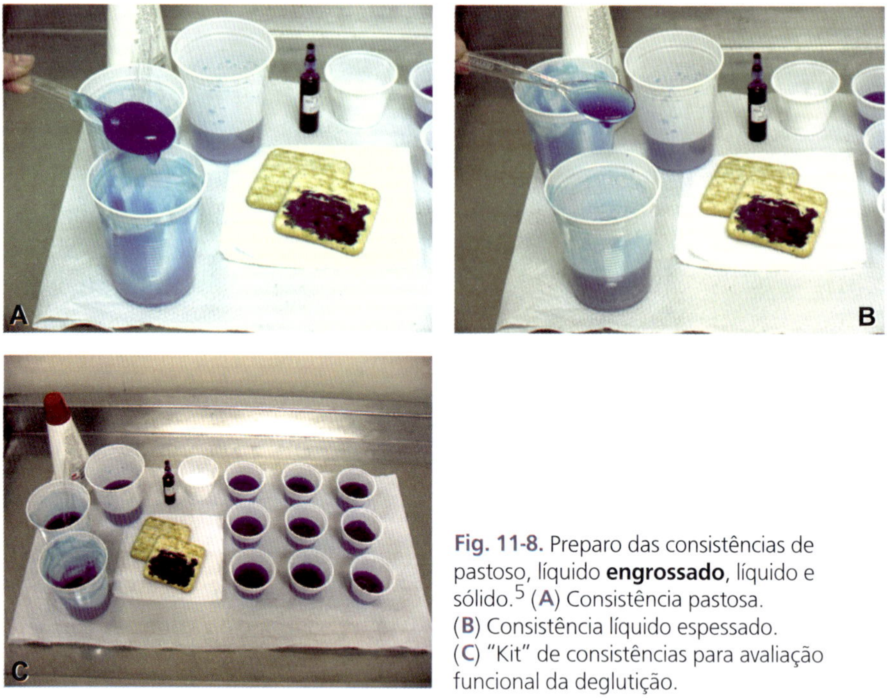

Fig. 11-8. Preparo das consistências de pastoso, líquido **engrossado**, líquido e sólido.[5] (**A**) Consistência pastosa. (**B**) Consistência líquido espessado. (**C**) "Kit" de consistências para avaliação funcional da deglutição.

cionado à água filtrada em temperatura ambiente (Fig. 11-8). O oferecimento da consistência inicia pela mais segura ao paciente: pastosos (5 mL e 10 mL e livre demanda); líquidos **engrossados** (5 mL, 10 mL e goles livres); líquidos (5 mL, 10 mL e goles livres) e sólidos (amostra livre de biscoito).[5,9,11,13] O volume é graduado na seringa, porém, ofertado na colher ou inserido diretamente na cavidade oral, caso o paciente não consiga a preensão e vedamento labial da colher.

A ASHA[15] recomenda que o teste com qualquer corante, mesmo de anilina, não seja realizado em pacientes com risco de complicações, como choque séptico, queimadura, trauma, falência renal, doença celíaca e doença inflamatória intestinal. Deve-se investigar a possibilidade de contraindicação, como alergias a corantes e procedimento de reconstruções microcirúrgicas em parte do trajeto digestório, que impedem temporariamente a administração de qualquer substância.

O paciente é posicionado adequadamente, sendo orientado a manter uma leve flexão do segmento cefálico, simulando o que ocorre durante uma refeição (Fig. 11-9). Quanto aos pacientes acamados, as avaliações são realizadas com o decúbito o mais elevado possível, tentando aproximar-se de 90°.[5,11,13]

A sequência em relação à consistência e quantidade do alimento oferecido varia de acordo com os dados obtidos na anamnese e no decorrer da avaliação clínica. Em alguns casos de maior gravidade observada na avaliação estrutural, a

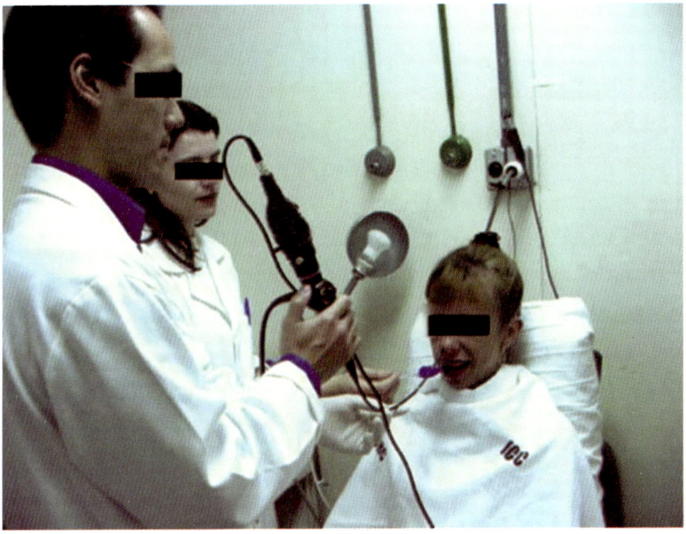

Fig. 11-9. Posicionamento do indivíduo: sentado, com controle do segmento cefálico em leve ventro-flexão.[5]

oferta de alimento é contraindicada para não expor o paciente a um risco desnecessário de aspiração, aguardando a evolução clínica para reavaliação.[5,9,13]

Para a avaliação funcional da deglutição, o aparelho de nasofibroscopia é posicionado mais superiormente na faringe, obtendo uma visão panorâmica, posterior e inferiormente à úvula (Fig. 11-10). Considerando-se que, no momento da deglutição, a laringe eleva-se e anterioriza-se, busca-se evitar o toque do

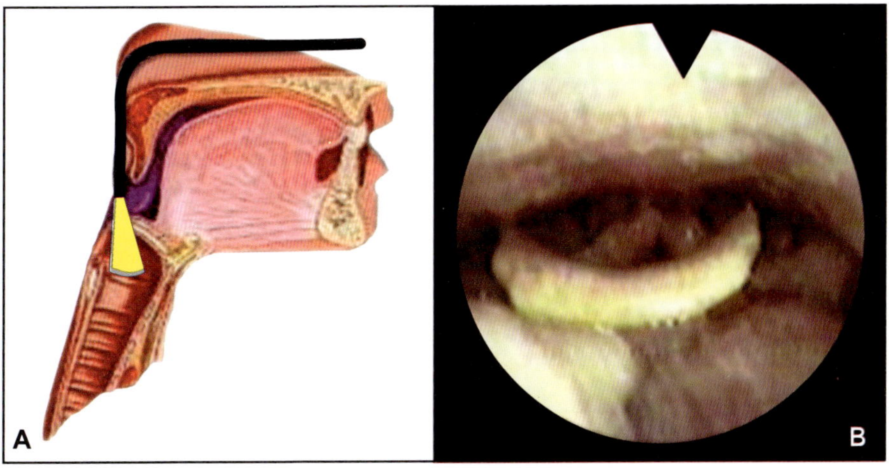

Fig. 11-10. Visão panorâmica do aparelho de fibronasofaringolaringoscopia no momento da deglutição.[5] (**A**) Visão esquemática. (**B**) Visão endoscópica panorâmica.

aparelho nas estruturas faringolaríngeas, que pode desencadear o reflexo nauseoso, com consequente comprometimento da dinâmica da deglutição.[5,11,13]

Ao ocorrerem o momento específico da deglutição e a contração das paredes faríngeas sobre o aparelho de nasofibroscopia, observa-se um bloqueio à passagem da luz, com reflexão da mesma no olho do observador e, consequentemente, o impedimento da visualização direta dos eventos da deglutição. Este momento é denominado fase de clarão (*white-out*) – (Fig. 11-11).[5,11]

Os principais eventos da fase oral observados pela FEES® são:

- Mobilidade da base da língua, quando ofertado o alimento sólido.
- Contenção do alimento na cavidade oral.
- Ocorrência do escape precoce – escape prematuro do alimento da cavidade oral para a hipofaringe antes da ocorrência da propulsão oral do bolo alimentar (Fig. 11-12).[5,13]

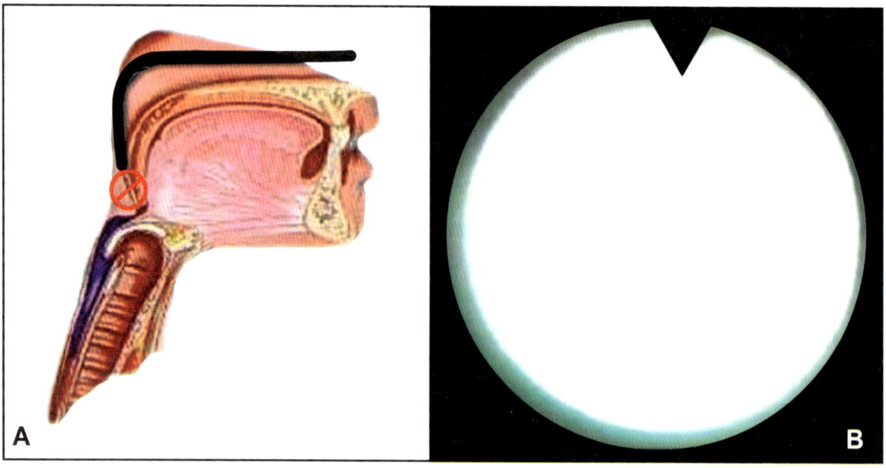

Fig. 11-11. Fase do clarão ou *white-out*.[5] (**A**) Visão esquemática. (**B**) Visão endoscópica.

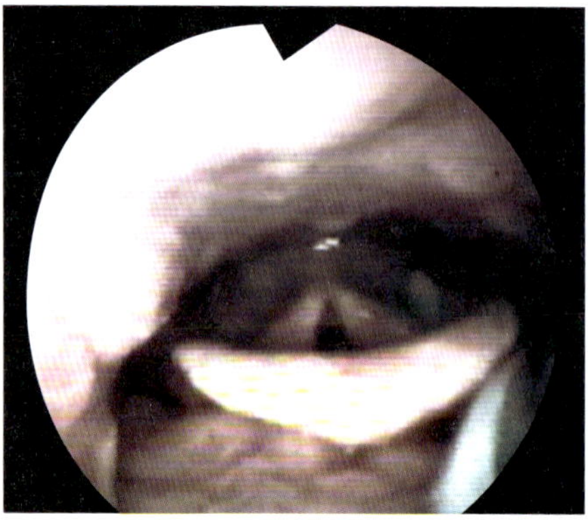

Fig. 11-12. Escape precoce por região esquerda da hipofaringe.

Os principais eventos da fase faríngea observados pela FEES® são:[5,13]

- Refluxo nasal do bolo alimentar.
- Presença de resíduos após a deglutição (Fig. 11-13).
- Ocorrência de penetração (presença do alimento no vestíbulo laríngeo, sem ultrapassar o nível das pregas vocais) (Fig. 11-14).
- Ocorrência de aspiração antes, durante ou após a deglutição (alimento passa abaixo do nível das pregas vocais) (Fig. 11-15).
- Ocorrência de reflexo de tosse ou pigarro.
- Número de deglutições necessárias para o clareamento completo ou parcial do bolo alimentar.

Durante a realização da FEES®, são testadas manobras posturais facilitadoras e de proteção das vias aéreas durante a oferta alimentar. Este momento do exame é imprescindível para orientar o programa de reabilitação do paciente disfágico. Dessa forma, as manobras são testadas objetivamente e avaliadas como eficazes ou ineficazes em auxiliar a deglutição dos resíduos (p. ex., deglutição com esforço; deglutições múltiplas; alternância de consistências alimentares – oferta de líquido para auxiliar a deglutição do resíduo sólido) e em prevenir a ocorrência da penetração e aspiração (p. ex., manobra de cabeça abaixada, manobra supraglótica ou super-supraglótica).[5,10,16]

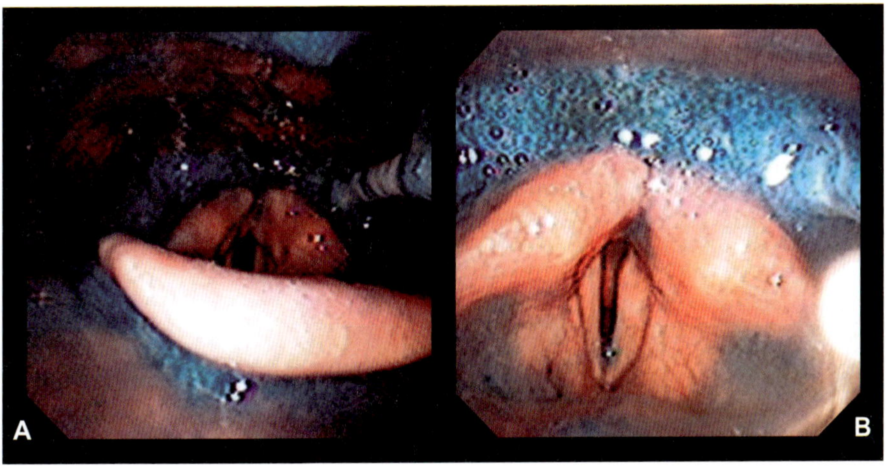

Fig. 11-13. Resíduos. (**A**) Resíduos em recessos faríngeos pós-deglutição. (**B**) Resíduos retrocricóideos e penetração.

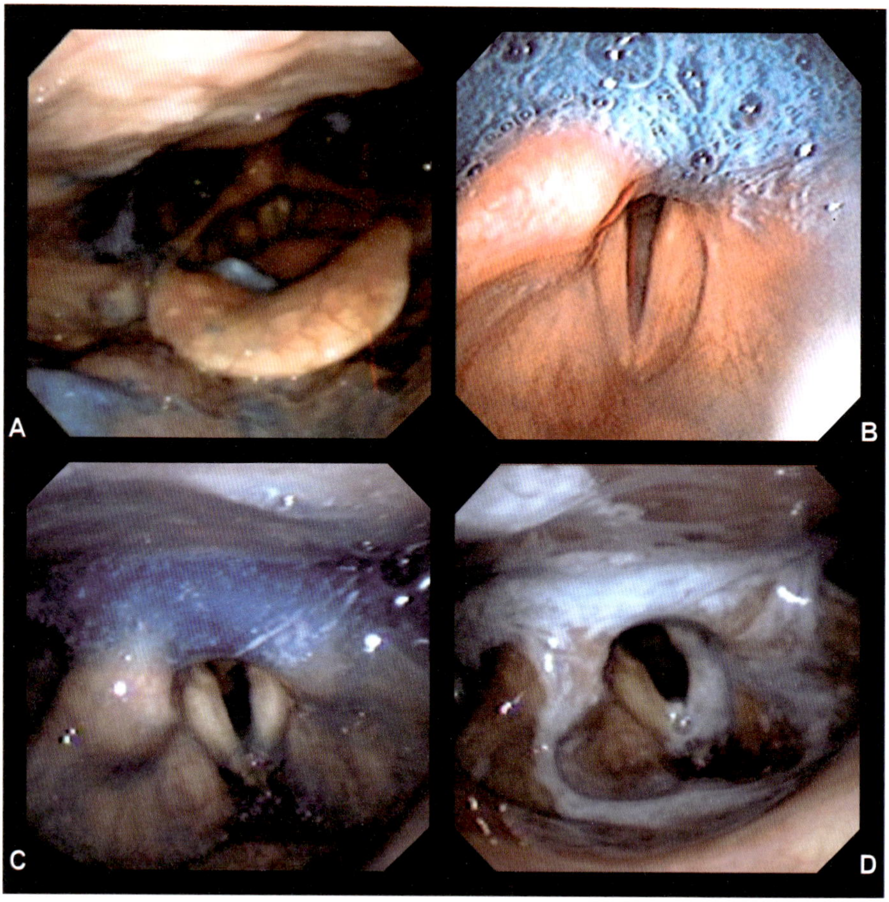

Fig. 11-14. Penetração. (**A**) Penetração em face laríngea da epiglote. (**B**) Penetração pela região interaritenóidea. (**C**) Penetração pelas pregas ariepiglóticas e região retrocricóidea, seguida de aspiração. (**D**) Penetração pelas pregas ariepiglóticas e região retrocricóidea, seguida de aspiração.

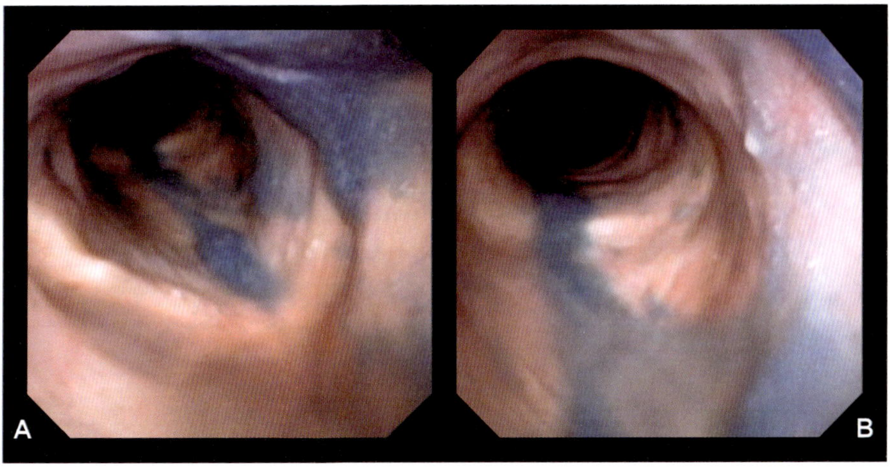

Fig. 11-15. (A) Aspiração. (B) Aspiração – realização de traqueoscopia.

Classificação

Podemos classificar a disfagia em leve, moderada e grave de acordo com alguns parâmetros.[14]

A) ***Deglutição normal***: contenção oral normal, reflexos presentes, ausência de estase salivar, alimentar e aspiração, menos de três tentativas de propulsão para clareamento do bolo.
B) ***Disfagia leve***: estase salivar em pequena quantidade, mais do que três tentativas de propulsão alimentar para cada consistência testada, presença de pequena quantidade de resíduos, **mas sem penetração ou aspiração do alimento**.
C) ***Disfagia moderada***: estase salivar em moderada quantidade e mais do que 3 deglutições para cada consistência testada, presença de resíduos em maior quantidade e diminuição da sensibilidade faringolaríngea **com penetração em vestíbulo laríngeo**. não há aspiração do alimento.
D) ***Disfagia grave***: estase salivar abundante, até mesmo com presença de saliva em região subglótica, propulsão alimentar muito baixa ou inexistente, regurgitação nasal e **aspiração do alimento ofertado**.

Por fim, as observações feitas durante as duas etapas da FEES® permitem a classificação endoscópica da gravidade da disfagia orofaríngea. Com base em todos os achados anteriores, Macedo Filho *et al.*[16] propõem uma classificação da gravidade, utilizando os seguintes critérios:

- *Grau 0*: exame normal.
- *Grau I (leve)*: estase pequena pós-deglutição, menos de três tentativas para propulsão do bolo, ausência de regurgitação nasal.

- *Grau II (moderado)*: estase salivar moderada, maior estase pós-deglutição, mais de três tentativas para a propulsão do bolo, regurgitação nasal, redução da sensibilidade laríngea, mas sem aspiração.
- *Grau III (grave)*: grande estase salivar, aumento da quantidade de resíduos pós-deglutição, propulsão débil ou ausente, regurgitação e aspiração traqueal.

Uma das escalas mais utilizadas no uso do FEES® é a escala de Penetração-Aspiração de Rosenbek,[17] que classifica, por meio de uma escala, de oito pontos:

1. Material não entra em via aérea.
2. Material entra em via aérea, permanece acima das pregas vocais e é ejetado pelo ar.
3. Material entra em via aérea, permanece acima das pregas vocais com resíduo visível e não é ejetado pelo ar.
4. Material entra em via aérea, entra em contato com as pregas vocais e é ejetado pelo ar.
5. Material entra em via aérea, entra em contato com as pregas vocais e não é ejetado pelo ar.
6. Material entra em via aérea, passa entre as pregas vocais e é ejetado para laringe ou para fora da via aérea.
7. Material entra em via aérea, passa entre as pregas vocais e não é ejetado para laringe ou para fora da via aérea apesar do esforço.
8. Material entra em via aérea, passa entre as pregas vocais e não há esforço para ejetar o material.

Inúmeros estudos vêm apresentando propostas de mensuração de resíduo. Uma delas utiliza como base a escala de Rosenbek, com acréscimo de uma escala de quatro pontos de gravidade de resíduo faríngeo: (0) sem resíduo; (1) cobertura de mucosa faríngea sem acúmulo; (2) acúmulo ou resíduo discreto; (3) acúmulo ou resíduo moderado; e (4) acúmulo ou resíduo grave.[18]

Discussões recentes criticam a limitação na classificação desse volume de conteúdo salivar ou de alimento, assim como da mensuração da gravidade por localização e quantidade de volume. A habilidade e a capacidade de reagir à presença da manifestação da disfagia são também determinantes para definir a gravidade.

Outro aspecto a ser considerado é que tanto a presença do resíduo, como da penetração e aspiração são mais percebidos quando vistos pela FEES® do que pelo VDG, como revelam estudos de análise simultânea dos exames no mesmo indivíduo disfágico.[19]

São consideradas vantagens do exame de FEES®:[5,13,16]

- Não utiliza radioatividade nem ingesta do contraste baritado.
- Resultado imediato, incluindo a liberação ou contraindicação da dieta via oral.

- Exame com capacidade portátil e de fácil manipulação.
- Procedimento realizado em qualquer ambiente (hospitalar: unidade de terapia intensiva ou semi-intensiva, enfermaria e ambulatório; como também externamente: domicílio, casas de repouso, pacientes em esquema de *home care*).
- Alterações posturais não comprometem a avaliação, uma vez que a posição do paciente encontra-se na sua fisiologia natural.

São consideradas desvantagens do exame de FEES®:[5,13,16]

- Não visualização da fase oral da deglutição (apenas dados indiretos aferidos sobre as mesmas) e da fase esofágica.
- Perda da visualização no momento exato da contração faríngea, durante a fase faríngea da deglutição, denominado "fase de clarão" ou *white-out.*
- Difícil quantificar a aspiração, prescrição feita por indícios.
- São considerados riscos do exame de fibronasofaringolaringoscopia apesar de pouco frequente: laceração da mucosa, epistaxe, reação vasovagal, laringespasmo entre outros.

Propostas Terapêuticas

Uma vez estabelecido o diagnóstico do paciente, pontuam-se as condutas terapêuticas frente ao caso:

- *Avaliação da via de alimentação:* segurança da alimentação por boca, necessidade de vias alternativas de alimentação (sonda gastroenteral, sonda nasoenteral, gastrostomia, jejunostomia).[16]
- *Medidas preventivas e de reabilitação:* fonoterapia (modificações dietéticas, manobras e ajustes posturais, manobras de proteção das vias aéreas inferiores, terapias facilitadoras, medidas de higiene oral).[16]
- *Avaliar a necessidade de condutas clínicas e/ou cirúrgicas específicas:* tratamento clínico do refluxo gastroesofágico/faringolaríngeo; medicações xerostômicas; aplicação de toxina botulínica (glândulas salivares/musculatura cricofaríngea); cirurgias facilitadoras do trânsito alimentar (miotomia do cricofaríngeo, elevação laríngea), cirurgias que visam à redução do volume salivar (submandibulectomia associada à ligadura dos ductos parotídeos) e cirurgias protetivas de vias aéreas (tireoplastia, separação laringotraqueal), outras.[14,20,21]

CONSIDERAÇÕES FINAIS

A videoendoscopia da deglutição (FESS®) permite observar a eficácia da deglutição e a integridade dos mecanismos de proteção das vias aéreas durante a oferta de alimentos de diversas consistências e quantidades, sob visão direta pelo aparelho de nasofibroscopia. Trata-se de um método objetivo que complementa a avaliação clínica e detecta alterações anatómicas e/ou funcionais das estruturas envolvidas nas fases oral e faríngea da deglutição.[5,10,11,16]

DICAS PARA LEVAR AO CONSULTÓRIO

- Certificar-se da presença da disfagia
- Identificar possíveis etiologias para a disfunção
- Descartar componentes estruturais (cistos, tumores, paralisias de prega vocais, estenoses, redundâncias, edemas entre outros)
- Certificar-se da integridade funcional das estruturas anatômicas e funcionais envolvidas na deglutição orofaríngea
- Avaliar o risco de pneumonia aspirativa
- Avaliar o risco nutricional

REFERÊNCIAS BIBLIOGRÁFICAS

1. Humbert IA, Robbins J. Dysphagia in the elderly. *Phys Med Rehabil Clin N Am* 2008;19:853-66.
2. Perlman AL, Schulze-Delrieu K. *Deglutition and its disorders*. San Diego: Singular, 1997, cap. 1.
3. Barros AP, Dedivitis RA, De Sant'Ana RB. *Deglutição, voz e fala*. Capítulo 2. Rio de Janeiro: DiLivros, 2013.
4. Marquesan ID. Deglutição – Normalidade. In: Furkim AM, Santini CS. *Disfagias orofaríngeas*. São Paulo: Pró-Fono, 1999. p. 3-18.
5. Santoro PP, Furia CL, Forte AP *et al.* Otolaryngology and speech therapy evaluation in the assessment of oropharyngeal dysphagia: a combined protocol proposal. *Braz J Otorhinolaryngol* 2011;72:201-13.
6. Jacob JS, Levy DS, Silva LMC. Disfagia, avaliação e tratamento. Rio de Janeiro: Revinter, 2003, cap. 1.
7. Bastian RW. Contemporary diagnosis of the dysphagic patient. *Otolaryngol Clin N Am* 1998;31:489-506.
8. Santoro PP, Bohadana SC, Tsuji DH. Fisiologia da deglutição. In: *Tratado de otorrinolaringologia*. São Paulo: Roca, 2003. p. 768-82.
9. Quill TE. Utilization of nasogastric feeding tubes in a group of chronically ill, elderly patients in a community hospital. *Arch Int Med* 1989;149:1937-41.
10. Langmore SE, Schatz K, Oslen N. Fiberoptic endoscopic examination of swallowing safety: a new procedure. *Dysphagia* 1988;2:216-19.
11. Santoro PP. *Avaliação funcional da deglutição por fibronasofaringolaringoscopia na doença de Parkinson: aspectos qualitativos e quantitativos*. [Tese] São Paulo: Universidade de São Paulo, 2003, 164p.
12. ASHA Guidelines – *Clinical indicators for instrumental assessment of dysphagia, special interest division 13, swallowing and swallowing disorders task force on clinical indicators*. Disponível em: <http://www.asha.org/policy/GL2000-00047/>
13. Santoro PP, Tsuji DH, Lorenzi MC *et al.* A utilização da videoendoscopia da deglutição para a avaliação quantitativa da duração das fases oral e faríngea da deglutição na população geriátrica. *Arq Int Otorrinolaringol* 2003;7:181-87.
14. Manrique D, Santoro PP. Sialorreia/Xerostomia. In: Bento RF, Voegels RL, Sennes LU *et al.* (Eds.). *Otorrinolaringologia baseada em sinais e sintomas*. São Paulo: Fundação Otorrinolaringologia, 2011. p. 143-48.
15. Swigert NB. Blue dye in the evaluation of dysphagia: is it safe? *ASHA Leader* 2003;8:16-17.

16. Macedo Filho E, Gomes GF, Furkim AM. *Manual de cuidados do paciente com disfagia.* São Paulo: Lovise, 2000.
17. Rosenbek JC, Robbins J, Roecker EV *et al.* A penetration-aspiration scale. *Dysphagia.* 1996;11:93-98.
18. Jung SH, Kim J, Jeong H *et al.* Effect of the order of test diets on the accuracy and safety of swallowing studies. *Ann Rehabil Med* 2014;38:304-9.
19. Kelly AM, Leslie P, Beale T *et al.* Fiberoptic endoscopic evaluation of swallowing and videofluoroscopy: does examination type influence perception of pharyngeal residue severity? *Clin Otolaryngol* 2006;31:425-32.
20. Santoro PP. Tratamento medicamentoso da sialorreia. In: *Deglutição, voz e fala nas alterações neurológicas.* Rio de Janeiro: DiLivros, 2013. p. 37-45.
21. Santoro PP. Tratamento cirúrgico da aspiração crônica. In: *Disfagias orofaríngeas.* Barueri: Pró-Fono, 2008. p. 207-34.

12 Videofluoroscopia da Deglutição

Simone A. Claudino da Silva Lopes ▪ Rogério A. Dedivitis

INTRODUÇÃO

A deglutição consiste em uma série de movimentos sinérgicos interdependentes, iniciados por um complexo conjunto de *inputs* sensoriais que geram pressão e força para a propagação do material ingerido pelo trato aerodigestório superior. Isto ocorre simultaneamente à proteção das via aéreas inferiores – função esfincteriana.[1] Alterações encontradas neste complexo mecanismo são consequência primária de doenças (como condições neurológicas e câncer de cabeça e pescoço) e também são efeito secundário das diversas modalidades de tratamento oncológico.[2,3]

As alterações da deglutição têm merecido grande atenção nas últimas décadas por tratar-se de uma condição que altera sobremaneira a qualidade de vida do paciente, com consequências importantes na perda de peso, afecções pulmonares e fonatórias. A nasofibroscopia e a videofluoroscopia da deglutição são os métodos de avaliação instrumental na detecção da penetração laríngea e aspiração. Penetração é a passagem do bolo alimentar da orofaringe para o espaço laríngeo acima do nível das pregas vocais, enquanto aspiração é a passagem do bolo alimentar abaixo das pregas vocais.[3,4] Penetração pode estar associadas à ocorrência de aspiração. A aspiração pode acarretar desnutrição, desidratação, pneumonia, obstrução de vias aéreas e redução na qualidade de vida.[3-8] Como ambas as situações podem ocorrer de forma silenciosa, sem sinais clínicos, como tosse e engasgos, a avaliação instrumental é imprescindível para caracterizar sua presença.[9]

Nos últimos 50 anos, vários exames de imagem vêm sendo testados a fim de identificar a fisiologia da deglutição, particularmente a sua fase faríngea, em razão da dificuldade em fazer-se o diagnóstico de alterações na deglutição e na aspiração sem a utilização dos métodos de imagem. A videofluoroscopia da deglutição consiste nas avaliações anatômica e fisiológica da deglutição. Utiliza diversos volumes e consistências alimentares. Realiza-se por meio de imagem radiológica dinâmica e tem sido considerada o padrão ouro na detecção de alterações da deglutição.[10-12] Possibilita a avaliação completa e dinâmica de todas as fases da deglutição, bem como apresenta grande sensibilidade e especificidade na detecção da presença de aspiração. Permite uma visão lateral, em que é possível observar a presença da passagem do contraste para a via aérea.[9]

OBJETIVOS E INDICAÇÕES

Os métodos de endoscopia e imagem constituem-se em uma parte da avaliação completa da deglutição. A primeira abordagem é a avaliação clínica, em que questões específicas devem ser formuladas para pacientes sob suspeita de disfagia. Os métodos de imagem proporcionam importantes informações morfológicas e funcionais das estruturas e músculos empregados na deglutição e acessam a habilidade de os pacientes deglutirem as diversas consistências e quantidades, presença de secreções e como os pacientes reagem a elas, permitindo ainda adequar manobras de proteção das vias aéreas.

Quando a avaliação clínica completa não é capaz de responder questões importantes quanto à deglutição, algum método de imagem está indicado para esclarecer o diagnóstico topográfico da disfagia – oral, faríngea, esofágica ou combinações.

As seguintes razões foram elencadas para realizar videofluoroscopia da deglutição:[13]

A) Identificar anatomias normal e anormal e fisiologia da deglutição.
B) Avaliar a integridade da proteção das vias aéreas antes, durante e após a deglutição.
C) Avaliar efetividade de posturas, manobras, modificações do bolo e ganhos sensoriais na maximização da segurança e eficácia da deglutição.
D) Fornecer recomendações em relação à melhor forma de fornecer nutrição e hidratação.
E) Determinar técnicas terapêuticas apropriadas para alterações laríngeas e de fases oral e faríngea.
F) Obter informações a fim de colaborar com a educação dos demais membros da equipe, cuidadores e recomendações aos pacientes para uma deglutição segura e eficiente.

São possíveis indicações de videofluoroscopia:[13]

A) Sinais e sintomas do paciente são inconsistentes com achados da avaliação clínica.
B) Necessidade de confirmação de uma hipótese diagnóstica e/ou auxiliar na determinação de diagnóstico médico diferencial.
C) Necessidade de confirmação e/ou diagnóstico diferencial de disfagia.
D) Comprometimento nutricional ou pulmonar e o questionamento se a disfagia contribui para este quadro.
E) Segurança e eficiência da deglutição continua a ser uma preocupação.
F) Paciente candidato à reabilitação de deglutição e são necessárias informações específicas para tratamento e gerenciamento.

Por outro lado, consideram-se contraindicações para realizar o exame:[13]

A) Indivíduo instável com uso de medicamentos.
B) Paciente incapaz de colaborar ou participar de avaliação instrumental.
C) O fonoaudiólogo julga que a avaliação não modificará o manejo clínico do paciente.
D) Paciente incapaz de ser posicionado adequadamente.
E) O tamanho do paciente impede imagem adequada ou excede o limite dos dispositivos de posicionamento.
F) Alergia ao contraste (sulfato de bário).

TÉCNICA

O exame de videofluoroscopia da deglutição é realizado no setor de imagem (Radiologia) pelo fonoaudiólogo e o radiologista. Cada um traz experiências particulares para a análise das alterações de deglutição. A combinação das habilidades dos dois profissionais resulta em ótimo diagnóstico e decisões quanto ao gerenciamento.[14] Em alguns casos, o técnico em radiologia pode auxiliar no manejo da máquina, e o técnico de enfermagem no posicionamento do paciente (Fig. 12-1).

O fonoaudiólogo é responsável por avaliar a anatomia e fisiologia da deglutição orofaríngea e examinar a efetividade das intervenções/estratégias selecionadas para eliminar aspiração ou excesso de resíduos na faringe. O profissional deve

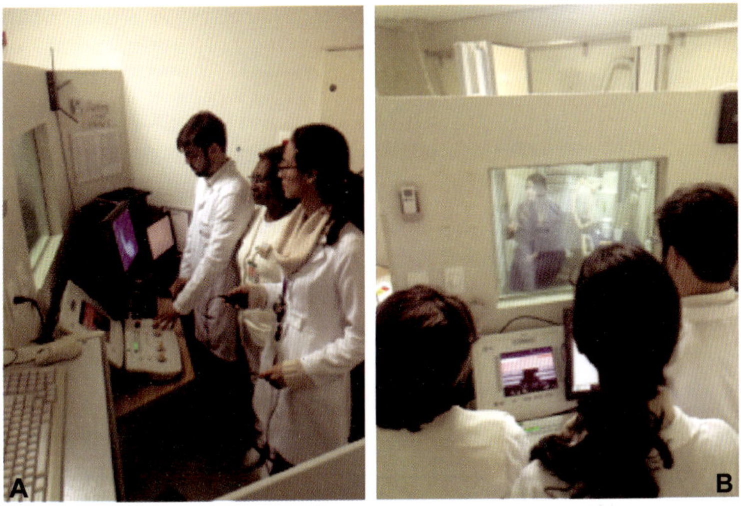

Fig. 12-1. (**A**) Sala de controle do exame com os profissionais que o executam (da esquerda para direita, fonoaudiólogo, técnica de enfermagem e radiologista). (**B**) Nesta imagem é possível visualizar o paciente através do vidro de proteção.

ser altamente treinado e ter competência para avaliar os parâmetros de deglutição de bebês, crianças, jovens, adultos e idosos.

O radiologista possui vasto conhecimento da anatomia da cavidade oral e faringe e variáveis anatômicas e patológicas. Sua formação possibilita maior segurança em relação à radiação e tempo de exposição; pode auxiliar na compreensão dos problemas médicos do paciente (doença de base); e sugerir próximos passos em relação aos cuidados gerais com o paciente.

O técnico em radiologia auxilia ao cuidar para que o equipamento de videofluoroscopia esteja ligado no modo e configuração adequada; garantir a identificação do paciente e gravação do exame adequadas; ajudar na monitorização de pacientes críticos durante a realização do exame; auxiliar o fonoaudiólogo e o radiologista em questões referentes aos equipamentos necessários ao exame.

Caso não haja um médico acompanhando a execução do exame, cabe ao fonoaudiólogo somente avaliar e comentar a fisiologia da deglutição e suas funções. Diagnósticos médicos nunca devem ser dados pelo fonoaudiólogo (por exemplo: presença de tumor e refluxo gastroesofágico).

Apesar da presença de um médico/radiologista não ser exigida pela ASHA, sugere-se atenção às exigências do hospital e planos de saúde que, em sua maioria, exigem a participação deste profissional na equipe.

Isto não significa que o médico/radiologista deva estar presente durante a realização do exame, porém, deverá assistir à gravação do mesmo e contribuir na confecção e conclusão do laudo.

Equipamentos

- Equipamento de radiografia (fonte de raios X).
- Detector de raios X, conectado a um monitor por um sistema de televisão.
- Sistema de gravação – DVD, videocassete, *videoloop*, *work station*, *software* de gravação (Fig. 12-2).
- Amplificador de som e microfone.

É importante que o equipamento de radiografia esteja em condições adequadas para evitar altas doses de exposição à radiação. A dose recebida em um determinado exame distribui-se de modo variável no corpo, sendo máxima na pele que recebe o feixe primário de radiação. A dose recebida em um determinado exame depende, em grande parte, do tipo do equipamento utilizado, fatores técnicos empregados, habilidade dos profissionais e grau de cooperação do paciente durante a realização do exame.[15]

A dose efetiva média anual não deve exceder 20 mSv (milisievert) em qualquer período de cinco anos consecutivos, não podendo exceder 50 mSv em nenhum ano (4 mSv/mês).[16]

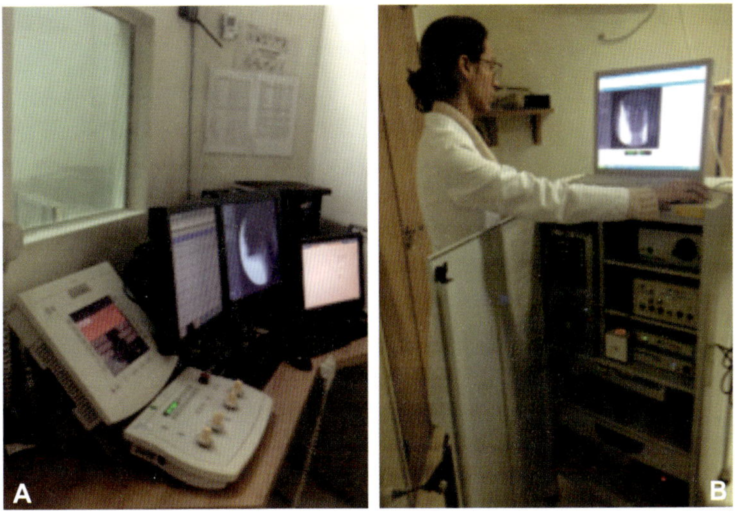

Fig. 12-2. (A) Mesa telecomandada e (B) sistema de gravação (*work station*).

Alguns parâmetros são estabelecidos para reduzir a exposição do profissional durante o exame:

- Distância da fonte da radiação, se a distância para a fonte de radiação for dupla, a exposição do fonoaudiólogo reduz em um quarto.
- Tempo de duração do exame varia de 3 a 5 minutos do tempo de radiação[17] e 10 a 15 minutos de tempo total do exame, incluindo orientações, posicionamento etc.).
- Equipamentos para proteção radiológica (Fig. 12-3):
  - Dosímetro.
  - Avental de chumbo.
  - Óculos plumbíferos.
  - Luvas de chumbo.
  - Protetor de tireoide.
  - Protetor de gônadas.
  - Saiote de chumbo.
  - Colimadores.
  - Paredes blindadas.
  - Vidros plumbíferos.

A dosimetria em pacientes durante a realização da videofluoroscopia (VF) da deglutição foi avaliada e, na comparação à dosimetria do deglutograma (raios X estáticos), encontrou-se que a radiação durante a VF é 13 vezes menor.[18] A radiação na VF é alta quando o aparelho está mal regulado e se o exame for realizado em tempo excedente a 8 minutos.

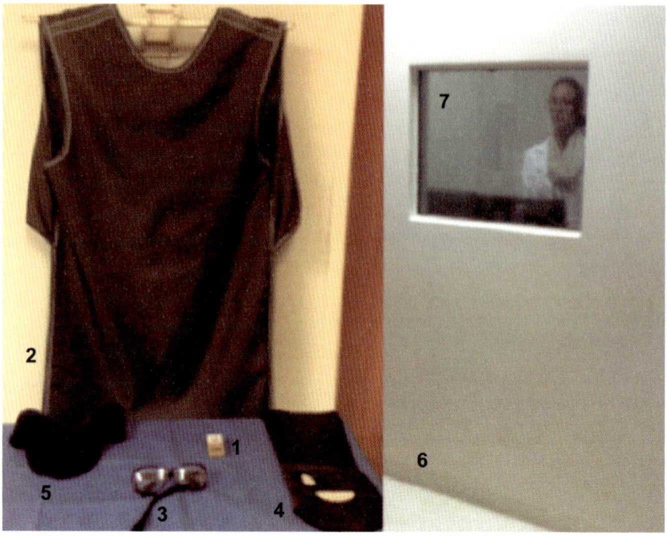

Fig. 12-3. Equipamento de proteção radiológica. 1. Dosímetro; 2. avental de chumbo; 3. óculos plumbíferos; 4. luvas de chumbo; 5. protetor de tireoide; 6. paredes blindadas; 7. vidros plumbíferos.

Projeções e Regiões

Tradicionalmente, o exame é realizado na visão lateral, com os posicionados sentados, com o foco da imagem fluoroscópica definida anteriormente pelos lábios, superiormente pelo palato duro, posteriormente pela parede posterior da faringe e inferiormente pela carina primária e esôfago– na altura da 7ª vértebra cervical (Fig. 12-4).

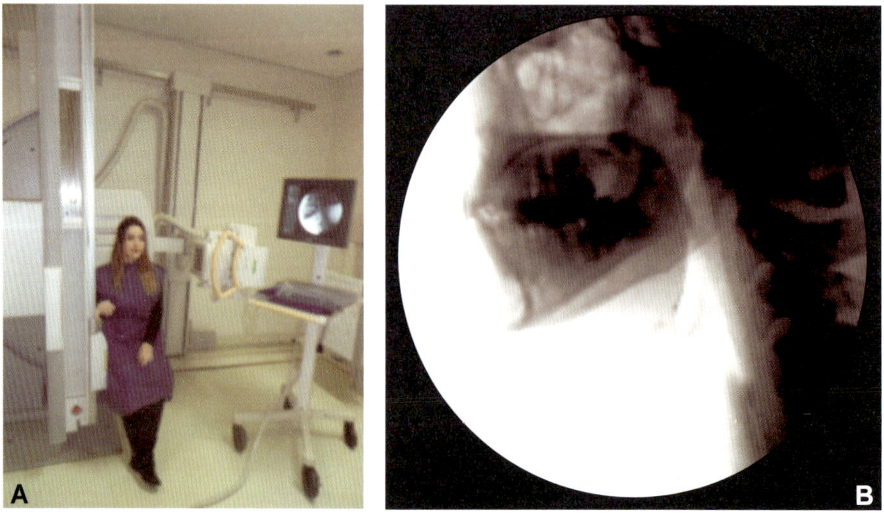

Fig. 12-4. (**A**, **B**) Campo visual do exame de videofluoroscopia na incidência lateral.

Na visão lateral avaliam-se:

- Mobilidade de língua, mandíbula, osso hioide, palato mole, laringe, músculos constritores faríngeos, abertura e fechamento do esfíncter esofágico superior.
- Fluxo anteroposterior do bolo alimentar da cavidade oral, descendo pela faringe e através do esfíncter esofágico superior.
- Estimativa de retenção (estase) de alimento contrastado após a deglutição.
- Identificação de penetração e aspiração.

Visão anteroposterior (Fig. 12-5):

- Essencial para completar avaliação da faringe.
- Permite visualizar estruturas que ficam obscuras na visão lateral.
- Avalia a simetria do fluxo do alimento ao redor da epiglote e laringe.
- Avalia a simetria da movimentação da aritenoide.
- Constrição faríngea.
- Abertura do esfíncter esofágico superior.
- Pode ainda demonstrar alterações anatômicas (p. ex., divertículo faríngeo).

A visão oblíqua não faz parte do protocolo de rotina do exame de videofluoroscopia. Geralmente, é utilizada para delimitar anormalidades anatômicas (divertículos posterolaterais), fistulas, alterações do esfíncter esofágico inferior.

É importante assegurar que o exame retratará como o indivíduo alimenta-se habitualmente. Dessa forma, o fonoaudiólogo tem que questionar paciente, família e acompanhantes, se é necessária a utilização de cadeira especial, reclinação (deformidades da coluna ou instabilidades de tronco) e utensílios utilizados

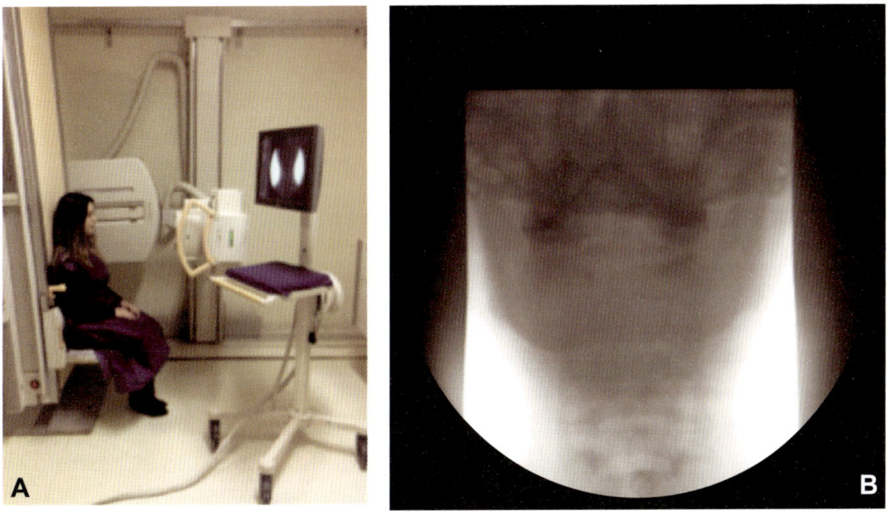

Fig. 12-5. (A, B) Campo visual do exame de videofluoroscopia na incidência anteroposterior.

durante a alimentação. A posição desconfortável e oferta do alimento em utensílio diferente do que o paciente está habitualmente alimentando-se podem interferir no resultado do exame e gerando resultados enganosos e recomendações de tratamentos inadequadas.

Protocolos

Os protocolos devem ser adequados à idade do paciente no que diz respeito à consistência, viscosidade, apresentação, uso de utensílios e adaptações em relação à postura.

No A.C. Camargo Cancer Center, o exame é realizado com contraste de bário, na diluição de 66,7% com água. O protocolo-guia é realizado com as consistências líquida (50% de bário com 50% de suco *diet* sabor uva), líquido espessado (néctar e pudim, conforme prescrição do espessante) nos volumes de 5 mL (2 colheres) e 20 mL, ofertados no copo e sólido (bolacha água e sal contrastada com líquido espessado, pudim). Em alguns casos, ofertamos líquido espessado, mel e semissólido – mamão contrastado com líquido espessado, pudim (Fig. 12-6).

As formas de oferta também podem variar, dependendo do que o paciente utiliza durante a alimentação, desde canudos, seringas e mamadeiras entre outros.

As instituições desenvolvem protocolos a fim de uniformizar as avaliações objetivas, facilitando a replicação do estudo, regularizando a abordagem entre os diversos examinadores, aumentando o controle de qualidade e reduzindo a probabilidade de terapeutas, inadvertidamente, não executarem todas as etapas do exame, principalmente para fonoaudiólogos inexperientes.

O fonoaudiólogo, por sua vez, tem que ser capaz de realizar uma abordagem individualizada, priorizando a necessidade do paciente, adequando o exame à situação clínica individual.

É de suma importância que o fonoaudiólogo que executa o exame tenha informações da avaliação clínica ambulatorial ou à beira do leito, seleção de consistências, utensílios, quantidade (volume), tolerância do paciente ao exame (con-

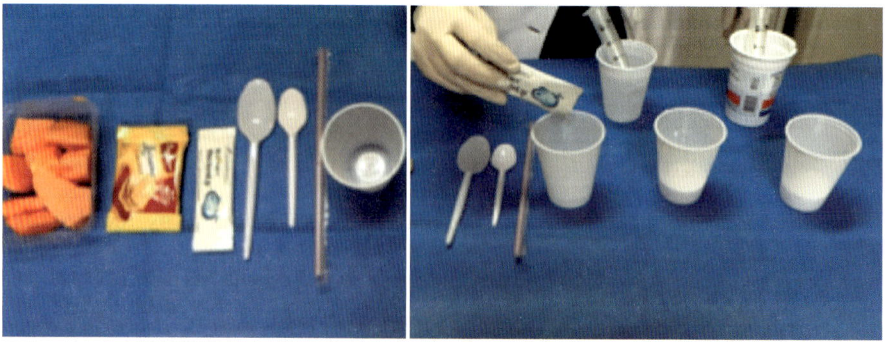

Fig. 12-6. Exemplo de consistência e utensílios utilizados durante exame.

dições clínicas, quadro pulmonar) e utilização de diferentes alimentos na avaliação (arroz, feijão, frutas, pães específicos etc.). Quando o paciente apresenta achados alterados, o fonoaudiólogo deve sair da sequência do protocolo e introduzir: modificações de postura, consistência e volume do bolo.

Na literatura, não foram encontradas reações ou complicações relacionados com aspiração do sulfato de bário durante a VF.[19] As alergias ao sulfato de bário são raras, 2/1.000.000.[20] Entretanto, durante a realização do exame, é importante observar se o paciente apresenta alguma reação, como agitação, mudança no padrão de respiração, alterações no nível de alerta, alterações na cor, náuseas e vômitos e mudanças no estado de saúde (tosse, sudorese, taquicardia) que podem ser avaliadas com oxímetro de pulso, monitor de frequência cardíaca entre outros.

ACHADOS DE NORMALIDADE

Durante muitos anos, a análise das fases da deglutição baseava-se no estudo da anatomia e fisiologia de pessoas com disfagia. Entretanto, com o passar das décadas, observou-se a necessidade de compreender-se, de forma mais aprofundada, a fisiologia da deglutição em indivíduos saudáveis, sem queixas de deglutição, assim como as modificações decorrentes do processo de envelhecimento. Isto porque parâmetros, como a penetração laríngea, anteriormente valorizada em indivíduos com problemas de deglutição, passaram também a ser encontrados em indivíduos saudáveis, como um achado de exame, sem nenhuma implicação patológica ou mesmo dissociada de queixas. Além disso, a limitação das medidas subjetivas fez surgir a necessidade de recursos, de escalas e de programas computadorizados, buscando-se a objetivação, a obtenção de dados numéricos, a uniformização da linguagem, auxiliando, assim, a diferenciação entre uma deglutição normal de uma patológica.[21]

Para análise da videofluoroscopia da deglutição, é necessário o conhecimento da anatomia e fisiologia em um exame normal, para que saibamos identificar possíveis alterações (Fig. 12-7).

A deglutição é o ato total da introdução do alimento na cavidade oral até sua entrada no estômago. É um processo dinâmico e rápido (20 segundos), didaticamente dividido em quatro fases: preparatória, oral, faríngea e esofágica. Envolve um complexo grupo de estruturas interdependentes, 25 músculos faciais e orais, conectadas ao mecanismo neuronal (nervos cranianos e os sistemas sensório-motor e límbico).[22]

1. **Fase preparatória oral**: ocorre a preparação do bolo, tendo os líquidos preparo mínimo e, para os sólidos, com a mastigação com as suas três fases: incisão, trituração e pulverização. Os lábios, língua, mandíbula, palato e bochechas participam dessa fase junto ao fluxo salivar. É necessário um bom vedamento labial (Fig. 12-8A) para que não ocorra nenhum escape, princi-

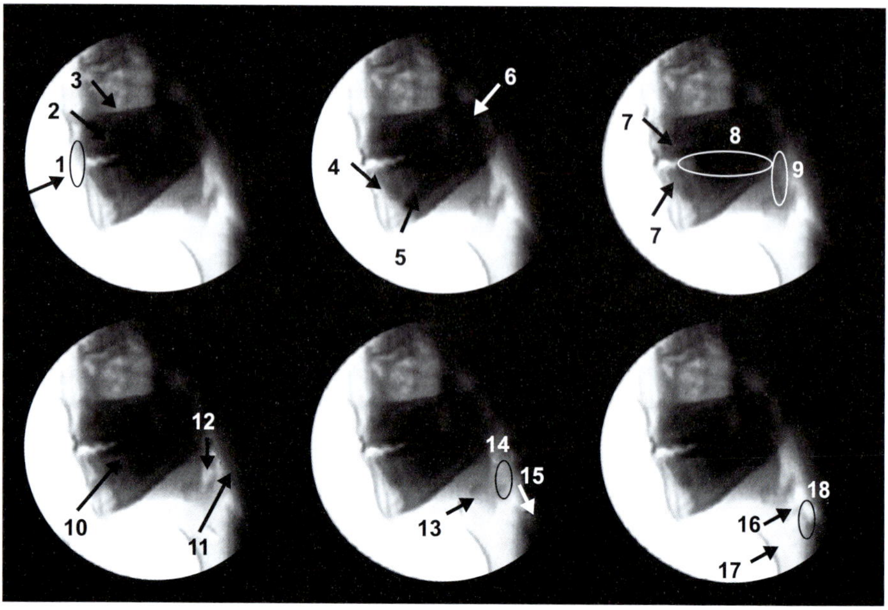

Fig. 12-7. Estruturas anatômicas na incidência lateral: 1. lábios; 2. palato duro; 3. nasofaringe; 4. sulco anterior; 5. sulco lateral; 6. palato mole; 7. dentes; 8. língua; 9. base da língua; 10. soalho da boca; 11. parede posterior da faringe; 12. valécula; 13. osso hioide; 14. epiglote; 15. esfíncter esofágico superior; 16. aritenoide; 17. pregas vocais; 18. recessos piriformes.

palmente com alimentos liquidificados. O bolo é colocado entre a língua e o palato duro (Fig. 12-8B). O palato mole fica em posição mais baixa, prevenindo que o bolo caia na faringe antes da deglutição, a faringe e a laringe estão em repouso, a via aérea está aberta, e a respiração nasal continua até que a deglutição ocorra (Fig. 12-8C). Ela pode ser dividida em fase de transferência (região dos molares, onde bolo pode ser mastigado) e fase de redução (mastigação, trituração e mistura à saliva para formação do bolo).[23] Sabor, temperatura, viscosidade e tamanho do bolo têm relação com a duração dessa fase, por isso, sua duração é variável.

2. **Fase oral**: inicia com o posicionamento do bolo alimentar na porção central da língua e termina com o início da fase faríngea. Ocorre a contração dos lábios e bochechas (Fig. 12-8D1). Nessa fase, a ponta da língua apoia-se contra as bordas dos alvéolos maxilar ou incisivos superiores (Fig. 12-8D2). Quando o bolo é levado para faringe (Fig. 12-8E1), ocorrem a elevação e a posteriorização do palato mole (Fig. 12-8E2), para que a comida não entre na nasofaringe (Fig. 12-8F1). A laringe permanece em repouso (Fig. 12-8F2). Esta fase dura cerca de 1 segundo. A base de língua contra o palato mole previne a perda prematura do bolo. Ocorre a elevação do véu palatino, à medida que os lábios e os músculos bucais contraem para construir pressão e reduzir o

volume da cavidade oral, abaixando da base da língua e a elevação diferencial da porção anterior e média da língua, iniciando a propulsão do bolo para faringe.[24]

3. **Fase faríngea**: os eventos mais importantes englobam o fechamento velofaríngeo (Fig. 12-8G), a contração dos músculos constritores faríngeos (por meio dos movimentos peristálticos da faringe, o movimento da base de língua, principal força geradora de pressão para o trânsito faríngeo e o efeito de limpeza, para que não ocorra estase – Fig. 12-8H), o fechamento laríngeo, elevação da laringe e hioide em direção à base da língua (Fig. 12-8I) e abertura do músculo cricofaríngeo (Fig. 12-8J). Esta fase dura de 1 a 2 segundos, dependendo da consistência e do tamanho do bolo e se é contínua ou evento único.
4. **Fase esofágica**: a fase esofágica consiste em uma onda peristáltica automática, que leva o bolo ao estômago. Ocorre uma série de eventos, como a abertura do esfíncter, por meio do relaxamento do tônus e pela movimentação do complexo hiolaríngeo; fechamento do esfíncter esofágico superior e ação peristáltica. A duração varia de 8 a 20 segundos.

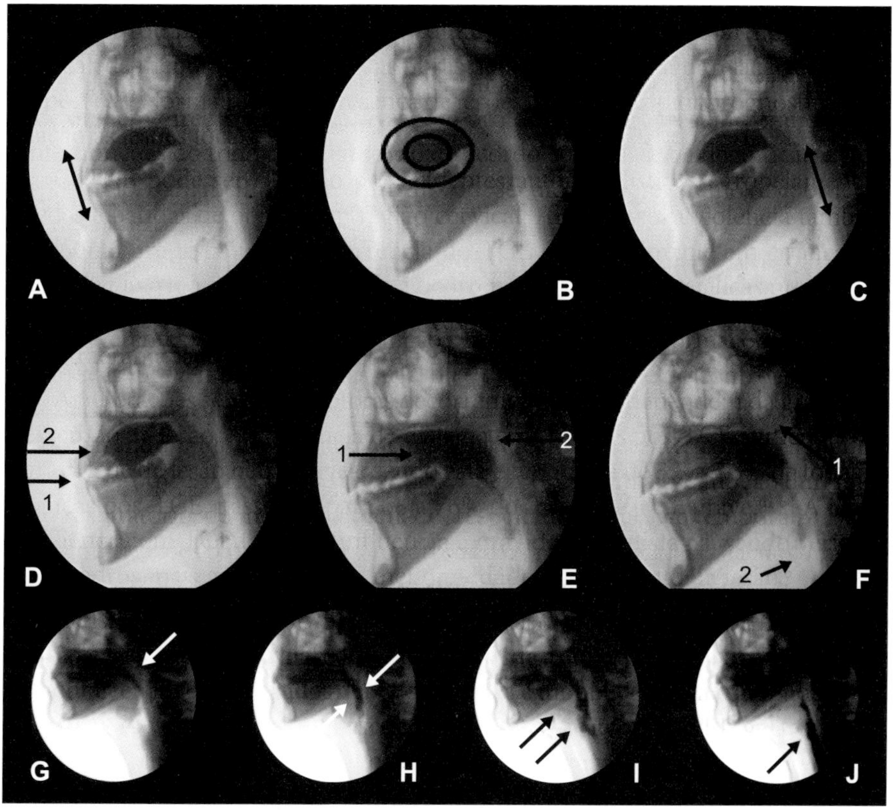

Fig. 12-8. Principais eventos. (**A-C**) Fase preparatória oral. (**D-F**) Fase oral. (**G-J**) Fase faríngea.

A fisiologia da fase faríngea tem sido estudada como um desafio, especialmente em indivíduos saudáveis. Os clínicos e pesquisadores necessitam de uma referência do que é a deglutição normal para a correta demarcação da disfagia.

A localização do início da fase faríngea anteriormente era descrita como reflexo da deglutição e iniciava quando o bolo passava pelos pilares tonsilianos. É consenso entre os diversos autores que a cabeça do bolo seja o ponto de referência para o início da fase faríngea da deglutição.[25] A entrada prematura de bolo na faringe antes do início de certos movimentos estruturais era considerada "atraso". Estudos recentes mostram início em vários sítios orofaríngeos.[14,25-33] Consideramos início da fase faríngea quando ocorre o movimento brusco do osso hioide. Para a classificação, utilizamos uma escala de 5 pontos: 0. quando inicia no ângulo posterior da mandíbula; 1. valécula; 2. hipofaringe (superior aos recessos piriformes); 3. recessos piriformes; e 4. ausência de resposta (Fig. 12-9).[17,32]

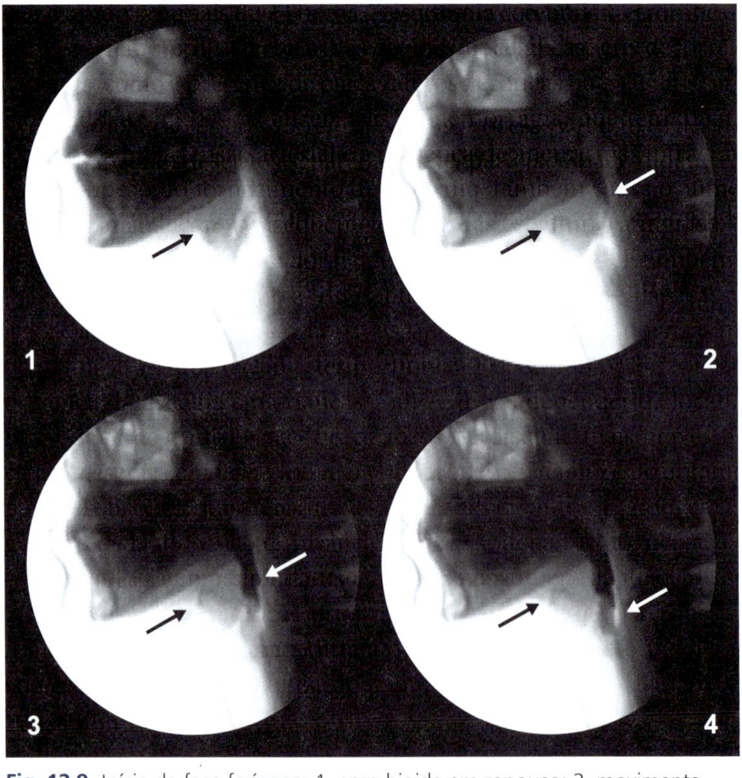

Fig. 12-9. Início da fase faríngea: 1. osso hioide em repouso; 2. movimento brusco do osso hioide em *slow motion* (quadro a quadro), quando a cabeça do bolo atinge valécula iniciando fase faríngea; 3. iniciando em hipofaringe superior; e 4. iniciando em recessos piriformes.

A estase ou resíduo na cavidade oral, orofaringe ou hipofaringe tem sido descrita por vários autores. É definida como qualquer volume do bolo que sobra em qualquer estrutura, após a primeira deglutição. Entretanto, sua definição, forma de análise e graduação também variam de acordo com cada pesquisador e ainda não há um consenso entre as formas de se medir esta variável, subjetiva ou objetivamente.[34] É uma característica importante de transportes oral e faríngeo alterados ou incompletos. Quando é normal? Ainda não há um consenso na literatura. Alguns autores referem que uma fina camada ou uma prega de revestimento da estrutura pode ser considerada normal.[35-46]

Em relação ao tempo de trânsito faríngeo, que é descrito como a medida da velocidade do movimento do bolo através da faringe, há uma grande variabilidade, desde 0,3 até 1,77 segundo. Existem controvérsias em relação ao volume e idade.[44,47-50]

A penetração tradicionalmente era vista como alteração, na literatura tem poucos dados da frequência com que indivíduos normais têm penetração, principalmente em diferentes idades e diferentes consistências. Alguns autores relatam que um episódio de penetração no ádito de laringe sem resíduo e sem repercussão, como achado de exame, principalmente em individuo idoso, considera como deglutição dentro dos limites funcionais.[11,14,21,28-30,32,42,44,51-55]

Vale-Prodomo (2010), com objetivo de caracterizar o local de início da fase faríngea; presença, local e grau de estase na cavidade oral e faringe; presença, momento, grau e niìvel de penetração e/ou aspiração e o tempo de trânsito faríngeo durante a deglutição de líquidos em indivíduos normais, com idade acima de 40 anos e comparar a fisiologia da deglutição de acordo com volume (5 e 20 mL), gênero e idade (40 a 60 anos e > 61 anos) pela avaliação videofluoroscópica, estudou 58 indivíduos, sendo obtidas 116 deglutições. Dessas, 96 (82,8%) apresentaram local de início da fase faríngea abaixo da projeção do ângulo da mandíbula, estase em valécula (41,9%), de grau leve (79,1%). Em 17 deglutições (14,7%), observou-se penetração durante a deglutição, e uma aspiração classificada, na maior parte, no escore 2 da escala de Rosenbek *et al.* (1996).[56] O tempo de trânsito faríngeo médio observado foi de 0,71 segundo. O aumento do volume do bolo provocou maior ocorrência de estase na valécula, penetrações durante a deglutição e presença do escore 2 da escala de penetração e aspiração. Homens e mulheres não apresentaram diferenças nas medidas de local de início da fase faríngea, estase, penetração/aspiração e tempo de trânsito faríngeo. Com o aumento da idade, os indivíduos mais idosos apresentaram, em maior frequência, início de fase faríngea inferior à projeção do ângulo da mandíbula e aumento do tempo de trânsito faríngeo para 5 mL de líquido, assim como maior ocorrência de estase nos recessos piriformes para 20 mL.

ACHADOS PATOLÓGICOS

A videofluoroscopia da deglutição, por ser um exame gravado em tempo real, possibilita a observação das estruturas anatômicas e a análise dinâmica, dos eventos das fases da deglutição. A interpretação dos resultados permite uma análise qualitativa, considerando a motilidade da orofaringe, presença e grau da estase, penetrações e aspirações, caracterizando-se o momento (antes, durante ou após a deglutição) de suas ocorrências o grau, a sistematicidade.[31] Como o paciente lida com essas alterações e como o pulmão reage às alterações, por exemplo, nos casos que os pacientes apresentam aspiração, é possível observar se há presença de contraste no pulmão, o que, muitas vezes, faz com que interrompamos os exames e mudemos a conduta na terapia fonoaudiológica desse indivíduo (Quadros 12-1 a 12-3).

Quadro 12-1. Sinais e sintomas de acordo com a alteração na fase preparatória oral

Alteração na Fase Preparatória Oral	Sinais/Sintomas
Mobilidade de língua ▪ Movimento anteroposterior, lateral e vertical	Alteração na formação do bolo/mastigação Estase na cavidade oral e na valécula Aspiração antes da deglutição
Mobilidade de mandíbula	Alteração na mastigação
Redução da tensão bucal	Alteração na formação do bolo Aspiração antes da deglutição
Vedamento labial	Incontinência oral Alteração na formação do bolo
Sensibilidade oral	Perda prematura do bolo Aspiração antes da deglutição

Adaptado de Barros *et al.* 2009.[57]

Quadro 12-2. Sinais e sintomas de acordo com a alteração na fase oral

Alteração na Fase Oral	Sinais/Sintomas
Mobilidade de língua ▪ Movimento anteroposterior, vertical	Alteração no trânsito oral Aumento do tempo de trânsito oral Estase na cavidade oral e valécula Penetração/aspiração antes da deglutição
Redução da tensão bucal	Alteração na formação do bolo Penetração/aspiração antes da deglutição
Vedamento labial	Incontinência oral Alteração na formação do bolo
Sensibilidade oral	Penetração/aspiração antes da deglutição

Adaptado de Barros *et al.* 2009.[57]

Quadro 12-3. Sinais e sintomas de acordo com a alteração na fase faríngea

Alteração na Fase Faríngea	Sinais/Sintomas
Esfíncter velofaríngeo	Penetração nasal/escape nasal
Peristaltismo faríngeo	Estase faríngea Penetração/aspiração após a deglutição
Redução da elevação laríngea	Redução do fechamento laríngeo Penetração/aspiração durante a deglutição Penetração/aspiração após a deglutição
Redução do fechamento laríngeo	Penetração/aspiração durante a deglutição
Redução da sensibilidade laríngea	Aspiração silente

Adaptado de Barros *et al.* 2009.[57]

Estases

A estase é definida após a retenção do bolo na estrutura após a primeira deglutição. Para a classificação da estase, usamos duas escalas, uma usa como parâmetro a linha do bário que fica na estrutura, utilizada para quantificar estases na língua, base de língua e parede posterior de faringe. É dividida em quatro níveis: ausência ou deposição de uma fina camada de linha de bário sobre as estruturas estudadas (ausência de estase, nível 0); uma vez a linha de bário seja considerada estase discreta (nível 1); estase moderada (nível 2), quando fica duas vezes a linha de bário; e estase grave (nível 3), quando fica três vezes ou mais a linha de bário.[58] A outra escala leva em conta a altura total da estrutura, utilizada para classificar estase na valécula, recessos piriformes e esfíncter esofágico superior, sendo considerada discreta, quando a estase fica menor do que do que 25% da altura da estrutura; moderada, quando fica entre 25 e 50%; e grave, quando os resíduos excedem 50% da altura total da estrutura (Figs. 12-10 a 12-15).[43]

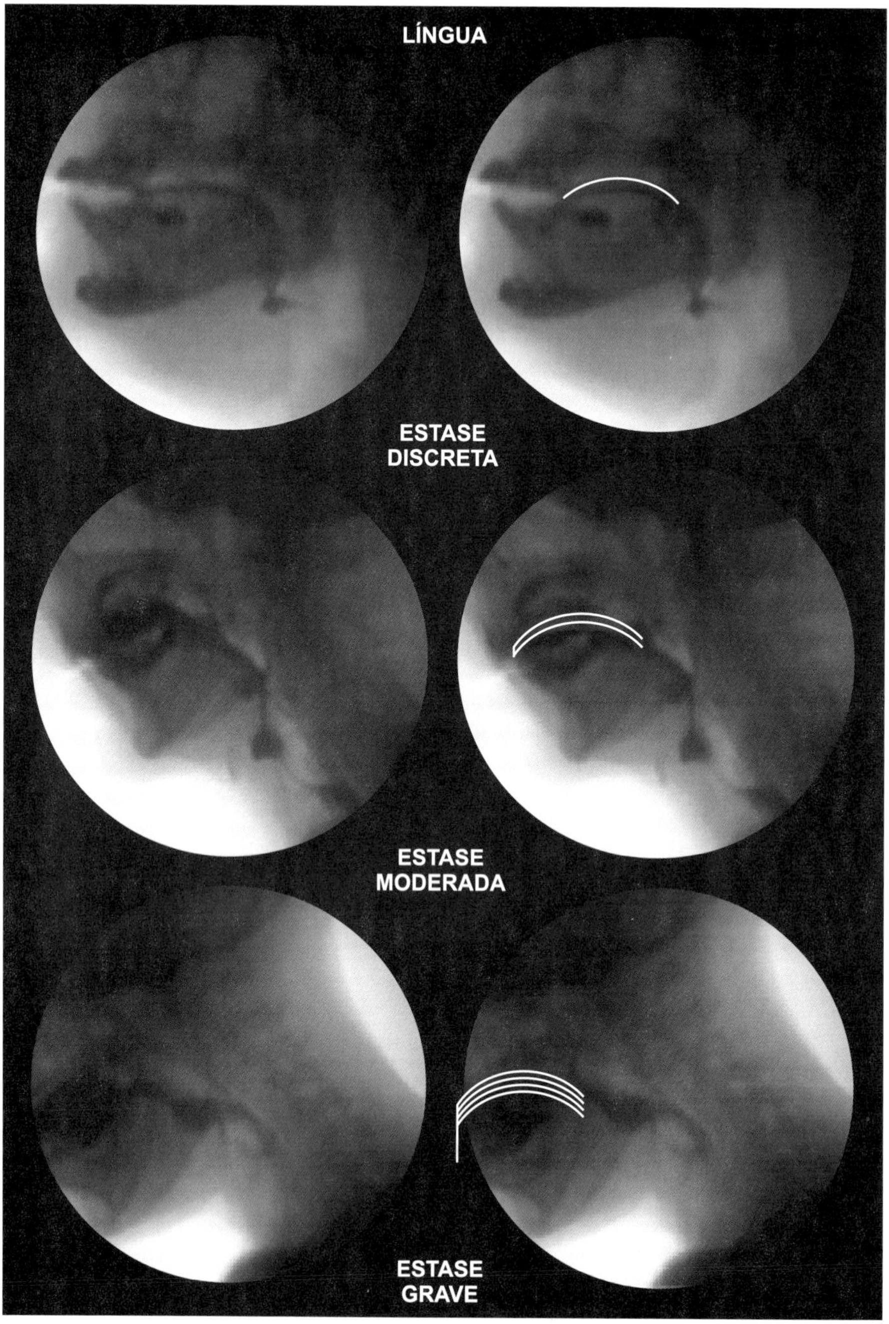

Fig. 12-10. Exemplo de grau de estase na língua de acordo com a linha de bário. Imagem à esquerda com a projeção da linha para quantificar o grau.

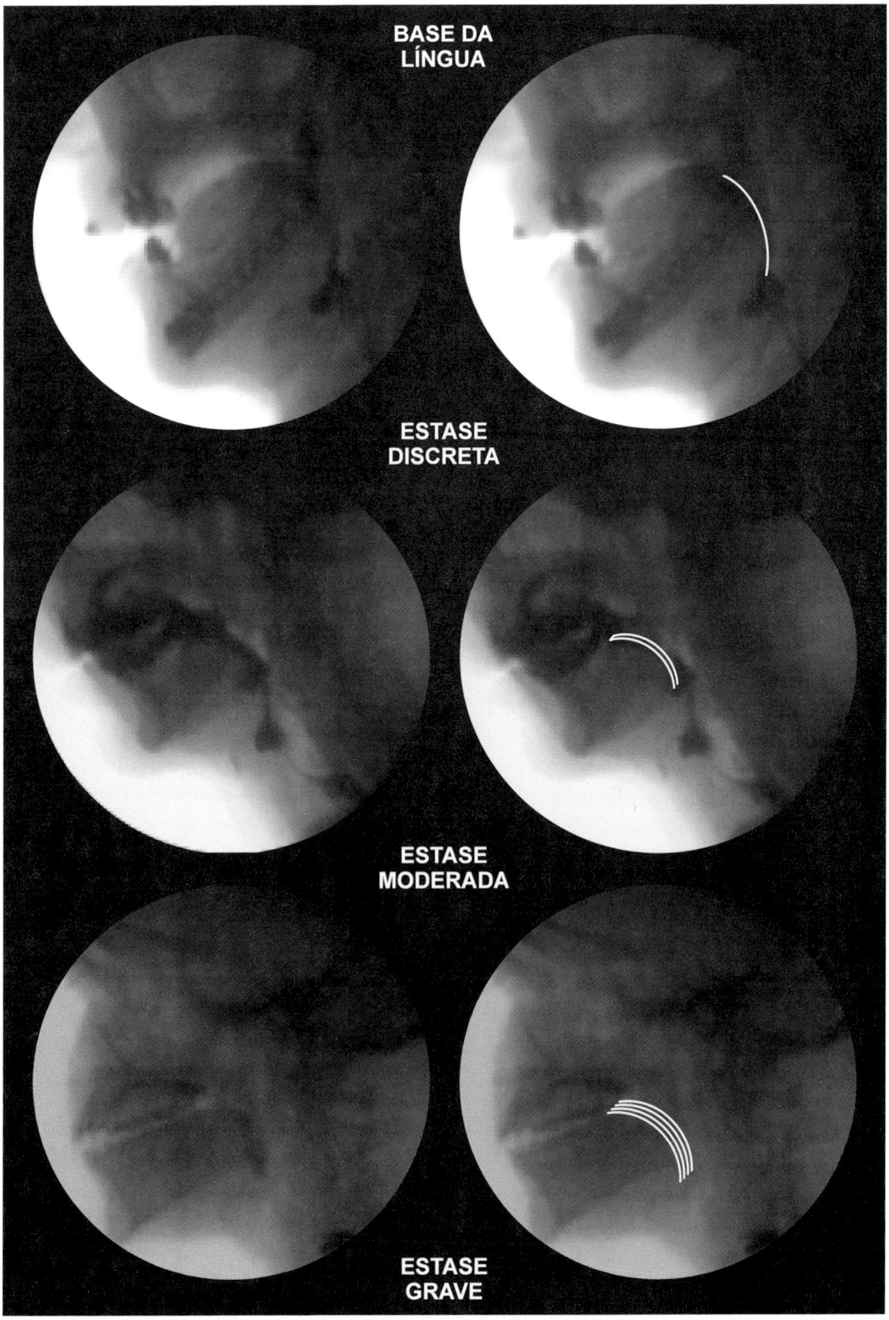

Fig. 12-11. Exemplo de grau de estase na base de língua de acordo com a linha de bário. Imagem à esquerda com a projeção da linha para quantificar o grau.

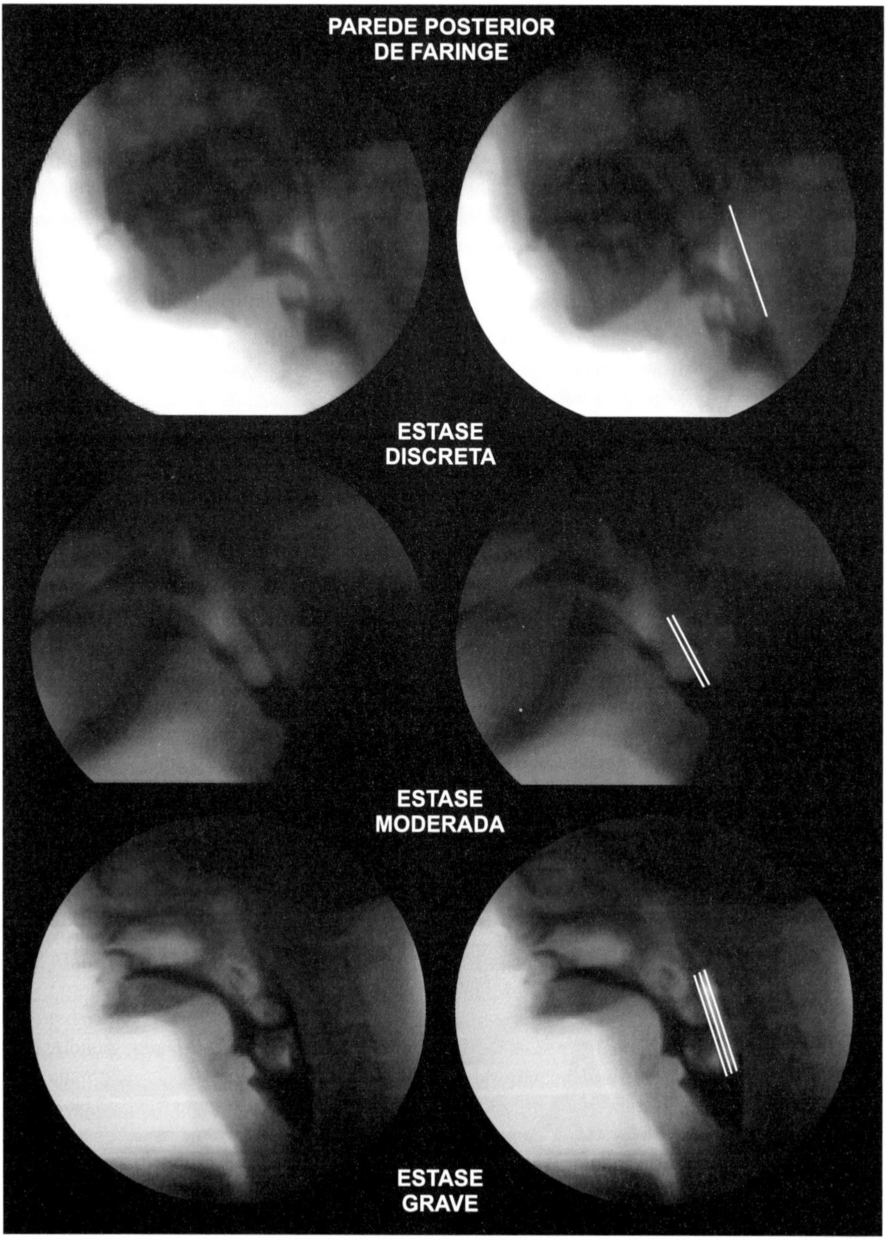

Fig. 12-12. Exemplo de grau de estase na parede posterior de acordo com a linha de bário. Imagem à esquerda com a projeção da linha para quantificar o grau.

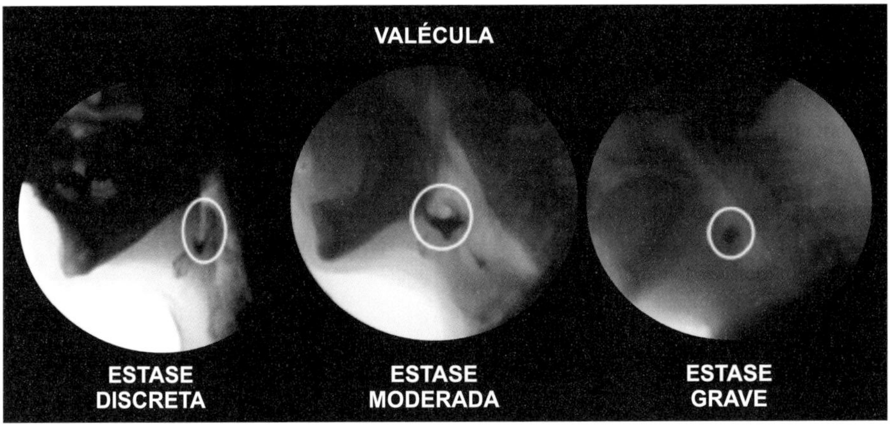

Fig. 12-13. Exemplo de grau de estase na valécula de acordo com o tamanho da estrutura.

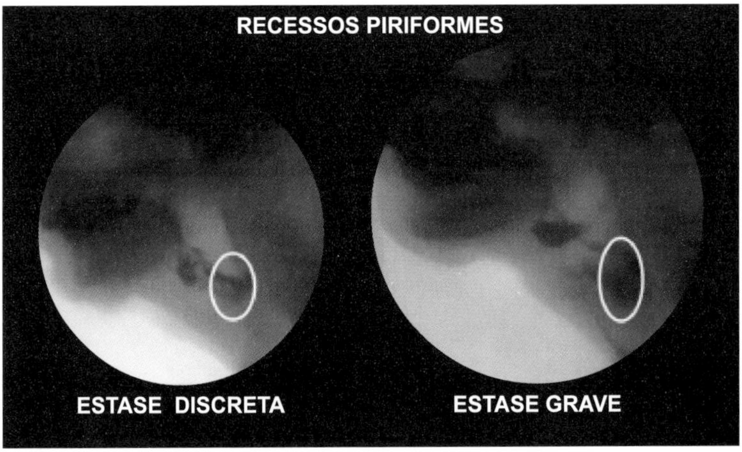

Fig. 12-14. Exemplo de grau de estase nos recessos piriformes de acordo com o tamanho da estrutura.

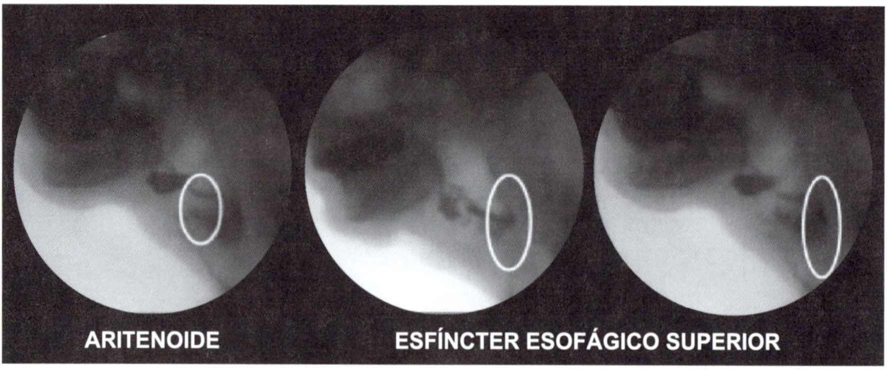

Fig. 12-15. Exemplo de estase nas aritenoides (à direita) e no esfíncter esofágico superior (imagens à esquerda). Na imagem da aritenoide, o paciente está levemente virado para o lado esquerdo, por isso, é possível visualizar as duas aritenoides.

Penetração e Aspiração

Penetração refere-se à presença de bolo alimentar na laringe sem que este ultrapasse as pregas vocais e atinja a traqueia.[14] O termo aspiração refere-se à entrada de secreção, alimento ou qualquer material estranho no interior das vias respiratórias, que se desloca para baixo do nível das pregas vocais. A aspiração pode ocorrer antes, durante ou após.[13] O bolo alimentar que penetra a laringe geralmente desencadeia o reflexo de tosse, por meio do nervo laríngeo superior e pode, então, ser expectorado. Em pacientes com distúrbios neurológicos ou com lesão do nervo laríngeo superior, o reflexo de tosse encontra-se ausente ou atrasado, dificultando ou impossibilitando a expectoração do alimento e impedindo, assim, a identificação clínica das aspirações, as chamadas aspirações silentes (Figs. 12-16 a 12-18).[14,59]

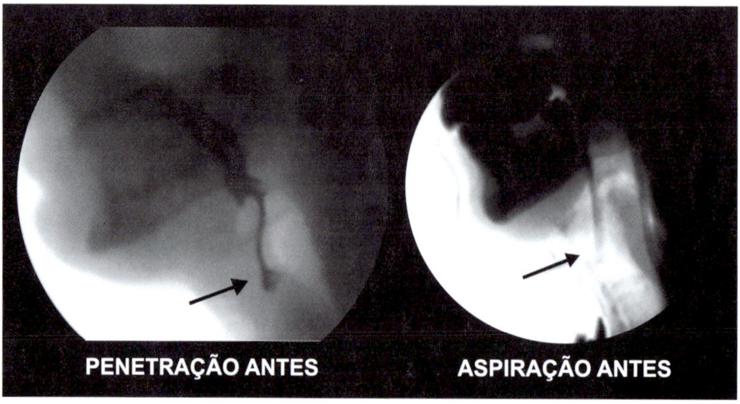

Fig. 12-16. Presença de penetração e aspiração antes da deglutição. Observe que o bolo entra na via aérea antes do início do movimento do osso hioide, laringe relaxada.

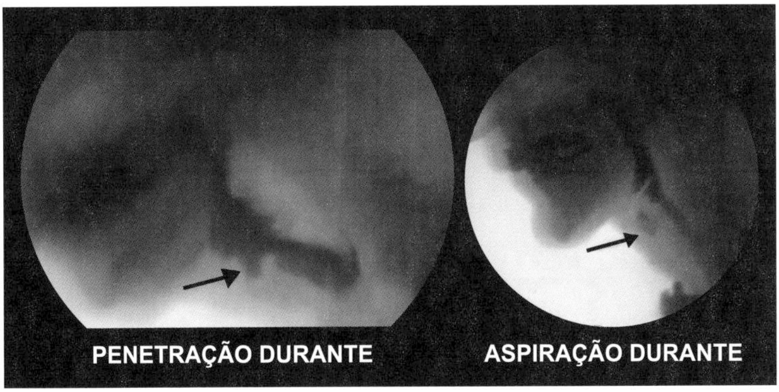

Fig. 12-17. Penetração e aspiração durante a deglutição. Observe que o bolo entra na via aérea ao mesmo tempo em que se observa o movimento do osso hioide e, simultaneamente, a elevação laríngea.

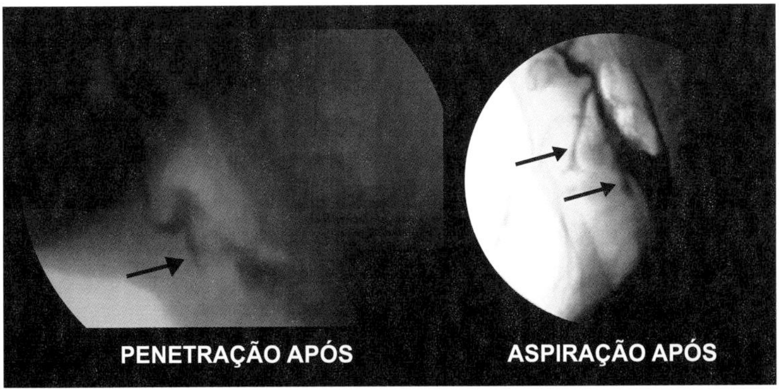

Fig. 12-18. Penetração e aspiração após a deglutição. Observe que o bolo contrastado entra na via aérea após o osso hioide e a laringe terem voltado à sua posição de repouso.

Para classificação do grau de penetração e/ou aspiração utilizamos os critérios definidos por Frederick *et al.* (1996):[38]

- *Discreta*: menos do que 10% do bolo alimentar.
- *Moderada*: até 25% do bolo.
- *Grave*: acima de 25% do bolo.

Também se utiliza a escala de penetração/aspiração de Rosenbek *et al.* (1996)[56] e Carrara-de Angelis, 2009,[60] que classifica a penetração ou aspiração, considerando-se as seguintes variáveis:

- *Nível 1*: contraste não entra em vias aéreas.
- *Nível 2*: contraste entra até acima das pregas vocais, sem resíduo.

- *Nível 3*: contraste permanece acima das pregas vocais, visível resíduo.
- *Nível 4*: contraste atinge pregas vocais, sem resíduo.
- *Nível 5*: contraste atinge pregas vocais, resíduo visível.
- *Nível 6a*: contraste passa o nível glótico, mas não há resíduo no nível infraglótico.
- *Nível 6b*: contraste passa o nível glótico, não há resíduo no nível infraglótico, e o paciente não responde (aspiração silente).
- *Nível 7*: contraste passa o nível glótico, com resíduo no nível infraglótico, apesar de o paciente responder.
- *Nível 8*: contraste passa o nível glótico com resíduo na infraglote, mas o paciente não responde (aspiração silente).

Nos pacientes oncológicos, principalmente com câncer de cabeça e pescoço temos modificações na anatomia, desta forma é importante conhecê-las para uma melhor avaliação. Nos laringectomizados totais (Figs. 12-19 a 12-23), a avaliação videofluoroscópica, além de contribuir para o diagnóstico da disfagia, auxilia na identificação de alterações que relacionadas com a dificuldade em adquirir comunicação alaríngea (voz esofágica e traqueoesofágica), como as estenoses, fístulas hipotonicidade e hipertonicidade do segmento faringoesofágico e outras alterações, como presença de barra cricofaríngea e pseudovalécula.

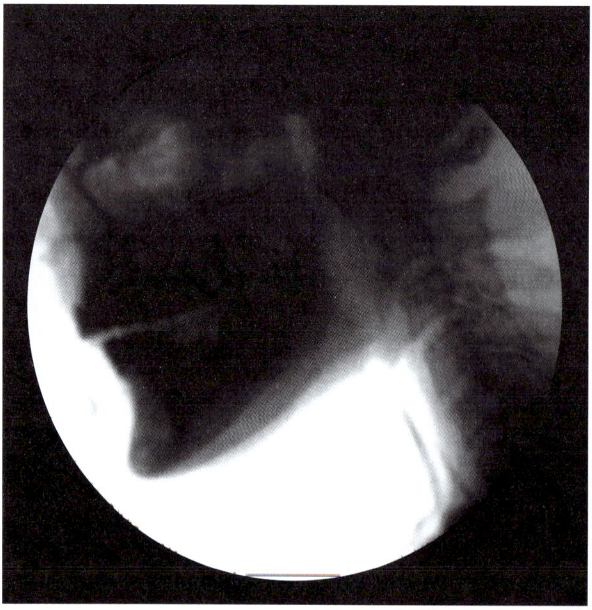

Fig. 12-19. Exemplo da anatomia após laringectomia total.

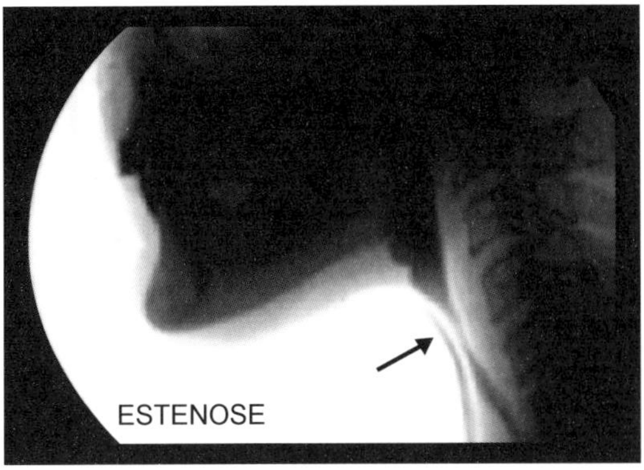

Fig. 12-20. Exemplo de estenose esofágica após laringectomia total.

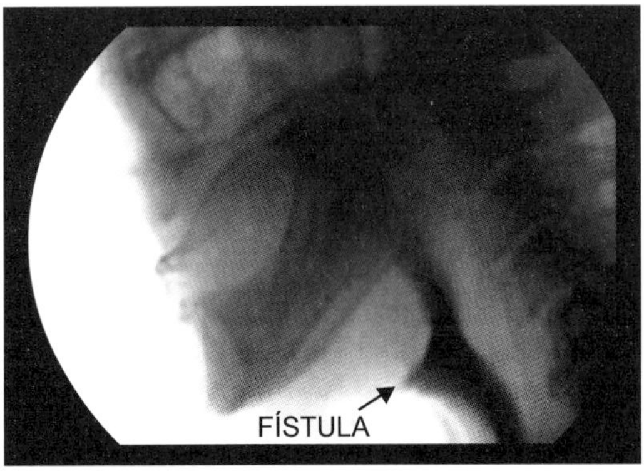

Fig. 12-21. Exemplo de fístula anterior em fundo cego após laringectomia total.

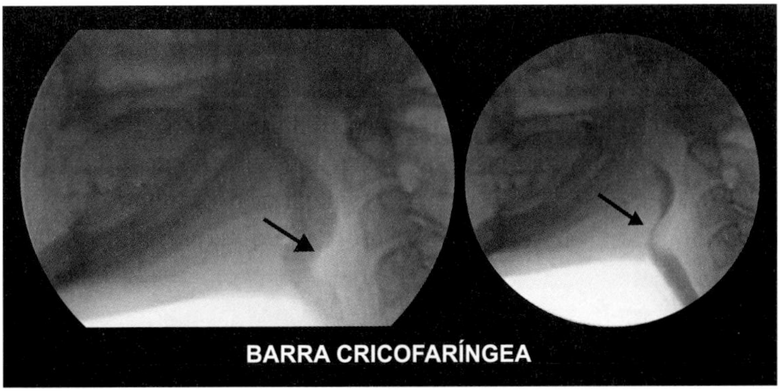

Fig. 12-22. Exemplo de barra cricofaríngea após laringectomia total.

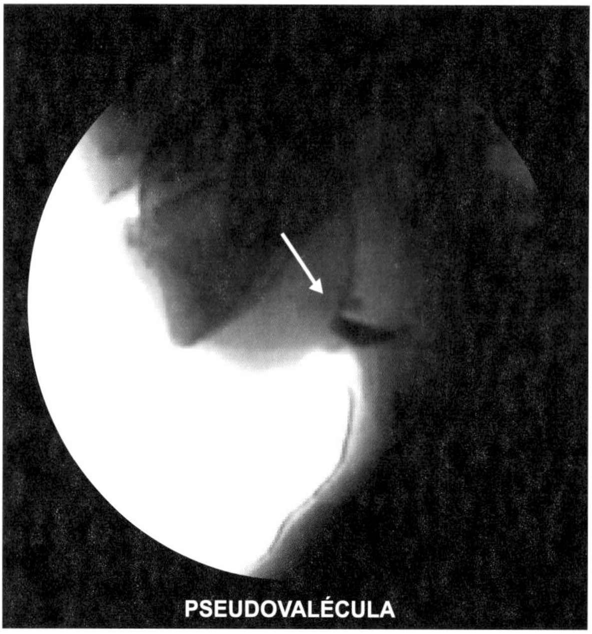

Fig. 12-23. Exemplo de pseudovalécula após laringectomia total.

PONTOS FORTES E FRACOS DO MÉTODO

Observa-se a existência de controvérsia na literatura sobre a acurácia da identificação de alterações na deglutição, utilizando-se a nasofibroscopia e a videofluoroscopia da deglutição. A VED é o exame mais realizado pelos otorrinolaringologistas para a avaliação da disfagia, contudo, sem estudos randomizados que comprovem se existe superioridade de um método em relação ao outro.[61] Alguns estudos discutem sobre a concordância de dados, revelando alta sensibilidade e alto valor preditivo para ambas as ferramentas.[5,62] Alguns estudos referem que são complementares ao estudo da deglutição.[9,10,63]

A videoendoscopia da deglutição (VED) consiste na inserção de um endoscópio de pequeno diâmetro através do nariz do paciente para a avaliação anatômica e fisiológica das estruturas faríngeas e laríngeas. São oferecidos alimentos corados (habitualmente de azul para contrastar com a cor da mucosa). A aspiração é provada, quando é observada a coloração endotraqueal com o azul.[10] Permite a avaliação da função motora glótica, estases faríngeas, aspiração pré ou pós-deglutição e os efeitos das manobras terapêuticas tanto no leito, como no consultório, de forma mais acessível e sem exposição à radiação.[10] Entretanto, há limitação na avaliação da fase faríngea, pela perda de visão entre a transição da fase oral para a fase faríngea, em razão do efeito *black out* no momento da deglutição.[9] Assim, penetrações laríngeas e aspirações traqueais podem não ser visibilizadas. Estudos referem que a nasofibroscopia da deglutição apresenta maior sensibilidade e especificidade na detecção das penetrações laríngeas e das aspirações traqueais.[64-66]

A VED associada à ingestão de líquido com corante azul permite avaliar parâmetros como perda precoce, resíduo faríngeo, penetração laríngea e aspiração traqueal. O método endoscópico é uma valiosa ferramenta em decorrência da possibilidade de gravar o exame e estudar detalhadamente as estruturas anatômicas. Somado a isso, a praticidade e a facilidade de emprego da videoendoscopia poderiam ser incorporadas ao rol de exames quando da queixa de disfagia pelo paciente, sobretudo em caso de dificuldade de acesso ao setor de Radiologia e restrições à exposição à radiação.[67]

A disfagia ocorre em doenças neurológicas, neoplasias de cabeça e pescoço e algumas doenças psicológicas, sendo necessários exames para a correta identificação da condição envolvida e a terapêutica mais adequada a ser instituída. Na avaliação de 105 pacientes, a VED mostrou-se menos sensível que a videofluoroscopia para aspiração, contudo, com uma boa especificidade e uma alta sensibilidade para resíduo faríngeo.[67]

Aspiração silenciosa tem sido relatada, ocorrendo em mais de 40% dos pacientes encaminhados à avaliação da disfagia em um hospital de reabilitação e em 77% de pacientes dependentes de ventilador. Foram estudados 400 pacientes, sendo que 44% não apresentaram qualquer tipo de aspiração, tanto clinicamente, quanto aos exames de videofluroscopia e VED; 29% tiveram aspiração com reflexo de tosse ou engasgo; e 28% tiveram o diagnóstico de aspiração silenciosa detectada aos exames. Os dois métodos apresentam resultados similares à detecção da aspiração silenciosa.[68]

A VED identifica bem os eventos antes e depois da deglutição, mas não mostra o curso da deglutição de uma forma contínua, como a videofluoroscopia, mobilidade laríngea, fechamento glótico, mobilidade do osso hioide, contato da base da língua com o palato e a abertura cricofaríngea.[69]

Dezessete pacientes com antecedentes de cirurgia oncológica em cabeça e pescoço e acidente vascular encefálico (AVE) com alteração clínica da deglutição foram submetidos à videofluoroscopia e VED com ingestão de leite. Avaliaram-se quatro critérios: elevação laríngea, estase, aspiração e tosse reflexa. Demonstraram-se alta sensibilidade e especificidade para a VED com ingestão de leite na detecção dos quatro critérios avaliados. A VED deveria ser o exame de eleição para a investigação inicial dos distúrbios da deglutição, pois sua execução é mais simples e prática do que a videofluroscopia, sendo que esta última deveria ficar mais para os casos mais complexos e duvidosos.[65]

A videofluoroscopia continua sendo o procedimento de escolha para avaliação inicial, por poder caracterizar a biomecânica orofaríngea, a dinâmica de toda a deglutição desde a fase oral, até a fase esofágica, e as causas esofágicas de disfagia, como anéis, estenoses e tumores. Entretanto, os pacientes com dificuldade de mobilidade ou impossibilidade de serem examinados no setor de radiologia podem ser avaliados à beira do leito ou em ambulatório usando VED. A avaliação da resposta à reabilitação ou de acompanhamento pode ser realizada utilizando qualquer uma das técnicas, dependendo das anormalidades originais.[10]

Certas populações de pacientes ou tipos de problemas são mais bem avaliados por um ou outro exame. Assim, se um paciente relatar *globus* ou parada de alimento ao nível da região do pré-esternal, a videofluoroscopia é mais indicada para avaliar a abertura do esfíncter esofágico superior ou doença do refluxo gastroesofágico do que a VED. Se um paciente queixar-se de disfonia ou aspiração durante deglutição, a VED é indicada por avaliar a função da laringe e o fechamento glótico.[61]

Em estudo de 15 pacientes adultos usando videofluoroscopia e VED na intenção de avaliar a deglutição e estase faríngea, ambos os métodos tiveram resultados semelhantes. A avaliação do resíduo faríngeo é importante, pois está relacionada com a aspiração e pneumonia de repetição.[70]

A insuficiência velofaríngea pelos métodos de videofluoroscopia e VED. Os métodos forneceram informações complementares, todavia, a VED tem uma imagem mais relevante da gravidade desta afecção. A videofluoroscopia fornece informações valiosas para a cirurgia corretiva (faringoplastia) e para confecção do retalho faríngeo, mas não deve ser considerado exame padrão ouro para a avaliação do *gap* faríngeo.[71]

Ao longo dos anos, o papel de videofluoroscopia tem, em parte, sido desafiado em razão da introdução da VED. Quando se opta por um exame para avaliar a deglutição, isto dependerá de alguns fatores, como: paciente internado ou ambulatorial, paciente pode ser transportado para outro lugar, a disponibilidade dos instrumentos necessários e os custos envolvidos na realização dos exames. Os resultados dos estudos relatados, até agora, não demonstraram claramente diferenças significativas em relação à eficácia diagnóstica máxima de um exame em relação a outro. O papel da videofluoroscopia continua a ser essencial para o diagnóstico e planejamento do tratamento de reabilitação para disfagia, especialmente na de origem neurológica.[9]

Foram avaliados 100 pacientes com disfagia neurológica, sendo submetidos à videofluoroscopia e à VED no mesmo dia e na postura usual em que se alimentam, quanto à estase faríngea, penetração laríngea e aspiração. A VED teve uma melhor sensibilidade para a aspiração na fase faríngea da deglutição, porém, sem significado estatístico. Entretanto, para a avaliação das demais fases de deglutição, como as fases oral e esofágica, a VED não encontrou aplicação. A VED deve ser utilizada como um teste com base na clínica preliminar, assim, reduzindo a necessidade de investigações que requerem doses de radiação.[72]

Trinta pacientes pediátricos com doenças neurológicas ou sistêmicas com comprometimento da deglutição foram avaliados por ambos os métodos quanto ao diagnóstico de penetração e aspiração. A todos os pacientes foram oferecidos alimentos com mesmas características e consistências em ambos os exames. Quatro parâmetros foram analisados: perda prematura, resíduo faríngeo, penetração laríngea e aspiração laringotraqueal. Os resultados consideraram a videofluoroscopia como o método padrão ouro para a avaliação da deglutição em razão da observação integrada de todas as fases do processo, avaliação da elevação e deslocamento do complexo laríngeo, do esfíncter esofágico e do trânsito esofágico. Entretanto, apresenta limitações relativas, como: exposição à radiação, limitações físicas e emocionais dos pacientes, estrutura física específica e a incapacidade de avaliação mais refinada de anormalidades anatômicas.[73]

A videofluoroscopia da deglutição continua sendo considerada como método ouro para a detecção de penetrações laríngeas e aspirações traqueais, por causa de sua alta sensibilidade para tal detecção.[68,74,75] Entretanto, há dificuldade de acesso dos pacientes e o alto custo do equipamento, sendo um procedimento realizado em âmbito hospitalar. As limitações do método incluem a necessidade de avaliação de vários profissionais, como fonoaudiólogo e radiologista, e a necessidade de acomodações especificas para o exame, somado à exposição à radiação e a dificuldade de repetir-se o exame várias vezes durante a terapêutica. Acrescido a essas dificuldades, não tem a sensibilidade para identificar alterações anatômicas e de sensibilidade do segmento faringolaríngeo. Essas desvantagens impulsionaram o uso da VED para a avaliação da deglutição pela facilidade, portabilidade e reprodutibilidade do método, sendo utilizado principalmente em pacientes que, por algum impedimento, não conseguem realizar a videofluroscopia.[65]

DICAS PARA LEVAR AO CONSULTÓRIO

- A nasofibroscopia e a videofluoroscopia da deglutição são os métodos de avaliação instrumental na detecção da penetração laríngea e aspiração
- A videofluoroscopia da deglutição possibilita a avaliação completa e dinâmica de todas as fases da deglutição
- Estase, trânsito faríngeo, penetração e aspiração, local de início da deglutição são caracterizados em tempo real
- Laringectomizados totais podem apresentar disfagia, e o exame auxilia na identificação de alterações, como estenoses, fístulas, hipotonicidade e hipertonicidade do segmento faringoesofágico, barra cricofaríngea e pseudovalécula
- A VED associada à ingestão de líquido com corante azul permite avaliar parâmetros, como perda precoce, resíduo faríngeo, penetração laríngea e aspiração traqueal. Há praticidade e facilidade de emprego da videoendoscopia, sobretudo em caso de dificuldade de acesso ao setor de Radiologia e restrições à exposição à radiação
- A videofluoroscopia continua sendo o procedimento de escolha para avaliação inicial, por poder caracterizar a biomecânica orofaríngea, a dinâmica de toda a deglutição desde a fase oral até a fase esofágica e as causas esofágicas de disfagia

REFERÊNCIAS BIBLIOGRÁFICAS

1. Martin-Harris B. Clinical implications of respiratory-swallowing interactions. *Curr Opin Otolaryngol Head Neck Surg* 2008;16:194-99.
2. Ashford J, McCabe D, Wheeler-Hegland K *et al.* Evidence-based systematic review: Oropharyngeal dysphagia behavioral treatments. Part III – Impact of dysphagia treatments on populations with neurological disorders. *J Rehabil Res Dev* 2009;46:195-204.
3. McCabe D, Ashford J, Wheeler-Hegland K *et al.* Evidence-based systematic review: Oropharyngeal dysphagia behavioral treatments. Part IV – impact of dysphagia treatment on individuals' postcancer treatments. *J Rehabil Res Dev* 2009;46:205-14.
4. Matsuo K, Palmer JB. Anatomy and physiology of feeding and swallowing: normal and abnormal. *Phys Med Rehabil Clin N Am* 2008;19:691-707.
5. Tabaee A, Johnson PE, Gartner CJ *et al.* Patient-controlled comparison of flexible endoscopic evaluation of swallowing with sensory testing (FEESST) and videofluoroscopy. *Laryngoscope* 2006;116:821-25.
6. García-Peris P, Parón L, Velasco C *et al.* Long-term prevalence of oropharyngeal dysphagia in head and neck cancer patients: impact on quality of life. *Clin Nutr* 2007;26:710-17.
7. Gaziano JE. Evaluation and management of oropharyngeal dysphagia in head and neck cancer. *Cancer Control* 2002;9:400-9.
8. Bours GJ, Speyer R, Lemmens J *et al.* Bedside screening tests vs. videofluoroscopy or fibreoptic endoscopic evaluation of swallowing to detect dysphagia in patients with neurological disorders: systematic review. *J Adv Nurs* 2009;65:477-93.
9. Rugiu MG. Role of videofluoroscopy in evaluation of neurologic dysphagia. *Acta Otorhinolaryngol Ital* 2007;27:306-16.
10. Spinelli KS, Easterling CS, Shaker R. Radiographic evaluation of complex dysphagic patients: comparison with videoendoscopic technique. *Curr Gastroenterol Rep* 2002;4:187-92.
11. Ozaki K, Kagaya H, Yokoyama M *et al.* The risk of penetration or aspiration during videofluoroscopic examination of swallowing varies depending on food types. *Tohoku J Exp Med* 2010;220:41-46.
12. Marques CHD, André C, Rosso ALZ. Disfagia no AVE agudo: revisão sistemática sobre métodos de avaliação. *Acta Fisiatr* 2008;15:106-10.
13. Guidelines for Speech-Language Pathologists Performing Videofluoroscopic Swallowing Studies ASHA. *Dysphagia* 2004;13(3):142-47.
14. Logemann JA. Evaluation and treatment of swallowing disorders. *Anatomy and physiology of normal deglutition.* San Diego: College-Hill, 1983. p. 13-52.
15. Costa MMB. *Deglutição & disfagia: bases morfofuncionais e videofluoroscópicas.* Rio de Janeiro: Labmotidig, 2013. p. 217-78.
16. Secretaria de Vigilância Sanitária. Portaria nº 453, de 1 de Junho de 1998.
17. Martin-Harris B, Jones B. The videofluorographic swallowing study. *Phys Med Rehabil Clin N Am* 2008;19:769-85.
18. Costa MMB. Uso do bolo contrastado sólido, líquido e pastoso no estudo videofluoroscópico da dinâmica da deglutição. *Radiol Bras* 1996;29:35-39.
19. Agency of Health Care Reserch and quality (AHRQ). *Diagnosis and treatment of swallowing disorders (dysphagia) in acute-care stroke patients.* Evidence report/technology assessment, 1999.
20. Muroi N, Nishibori M, Fujii T *et al.* Anaphylaxis from the carboxymethylcellulose component of barium sulfate suspension. *N Engl J Med* 1997;337:1275-77.
21. Vale-Prodomo LP. *Caracterização videofluoroscópica da fase faríngea da deglutição.* [Tese] São Paulo: Fundação Antônio Prudente, 2010.
22. Groher ME. The detection of aspiration and videofluoroscopy. *Dysphagia* 1994;9(3):147-48.

23. Murry T, Carrau R. Anatomy and functional of the swallowing mechanism. In: *Clinical management of swallowing disorders*. San Diego: Plural, 2006. p. 15-33.
24. McConnel FM. Analysis of pressure generation and bolus transit during pharyngeal swallowing. *Laryngoscope* 1988b;98:71-78.
25. Leonard R, McKenzie S. Hyoid-bolus transit latencies in normal swallow. *Dysphagia* 2006;21:183-90.
26. Palmer JB, Kuhlemeier KV, Tippett DC *et al.* A protocol for the videofluorographic swallowing study. *Dysphagia* 1993;8:209-14.
27. Linden P, Tippett D, Johnston J *et al.* Bolus position at swallow onset in normal adults: preliminary observations. *Dysphagia* 1989;4:146-50.
28. Chi-Fishman G, Sonies BC. Motor strategy in rapid sequential swallowing: new insights. *J Speech Lang Hear Res* 2000;43:1481-92.
29. Daniels SK, Foundas AL. Swallowing physiology of sequential straw drinking. *Dysphagia* 2001;16:176-82.
30. Daniels SK, Corey DM, Hadskey LD *et al.* Mechanism of sequential swallowing during straw drinking in healthy young and older adults. *J Speech Lang Hear Res* 2004;47:33-45.
31. Kim Y, McCullough GH, Asp CW. Temporal measurements of pharyngeal swallowing in normal populations. *Dysphagia* 2005;20:290-96.
32. Martin-Harris B, Brodsky MB, Michel Y *et al.* Delayed initiation of the pharyngeal swallow: normal variability in adult swallows. *J Speech Lang Hear Res* 2007;50:585-94.
33. Palmer JB, Hiiemae KM, Matsuo K *et al.* Volitional control of food transport and bolus formation during feeding. *Physiol Behav* 2007;91:66-70.
34. Dyer JC, Leslie P, Drinnan MJ. Objective computer-based assessment of valleculae residue – is it useful? *Dysphagia* 2008;23:7-15.
35. Tracy JF, Logemann JA, Kahrilas PJ *et al.* Preliminary observations on the effects of age on oropharyngeal deglutition. *Dysphagia* 1989;4:90-94.
36. Ekberg O, Feinberg MJ. Altered swallowing function in elderly patients without dysphagia: radiologic findings in 56 cases. *Am J Roentgenol.* 1991;156:1181-4.
37. Cook IJ, Weltman MD, Wallace K *et al.* Influence of aging on oral- pharyngeal bolus transit and clearance during swallowing: scintigraphic study. *Am J Physiol* 1994;266:G972-77.
38. Frederick MG, Ott DJ, Grishaw EK, Gelfand DW, Chen MY. Functional abnormalities of the pharynx: a prospective analysis of radiographic abnormalities relative to age and symptoms. *AJR Am J Roentgenol.* 2996;166(2);353-7
39. Dejaeger E, Pelemans W, Ponette E *et al.* Mechanisms involved in postdeglutition retention in the elderly. *Dysphagia* 1997;12:63-67.
40. Bilton TL. *Estudo da dinâmica da deglutção e das suas variações associadas ao envelhecimento, avaliadas por videodeglutoesofagograma, em adultos assintomàticos de 20 a 86 anos.* [Tese] São Paulo: Universidade Federal de São Paulo – Escola Paulista de Medicina, 2000.
41. Lederman HM, Bilton TL, Suzuki HS. Videodeglutoesofagograma: mudanc¸as fisiológicas da deglutição provocadas pelo envelhecimento. *Rev Imagem* 2000;22:175-77.
42. Logemann JA, Pauloski BR, Rademaker AW *et al.* Temporal and biomechanical characteristics of oropharyngeal swallow in younger and older men. *J Speech Lang Hear Res* 2000;43:1264-74.
43. Eisenhuber E, Schima W, Schober E *et al.* Videofluoroscopic assessment of patients with dysphagia: pharyngeal retention is a predictive factor for aspiration. *AJR Am J Roentgenol* 2002;178:393-98.
44. Yoshikawa M, Yoshida M, Nagasaki T *et al.* Aspects of swallowing in healthy dentate elderly persons older than 80 years. *J Gerontol A Biol Sci Med Sci* 2005;60:506-9.
45. Logemann JA, Williams RB, Rademaker A *et al.* The relationship between observations and measures of oral and pharyngeal residue from videofluorography and scintigraphy. *Dysphagia* 2005;20:226-31.

46. Butler SG, Stuart A, Markley L *et al.* Penetration and aspiration in healthy older adults as assessed during endoscopic evaluation of swallowing. *Ann Otol Rhinol Laryngol* 2009;118:190-98.
47. Hamlet SL, Muz J, Patterson R *et al.* Pharyngeal transit time: assessment with videofluoroscopic and scintigraphic techniques. *Dysphagia* 1989;4:4-7.
48. Dantas RO, Kern MK, Massey BT *et al.* Effect of swallowed bolus variables on oral and pharyngeal phases of swallowing. *Am J Physiol* 1990;258(5 Pt 1):G675-81.
49. Logemann JA. Effects of aging on the swallowing mechanism. *Otolaryngol Clin North Am* 1990;23:1045-56.
50. Daniels SK, Schroeder MF, DeGeorge PC *et al.* Effects of verbal cue on bolus flow during swallowing. *Am J Speech Lang Pathol* 2007;16:140-47.
51. Robbins J, Hamilton JW, Lof GL *et al.* Oropharyngeal swallowing in normal adults of different ages. *Gastroenterology* 1992;103:823-29.
52. Robbins JA, Coyle J, Rosenbek J *et al.* Differentiation of normal and abnormal airway protection during swallowing using the Penetration-Aspiration Scale. *Dysphagia* 1999;14:228-32.
53. Daggett A, Logemann J, Rademaker A *et al.* Laryngeal penetration during deglutition in normal subjects of various ages. *Dysphagia* 2006;21:270-74.
54. Dozier TS, Brodsky MB, Michel Y *et al.* Coordination of swallowing and respiration in normal sequential cup swallows. *Laryngoscope* 2006;116:1489-93.
55. Butler SG, Stuart A, Kemp S. Flexible endoscopic evaluation of swallowing in healthy young and older adults. *Ann Otol Rhinol Laryngol* 2009;118:99-106.
56. Rosenbek JC, Robbins JA, Roecker EB *et al.* A penetration- aspiration scale. *Dysphagia* 1996;11:93-98.
57. Barros APB, Silva SAC, Carrara-de Angelis E. Videofluoroscopia da deglutição orofaríngea. In: Jotz GP, Carrara-de Angelis E, Barros APB. (Eds.). *Tratado de deglutição e disfagia – No adulto e na criança.* Rio de Janeiro: Revinter, 2009. p. 84-88.
58. Paulon RMC. *Validação de uma escala para estases nas fases da deglutição.* [Monografia] São Paulo: Fundação Antônio Prudente, 2012.
59. Carrara-de Angelis E, Mourão LF, Furia CLB. Disfagias associadas ao tratamentodo câncer de cabeça e pescoço. *Acta Oncol Bras* 1997;17:77-82.
60. Carrara-de Angelis E. Escala de avaliação das disfagias. In: Jotz GP, Carrara-de Angelis E, Barros APB. (Eds.). *Tratado de deglutição e disfagia.* Rio de Janeiro: Revinte, 2009. p. 92-93.
61. Langmore SE. Evaluation of oropharyngeal dysphagia: which diagnostic toll is superior? *Curr Opin Otolaryngol Head Neck Surg* 2003;11:485-89.
62. Bastian RW. Videoendoscopic evaluationof patients with dysphagia: an adjunct to the modified barium swallow. *Otolaryngol Head Nech Surg* 1991;104:339-50.
63. Kelly AM, Drinnan MJ, Leslie P. Assessing penetration and aspiration: how do videofluoroscopy and fiberoptic endoscopic evaluation of swallowing compare? *Laryngoscope* 2007;117:1723-27.
64. Wu CH, Hsiao TY, Chen JC *et al.* Evaluation of swallowing safety with fiberoptic endoscope: comparison with videofluoroscopic technique. *Laryngoscope* 1997;107:396-401.
65. Madden C, Fenton J, Hughes J *et al.* Comparison between videofluoroscopy and milk-swallow endoscopy in the assessment of swallowing function. *Clin Otolaryngol Allied Sci* 2000;25:504-6.
66. Langmore SE, Schatz K, Olson N *et al.* Endoscopic and videofluoroscopic evaluations of swallowing and aspiration. *Ann Otol Rhinol Laryngol* 1991;100:678-81.
67. Kaye MG, Zorowitz RD, Baredes S. Role of flexible laryngoscopy in evaluation aspiration. *Ann Otol Rhinol Laryngol* 1997;106:705-9.
68. Leder SB, Sasaki CT, Burrel MI. Fiberoptic endoscopic evaluation of dysphagia to identify silent aspiration. *Dysphagia* 1998;13:19-21.

69. Logemann JA, Rademaker AW, Pauloski BR *et al.* Normal swallowing physiology as viewed by videofluoroscopy and videoendoscopy. *Folia Phoniatr Logop* 1998;50:311-19.
70. Kelly AM, Leslie P, Beale T *et al.* Fiberoptic endoscopic evaluation of swallowing and videofluoroscopy: does examination type influence perception of pharyngeal residue severity? *Clin Otolaryngol* 2006;31:425-32.
71. Lam DJ, Starr JR, Perkins JA *et al.* A comparison of nasendoscopy and multiview videofluoroscopy in assessing velopharyngeal insufficiency. *Otolaryngol Head Neck Surg* 2006;134:394-402.
72. Shing V, Berry S, Brockbank MJ *et al.* Investigation of aspiration: Milk nasoendoscopy versus videofluoroscopy. *Eur Arch Otorhinolaryngol* 2009;266:543-45.
73. da Silva AP, Lubianca Neto JF, Santoro PP. A comparison between videofluoroscopy and endoscopic evaluation of swallowing for the diagnosis of dysphagia in children. *Otolaryngol Head Neck Surg* 2010;143:204-9.
74. Han TR, Paik NJ, Park JW. Quantifying swallowing function after stroke: a functional dysphagia scale based on videofluoroscopic studies. *Arch Phys Med Rehabil* 2001;82:677-82.
75. Singh V, Berry S, Brockbank MJ *et al.* Investigation of aspiration: milk nasendoscopy versus videofluoroscopy. *Eur Arch Otorhinolaryngol* 2009:266:543-45.

13 Avaliação da Disfagia Infantil

Karina Elena Bernardis Bühler
Fabíola Custódio Flabiano-Almeida

Este capítulo aborda os fundamentos da avaliação clínica da disfagia na população infantil, bem como os testes objetivos, com especial enfoque na avaliação videofluoroscópica da deglutição.

DEFINIÇÃO

A disfagia infantil ou pediátrica é um termo utilizado para descrever qualquer alteração ou dificuldade em uma ou mais etapas do processo de deglutição em crianças. As desordens de deglutição ou alimentação em Pediatria podem manifestar-se por meio de comportamentos atípicos durante a situação de alimentação, como recusa alimentar ou aceitação de uma quantidade restrita de alimentos e líquidos ou ainda a presença de padrões inadequados para a idade, podendo haver atraso na introdução de novas consistências, tempo de alimentação aumentado, dificuldade no uso de utensílios apropriados e dificuldade em se alimentar de forma independente.[1] Como consequência, a disfagia infantil pode levar ao desenvolvimento de doenças pulmonares crônicas induzidas pela aspiração, desnutrição, problemas do desenvolvimento neurológico e prejuízos na qualidade da interação socioemocional entre a criança e seus pais ou cuidadores.[2]

A disfagia infantil também apresenta impactos econômicos e sociais relacionados com o setor de saúde, como, aumento do número de internações hospitalares e piora na qualidade de vida de pacientes e cuidadores.

INCIDÊNCIA E PREVALÊNCIA

A incidência refere-se ao número de casos novos de disfagia pediátrica identificados em um determinado período. A prevalência refere-se ao número de crianças disfágicas em um determinado período de tempo.[1]

A incidência específica da disfagia pediátrica ainda não está bem estabelecida, porém, é notório o aumento dessa incidência ao longo dos anos.[3] Observa-se também que a incidência de disfagia na população infantil é maior em algumas épocas do ano, especialmente durante o outono e inverno, em função do aumento considerável de doenças respiratórias, causadas por vírus sincicial respiratório.[4-6]

De acordo com a literatura, 25 a 45% das crianças com desenvolvimento típico apresentam algum problema de alimentação ou deglutição.[2,3,7] Quando consideradas as crianças com alterações de desenvolvimento, a prevalência da disfagia é estimada entre 30 e 80%.[2,3,8]

O aumento da prevalência da disfagia pediátrica também tem sido observado ao longo dos anos, provavelmente em função dos avanços tecnológicos na área médica e consequente aumento das taxas de sobrevida de crianças nascidas prematuras, com muito baixo peso e condições médicas complexas.[2,3,9,10]

SINAIS E SINTOMAS DA DISFAGIA INFANTIL

A disfagia infantil pode acometer uma ou mais fases da deglutição, e seus sinais e sintomas podem variar de acordo com a idade da criança.[11]

Na criança pequena, a disfagia pode estar associada à dificuldade de sucção, movimentação incoordenada de língua, fluxo aumentado, postura corporal inadequada, incoordenação entre sucção-deglutição-respiração (S-D-R) com ausência de pausas para respirar entre as sequências de sucção-deglutição.

Nas crianças maiores, a disfagia pode estar associada a dificuldades de controle motor oral, alterações ou dificuldades de mastigação, atraso na introdução de sólidos e semissólidos, elevação reduzida do complexo hiolaríngeo durante a deglutição, sendo os sinais clínicos sugestivos de penetração/aspiração mais frequentes para a consistência líquida, em especial a água, por conter propriedades de menor percepção intraoral (incolor, inodora, insípida).

Sinais e Sintomas nas Fases Preparatória e Oral

- Náusea decorrente da sensibilidade intraoral aumentada ou da não posteriorização do reflexo nauseoso.
- Escape extraoral de alimentos durante a sucção ou mastigação.
- Dificuldade de aceitar ou mastigar alimentos sólidos ou semissólidos adequados à faixa etária.
- Dificuldade de iniciar a deglutição.
- Sialorreia ou sialoestase.
- Tempo de alimentação aumentado (superior a 30-40 min).
- Desidratação.
- Perda de peso ou ganho de peso insuficiente para a faixa etária.

Sinais e Sintomas de Fase Faríngea

- Sinais de desconforto ou dificuldade respiratória durante ou logo após a alimentação (taquipneia, apneia, taquicardia, bradicardia, cianose, palidez, dessaturação de O_2, tiragem intercostal, retração de fúrcula, estridor laríngeo, batimento de asa de nariz).
- Tosse e/ou engasgo durante ou depois da deglutição.
- Regurgitação nasal do alimento.

- Necessidade de deglutições múltiplas para a movimentação do bolo no trajeto faringoesofágico.
- Dificuldade em manejar as secreções (tosse fraca, ineficiente para o clareamento da via aérea).
- Qualidade vocal molhada ou ruidosa durante ou após a alimentação.
- Quadros pulmonares de repetição.
- Desidratação.
- Perda de peso ou ganho de peso insuficiente para a faixa etária.

Sinais e Sintomas de Fase Esofágica

- Choro ou grande irritabilidade durante alimentação.
- Recusa alimentar.
- Vômitos frequentes.
- Desidratação.
- Perda de peso ou ganho de peso insuficiente para a faixa etária.

CONSIDERAÇÕES INICIAIS PARA A AVALIAÇÃO DA DISFAGIA INFANTIL

Os seguintes aspectos devem ser considerados durante a avaliação de bebês e crianças com suspeita de disfagia:

- Existem diferenças na relação entre as estruturas anatômicas e nos mecanismos fisiológicos da deglutição entre bebês e crianças pequenas e entre esses e crianças maiores e indivíduos adultos. Assim, os mecanismos envolvidos na deglutição estão em constante adaptação frente às mudanças que ocorrem com o desenvolvimento neuropsicomotor e anatomofisiológico do sistema estomatognático.[11]
- A avaliação de bebês e crianças com distúrbios de deglutição requer a compreensão do ambiente familiar (dinâmica e rotina de alimentação da família, crenças e hábitos relacionados com a situação de alimentação), da qualidade da interação entre pais e criança e das queixas e preocupação dos pais. Tal conhecimento faz-se necessário para um maior entendimento de hábitos deletérios e questões comportamentais que possam estar interferindo na alimentação da criança e contribuindo para a disfagia.
- Apesar de grande parte dos casos de disfagia estar associada a diferentes condições médicas ou de desenvolvimento, a ocorrência isolada de disfagia, com a presença inclusive de aspiração silente, tem sido documentada em crianças neurologicamente normais, sem causas identificáveis no momento da apresentação.[12-14]
- É importante a utilização pelo fonoaudiólogo de protocolos de avaliação padronizados, para que sejam obtidos parâmetros objetivos, visando ao estabe-

lecimento de um diagnóstico mais preciso e, consequentemente, de condutas mais acertadas e efetivas.[15]

AVALIAÇÃO CLÍNICA DA DISFAGIA INFANTIL

Os objetivos da avaliação clínica fonoaudiológica da disfagia infantil são:

- Identificar as alterações na dinâmica da deglutição em crianças.
- Caracterizar os sinais clínicos sugestivos de penetração/aspiração.
- Indicar a necessidade de exames complementares.
- Avaliar o impacto da disfagia na funcionalidade da alimentação.
- Estabelecer a conduta mais acertada e plano terapêutico individualizado de acordo com as necessidades de cada paciente, tendo como principal objetivo promover a deglutição segura e manutenção da nutrição e hidratação adequadas.

A avaliação clínica da disfagia infantil compreende os seguintes aspectos:

- Anamnese detalhada com os pais ou cuidadores do paciente, incluindo dados do nascimento, doenças prévias, histórico cirúrgico e nutricional e uso atual de medicamentos.
- Observação do nível de alerta da criança e capacidade de interação.
- Observação das condições motoras e cognitivas globais do paciente.
- Avaliação estrutural da face, mandíbula, lábios, língua, palatos duro e mole, orofaringe e mucosa oral.
- Avaliação funcional dos músculos e estruturas usadas na deglutição, incluindo simetria, sensibilidade, força, tônus, mobilidade e coordenação dos movimentos.
- Avaliação da deglutição de saliva e manejo de secreções: presença de deglutição espontânea ou necessidade de estímulo/manobra para desencadear o reflexo de deglutição, frequência de deglutições por minuto, presença de sialoestase ou sialorreia.
- Avaliação da qualidade vocal.
- Avaliação da biomecânica da deglutição com alimentos, utilizando-se diferentes consistências e volumes de acordo com a idade da criança e consistências já introduzidas em sua alimentação, condições motoras orais e condições clínicas do paciente.
- Observação da quantidade de alimento ingerido.
- Realização da ausculta cervical durante toda a avaliação com alimento (antes, durante e após a oferta) com o objetivo de identificar-se com maior clareza a relação entre sucções, deglutições e pausas, bem como observar alterações na respiração sugestivas de penetração/aspiração.
- Observação da forma como o cuidador posiciona a criança durante a situação de alimentação ou como é a postura corporal da criança durante a alimentação (caso já se alimente sozinha), atentando-se principalmente para as condições de ali-

nhamento entre cabeça, cintura escapular e cintura pélvica, além da verificação da presença de reflexos orais e/ou posturais patológicos que possam interferir no desempenho das funções estomatognáticas durante a alimentação.

AVALIAÇÃO INSTRUMENTAL DA DEGLUTIÇÃO

Avaliações instrumentais são indicadas para uma melhor compreensão da natureza e fisiopatologia da disfagia, além de fornecerem informações importantes para o desenvolvimento de planos terapêuticos adequados. Os principais exames utilizados são a videoendoscopia e a videofluoroscopia. Esta seção descreve brevemente as vantagens e desvantagens de cada método com ênfase na videofluoroscopia.

Videoendoscopia da Deglutição

A videoendoscopia da deglutição permite a visualização direta das estruturas envolvidas antes e depois da deglutição por meio da passagem de um endoscópio pequeno e flexível pelo nariz. É um exame seguro para a população infantil, inclusive para bebês prematuros internados em unidade de terapia intensiva.[16] Estudo recente aponta que a videoendoscopia da deglutição é o único exame objetivo que permite a avaliação da dinâmica de deglutição durante o aleitamento materno.[17]

Os alimentos testados podem ser corados para permitir uma melhor visualização, conforme são deglutidos. Entretanto, este exame não permite uma avaliação completa da fase faríngea da deglutição, não avalia as fases oral e esofágica, pode não detectar microaspirações e também depende da experiência de quem o realiza. Por outro lado, inclui as seguintes vantagens: visão direta da anatomia, avaliação direta da proteção de via aérea, não necessita de exposição à radiação nem o uso de contraste, pode ser realizado à beira de leito, avalia a deglutição de saliva e o manejo das secreções, não apresenta limitação de tempo e pode ser repetido frequentemente.[3,14,18]

Videofluoroscopia

A videofluoroscopia da deglutição (VFD) infantil é um método objetivo e sistemático que permite a visualização de alterações anatômicas e estruturais, bem como a avaliação simultânea das fases oral, faríngea e esofágica da deglutição e a coordenação entre essas fases durante a passagem do bolo pelo trato digestório.[2,3,9,19,20] Além disso, a VFD possibilita a avaliação da eficácia de estratégias compensatórias. Dessa forma, propicia ao profissional de saúde determinar a natureza e a gravidade da disfagia.

Portanto, ao avaliar-se a fase faríngea da deglutição por meio da VFD, deve-se ter como objetivo não apenas determinar a presença ou ausência de aspiração, mas principalmente investigar a causa da aspiração, na vigência de sua ocorrência.[3]

As principais desvantagens desse exame são: exposição à radiação, tempo limitado de escopia, necessidade de transporte do paciente até a unidade radiológica e dependência da colaboração do paciente.[14,20]

O exame de VFD é realizado por uma equipe multidisciplinar formada por um médico radiologista, um técnico de radiologia e um técnico de enfermagem, além de um fonoaudiólogo com *expertise* na área.

Considerações sobre a realização da VFD na população infantil:

- É essencial que a criança, antes de ser submetida à VFD, passe por uma avaliação clínica detalhada da deglutição, em que serão estabelecidos o posicionamento ideal no momento do exame, a sequência de alimentos que serão testados, os utensílios utilizados e o grau de colaboração da criança.
- Contraindicações para a realização do exame:
  - Instabilidade clínica.
  - Recusa alimentar.
  - Agitação excessiva.

Em alguns casos, pode ser necessário um período de terapia fonoaudiológica antes da realização do exame, seja em caso de baixa ingesta pelo paciente, seja pela presença de quadros de muita agitação e irritabilidade por conta da situação do exame. Uma criança nunca deverá ser alimentada quando estiver chorando, pois a fisiologia da deglutição poderá estar alterada, elevando o risco de aspiração e invalidando os resultados da avaliação videofluoroscópica da deglutição.[3]

A utilização de recursos lúdicos tecnológicos pode ser extremamente útil durante a realização do exame, com o propósito de garantir a colaboração do paciente (por exemplo: brinquedos de interesse da criança e *tablet* entre outros).

Os procedimentos da VFD envolvem:

- Jejum de 3 a 4 horas.
- Explicações verbais e por escrito aos cuidadores da criança sobre o procedimento do exame.
- Checagem do material de segurança da sala (carrinho de parada, oxímetro de pulso, oxigênio).
- Posicionamento do paciente em visão laterolateral (a visão anteroposterior é usada apenas em algumas situações, particularmente quando alguma assimetria é notada).
- O paciente deverá permanecer suavemente contido em posição estática (Figs. 13-1 e 13-2).
- A oferta de alimento deverá ser realizada por pessoa familiarizada com a criança (Fig. 13-3).
- O tempo de exposição à radiação não deverá ultrapassar dois minutos.

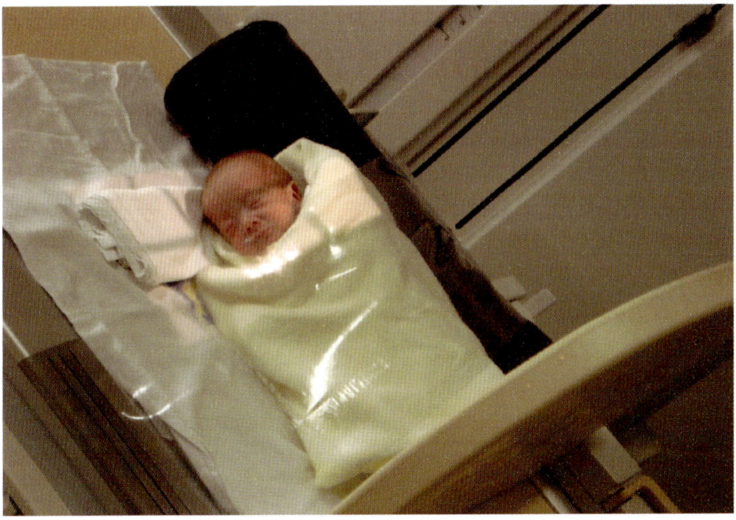

Fig. 13-1. Posicionamento de neonato durante a realização do exame de videofluoroscopia da deglutição.

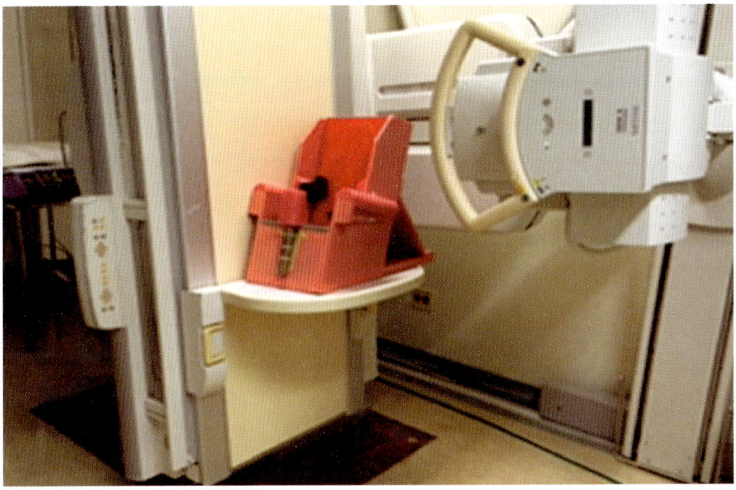

Fig. 13-2. Cadeira adaptada para posicionamento de bebês acima de 4 meses.

- Sulfato de bário deverá ser adicionado aos alimentos testados, com especial cuidado para a manutenção da consistência a ser testada.
- Na prática clínica, a proporção de 30% de sulfato de bário tem sido utilizada para a avaliação de alimentos líquidos, sem alteração da viscosidade.
- O exame deverá ser gravado em DVD para posterior análise e investigação detalhada da presença de alterações estruturais ou de motilidade das cavidades oral, faríngea e esofágica.

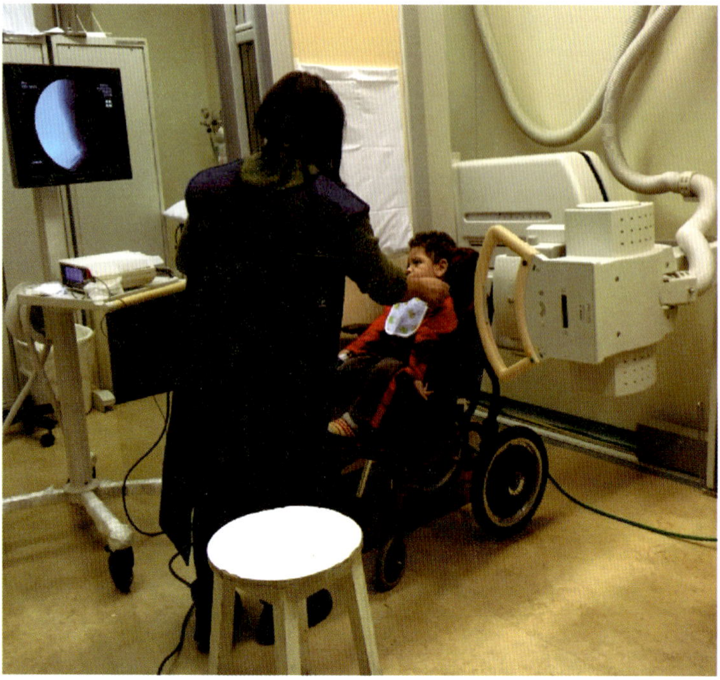

Fig. 13-3. Cuidadora ofertando alimento para a criança durante a realização do exame de videofluoroscopia da deglutição.

Interpretação dos Resultados

A interpretação dos achados radiológicos exige que o profissional faça a distinção entre os achados que representam a variabilidade normal e aqueles que são indicadores de distúrbios da deglutição. Infelizmente, são escassas as informações sobre os parâmetros de normalidade da deglutição na população infantil, principalmente em lactentes.[21]

De modo geral, o exame permitirá a:

- Análise das diversas consistências testadas para a definição da consistência mais segura.
- Avaliação da proteção de vias aéreas durante a deglutição.
- Investigação de deterioração da função de deglutição associada à fadiga.
- Análise precisa da ocorrência de aspiração silente.

Os principais achados radiológicos na população infantil são:

- Penetração supraglótica (Fig. 13-4).
- Refluxo para a nasofaringe (Fig. 13-5).
- Aspiração silente, principalmente de líquidos finos (Fig. 13-6).

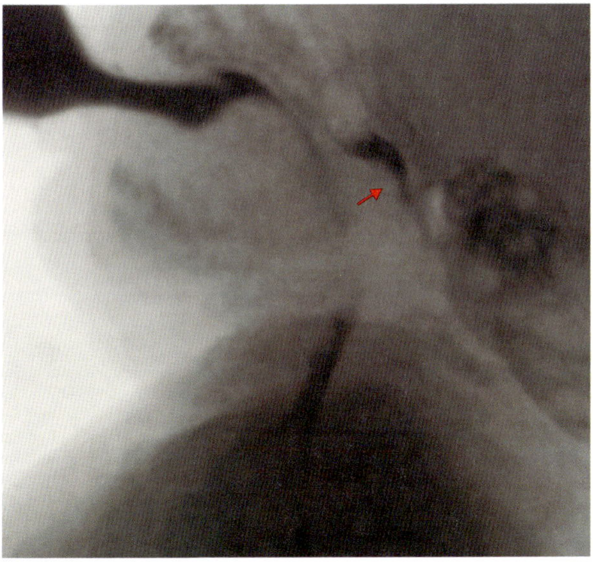

Fig. 13-4. Imagem videofluoroscópica evidenciando presença de refluxo para a rinofaringe (*seta*) durante a fase faríngea da deglutição de neonato.

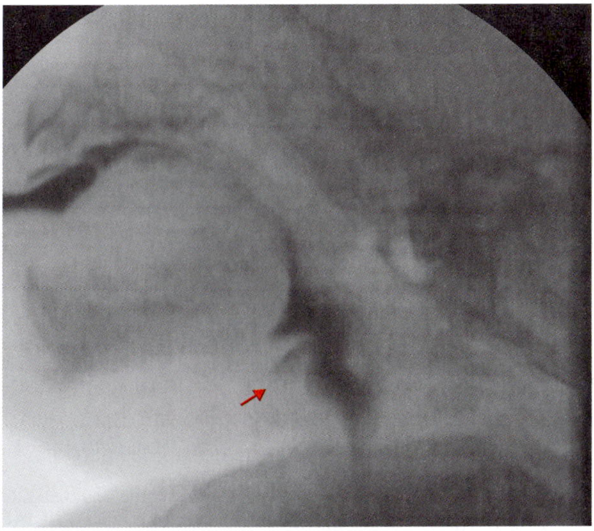

Fig. 13-5. Imagem videofluoroscópica evidenciando presença de penetração supraglótica (*seta*) durante a fase faríngea da deglutição de neonato.

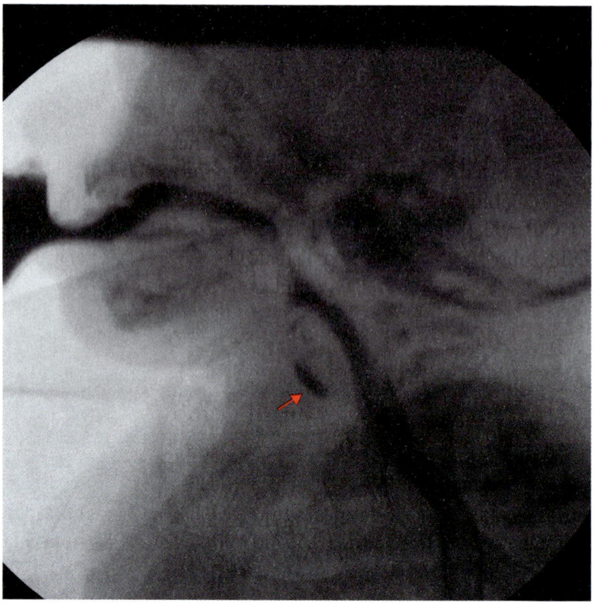

Fig. 13-6. Imagem videofluoroscópica evidenciando presença de aspiração (*seta*) de líquido fino durante a fase faríngea da deglutição de lactente de 2 meses.

Atualmente, não existem escalas padronizadas para a classificação da gravidade da disfagia infantil.[20] Os achados devem ser interpretados em conjunto com as informações obtidas na anamnese, na avaliação clínica e nos outros testes diagnósticos para que a conduta mais assertiva possa ser proposta para o paciente e família.

Outros exames diagnósticos podem ser necessários para que a causa da disfagia seja determinada, como: exames de imagem, testes de função pulmonar, broncoscopia, endoscopia e pHmetria.[22]

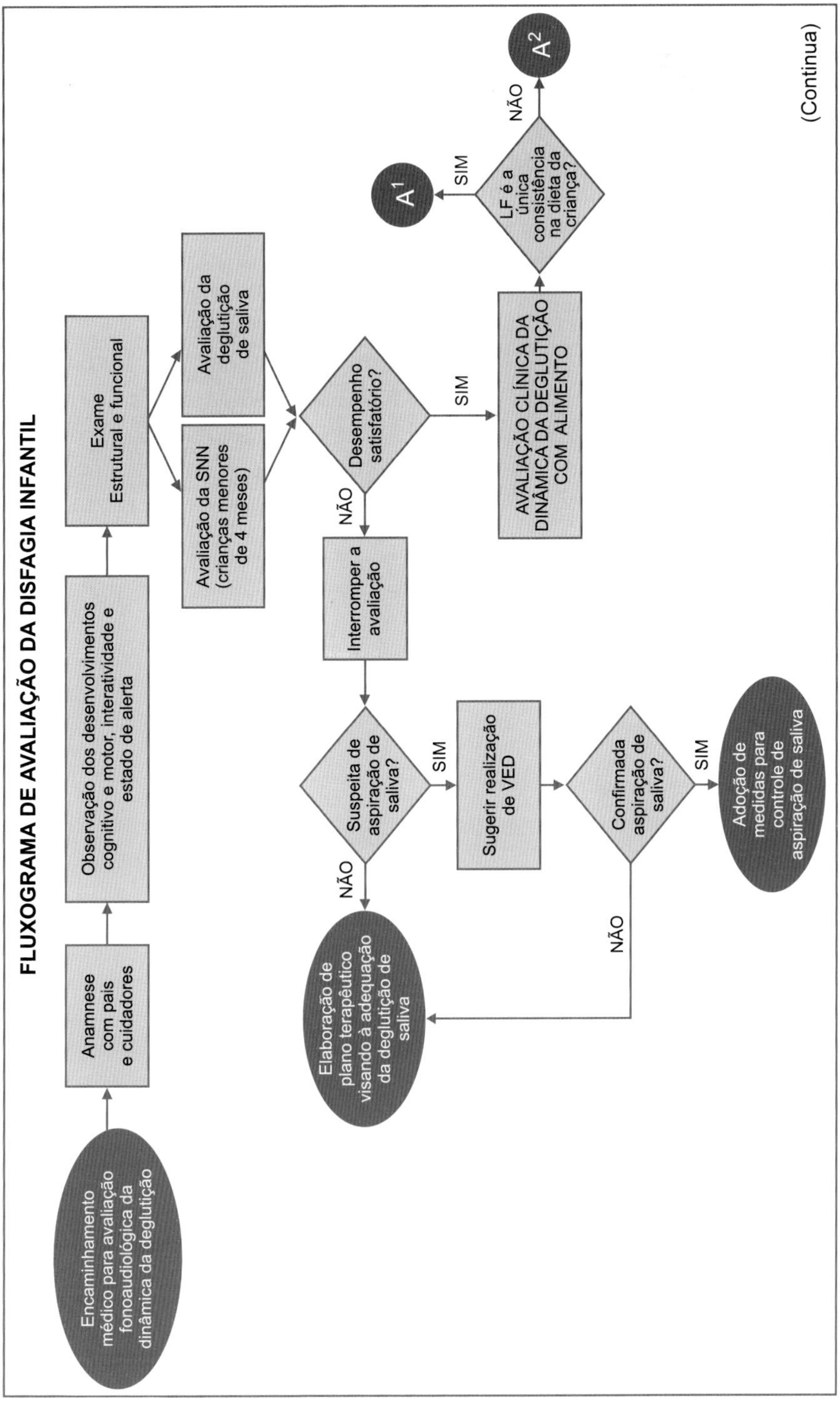
FLUXOGRAMA DE AVALIAÇÃO DA DISFAGIA INFANTIL
Encaminhamento médico para avaliação fonoaudiológica da dinâmica da deglutição
Anamnese com pais e cuidadores
Observação dos desenvolvimentos cognitivo e motor, interatividade e estado de alerta
Exame Estrutural e funcional
Avaliação da SNN (crianças menores de 4 meses)
Avaliação da deglutição de saliva
Desempenho satisfatório?
NÃO
SIM
Interromper a avaliação
AVALIAÇÃO CLÍNICA DA DINÂMICA DA DEGLUTIÇÃO COM ALIMENTO
LF é a única consistência na dieta da criança?
SIM
NÃO
A1
A2
Suspeita de aspiração de saliva?
NÃO
SIM
Elaboração de plano terapêutico visando à adequação da deglutição de saliva
Sugerir realização de VED
Confirmada aspiração de saliva?
SIM
NÃO
Adoção de medidas para controle de aspiração de saliva
(Continua)

FLUXOGRAMA DE AVALIAÇÃO DA DISFAGIA INFANTIL

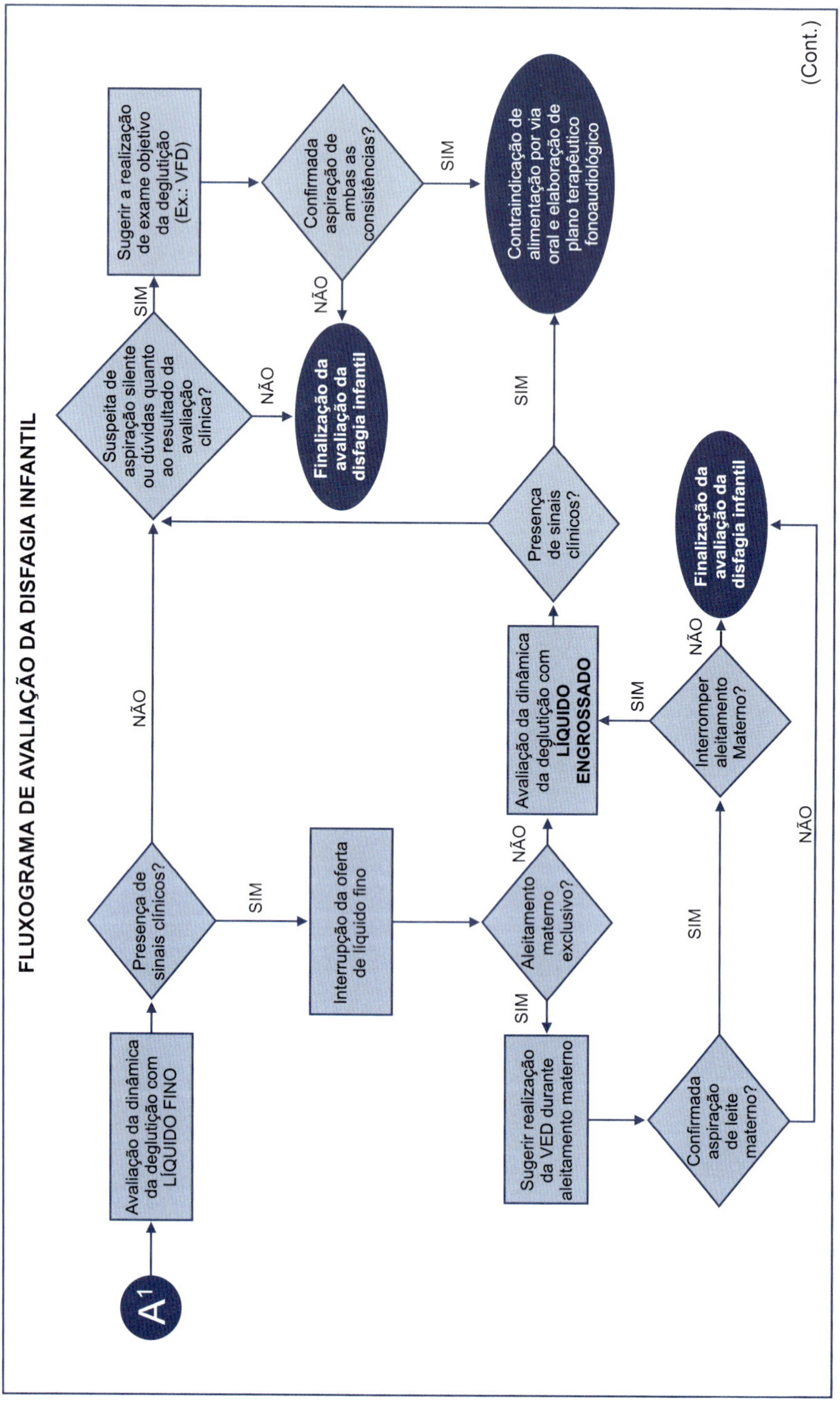

(Cont.)

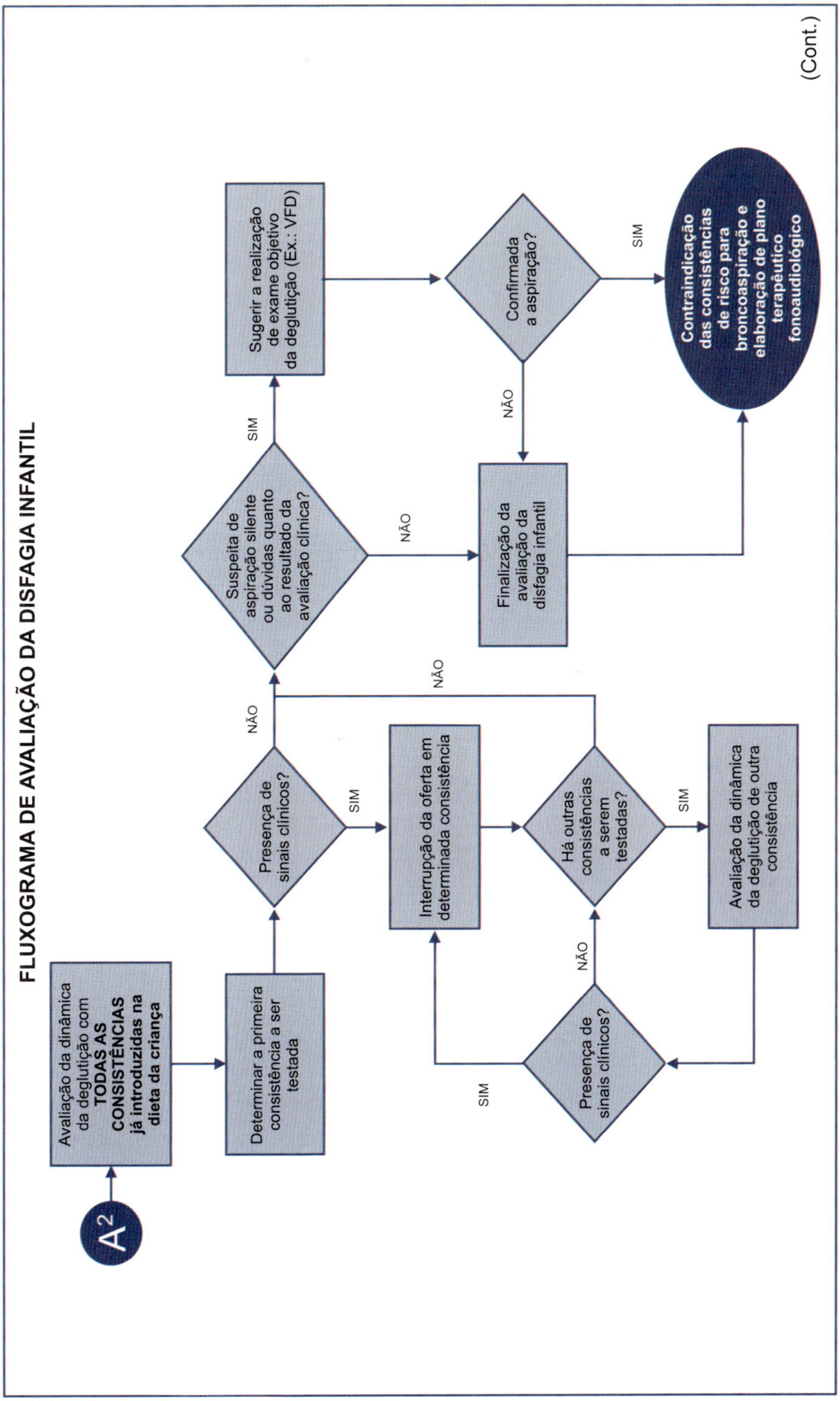
FLUXOGRAMA DE AVALIAÇÃO DA DISFAGIA INFANTIL
A2
Avaliação da dinâmica da deglutição com TODAS AS CONSISTÊNCIAS já introduzidas na dieta da criança
Determinar a primeira consistência a ser testada
Presença de sinais clínicos?
NÃO
SIM
Suspeita de aspiração silente ou dúvidas quanto ao resultado da avaliação clínica?
SIM
NÃO
Sugerir a realização de exame objetivo da deglutição (Ex.: VFD)
Confirmada a aspiração?
SIM
NÃO
Contraindicação das consistências de risco para broncoaspiração e elaboração de plano terapêutico fonoaudiológico
Finalização da avaliação da disfagia infantil
Interrupção da oferta em determinada consistência
Há outras consistências a serem testadas?
NÃO
SIM
Avaliação da dinâmica da deglutição de outra consistência
Presença de sinais clínicos?
SIM
NÃO
(Cont.)

CONSIDERAÇÕES FINAIS

Tanto a avaliação clínica, quanto a avaliação por meio de exames objetivos são avaliações pontuais que refletem o desempenho do indivíduo no momento específico em que estão sendo realizados e não necessariamente simulam as reais condições de alimentação da criança. Portanto, para o estabelecimento de diagnóstico mais preciso e fidedigno da disfagia, é importante considerar os dados da anamnese, avaliações clínica e objetiva de forma relacionada. Além disso, a discussão do caso com outros profissionais envolvidos (pediatra, otorrinolaringologista, nutricionista, fisioterapeuta, terapeuta ocupacional e psicólogo entre outros), sempre que possível, contribui para a compreensão mais ampla do caso e possibilita a proposição de estratégias de forma integrada.

A utilização de protocolos de avaliação e escalas específicos para a população infantil que considerem as especificidades de cada fase de desenvolvimento da criança relacionadas com a alimentação, é essencial para que o fonoaudiólogo possa atuar de forma adequada e segura.[23]

Após o diagnóstico fonoaudiológico preciso da disfagia orofaríngea, deve-se escolher o plano de alimentação mais apropriado, considerando como prioridades a manutenção da nutrição, ganho de peso adequado e a saúde pulmonar.

As condutas podem ser modificadas de acordo com a evolução do caso (progressos ou regressões no desempenho), bem como o programa terapêutico pode ser customizado para atender uma necessidade específica do paciente de acordo com as dificuldades que este apresente.

O sucesso da alimentação por via oral depende da qualidade das experiências durante as situações de alimentação, da presença de habilidades sensório-motoras orais adequadas e da segurança da deglutição, sem prejuízo da relação entre a criança e seus pais ou de sua condição nutricional. Assim, cabe aos profissionais envolvidos no tratamento da criança com distúrbios de deglutição ou alimentação estar atentos a esses aspectos.

A avaliação fonoaudiológica da disfagia infantil, realizada de forma padronizada e fundamentada, com base em evidências científicas, garante o estabelecimento de um diagnóstico preciso e, consequentemente, a proposição de um plano terapêutico pautado em estratégias mais acertadas e efetivas. Para tanto, é importante que o fonoaudiólogo possua experiência e conhecimento suficientes, isto é, *expertise* na área da disfagia infantil, dada a complexidade e potenciais consequências do gerenciamento inadequado da disfagia, que podem ser até mesmo fatais.

DICAS PARA LEVAR AO CONSULTÓRIO

- Para a avaliação de crianças com disfagia, é importante ter disponível no consultório um oxímetro de pulso, um estetoscópio pediátrico, brinquedos e outros recursos lúdicos para aumentar a colaboração da criança durante a avaliação
- Muitas vezes, são necessárias várias sessões para finalizar a avaliação clínica da disfagia em bebês ou crianças, visto que são mais sensíveis a mudanças de rotina, ao ambiente não familiar do consultório e à situação de avaliação
- Em vez de fornecer os alimentos para a avaliação, é preferível solicitar aos pais ou cuidadores que tragam os alimentos e utensílios utilizados em casa e solicitar que ofereçam à criança da forma mais próxima possível à realizada em casa. Assim, é possível identificar aspectos como utensílios inadequados ou adulterados, formas inadequadas de preparo e/ou oferta dos alimentos, postura corporal do cuidador e da criança durante a oferta, entre outros que podem estar interferindo no desempenho adequado da função de deglutição
- Recomenda-se ter no consultório alguns alimentos (por exemplo: papas de fruta, bolachas e sucos), caso a família esqueça-se de levar, além de espessantes alimentares, caso seja necessária a avaliação de consistências de maior viscosidade
- É interessante ter também no consultório diferentes tipos de bicos de mamadeira, colheres, copos e canudos para a avaliação e comparação do desempenho entre estes e os utensílios trazidos pelos pais (caso estes sejam inadequados)
- Durante a avaliação da deglutição, o fonoaudiólogo deve estar atento aos principais sinais e sintomas clínicos sugestivos de aspiração: engasgo, tosse, alteração na ausculta cervical, alteração da qualidade vocal e alteração do padrão respiratório pós-deglutição
- Na suspeita de aspiração silente ou sempre que houver a necessidade de confirmação dos dados da avaliação clínica, esta deve ser complementada por exames objetivos da deglutição, como a VED e a VFD

REFERÊNCIAS BIBLIOGRÁFICAS

1. American Speech-Language-Hearing Association (n.d). *Pediatric Dysphagia.*
2. (Practice Portal). [Acesso em 01 de abril de 2016]. Disponível em: http://www.asha.org/public/speech/swallowing/Feeding-and-Swallowing-Disorders-in-Children/. http://www.asha.org/Practice-Portal/Clinical-Topics/Pediatric-Dysphagia.
3. Lefton-Greif MA. Pediatric Dysphagia. *Phys Med Rehabil Clin N Am* 2008;19:837-51.
4. Arvedson JC. Assessment of pediatric dysphagia and feeding disorders: clinical and instrumental approaches. *Dev Disabil Res Rev* 2008;14:118-27.
5. Khoshoo V, Edell D. Previously healthy infants may have increased risk of aspiration during respiratory syncytial viral bronchiolitis. *Pediatrics* 1999;104:1389-90.
6. Hernandez E, Khoshoo V, Thoppil D, Edell D, Ross G. Aspiration: a factor in rapidly deteriorating bronchiolitis in previously healthy infants? *Pediatr Pulmonol* 2002;33:30-1.
7. Barbosa LR, Gomes E, Fischer GB. Clinical signs of dysphagia in infants with acute viral bronchiolitis. *Rev Paul Pediatr* 2014;32:157-63.
8. Bernard-Bonnin AC. Feeding problems of infants and toddlers. *Can Fam Physician* 2006;52:1247-51.
9. Newman LA, Keckley C, Petersen MC, Hamner A. Swallowing function and medical diagnoses in infants suspected of dysphagia. *Pediatrics* 2001;108:E106.
10. Miller CK, Willging JP. Advances in the evaluation of pediatric dysphagia. *Curr Opin Otolaryngol Head Neck Surg* 2003;11:442-6.
11. Prasse JE, Kikano GE. An Overview of pediatric dysphagia. *Clin Pediatr (Phila)* 2009;48:247.

12. Arvedson J, Brodsky L. *Pediatric swallowing and feeding assessment and management.* Clifton Park, NY: Singular Thomson Learning, 2nd ed.; 2002.
13. Lefton-Greif MA, Carroll JL, Loughlin GM. Long-term follow-up of oropharyngeal dysphagia in children without apparent risk factors. *Pediatr Pulmonol* 2006;41:1040-8.
14. Richter GT. Management of oropharyngeal dysphagia in the neurologically intact and developmentally normal child. *Curr Opin Otolaryngol Head Neck Surg* 2010;18:554-63.
15. Venkata SPB, Durvasula MD, O'Neill ACO, Richter GT. Oropharyngeal dysphagia in children mechanism, source, and management. *Otolaryngol Clin N Am* 2014;47:691-720.
16. Bühler KEB; Flabiano-Almeida FC. Avaliação Clínica da Disfagia Orofaríngea Infantil à Beira de Leito. *In:* Marquesan IQ, Justino HS, Tomé MC (orgs). *Tratado das Especialidades em Fonoaudiologia*. São Paulo: Roca; 2014. p. 39-45.
17. Reynolds J, Carroll S, Sturdivant C, Sturdivant OT. Fiberoptic Endoscopic Evaluation of Swallowing: A multidisciplinary alternative for assessment of infants with dysphagia in the neonatal intensive care unit. *Adv Neonatal Care* 2016;16:37-43.
18. Willette S, Molinaro LH, Thompson DM, Schroder JW. Fiberoptic examination of swallowing in the breastfeeding infant. *Laryngoscope* 2015 Sept. 15; [Epub ahead of print] DOI: 10.1002/lary.25641.
19. Leder SB, Karas DE. Fiberoptic endoscopic evaluation of swallowing in the pediatric population. *Laryngoscope* 2000;110:1132-6.
20. Newman LA, Petersen M. Clinical evaluation of swallowing disorders: the pediatric perspective. In: Murry T, Carrau RL (ed). *Comprehensive management of swallowing disorders.* San Diego: Singular; 2006.
21. Ryan M, Hiorns M. Videofluoroscopy swallow study. In: Roig-Quillis M, Pennington L. (org). *Oromotor disorders in childhood.* Barcelona: Viguera; 2011.
22. Weckmueller J, Easterling C, Arvedson J. Preliminary temporal measurement analysis of normal oropharyngeal swallowing in infants and young children. *Dysphagia* 2011;26:135-43.
23. Kakodkar K, Schroeder JW. Pediatr Dysphagia. *Pediatr Clin N Am* 2013;60:969-77.
24. Flabiano-Almeida FC, Bühler KEB, Limongi SCO. Protocolo de avaliação clínica da disfagia pediátrica (PAD-PED). Editores Científicos: Claudia Regina Furquim de Andrade e Suelly Cecilia Olivan Limongi. Barueri: *Pró-Fono.* 2014. 33p. (Série Fonoaudiologia na Prática Hospitalar, v. 1).

14 Métodos Instrumentais Complementares

Neyller Patriota Cavalcante Montoni

INTRODUÇÃO

Com o avanço técnico científico das ciências da saúde, vários estudos e tecnologias foram desenvolvidos ou adaptados para auxiliar na avaliação, diagnóstico e reabilitação das disfagias.

Uma avaliação clínica bem feita associada a exames complementares é fundamental para um diagnóstico preciso e um planejamento terapêutico eficaz, permitindo melhor definição do prognóstico a curto, médio e longo prazos, dessa forma, promovendo uma reabilitação mais focada e com credibilidade.

Neste capítulo vamos discutir os principais instrumentos disponíveis que contribuem para a avaliação complementar, dentre eles, ausculta cervical, oximetria de pulso, eletromiografia de superfície, ultrassonografia da deglutição, sonar *Doppler* e alguns aplicativos para dispositivos móveis.

ELETROMIOGRAFIA DE SUPERFÍCIE (EMGS)

Conceito

A eletromiografia é um exame que avalia o comportamento elétrico e a integridade da unidade motora: o motoneurônio inferior, seu axônio, a placa mioneural e fibra muscular.[1] É um exame que mensura os potenciais elétricos gerados pelos músculos no momento da contração muscular, possibilitando a captação e amplificação desses potenciais, oferecendo dados quantitativos para o diagnóstico e *biofeedback* para o acompanhamento terapêutico. A eletromiografia de superfície (EMGS) provê ainda informações sobre a cronometragem de padrões de contração muscular durante a deglutição.[2]

Os princípios da eletromiografia estão fundamentados na biologia celular. O interior de uma célula muscular ou nervosa é eletricamente negativo em relação ao exterior. A diferença de potencial elétrico entre o intra e o extracelular chama-se potencial de repouso. O equilíbrio catiônico entre o intra e o extracelular é feito por mecanismo de transporte ativo, chamado potencial de ação. Este potencial propaga-se igualmente pela fibra muscular e transforma-se em sinal químico na junção neuromuscular. Na EMGS, os eletrodos são posicionados nos músculos de interesse, captam esse sinal elétrico e transformam-no em sinais visuais, que serão interpretados pelo examinador.

Indicação

Cada vez mais tem sido usado pelo fonoaudiólogo para avaliação e *biofeedback* no processo de reabilitação, por ser rápido, de baixo custo, não invasivo e de fácil aprendizagem.

É utilizado para auxiliar no diagnóstico e terapêutica dos distúrbios motores orofaciais, como deglutição e mastigação, servindo como instrumento quantificador da atividade muscular.[3]

Método

Para a realização do exame, é necessário um sistema que compreende os eletrodos que capturam os potencias elétricos do músculo em contração; um amplificador, que processa o sinal elétrico; e um decodificador, que permite a visualização gráfica dos sons, permitindo a análise completa dos dados. Existem inúmeras marcas de aparelhos com essas características.

Embora muitos estudos tenham medido a atividade muscular na face e pescoço por meio da eletromiografia durante a deglutição, nem todos realizam a normalização decorrente da falta de uniformidade metodológica.

Para a avaliação da deglutição, grande parte dos estudos utiliza eletrodos posicionados nos masseteres, nos músculos infra-hióideos e supra-hióideos (ventre anterior do músculo digástrico e músculos milo-hióideo e gênio-hióideo). Estes músculos são ideais por serem superficiais e estarem envolvidos nas fases oral e faríngea da deglutição.

Alguns cuidados devem ser tomados no momento da colocação dos eletrodos, como a adstringência da pele com álcool 70°, para melhorar a condução dos potenciais de ação e evitar a impedância do sistema.

Como qualquer outro método, a aplicabilidade da eletromiografia apresenta algumas limitações. Os sinais eletromiográficos podem ser afetados pela anatomia e propriedades fisiológicas dos músculos, pelo controle do sistema nervoso periférico, pela instrumentação usada na coleta dos sinais, presença de má oclusões, interferências oclusais, treino muscular, tipologia facial e alimentação, a espessura/camada de gordura na pele e posicionamento dos eletrodos.

Evidência Científica

Estudos com a utilização da eletromiografia de superfície vêm sendo realizados desde a década de 1950. A ativação dos músculos supra-hióideos contribui para o deslocamentos superior e anterior do complexo hiolaríngeo. Este movimento provê a tração necessária para dilatar o esfíncter esofágico superior associado à baixa pressão esfinctérica, que facilita sua abertura durante a deglutição.

Há uma correlação de sucessão dos movimentos biomecânicos da deglutição com os sinais EMGS. A ativação do músculo submental precede a elevação laríngea, constrição faríngea e, então, a abertura do esfíncter esofágico superior.[4]

Ainda não existe um consenso na literatura quanto à avaliação da deglutição com uso da eletromiografia de superfície. Um estudo com 440 indivíduos saudáveis estabeleceu um banco de dados normativo de duração e amplitude da atividade muscular durante a deglutição de saliva e líquidos.[2] Desenvolveu-se um protocolo de padronização para a avaliação da deglutição, em que se propõem os músculos a serem avaliados, a localização e o posicionamento dos eletrodos de superfície, parâmetros técnicos do eletromiógrafo e o perfil dos pacientes com indicação para avaliação.[5]

Foi desenvolvido um banco de dados normativo da intensidade da atividade muscular durante a deglutição de diferentes consistências e volumes. Existem diferenças na contração muscular realizada durante a deglutição entre as diferentes consistências, volumes, gêneros e idades, sendo esses parâmetros considerados de uma deglutição dentro dos limites da normalidade.[6]

Descreve-se a necessidade de normalização do sinal eletromiográfico, para criar um referencial comum aos diferentes dados eletromiográficos e reduzir a variabilidade intersujeitos.[7,8] Define-se normalização como a tentativa de reduzir as diferenças entre registros de um mesmo sujeito ou de sujeitos diferentes, de forma a tornar a interpretação de dados reprodutível. A normalização fornece dados semelhantes aos diferentes sujeitos, tentando suprimir as distinções nos dados associados a casos anormais ou patológicos.[9] A *International Society of Electromyography and Kinesiology (ISEK)* apresentou, em 1999, normas e recomendações para minimizar a diversidade de resultados que colocam em questão a EMG.[10]

Foram desenvolvidas atividades para normalizar a musculatura infra e supra-hióidea para a utilização da EMGS na clínica de voz. Grande parte dos estudos com deglutição não descreve a normalização dos seus dados.[11]

A compreensão da ação muscular durante o processo da deglutição, que envolve em torno de 30 músculos e seis pares encefálicos, é relevante para a reabilitação fonoaudiológica. A análise de como os músculos atuam durante cada fase da deglutição permite um diagnóstico preciso e possibilita um prognóstico e planejamento terapêutico eficaz.

AUSCULTA CERVICAL

Conceito

O principal objetivo da ausculta cervical é avaliar a competência da fase faríngea e sua interação com a respiração, verificando a integridade do mecanismo de proteção das vias aéreas.

Este método permite a escuta dos sons da deglutição, antes, durante e após a passagem do bolo alimentar pela faringe, fornecendo pistas adicionais sobre a entrada ou não de alimento na via aérea inferior.

Os sons da deglutição ocorrem durante a fase faríngea em razão do jogo pressórico exercido na região orofaríngea pelos lábios, esfíncter velofaríngeo, laringe e músculo cricofaríngeos.

Indicação

Este procedimento é utilizado de rotina pelos fonoaudiólogos na prática clínica para avaliação e acompanhamento dos pacientes disfágicos, por ser de baixo custo, fácil acessibilidade, reprodutível e não invasivo. Embora seja considerado subjetivo e sofra interferência da qualidade do instrumento utilizado, treinamento e experiência do profissional, os estudos mais recentes têm demonstrado a ausculta cervical como um eficiente complemento à avaliação clínica da disfagia.

Método

Para a ausculta cervical, o clínico deve possuir um estetoscópio adequado. Existem inúmeras marcas, alguns mais eficiente que outros, com diferentes propriedades acústicas e para diferentes faixas etárias.

Há vários estudos que se propuseram a definir o melhor local para a ausculta cervical. A região do pescoço é relativamente pequena e há uma quantidade significativa de atividade acústica, ocorrendo constantemente. A relevância do adequado posicionamento do instrumento está com base na relação sinal/ruído, que tende a ser baixa nessa região por causa da função circulatória e das trocas gasosas.

A partir de evidências científicas, a maioria dos estudos indica a parte lateral da junção da laringe e a traqueia, anterior à carótida, ou seja, na cartilagem cricóidea, à frente do músculo esternoclidomastóideo e dos grandes vasos. Esta localização teria a melhor relação sinal/ruído e com a menor variação do sinal da deglutição. A cartilagem cricóidea apresenta-se como um ressonador potencial que, além de ser um ponto de referência, pode melhorar o sinal acústico.[12]

Evidência Científica

Para compreender a relação dos sons da deglutição com os eventos fisiológicos da fase faríngea, realizaram-se, simultaneamente, a avaliação videofluoroscópica e a gravação da ausculta cervical. Evidenciaram-se três componentes sonoros da fase faríngea em relação aos movimentos das estruturas anatômicas, que foram: a subida da laringe e passagem do bolo pela faringe, a abertura do cricofaríngeo e a descida da laringe.[13]

O sinal acústico da ausculta cervical na deglutição normal foi analisado em diferentes faixas etárias: adultos jovens (20-39 anos), adultos maduros (40-59 anos) e idosos (superior a 60 anos). Os resultados mostraram que a duração da deglutição foi maior no grupo de idosos. Além disso, o pico de intensidade também foi mais intenso e o pico da frequência do sinal mais agudo no grupo de idosos, mostrando que ocorre aumento do tempo da fase faríngea com aumento da idade.[14]

A confiabilidade da ausculta cervical na detecção de disfagia, bem como a concordância entre avaliadores com e sem experiência na realização do procedimento foram avaliadas. A confiabilidade entre os avaliadores foi moderada, ou seja, houve discordância entre avaliadores, o que pode ser justificada pela experiência do avaliador. Além disso, a ausculta da deglutição, comparada à videofluoroscopia, apresentou 70% de especificidade e 94% de sensibilidade. Desse modo, os sons da deglutição contêm pistas importantes para identificar pacientes com alto risco de aspiração, porém, não é indicado que seja a única ferramenta de avaliação.[15]

Por meio da videofluoroscopia, foi verificada a capacidade de a ausculta cervical predizer a aspiração laringotraqueal. Para esse fim, foram avaliados 50 sujeitos do sexo masculino, com idade entre 23 e 103 anos. Evidenciou-se que a ausculta cervical permitiu a identificação de 72% das ocorrências de atraso no trânsito oral; de 62% de resíduos em cavidade oral; 66% de atraso no trânsito faríngeo; 42% de presença de resíduos na faringe; e 76% de aspiração traqueal.[16]

OXIMETRIA DE PULSO

Conceito

A oximetria de pulso é a medida não invasiva da saturação periférica de O_2 (SpO_2). Funciona pelo exame transcutâneo do espectro de cores da hemoglobina, que muda com seu grau de saturação. O princípio de funcionamento dá-se pela mudança de coloração existente entre o sangue arterial, de cor vermelho vivo e o venoso. Tal característica altera a luminosidade transmitida por uma fina camada de sangue, definida por cubetas especiais, localizadas nas linhas de circulação extracorpórea. O equipamento compõe-se de sensores ópticos conectados nessas cubetas, de uma unidade eletrônica de condicionamento analógico do sinal correspondente à luminosidade transmitida e de uma unidade de processamento digital do sinal.

A medida de saturação fornece informações sobre a impregnação de oxigênio da hemoglobina contida dentro das hemácias, e esta se relaciona com a ventilação, somente se o niìvel de oxigênio inspirado estiver adequado. A monitorização da saturação de oxigênio não detecta a hipoventilação e o aumento da pressão de dióxido de carbono.

O uso do oxímetro para detectar risco de aspiração baseia-se na hipótese de que a aspiração laringotraqueal causaria um reflexo de broncospasmo, diminuindo a perfusão respiratória e provocando queda na saturação de oxigênio.

Indicação

A oximetria de pulso vem sendo utilizada como exame complementar à avaliação clínica fonoaudiológica das disfagias. Com uso mais frequente nas avaliações realizadas à beira do leito e em pacientes disfágicos com comprometimento respiratório importante e instabilidade clínica.

Método

A saturação de oxigênio é a medida continuamente dada pelo oxímetro de pulso por um sensor sobre o dedo ou lobo da orelha. As saturações são, em geral, acuradas entre 80 e 100%.

Existem fatores que podem interferir na aferição da pressão arterial de oxigênio, como uma pobre perfusão periférica, unhas pintadas ou manchadas por nicotina, orelhas perfuradas, contraste intravenoso médio ou tinturas injetadas.

Evidência Científica

Existe uma grande divergência na literatura quanto à relação direta da queda de saturação com a aspiração. Alguns estudos demonstram a correlação da dessaturação com comprometimento da deglutição, principalmente com a aspiração. Existe uma relação entre o nível de saturação de oxigênio e a aspiração durante a ingestão de alimentos. Foi evidenciado um declínio do nível de saturação de oxigênio nos pacientes que aspiravam.[17]

Estudos referem que nível de dessaturação ou a variação do mesmo em mais que 2% é considerado como clinicamente significativo para o diagnóstico de aspiração. Já outros estudos evidenciaram não haver correlação significativa entre a dessaturação e a aspiração detectada pela videofluoroscopia da deglutição e concluíram não haver possibilidade de predizer a aspiração por meio da queda da SpO_2 monitorada pelo oxímetro de pulso.[18,19]

O nível de saturação não é significativamente alterado pela aspiração de líquidos e/ou de alimentos sólidos. No entanto, indivíduos disfágicos apresentam uma queda no nível de saturação de oxigênio, quando comparados a indivíduos com deglutição normal, antes, durante e após a alimentação oral.[20]

ULTRASSONOGRAFIA (USG)

Conceito

A ultrassonografia consiste no uso de um transdutor, colocado sob a região do corpo a ser examinada, capaz de transformar os ecos refletidos pelo interior do corpo humano em sinais que serão decodificados, eletronicamente, em uma imagem. Trata-se de um exame não invasivo, que fornece imagens dinâmicas, que focam os tecidos moles e as estruturas do corpo.

Algumas vantagens relacionadas com sua utilização incluem a possibilidade do uso de alimento na situação habitual, sem a presença de contrastes e/ou corantes e a possibilidade de locomoção do aparelho, o que permite que o exame possa ser executado à beira do leito.

Indicação

A USG tem sido uma opção viável para a avaliação das estruturas orais e faríngeas envolvidas na deglutição. Desde a década de 1980, vem sendo utilizada para visualizar a relação temporal da língua, osso hioide e laringe, em seus padrões de movimentos das fases oral e faríngea da deglutição.

O estudo dos movimentos da língua é uma de suas maiores aplicações, pela capacidade da visualização de detalhes nas imagens dos tecidos moles, chegando a superar a videofluoroscopia. O comportamento de preparo e propulsão do bolo alimentar na cavidade oral é amplamente avaliado, pois apresenta excelente visualização de sua superfície.

Pode ser realizada em pacientes de diferentes faixas etárias, sendo considerado um método não invasivo, acurado para visualização do movimento do bolo alimentar na fase faríngea da deglutição e durante a amamentação infantil, no entanto, a variabilidade metodológica dificulta a definição e generalização dos padrões encontrados.

O exame é eficiente para a avaliação de componentes envolvidos na dinâmica da deglutição, principalmente da fase oral e início da fase faríngea, como a mobilidade e a função dos órgãos fonoarticulatórios, tempo de duração da apneia na deglutição, fechamento glótico e seus aspectos, além do movimento do osso hioide.

A não obtenção de imagens sugestivas de resíduos alimentares, penetração, aspiração alimentar, bem como a impossibilidade de visualizar-se imagem em indivíduos com a cartilagem tireóidea protuberante são limitadores da ultrassonografia para avaliar a deglutição.

Método

As imagens podem ser registradas na posição coronal ou sagital e gravadas em vídeo ou impressas para análise quantitativa da deglutição. O exame promove imagens em tempo real em diversos planos de imagem.

As estruturas mais avaliadas por USG nas pesquisas que envolvem o estudo da deglutição são: a elevação do osso hioide e tempo desta elevação; o fechamento glótico (frequência, latência, resposta e duração); a amplitude e velocidade do movimento vertical da língua; a duração total da deglutição; a mobilidade e função dos órgãos fonoarticulatórios durante a deglutição; e a distância entre o osso hioide e a laringe durante a deglutição e a elevação laríngea (início, ponto máximo e duração).[21]

Na maioria dos estudos, foi utilizado equipamento com transdutor convexo multifrequencial, de 2 a 5 MHz, uso de camada espessa de gel de contato hidrossolúvel e orientado poscionamento sentado, mantendo um ângulo de 90 graus (90°) do assoalho bucal com o pescoço.

Evidência Científica

A USG foi usada para medir mudanças na espessura da língua e no deslocamento do osso hioide durante a deglutição, em 30 pacientes com AVE e uso de via alternativa, 30 pacientes com AVE e com via oral liberada e 30 sujeitos saudáveis. Não foram observadas mudanças com valores significativos entre o grupo-controle e os pacientes com AVE e ingestão oral, tanto na espessura da língua, quanto no deslocamento do osso hioide. A USG mostrou-se como uma medida confiável, uma vez que apresentou boa correlação com a videofluoroscopia.[22]

À avaliação do movimento do osso hioide e às mudanças decorrentes da idade durante a deglutição de indivíduos saudáveis, por meio da ultrassonografia, observou-se que a trajetória do osso hioide foi facilmente observada. Esta se apresentou em quatro fases:

1. Elevação após a deglutição.
2. Anteriorização.
3. Fase temporária (posição de elevação máxima).
4. Retorno à posição de repouso.

O tempo das fases 1, 2 e 4 aumentou significativamente, conforme o aumento da idade. O contrário observou-se para a terceira fase. A USG pode ser um método quantitativo para avaliação clínica do movimento do osso hioide durante a deglutição.[23]

Para avaliar-se método de avaliação da deglutição à beira do leito, combinou-se a USG e videoendoscopia da deglutição (VED), em comparação à videofluoroscopia (VFD) isolada. Verificou-se que o início da elevação da laringe foi identificado pela VFD e pela USG. Após o início, a faringe tornou-se invisível por meio da VED; a elevação máxima da laringe foi identificada pela VFD e pela USG e este momento foi quase equivalente nos dois exames. A distância e a duração da elevação máxima da laringe, medidas pela USG e pela VFD, foram quase iguais e correlacionaram-se positivamente. Dessa forma, a combinação da USG com a VED pode demonstrar a função de deglutição de forma tão eficiente como a VFD.[24]

SONAR DOPPLER

Conceito

Os sons com frequência superior a 20.000 Hz, mais precisamente acima dos 25.000 Hz, são inaudíveis para a espécie humana e são conhecidos como ultrassons. A velocidade de propagação é determinada pela densidade e resistência do material à compressão do meio. Os aparelhos de ultrassom são calibrados para emissão de feixe de som na velocidade média de 1.540 m/s, valor este determinado para os tecidos moles.[25]

O ultrassom possui menor comprimento de onda, e seu uso baseia-se no envio de um feixe de pulsos sonoros por meio do corpo. O pequeno comprimento de onda possibilita que ele seja dirigido em feixe, com pouca dispersão no meio de transmissão. Esta característica favorece sua aplicabilidade nos equipamentos de diagnóstico, que devem gerar ultrassons com frequências entre 1 e 12 MHz. À medida que a frequência sônica aumenta, existe uma menor penetração do feixe de ultrassom nos tecidos do corpo.

O transdutor é a parte do equipamento responsável pela geração, transmissão e captação dos ultrassons, ao converter a energia elétrica em energia ultrassônica e vice-versa.

Efeito Doppler é a alteração na sensação de frequência resultante de uma situação em que a fonte sonora é móvel, deslocando-se a uma velocidade constante, e o receptor encontra-se parado em algum ponto da trajetória. Quando há aproximação entre o receptor e a fonte sonora, o receptor recebe maior número de ondas por unidade de tempo (frequência maior) e, quando há afastamento, recebe um menor número de ondas (frequência menor).[26] Os princípios básicos do Doppler são aplicados há muitos anos na medicina para monitorar a frequência cardíaca fetal (sonar).[25]

Indicação

O sonar Doppler apresenta-se como um promissor método de diagnóstico e monitoramento terapêutico para deglutição, tanto em adultos como em crianças e bebês, por não ser invasivo.

O equipamento é portátil e viabiliza a avaliação no leito. Pode ser aplicado como procedimento de triagem, pode auxiliar na decisão de solicitação de novos exames e no planejamento terapêutico, além da sua aplicabilidade no monitoramento do tratamento do distúrbio de deglutição e como *biofeedback*.

Outra vantagem na utilização desse instrumento é que as informações não dependem somente da experiência do examinador, mas da utilização apropriada da técnica e do instrumento. O método disponibiliza revisão posterior das respostas gravadas e fornece dados numéricos, objetivos e documentáveis, retratando informações confiáveis.

Método

Instrumentos de Doppler contínuo são geralmente os mais simples, de fácil manejo e de custo mais baixo dentre os dispositivos disponíveis.

Faz-se necessário o aparelho com transdutor, computador, *software* para a avaliação acústica dos sons da deglutição, que podem ser gravados e posteriormente analisado.

A frequência do ultrassom por efeito Doppler é de 2,5 MHz, com saída de 10 mW/cm^2. A potência de saída do som é de 1W. O ultrassom dispersa-se facilmente quando em contato com o ar e, portanto, deve-se ter o cuidado de utilizar um gel condutor entre a pele e o transdutor. O feixe do transdutor deve ser posicionado para formar um ângulo de 30° a 60° na posição sentado – simulação da posição em uma refeição – e o pescoço com livre acesso.

Para o processo de captação dos sons da deglutição, o transdutor do sonar *Doppler* deve ser posicionado no mesmo local definido pelos estudos de ausculta cervical como sendo o melhor em termos de acústica, na região lateral do pescoço, na cartilagem cricóidea.

Os parâmetros avaliados na análise acústica nos estudos com sonar Doppler são: frequência do sinal; amplitude (intensidade) e duração (tempo) da onda.[27-29]

Evidência Científica

Existem poucos estudos com uso deste instrumento como avaliação completa da deglutição. O uso do sonar Doppler contínuo é viável como instrumento auxiliar na avaliação dos sons da deglutição e na identificação de parâmetros acústicos. Em estudo pioneiro com 50 adultos normais, sem queixas de deglutição, com a saliva e as consistências líquida e pastosa, estabeleceram-se padrões de normalidade dos parâmetros acústicos da onda sonora da deglutição, bem como um banco de dados de referência para futuras pesquisas.[27]

Outros dois estudos com uso do sonar Doppler também foram realizados com indivíduos saudáveis, contudo, com faixas etárias distintas. Os sons da deglutição de sujeitos entre mais de 2 anos e 15 anos foram avaliados. Os dados obtidos em crianças normais poderão servir de balizamento no exame de pacientes pediátricos com anormalidades na deglutição, a fim de estabelecer padrões patológicos. Por outro lado, as alterações dos exames nessas crianças com modificações anatômicas e fisiológicas poderão servir para uma melhor interpretação.[28]

Os parâmetros acústicos da deglutição orofaríngea entre faixas etárias de adultos e idosos foram comparados. Foram identificadas características específicas das curvas sonoras avaliadas com o Doppler e analisadas com o software Voxmetria em idosos saudáveis. Quando comparados a adultos saudáveis, houve diferenças no padrão da deglutição nas populações estudadas.[29]

APLICATIVOS (APP) PARA DISPOSITIVOS MOVÉIS

A tecnologia é uma aliada na avaliação e processo terapêutico do paciente disfágico. O ritmo das inovações tecnológicas torna-se cada vez mais acelerado na área da Saúde, prenunciando grandes avanços, como a criação de aplicativos novos, a todo o momento, para auxiliar nos cuidados com a saúde.

Os *softwares* armazenam com agilidade desde as informações dos pacientes e o desenrolar do diagnóstico clínico, com a realização de exames e receituário, até a evolução do quadro. Muitos permitem que o profissional mantenha contato *online* com o paciente, com informações sobre suas condições de saúde e resposta ao tratamento.

Os mais diversos aplicativos facilitam e auxiliam com eficácia o cotidiano dos usuários, ajudando tanto os profissionais quanto seus pacientes. Existem incontáveis aplicativos direcionados para a área da saúde, principalmente na área médica. Nas lojas de aplicativos da *Apple* e *Google*, já existem mais de 100 mil aplicativos de saúde destinados a fornecer informações, além de fazer monitoramentos e rastreamentos.

Também existem os aplicativos voltados para os pacientes, que devem ser utilizados com cautela, pois eles não substituem a avaliação do profissional. Dentre as opções, existem desde os que ajudam na reeducação alimentar, organizam a quantidade de água ingerida, lembram o paciente de deglutir a saliva e salvam todas as suas informações, como tipo de sangue, hospitais de preferência e alergias.

Os aplicativos são ferramentas úteis e podem auxiliar no processo de avaliação e reabilitação do paciente disfágico, em razão de sua acessibilidade, principalmente para o profissional que realiza atendimento durante internação hospitalar e domiciliar.

O *biofeedback* visual é importante para melhor adesão do paciente à terapia. Muitos aplicativos permitem visualizar a fisiologia normal e alterada da deglutição de forma dinâmica, o que facilita para o paciente entender o seu problema e a importância de realizar os exercícios propostos.

Lista de Aplicativos

- *Normal Swalo.*
- *Dysphagia.*
- *Small Talk Dysphagia.*
- *iSwallo.*
- *Aspiration Disorders.*
- *Swallow Prompt.*
- *Dysphagia2 go.*
- *Dysphagia Therapy.*
- *Glasgow.*

- IM2 Tascam.
- Medicamentos A a Z.
- Guia dos remédios.
- Interação medicamentosa.
- Cid. –10 Pro.
- *Larynx.*
- *Laryngectomy.*
- *Respiration.*
- Deglutição e alterações.
- *Residue Disorders.*
- *Swallow Now.*

CONSIDERAÇÕES FINAIS

O mais importante para o clínico, quando lança mão desses instrumentos complementares, é que devem ser usados de forma cautelosa e sempre associados à avaliação e ao quadro do paciente. Para a avaliação da deglutição e risco da disfagia, portanto, parece importante considerar a combinação de métodos e instrumentos associados à *expertise* do avaliador.

São necessários mais estudos para a padronização metodológica dos instrumentos, além da correspondência dos aspectos fisiológicos da deglutição que eles tentam avaliar.

DICAS PARA LEVAR AO CONSULTÓRIO

- O segredo é utilizar associação da propedêutica clínica aos exames complementares
- A experiência do profissional faz a diferença na definição de conduta terapêutica e no uso de instrumentos complementares
- Os exames complementares são bem-vindos, mas não devem ser utilizados de forma isolada para definir diagnóstico e/ou conduta

REFERÊNCIAS BIBLIOGRÁFICAS

1. Zarzur AP, Shinzato G. Laryngeal electromyography: basic principles and new practical applications. *Acta ORL* 2007;25:4-11.
2. Vaiman M, Eviatar E, Segal S. Evaluation of normal deglutition with the help of rectified surface electromyography records. *Dysphagia* 2004;19:125-32.
3. Goyal RK. Disorders of the cricopharyngeus muscle. *Otolaryngol Clin North Am* 1984;17:115-30.
4. Crary MA, Carnaby Mann GD, Groher ME. Biomechanical correlates of surface electromyography signals obtained during swallowing by healthy adults. *J Speech Lang Hear Res* 2006;49:186-93.
5. Vaiman M, Eviatar E. Surface electromyography as a screening method for evaluation of dysphagia and odynaphagia. *Head Face Med* 2009;5:9.

6. Siqueira LDA. *Análise eletromiográfica dos músculos masseter, infra-hióideos e submandibulares durante a deglutição de indivíduos adultos saudáveis.* [Dissertação] São Paulo: Fundação Antônio Prudente, 2011.
7. Knutson LM, Soderberg GL, Ballantyne BT *et al.* A study of various normalization procedures for within day electromyographic data. *J Electromyogr Kinesiol* 1994;4:47-59.
8. Ervilha UF, Duarte M, Amadio AC. Estudo sobre procedimentos de normalização do sinal eletromiográfico durante o movimento humano. *Rev Bras Fisiol* 1998;3:15-20.
9. De Luca CJ. The use of surface electromyography in biomechanics. *J Appl Biomech* 1997;13:135-63.
10. International Society of Electromyography and Kinesiology (ISEK). Disponível em: <http://isek.bu.edu/publications/pdf/ISEK_EMG-Standards.pdf (2005 Mar 05)>
11. Balata PMM, Silva HJ, Pernambuco LA *et al.* Normalization patterns of the surface electromyographic signaling the phonation evaluation. *J Voice* 2015;29: e1-e8.
12. Cichero JAY, Murdoch BE. Detection of swallowing sounds: methodology revisited. *Dysphagia* 2002;17:40-49.
13. Morinière S, Boiron M, Alison D *et al.* Origin of the sound components during pharyngeal swallowing in normal subjects. *Dysphagia* 2008;23:267-73.
14. Youmans SR, Stierwalt JAG. Normal swallowing acoustics across age, gender, bolus viscosity, and bolus volume. *Dysphagia* 2011;26:374-84.
15. Borr C, Hielscher-Fastabend M, Lücking A. Reliability and validity of cervical auscultation. *Dysphagia* 2007;22:225-34.
16. Zenner PM, Losinski DS, Mills RH. Using cervical auscultation in the clinical dysphagia examination in long-term care. *Dysphagia* 1995;10:27-31.
17. Sherman B, Nisenboum JM, Jesberger BL *et al.* Assessment of dysphagia with the use of pulse oximetry. *Dysphagia* 1999;14:152-56.
18. Wang TG, Chang YC, Chen SY *et al.* Pulse oximetry does not reliably detect aspiration on videofluroscopic swallowing study. *Arch Phys Med Rehabil* 2005;86:730-34.
19. De Groof I, Dejaeger E, Goeleven A. Is pulse oximetrie een bruikbaar instrument om aspiratie op te sporen? Is pulse oximetry a reliable tool for detection of aspiration? *Tijdschr Gerontol Geriatr* 2004;35:153-56.
20. Colodny N. Effects of age, gender, disease, and multisystem involvement on oxygen saturation levels in dysphagic persons. *Dysphagia* 2001;16:48-57.
21. Leite KKA, Mangilli LD, Sassi FC *et al.* Ultrasonography and swallowing: a critical review of the literature. *Audiol Commun Res* 2014;19:412-20.
22. Hsiao MY, Chang YC, Chen HC *et al.* Application of ultrasonography in assessing oropharyngeal dysphagia in stroke patients. *Ultrasound Med Biol* 2012;38:1522-28.
23. Yabunaka K, Sanada H, Sanada S *et al.* Sonographic assessment of hyoid bone movement during swallowing: a study of normal adults with advancing age. *Radiol Phys Technol* 2011;4:73-77.
24. Komori M, Hyodo M, Gyo K. A swallowing evaluation with simultaneous videoendoscopy, ultrasonography and videofluorography in healthy controls. *ORL J Otorhinolaryngol Relat Spec* 2008;70:393-98.
25. Kremkau FW. *Diagnóstico por ultrassom: princípios e instrumentos.* 4. ed. Porto Alegre: Artes Médicas, 1996, 432p.
26. Okuno E, Caldas IL, Chow C. *Física para ciências biológicas e biomédicas.* São Paulo: Harbra Harper & Row do Brasil, 1982, 490p.
27. Santos RS, Macedo-Filho ED. Sonar Doppler como instrumento de avaliação da deglutição. *Arq Int Otorrinolaringol* 2006;10:182-91.
28. Cagliari CF, Jurkiewicz AL, Santos RS *et al.* Análise dos sons da deglutição pelo sonar Doppler em individuos normais na faixa etária pediatrica. *Braz J Otorhinolaryngol* 2009;75:706-15.
29. Soria FS, Silva RG, Furkim AM. Acoustic analysis of oropharyngeal swallowing using Sonar Doppler. *Braz J Otorhinolaryngol* 2016;82:39-46.

PARTE IV

BASES DO TRATAMENTO

15 Aspectos Nutricionais

Erica Rossi Augusto Fazan

INTRODUÇÃO

Nas doenças que envolvem o trato gastrintestinal, a terapia nutricional destaca dois aspectos importantes: o estado nutricional do indivíduo e as alterações dietéticas.

Tratando-se de disfagia, a intervenção nutricional pode incluir restrições dietéticas. Essas restrições de consistência, via de alimentação e distribuição de nutrientes devem ser monitoradas para não convergirem em uma oferta inadequada, resultando em repercussões sobre o estado nutricional do paciente, sendo a mais comum a desnutrição.[1,2]

São objetivos da terapia nutricional em pacientes disfágicos:

- Recuperar e/ou manter o estado nutricional.
- Minimizar o risco de desnutrição.
- Minimizar o risco de desidratação.
- Otimizar a qualidade de vida.
- Manejo multidisciplinar.

Portanto, a avaliação e o acompanhamento do estado nutricional dos pacientes que apresentam risco nutricional são indispensáveis.

AVALIAÇÃO

A avaliação nutricional deve considerar indicadores antropométricos, bioquímicos e análise do consumo alimentar, sendo essencial não somente para o diagnóstico nutricional no primeiro atendimento, como também para o acompanhamento da evolução após a orientação dietética.[3,4]

Sugere-se seguir as seguintes etapas no atendimento nutricional:

- Aplicar avaliação nutricional subjetiva global (ASG) em adultos e a miniavaliação nutricional (MAN) em idosos.[3-6]
- Realizar avaliação antropométrica: peso, altura, dobra cutânea tricipital, dobra cutânea subescapular, circunferência do braço e para idosos, circunferência da panturrilha.[3-5]
- Avaliar a ingestão oral por meio de recordatório de 24 horas ou registro alimentar.[3]

- Determinar o diagnóstico nutricional.
- Calcular o gasto energético basal, as necessidades calórica, proteica e dos demais nutrientes.
- Estabelecer o plano de terapia nutricional.

AVALIAÇÃO SUBJETIVA GLOBAL DO ESTADO NUTRICIONAL

(Selecione a categoria apropriada com um X ou entre com valor numérico onde indicado por "#")

A. História

1. Alteração do peso
   Perda total nos últimos 6 meses: total = # ________ kg; % perda = # __________
   Alteração nas últimas duas semanas: ____aumento ____sem alteração ____diminuição
2. Alteração na ingestão alimentar
   ____sem alteração
   ____alterada ____duração = #______semanas
   ____tipo: ____dieta sólida subótima ____dieta líquida completa
   ____líquidos hipocalóricos____inanição
3. Sintomas gastrintestinais (que persistam por > 2 semanas)
   ____nenhum ____náusea ____diarreia ____anorexia
4. Capacidade funcional
   ____sem disfunção (capacidade completa)
   ____disfunção ____duração = # ____semanas
   ____tipo: ____trabalho subótimo ____ambulatório ____acamado
5. Doença e sua relação com necessidades nutricionais
   Diagnóstico primário
   (especificar) ____
   Demanda metabólica (*stress*): ____sem *stress* ____baixo *stress* ____*stress* moderado
   ____*stress* elevado

B. Exame físico (para cada categoria, especificar: 0 = normal, 1+ = leve, 2+ = moderada, 3+ = grave)

____perda de gordura subcutânea (tríceps, tórax)
____perda muscular (quadríceps, deltoide)
____edema tornozelo
____edema sacral
____ascite

C. Avaliação subjetiva global (selecione uma)

____A = bem nutrido
____B = moderadamente (ou suspeita de ser) desnutrido
____C = gravemente desnutrido

Barbosa-Silva MCG, Barros AJD. Avaliação Nutricional Subjetiva. Parte I – revisão de sua validade após duas décadas de uso. *Arq Gastroenterol* 2002;39:181-7.

CONDUTA DIETOTERÁPICA

A conduta dietoterápica deve seguir a orientação quanto à consistência dos sólidos (branda, pastosa, pastosa batida ou cremosa e leve) e líquidos (fino, néctar, mel ou pudim) estabelecidos pelo fonoaudiólogo, adequando a composição e mantendo o equilíbrio da dieta.[7,8]

Entre as dietas adaptadas, temos:

- *Branda (sólidos duros que exigem mastigação)*: alimentos cozidos, carnes cortadas e com molhos, sem grãos, frutas inteiras, pães, bolachas.[7,8]
- *Pastosa (sólido macio amassável)*: alimentos bem cozidos em forma de pasta ou purê, podendo haver pequenos pedaços, carnes moídas ou desfiadas, ovos mexido ou cozido e picado, pães macios.[7,8]
- *Pastosa batida ou cremosa*: todos os alimentos batidos e sem pedaços, frutas em consistência de papa, mingaus em consistência grossa.[7,8]
- *Leve*: alimentos de fácil digestão, almoço e jantar composto por sopas e caldos, frutas picadas, pães macios.[7,8]

As diversas equipes de saúde e os diversos serviços possuem suas próprias definições e denominações para a padronização da nomenclatura das consistências, o que é de extrema importância para condução do tratamento e consequentemente para segurança do paciente. Neste contexto, a *International Dysphagia Diet Standardisation Initiative* sugere uma terminologia global acompanhada por técnicas validadas de medição, para facilitar o entendimento e a comunicação entre equipe de saúde, cuidador e paciente.[9]

É necessária uma atenção especial para não indicar alimentos duros, secos ou fibrosos que também podem gerar dificuldade de mastigação e deglutição, utilizando-se de técnicas dietéticas para orientar a modificação de consistência dos alimentos, evitando-se a monotonia e até a recusa da dieta pelo paciente, por exemplo:[7]

- Maior tempo de cocção dos alimentos até atingir a consistência adequada.
- Utilização de purês de legumes para engrossar caldos.
- Frutas cruas macias e maduras apenas amassadas com garfo.

Um ponto crítico no manejo dos pacientes disfágicos é a desidratação, pois os líquidos engrossados com espessantes industrializados têm baixa aceitação por alterarem as características organolépticas das bebidas, principalmente a água. Portanto, a orientação deve compreender sucos de frutas naturais que proporcionam consistência mais espessa, como: mamão, banana e abacate. Outra alternativa é utilizar farinhas, como a de aveia, para atingir a consistência desejada.[2,7]

Caso haja necessidade, é possível enriquecer a oferta energética e proteica adicionando:

- Nas frutas: aveia, chocolate (50% cacau), leite condensado, leite em pó, mel.

- Nas sopas: azeite, queijo ralado, ovo.
- No leite: amido, chocolate (50% cacau), leite em pó, mucilagem, mel, sorvete;
- Pães: creme de ricota, geleia, margarina, mel.
- Suplementos nutricionais (em pó, líquido ou espessado) nos intervalos entre as refeições.

No entanto, se a adequação da ingestão oral for menor que 60% por cinco dias consecutivos, a terapia nutricional enteral está indicada, sendo ainda possível manter a dieta via oral associada. A via de acesso deve ser discutida entre os membros da equipe multiprofissional, podendo ser cateter nasoenteral, se o tempo estimado for menor do que quatro semanas ou gastrostomia, se a estimativa de terapia for maior do que quatro semanas.[3]

IMPRESSO DA MINIAVALIAÇÃO NUTRICIONAL
Some os números da seção "triagem". Se o escore obtido for igual ou menor que 11, continue o preenchimento do questionário para obter o escore indicador do estado nutricional
Triagem
Nos últimos três meses houve diminuição da ingesta alimentar em razão da perda de apetite, problemas digestivos ou dificuldade para mastigar ou deglutir? 0 = diminuição grave da ingesta 1 = diminuição moderada da ingesta 2 = sem diminuição da ingesta
Perda de peso nos últimos meses? 0 = superior a três quilos 1 = não sabe informar 2 = entre um e três quilos 3 = sem perda de peso
Mobilidade 0 = restrito ao leito ou à cadeira de rodas 1 = deambula, mas não é capaz de sair de casa 2 = normal
Passou por algum estresse psicológico ou doença aguda nos últimos três meses? 0 = sim 2 = não
Problemas neuropsicológicos 0 = demência ou depressão graves 1 = demência leve 2 = sem problemas psicológicos

IMPRESSO DA MINIAVALIAÇÃO NUTRICIONAL *(Cont.)*
Some os números da seção "triagem". Se o escore obtido for igual ou menor que 11, continue o preenchimento do questionário para obter o escore indicador do estado nutricional
Triagem
Índice de massa corpórea (IMC = peso [kg]/estatura [m]²) 0 = IMC < 19 1 = 19 ≤ IMC < 21 2 = 21 ≤ IMC < 23 3 = IMC ≥ 23
Escore da triagem (subtotal, máximo de 14 pontos) 12 pontos ou mais: normal; desnecessário continuar a avaliação 11 pontos ou menos: possibilidade de desnutrição; continuar a avaliação
Avaliação global
O paciente vive em sua própria casa (não em casa geriátrica ou hospital) 0 = não 1 = sim
Utiliza mais de três medicamentos diferentes ao dia? 0 = não 1 = sim
Lesões de pele ou escaras? 0 = não 1 = sim
Quantas refeições faz por dia? 0 = uma refeição 1 = duas refeições 2 = três refeições
O paciente consome (responder sim ou não): ▪ Pelo menos uma porção diária de leite ou derivados? ▪ Duas ou mais porções semanais de legumes ou ovos? ▪ Carne, peixe ou aves todos os dias? 0,0 = nenhuma ou uma resposta "sim" 0,5 = duas respostas "sim" 1,0 = três respostas "sim"
O paciente consome duas ou mais porções diárias de frutas ou vegetais? 0 = não 1 = sim
Quantos copos de líquidos (água, suco, café, chá, leite) o paciente consome por dia? 0,0 = menos de três copos 0,5 = três a cinco copos 1,0 = mais de cinco copos
Modo de se alimentar 0 = não é capaz de se alimentar sozinho 1 = alimenta-se sozinho, porém com dificuldade 2 = alimenta-se sozinho, sem dificuldade

(Continua)

IMPRESSO DA MINIAVALIAÇÃO NUTRICIONAL *(Cont.)*

Some os números da seção "triagem". Se o escore obtido for igual ou menor que 11, continue o preenchimento do questionário para obter o escore indicador do estado nutricional

Avaliação global

O paciente acredita ter algum problema nutricional?
0 = acredita estar desnutrido
1 = não sabe dizer
2 = acredita não ter problema nutricional

Em comparação a outras pessoas da mesma idade, como o paciente considera a sua própria saúde?
0,0 = não muito boa
0,5 = não sabe informar
1,0 = boa
2,0 = melhor

Circunferência do braço (CB) em centímetros
0,0 = CB < 21
0,5 = 21 ≤ CB ≤ 22
1,0 = CB > 22

Circunferência da panturrilha (CP) em centímetros
0 = CP < 31
1 = CP ≥ 31

Avaliação global (máximo 16 pontos) ________
Escore da triagem
Escore total (máximo 30 pontos) ________

Avaliação do estado nutricional

de 17 a 23,5 pontos	risco de desnutrição
menos de 17 pontos	desnutrido

Guigoz Y. The mini nutritional assessment (MNA®) review of the literature – What does it tell us? *J Nutr Health Aging* 2006;10:466-87.

DICAS PARA LEVAR AO CONSULTÓRIO

- Estabelecer vinculo de confiança com paciente e com o cuidador
- Ressaltar a importâncias de registros alimentares adequados
- Respeito às crenças e aspectos culturais da alimentação, considerar o conceito "*comfort food*"
- Suplementos nutricionais espessados disponíveis no mercado são ótima opção no manejo dietético

REFERÊNCIAS BIBLIOGRÁFICAS

1. Carrión S, Cabré M, Monteis R *et al.* Oropharyngeal dysphagia is a prevalent risk factor for malnutrition in a cohort of older patients admitted with an acute disease to a general hospital. *Clin Nutr* 2015;34:436-42.
2. Cuppari L. *Guia de nutrição: nutrição clínica no adulto.* 2. ed. Barueri: Manole, 2005.
3. Waitzberg DL, Dias MCG, Isosaki M. *Manual de boas práticas em terapia nutricional enteral e parenteral.* São Paulo: Atheneu, 2014.
4. Jatene FB, Bernardo WM. (Eds.). *Projeto Diretrizes, volume IX*. São Paulo: Associação Médica Brasileira. Brasília: Conselho Federal de Medicina, 2011.
5. Detsky AS, McLaughlin JR, Baker JP *et al.* What is subjective global assessment of nutritional status? *JPEN J Parenter Enteral Nutr* 1987;11:8-13.
6. Najas M. *I Consenso Brasileiro de nutrição e disfagia em idosos hospitalizados*. São Paulo: Minha Editora, 2011.
7. Silva AC, Viani KHC, Lima MMFC *et al.* Dietas para disfagia oral. In: *Técnica dietética aplicada à dietoterapia*. Barueri: Manole, 2015.
8. Isosaki M, Cardoso E. *Manual de dietoterapia e avaliação nutricional.* 2. ed. São Paulo: Atheneu, 2009.
9. Cichero JAY, Steele C, Duivestein J *et al.* The need for international terminology and definitions for texture-modified foods and thickened liquids used in dysphagia management: Foundations of a global initiative. *Curr Phys Med Rehab Reps* 2013;1:280-91.

16 Disfagia Orofaríngea Mecânica

Irene de Pedro Netto ■ Lica Arakawa-Sugueno

INTRODUÇÃO

As alterações no mecanismo de deglutição podem apresentar um espectro de causas amplo. A divisão em origem mecânica ou neurológica é utilizada para facilitar a compreensão das diferentes manifestações, mas nem sempre é possível determinar quadros herméticos de sintomas e sinais para cada origem. Além disso, a população infantil também recebe uma atenção à parte.

Segundo a Sociedade Brasileira de Fonoaudiologia, a disfagia é considerada mecânica quando é decorrente de alterações estruturais, incluindo lesões neurais periféricas.[1] Frequentemente é transitória e passível de adaptação com uso de estruturas remanescentes ou próximas à área afetada.

As manifestações do problema de deglutição podem estar presentes na forma de engasgo, tosse, necessidade de engolir várias vezes, voz alterada durante ou após a alimentação, queixas de boca seca, dor para engolir em graus variados, entre outros sinais e sintomas. A característica aguda e transitória, às vezes, é considerada menos preocupante, no entanto, pode evoluir para um grau de impacto associado à desidratação, desnutrição e complicação pulmonar que levam à piora na qualidade de vida, morbidade e até mortalidade.[2,3]

A odinofagia e disfagia e complicações relacionadas com esses sintomas têm impacto na qualidade de vida dos pacientes. A experiência da dificuldade na alimentação e o uso de tubos de alimentação podem gerar mecanismos de isolamento e depressão. Os resultados dos questionários de qualidade de vida relacionados com a função da deglutição, como o *MD Anderson Dysphagia Inventory*,[4,5] específico para pacientes com câncer de cabeça e pescoço, revelam esse impacto.

O diagnóstico da disfagia mecânica envolverá avaliações clínica e instrumental, e o tratamento fonoaudiológico da disfagia terá como um dos principais objetivos oferecer segurança na ingesta oral, muitas vezes suspensa temporariamente. A proposta terapêutica pode incluir exercícios musculares, estratégias compensatórias, indicação de manobras de proteção de via aérea, seleção de utensílios, volume e viscosidade junto à equipe de Nutrição e treino da deglutição adaptada.

Muitas unidades hospitalares ou centros oncológicos não apresentam equipe especializada para reabilitação da disfagia. Recomenda-se que toda equipe hospitalar envolvida em casos de alta complexidade tenha, em seu quadro de funcionários, profissionais capacitados no atendimento dos distúrbios de deglutição. O fonoaudiólogo é o profissional indicado para avaliação da biomecânica da deglutição.[6,7]

A Organização Mundial da Saúde define que a atenção à disfagia tem três níveis de ações. No nível primário, informar profissionais e cuidadores sobre a disfagia, oferecer conhecimento dos métodos de investigação funcional, impacto da disfunção relacionado com complicações e gerenciamento da disfagia a longo prazo; e orientar paciente e família sobre a disfunção da deglutição e impacto na saúde e qualidade de vida. Na prevenção secundária, a equipe profissional deve identificar, rastrear e avaliar a função da deglutição. Um dos objetivos é reduzir a prevalência de pneumonia aspirativa com impacto em redução de tempo de internação e custo hospitalar. Na terciária, a ação é tratamento da disfagia, com intervenção direta na recuperação ou adaptação da função.

Neste capítulo, o objetivo é abordar a temática relacionada com o tratamento da disfagia orofaríngea mecânica em adultos, principalmente de indivíduos com tumor de cabeça e pescoço, que frequentemente vivenciam problemas de deglutição. A gravidade dependerá da abordagem oncológica, da extensão e localização do tumor, do método de reconstrução selecionado e obviamente, da resposta do paciente ao problema funcional.

CAUSAS DE DISFAGIA MECÂNICA

Alguns procedimentos cirúrgicos frequentemente estão relacionados com a disfagia mecânica, como intubação orotraqueal (IOT) complicada ou prolongada, traqueostomia e cirurgia de ressecção de tumor de cabeça e pescoço. A radioterapia nessa região também causa disfagia. Capítulos anteriores (5 e 8) abordaram esses temas. As manifestações de disfagia decorrentes do refluxo gastroesofágico e de doenças esofágicas também são consideradas de origem mecânica e foram comentadas no Capítulo 6.

O uso prolongado de sonda nasogástrica influencia no processo da deglutição, pois reduz percepção de olfato na fase antecipatória da deglutição, diminui sensibilidade faríngea e peristalse faringoesofágica, aumenta o risco de refluxo gastroesofágico e de estenose esofágica.[8] Em razão disso, a eleição da gastrostomia como via alimentar para disfágicos passou a ser mais frequente. Porém, estudos recentes em pacientes oncológicos têm alertado sobre a dependência do paciente à alimentação enteral e menor atenção da equipe envolvida no tratamento oncológico para evolução da dieta oral.[9]

MOMENTOS DE INTERVENÇÃO EM PACIENTES COM TUMOR DE CABEÇA E PESCOÇO

A avaliação clínica (Capítulo 10) e os exames funcionais de imagem foram descritos em capítulos anteriores. No tratamento da disfagia de pacientes com câncer de cabeça e pescoço, o exame de imagem é fundamental especialmente em pacientes irradiados, por causa da alta prevalência de aspiração silente. Os mais indicados são a Nasofibroscopia (Capítulo 11) e Videofluoroscopia da deglutição (Capítulo 12). São exames complementares, portanto, que podem oferecer informações diferentes para o mesmo indivíduo. A seleção do melhor exame para o momento do tratamento basear-se-á no estado físico do paciente e na avaliação clínica.

Antes do Tratamento Oncológico – Cirurgia, Radioterapia ou Radioquimioterapia

A abordagem terapêutica em pacientes com câncer de cabeça e pescoço para disfagia deve ser multidisciplinar e iniciar antes do tratamento oncológico, cirurgia, radioterapia ou quimioterapia. Nesse momento, os pacientes que já apresentam dificuldade para alimentação oral ou com risco para alteração em decorrência do tratamento previsto receberão orientação sobre possibilidade de via alternativa de alimentação temporária, dificuldades esperadas ou possíveis de acordo com o tratamento oncológico indicado. O fonoaudiólogo realizará a avaliação funcional, importante como objeto de comparação intrassujeito longitudinal. A habilidade para a execução de estratégias terapêuticas também merece ser investigada, assim como a dependência à assistência de familiares ou cuidadores para execução das técnicas de reabilitação.

Os fatores preditivos para disfagia são estadiamento do tumor (T e N), localização do sitio primário, tipo de tratamento, extensão da região tratada, idade, uso de álcool e tabaco, peso (massa magra) e gênero. Há relevância da história de alimentação e da função da deglutição.[10,11]

A disfagia está presente em todos os pacientes com câncer avançado de cabeça e pescoço. Logemann *et al.* (2008) revelam em estudo com videofluoroscopia da deglutição que, antes do tratamento médico, a redução na retração de base de língua (67%), redução na força de língua (51%) e atraso no início da fase faríngea (40%) são as disfunções mais frequentes nesse momento. Apesar disso, 98% mantêm a via de alimentação oral. A dieta é considerada regular, ou seja, sem modificações, para 79% dos pacientes antes da cirurgia ou radioquimioterapia.[12]

A intervenção fonoaudiológica é iniciada antes da radioterapia associada ou não à quimioterapia, com orientação, avaliação funcional e terapia, em alguns casos. O benefício da fonoterapia antes da radioquimioterapia é controversa, porém, cerca de 10% dos pacientes apresentam disfagia em algum grau em razão da presença do tumor, antes do tratamento oncológico.[13]

Apesar da fragilidade metodológica dos estudos clínicos, há indicios de menor grau de disfagia, quando a fonoterapia é iniciada antes do tratamento oncológico, quando comparada a pacientes que não recebem essa assistência.[14,15] Há evidência de exercícios de movimento mandibular, realizados antes da radioterapia, minimizarem efeitos da radioterapia na investigação longitudinal, envolvendo o momento tardio.[16]

Pós-Operatório Recente e Tardio

Logo após a intervenção cirúrgica, a equipe multidisciplinar realizará nova orientação sobre a mudança funcional e, seguindo os critérios de segurança de intervenção, o fonoaudiólogo fará a avaliação da biomecânica da deglutição para determinar a natureza do distúrbio da deglutição e garantir segurança alimentar ou mesmo sugerir a suspensão da ingesta oral temporariamente. A conduta, levando em consideração o local do tumor e tipo de tratamento, será comentada posteriormente, mas, em alguns casos, é possível intervir no primeiro dia de pós-operatório.

Apesar do momento precoce, nesse período recente, a conduta fonoaudiológica pode envolver drenagens linfáticas facial e cervical,[17] manobras posturais e de proteção de via aérea para deglutição, adaptação de volume e consistências de alimentos e estratégias com estimulação tátil-térmica em região orofaríngea.

Após 15 dias do tratamento cirúrgico, sem evidência de complicação, é frequente a liberação para a maior parte das estratégias de reabilitação miofuncionais, como exercícios de movimento mandibular, abordagem para aumento de força e resistência muscular das estruturas envolvidas na deglutição, mesmo envolvendo a área operada.

Durante e Após Radioterapia e Radioquimioterapia

Quando o tratamento do câncer de cabeça e pescoço envolve a Radioterapia e Quimioterapia, a equipe deve estar alerta em relação aos efeitos de toxicidade aguda e tardia para reconhecer risco de disfagia, prevenir desnutrição, desidratação e complicações pulmonares. Efeitos inflamatórios agudos, linfedema e fibrose resultam em piora na função da deglutição.[18] Todos os profissionais estão envolvidos na orientação sobre xerostomia, odinofagia, fraqueza, mucosite, dermatite actinica, edema e trismo.[19] O fonoaudiólogo deve informar o impacto desses efeitos na função de deglutição (além da voz, fala e outros aspectos que não são foco desse Manual de Disfagia).

Durante e logo após término da radioterapia, cerca de 80% dos pacientes têm disfagia.[13] A manutenção da fonoterapia durante a radioterapia oferece melhor resultado nas fases preparatória e oral da deglutição, melhor mobilidade vertical da laringe e menos atraso no início da fase faríngea e aumento na abertura de boca quando comparados a pacientes que não o fazem nesse momento.[20,21]

O gerenciamento da deglutição no momento tardio ocorrerá por anos após o término. Os efeitos da radiação no tecido podem ser progressivos e irreversíveis. Entre 10 a 15% dessa população apresentam complicações tardias graves, incluindo disfagia.[2]

As complicações tardias observadas neste grupo de pacientes após radioquimioterapia são aspiração silente, pneumonia aspirativa (14%), desidratação (com risco de afetar função renal), má nutrição, risco aumentado de infecções, dependência da via alternativa de alimentação, uso prolongado de opioides, hiposalivação e atrofia muscular.[22,23]

A adesão do paciente à terapia da disfagia ocorre com mais frequência quando o mesmo tem consciência do problema e dos cuidados desde o diagnóstico da doença. O envolvimento integrado da equipe multidisciplinar será mandatário para adaptação funcional.

INTERVENÇÃO EM PACIENTES INDICADOS A TRATAMENTO CIRÚRGICO

Tumor de Boca, Orofaringe e Nasofaringe

Os resultados mais comuns da disfagia após cirurgia de ressecção de língua oral ou assoalho são aumento no tempo do trânsito oral, perda prematura e presença de resíduo em boca (especialmente para consistências mais viscosas).[24] Se a ressecção de assoalho for estendida para músculos gênio-hióideo ou milo-hióideo, o impacto na deglutição é maior. Quando a ressecção é de base de língua ou total (oral e base de língua), também há aumento de tempo faríngeo e presença de resíduo nessa região, com risco maior para penetração e aspirações prévia e tardia.[25]

Na orofaringectomia (exceto base de língua), a disfagia pode ser leve ou moderada e bastante transitória.[26]

Quando a mandibulectomia é o tratamento cirúrgico realizado, os movimentos mandibulares para abertura e fechamento de boca e mastigação ficam prejudicados, além da ocorrência de resíduo alimentar maior. A ressecção marginal causa menos disfunção do que a segmentar, mas certamente dependerá da reconstrução indicada.[24]

Em casos avançados de câncer de boca e orofaringe, as operações combinadas de tecidos moles e ósseos são avassaladoras quanto à função. Nesses casos, a natureza da reconstrução terá ainda mais influência. Uma das classificações da reconstrução define como: fechamento primário, aquela cuja sutura ocorre de borda a borda da ferida operatória; retalho local, para rotação de tecido próximo à area da ressecção; retalho pediculado, quando tecido utilizado mantém um pedículo com suprimento sanguíneo da área doadora; e retalho microvascularizado, cujo tecido migra da área doadora para àrea do defeito operatório, e os vasos sanguineos (e, às vezes, nervos) são submetidos a anastomoses com vasos (e nervos) da área receptora.[27] É importante analisar se o volume inativo que o retalho oferece é benéfico e se impede mobilidade das estruturas remanescentes.

As alterações na deglutição após maxilectomia de infraestrutura que envolvam palato duro e/ou mole ocorrem nas fases oral e faríngea, caracterizadas por redução na pressão intraoral, refluxo nasal, trânsitos oral e faríngeo lentos, com possibilidade de resíduo alimentar em cavidade oral e faringe com risco de penetração e aspiração tardia. A reconstrução indicada pode ser cirúrgica ou protética.

A prótese rebaixadora ou restauradora de palato é confeccionada pelo odontólogo ou protético e adaptada em conjunto com o fonoaudiólogo. A primeira é indicada para glossectomizados, para reduzir o espaço entre o tecido remanescente ou reconstrução de língua e palato duro, com o objetivo de auxiliar na redução de pressão intraoral. A prótese restauradora é indicada para maxilectomia de infraestrutura, nas ressecções de palatos duro e mole. O benefício na deglutição é mais notado pelo paciente do que a rebaixadora. Em grande parte dos casos de maxilectomia, a indicação protética tem sucesso funcional.[28]

A dificuldade no movimento mandibular, chamada de trismo, é idenfiticada com frequência em pacientes com tumor de boca e orofaringe. O trauma cirúrgico, lesão periférica do nervo trigêmeo, desuso funcional e efeitos da radioterapia causam trismo. A falta de abertura de boca leva à dificuldade na higiene oral, infecções, má nutrição por dificuldade mastigatória e outros problemas não relacionados com a função da deglutição.

Tumor de Laringe e Hipofaringe

A aspiração é mais frequente em pacientes com tumor de hipofaringe e laringe, mesmo antes do tratamento.[29]

Se a indicação cirúrgica for parcial, com ressecção do tipo horizontal, como laringectomia supraglótica, supracricóidea ou supratraqueal, a ocorrência de disfagia pós-operatória é de 100%. Se houver extensão da ressecção supraglótica para a base de língua ou pregas vocais, a chance de reabilitação para dieta oral exclusiva é reduzida, e o risco de complicação pulmonar, aumentado.[30]

A reabilitação da disfagia, nesses casos, deve ser iniciada no período recente, com o paciente ainda internado. Manobras de deglutição associada a volumes reduzidos por oferta (2 a 5 mL) e consistências pastosas (líquidos espessados homogêneos) são eficazes nesse momento e podem acelerar o processo de retirada de via alternativa de alimentação.[31,32] Posteriormente, após 15 dias ou mais, as técnicas utilizadas podem ser mais intensas, com proposta não exclusiva de adaptação, mas de reabilitação funcional, envolvendo treinamento muscular mesmo no local que envolve o defeito operatório. Obviamente, todo esse processo será discutido com a equipe médica cirúrgica. Apesar de a disfagia ser grave em todos os pacientes após laringectomia horizontal, o processo de reabilitação para o retorno da dieta oral pode ocorrer. O processo de reabilitação da disfagia pode variar de 20 dias a seis meses, e o fator que mais interfere é a necessidade da radioterapia complementar, que intensifica o quadro da disfagia.[33,34]

Nas ressecções de laringe parciais verticais, a disfagia é transitória, possivelmente durando alguns dias do período de internação. Adaptações de dieta segura e manobras posturais, muitas vezes, são suficientes na terapia da disfagia desses casos. A hemilaringectomia é a ressecção parcial vertical com disfagia mais prolongada, cujo prognóstico dependerá da manutenção da cartilagem aritenóidea e a técnica de reconstrução que promoverá melhor proteção de via aérea.[35] A abordagem inicial para disfagia é similar à laringectomia horizontal, mas a recuperação muito mais rápida, com evolução para dieta oral em dias na maioria dos casos.

Após laringectomia total, frequentemente o impacto da perda da voz laríngea desvaloriza queixas existentes relacionadas com o ato de engolir, como refluxo nasal, alimento parado na "garganta", necessidade de engolir várias vezes ou usar líquidos para engolir sólidos. Investigações com videofluoroscopia e manometria revelam que há redução na pressão no segmento faringoesofágico, incoordenação do cricofaríngeo e mudança na força de contração esofágica.[36,37] O processo de retomada de dieta oral é iniciado com alimentos liquidificados homogêneos e, em poucas semanas, o paciente já terá liberação para dieta geral. Deglutições múltiplas, redução de volume por oferta e alternância de consistências líquidas com sólidas são alternativas facilitadoras, mas será necessário um trabalho com foco em aumento de força e mobilidade de língua para maior pressão intraoral, associado a exercícios que mobilizem musculatura cervical para ação faríngea.

Na presença de queixas para sólidos nesses pacientes, a investigação por meio de endoscopia digestiva alta ou videofluoroscopia da deglutição pode oferecer informações importantes sobre a conduta terapêutica médica e fonoaudiológica e prognóstico quanto à possibilidade de dieta geral, como a dilatação esofágica quando o diagnóstico endoscópico é estenose[38] e aplicação de toxina bolulínica no músculo cricofaríngeo, se o diagnóstico for hipertonia desse músculo.[39] Nenhum desses tratamentos oferece resultado definitivo.

Aspirações de líquidos ou saliva causados por mau funcionamento da válvula ou prótese traqueoesofágica em laringectomizados totais não são consideradas disfagia.

Todas as manifestações comentadas no pós-operatório podem estar associadas também a efeitos de radioterapia e quimioterapia em pacientes que recebem indicação de tratamento complementar ou de resgate.

Outras Operações Cervicais

A opção de agrupamento neste subitem de cirurgia cervical deve-se ao risco aumentado de lesão dos nervos vago (X par), facial (VII) ou hipoglosso (XII); secção de fibras musculares extrínsecas da laringe; e cicatriz operatória. Além da possibilidade de alterações motora e sensitiva por lesão neural periférica, há prejuízo na mobilidade vertical laríngea pela secção da musculatura extrínseca e fixação por cicatriz.

A disfagia após tireoidectomia vem sendo investigada na última década, com questionários de sintomas de vias aéreas superiores, protocolos de qualidade de vida e função, nasofibroscopia da deglutição e eletromiografia. Em pacientes que evoluem com imobilidade laríngea, pode ocorrer penetração e aspiração laríngeas no período recente, mas a queixa e sinal mais frequente e a longo prazo, mesmo em indivíduos com mobilidade laríngea preservada, é a estase de resíduos em região de valécula e seio piriforme.[40-42]

Outro exemplo de cirurgia cervical é a ressecção do paraganglioma cervical, tumor benigno pouco frequente, porém, de alto risco operatório. Lesões do nervo vago, hipoglosso e/ou facial são frequentes nesse procedimento, portanto, a investigação da disfagia é essencial no pós-operatório imediato.

Os edemas linfáticos facial e cervical são uma sequela frequente do esvaziamento cervical. Considerando apenas os casos de câncer avançado, 75% dos pacientes com câncer de cabeça e pescoço apresentam linfedema, 10% somente externo, 39% somente interno e 51% externo e interno. Há correlação do linfedema com a gravidade da disfagia.[43] A drenagem linfática manual é indicada no período recente, com possibilidade de intervenção no primeiro dia de pós-operatório na maior parte dos casos.[17,44]

Apesar da falta de evidência científica sobre a relação direta dos processos alterados de cicatrizes operatórias com a função da deglutição, observa-se que há redução na amplitude de movimento e na sensibilidade dos tecidos que apresentam retração cicatricial e fibrose. Fonoaudiólogos e fisioterapeutas têm utilizado técnicas de manipulação digital[45] associados ou não a medicamentos indicados pela equipe médica com objetivo de benefício funcional.

INTERVENÇÃO EM PACIENTES INDICADOS À RADIOTERAPIA E QUIMIOTERAPIA

As alterações na deglutição observadas em pacientes submetidos à radioquimioterapia para câncer de cabeça e pescoço são: redução na força, controle, movimento anteroposterior e de retração de base de língua; falta de coordenação da deglutição; atraso no início da fase faríngea; redução na elevação e na ação esfinctérica da laringe, redução na ação de inversão da epiglote; penetração e aspiração silente; fraqueza de parede faríngea; redução na abertura do cricofaríngeo e presença de barreira do cricofaríngeo visível; e tempo de trânsito faríngeo prolongado e aspiração.[12,46-48]

Considerando os casos de lesão em estágio avançado, 78% apresentam deglutição funcional ou adaptada após três meses do término da radioquimioterapia. Entretanto, apenas 46% conseguem manter dieta regular sem modificações de consistência, e 25% têm ingesta oral menor do que metade do total de nutrição.

Há redução do fluxo salivar identificada em estudos quantitativos. No período tardio de um ano de seguimento, a adequação funcional é melhor (83%), contudo, uma parte ainda apresenta dificuldade. A dieta regular é observada em 60%, e 10% dos pacientes ingerem menos da metade da nutrição total. A hipossalivação está presente no período tardio, mantendo-se produção de fluxo similar ao período de três meses.[12]

Pacientes com tumor de orofaringe têm mais dificuldade para semissólidos e sólidos em relação aos com tumor de laringe, especialmente até três meses após tratamento,[49] mas obviamente o impacto tem relação direta com a extensão e tipo de tecido ressecado.

Em comparação a tumor de orofaringe e laringe, há piora significativa na deglutição, quando localizado em hipofaringe após radioquimioterapia, especialmente se a comparação for tardia, após seis meses, com necessidade frequente de via alternativa de alimentação.[50]

A fonoterapia durante e após radioterapia associada ou não à quimioterapia envolverá estratégias como manobras de proteção de via aérea, manobras posturais facilitadoras, adequação de consistências seguras (líquidos finos e sólidos secos são as mais difíceis), exercícios miofuncionais para movimento mandibular, aumento de força, extensão e resistência muscular dos órgãos fonoarticulatórios, dispositivos para treinamento respiratório associado, materiais complementares para benefício de propriocepção oral e faríngea ou *biofeedback*.[16,21,51-53] Não há evidência científica sobre benefício do uso da bandagem elástica adesiva, eletroestimulação funcional ou estimulação transcraniana para disfagia em pacientes oncológicos até o momento.

ESTRATÉGIAS TERAPÊUTICAS

Existem poucos estudos que comprovam a eficácia da terapia das disfagias pós-cirurgias de cabeça e pescoço. Muitas perguntas ainda não foram respondidas, como comprovação de técnicas terapêuticas para reabilitação da função da deglutição, frequência, tempo e intensidade dos exercícios, o impacto para o paciente e estratégias de *biofeedback*. O "padrão ouro" seria ensaios clínicos randomizados para verificar eficácia dos tratamentos.[54]

A literatura aponta três técnicas em particular que demonstram melhora da força e função dos músculos envolvidos na deglutição: exercício de Shaker, treino da força da musculatura expiratória e treino de resistência da pressão da língua. Essas três técnicas abrangem os princípios da tarefa de especificidade, carga muscular, resistência e intensidade, que objetivam ativar mudanças funcionais na deglutição por meio da mudança na fisiologia muscular com o trabalho de fortalecimento e resistência. Os estudos mostram que o uso de uma dessas três técnicas melhorou a presença de penetração/aspiração em indivíduos com disfagia.[55]

Existem diferentes regimes de exercícios para aumentar a habilidade de deglutição: amplitude do movimento;[56] aumento do esforço de deglutição voluntariamente ou pelo exercício;[57,58] estimulação do sistema sensorial.[59-61] O *biofeedback* apresenta efeitos positivos na conscientização dos padrões de deglutição, auxilia na modificação e monitoramento da *performance* durante manobras.[62,63]

A maior parte das intervenções terapêuticas mais populares apresenta estudos em pequenos grupos, relato de casos isolados, achados não reprodutíveis ou mesmo intuição clínica.

Antes de selecionarmos o método, técnica e/ou exercício, temos que ter a visão clara dos objetivos específicos de *performance* a serem atingidos na disfunção da deglutição. O método e a maneira do treino devem diferir significativamente, se o objetivo for para atingir força, velocidade, resistência ou combinações.[64] Quando um indivíduo deixa de realizar os exercícios propostos, a perda do ganho muscular obtido com a reabilitação ocorrerá mais rapidamente do que o tempo despendido para a ocorrência do ganho. A literatura aponta decréscimo da força muscular e mudança do tipo de fibra significativa após quatro a seis semanas de repouso da atividade habitual.

Inúmeros instrumentos/dispositivos são utilizados na reabilitação das disfagias orofaríngeas, alguns com comprovação científica, outros com estudos em andamento e apenas experiência clínica.

O treino da musculatura expiratória por meio do dispositivo EMST (*Expiratory Muscle Strength Training)* tem mostrado fortalecimento da musculatura expiratória, impactando diretamente na deglutição. Fortalece os músculos respiratórios, melhora capacidade não ventilatória, capacidade de limpar as vias aéreas, tosse e fala. Aumenta o estímulo aferente dos receptores sensoriais da língua e orofaringe, aumentando a ativação do centro da deglutição no cérebro.[65]

A informação eferente do centro da deglutição é deixada para unidades motoras que participam na função da deglutição. O aumento da atividade das unidades motoras melhora atividades motora eferente da musculatura orofaríngea, velar e laríngea e, consequentemente, melhora a velocidade do movimento das estruturas envolvidas na deglutição, melhorando a força expiratória, melhora-se a excursão hiolaríngea.[65]

Na literatura, não encontramos estudos que utilizem esse dispositivo para a reabilitação de pacientes submetidos ao tratamento por câncer de cabeça e pescoço, no entanto, acreditamos na sua utilidade no trabalho para melhorar a elevação hiolaríngea, na melhora do fluxo expiratório entre outras, principalmente nos casos de pacientes irradiados.

Em razão de este dispositivo não estar à venda no Brasil, podemos utilizar como alternativa o *Threshold* utilizado pelos fisioterapeutas, todavia, a regulagem da carga expiratória é menor comparada ao EMST.

Os incentivadores respiratórios, usados na prática fisioterápica, vêm sendo utilizados há alguns anos pelos fonoaudiólogos na reabilitação da fala, voz e deglutição, com um bom êxito clínico. Pesquisas estão em andamento para mostrar seu real impacto na musculatura extrínseca da laringe.

Os mais utilizados são o *Respiron classic*, que apresenta carga pressórica alinear; o *Shaker* (utilizado pelos fisioterapeutas para mobilização de secreções) e o *Power breath*, para trabalhar musculatura inspiratória. Na prática clínica fonoaudiológica, podemos inferir resultados positivos em relação à melhora da preensão labial, com consequente melhora do jogo pressórico da deglutição. Auxiliam no trabalho da mobilidade do véu palatino, mobilidade de língua, excursão hiolaríngea, abertura do esfíncter esofágico superior, aumento da *loudness* vocal, entre outros resultados que vêm sendo avaliados por estudos videofluoroscópicos e eletromiográfico.

A forma de execução de todos esses dispositivos influenciará no resultado final, ou seja, dependendo da carga utilizada, a amplitude do movimento será diferente. Portanto, se voltarmos ao conceito já mencionado neste capítulo, caso esses indivíduos estiverem sem executar suas atividades habituais por quatro a seis semanas, perderão 40% da força muscular, portando exercícios com carga são mandatórios. No paciente com disfagia mecânica decorrente ao tratamento do câncer de cabeça e pescoço, conseguimos ver o benefício em usá-los, porém, com bastante cautela na sua indicação. Devemos ter o cuidado no pós-operatório recente, na presença ou não de reconstrução microcirúrgica, em que a força não pode ser utilizada, devendo ser descartado o uso dos mesmos.

Sugerimos que, se a opção for usar os incentivadores respiratórios como ferramenta da reabilitação fonoaudiológica, consultem-se o fisioterapeuta e médico responsável pelo caso para saber das contraindicações.

Os tubos de ressonância utilizados nos exercícios de trato vocal semiocluído para terapia vocal[66] podem ser outra estratégia para trabalhar as alterações que causam as disfagias orofaríngeas mecânicas e não apresentam contraindicações para serem utilizados no pós-operatório recente de cirurgias de cabeça e pescoço. Podem ser o instrumento de escolha durante e após tratamento de radio e quimioterapia, visando à melhora da elevação hiolaríngea e coaptação glótico para a proteção das vias aéreas inferiores. Portanto, os exercícios vocais podem ter efeito no mecanismo da deglutição, e isto dependerá da especificidade da tarefa.

Outro método para ativar musculatura supra-hióidea é o CTAR (*Chin Tuck Against Resistence*).[67] O objetivo do uso desse método (compressão de uma bola de borracha com o queixo) era mostrar uma nova forma de realizar o exercício de *Shaker* sem necessitar que o paciente fique deitado.

O *TheraBite* adaptado[68] é outro dispositivo que pode ser utilizado quando se almeja o fortalecimento da musculatura supra-hióidea, elevação laríngea e abertura do esfíncter esofágico superior.

Como podemos observar, as abordagens durante o tratamento da disfagia orofaríngea mecânica são amplas, no entanto, precisamos saber a indicação para cada caso, facilidade do paciente na execução do exercício, contraindicações, como também, a preferência para facilitar a aderência durante o processo terapêutico.

A eletroestimulação tem sido alvo de muitas discussões como terapia complementar à disfagia orofaríngea em razão de seu uso indiscriminado. Como toda abordagem, tem suas indicações.

É um método que promove deglutição por meio da estimulação elétrica neuromuscular (NMES) com objetivo de fortalecer os músculos envolvidos na deglutição, melhorar o controle motor da deglutição, possibilitando maior número de deglutições, aumento do *input* sensorial, possibilitando deglutições que não ocorriam e facilitando a reorganização cortical.

Existem diversos estudos que mostram seu benefício para as disfagias orofaríngeas neurogênicas, contudo, para as disfagias mecânicas, nos poucos estudos existentes, a casuística é reduzida, com metodologia variada, variação na frequência semanal, no posicionamento dos eletrodos e na intensidade utilizada. Nos pacientes que fizeram o uso da eletroestimulação decorrente da disfagia após tratamento radioterápico, observou-se se beneficiaram, além da melhora na qualidade de vida dos indivíduos.[69] Outro estudo demonstrou que o uso da eletroestimulação com o aparelho *Vital Stim* durante o tratamento radio e quimioterápico mostrou melhor resultado na escala FOIS e sugere que o mesmo poderia reduzir e prevenir a disfagia.[70]

A bandagem tem sido utilizada para as disfunções de motricidade orofacial, paralisias faciais e nas disfagias, no entanto, nada encontramos na literatura a respeito do seu uso para as disfagias orofaríngeas mecânicas.

O aparelho IOPI (*Iowa Oral Performance Instrument*) é usado há mais de 15 anos, mede e documenta objetivamente a força dos lábios, da língua e sua fadigabilidade, possibilita visualização da evolução do paciente e apresenta metas a serem cumpridas cada semana em um protocolo específico de oito semanas. Alguns estudos utilizaram o IOPI para mostrar o efeito da radio e quimioterapia na função da língua para a deglutição.[71-73]

Mediante a todos os aspectos abordados neste capítulo, temos que ter em mente algumas considerações importantes para o tratamento da disfagia orofaríngea mecânica como: a base da fisiologia muscular, estabelecimento de metas e as considerações da prática clínica.

DICAS PARA LEVAR AO CONSULTÓRIO

- *Interdisciplinariedade*: o tratamento da disfagia é multi e interdisciplinar, e este envolvimento influencia diretamente no prognóstico
- *Momentos de intervenção*: antes, durante e após radioquimioterapia, incluindo momento tardio após um ano; antes e após cirurgia, desde o período pós-operatório recente
- *Avaliação multiparâmetros*: avaliação da biodinâmica da deglutição, avaliação nutricional, exames de imagem funcional, aplicação de protocolos de autopercepção e qualidade de vida relacionada com a função da deglutição
- *Tratamento fonoaudiológico*: orientar o paciente e familiar quanto à fisiopatologia da deglutição e o risco de complicação; avaliar a biomecânica da deglutição; indicar exames instrumentais de deglutição; selecionar estratégias terapêuticas que envolvem manobras de deglutição postural e de proteção de via aérea; definir consistências seguras com acompanhamento de nutricionista/nutrólogo; escolher utensílios facilitadores; indicar exercícios miofuncionais para melhor movimento, força e resistência de estruturas envolvidas no processo da deglutição; treinar a deglutição adaptada com alimentos; definir segurança na dieta via oral e colaborar no processo de retirada de via alternativa de alimentação[74]
- *Instrumentos e/ou dispositivos*: podem ser utilizados como complemento à terapia tradicional, porém, sempre com o conhecimento da base da fisiologia muscular e com muito critério

REFERÊNCIAS BIBLIOGRÁFICAS

1. Sociedade Brasileira de Fonoaudiologia. Disponível em: <http://www.sbfa.org.br/portal/>
2. Langendijk JA, Doornaert P, Verdonck-de Leeuw IM *et al.* Impact of late treatment-related toxicity on quality of life among patients with head and neck cancer treated with radiotherapy. *J Clin Oncol* 2008;26:3770-76.
3. Nguyen NP, Moltz CC, Frank C *et al.* Severity and duration of chronic dysphagiafollowing treatment for head and neck cancer. *Anticancer Res* 2005;25:2929-34.
4. Chen AY, Frankowski R, Bishop-Leone J *et al.* The development and validation of a dysphagia-specific quality-of-life questionnaire for patients with head and neck cancer: the M. D. Anderson dysphagia inventory. *Arch Otolaryngol Head Neck Surg* 2001;127:870-76.
5. Guedes RL, Angelis EC, Chen AY *et al.* Validation and application of the M.D. Anderson Dysphagia Inventory in patients treated for head and neck cancer in Brazil. *Dysphagia* 2013;28:24-32.
6. Kumar RV, Bhasker S. Health-care related supportive-care factors may be responsible for poorer survival of cancer patients in developing counstries. *J Cancer Policy* 2015;5:31-47.
7. Russi EG, Corvò R, Merlotti A *et al.* Swallowing dysfunction in head and neck cancer patients treated by radiotherapy: review and recommendations of the supportive task group of the Italian Association of Radiation Oncology. *Cancer Treat Rev* 2012;38:1033-49.
8. Minicucci MF, Silva GF, Matsui M *et al.* O uso da gastrostomia percutânea endoscópica. *Rev Nutr* 2005;18:553-59.
9. McLaughlin BT, Gokhale AS, Shuai Y *et al.* Management of patients treated with chemoradiotherapy for head and neck cancer without prophylactic feeding tubes: the University of Pittsburgh experience. *Laryngoscope* 2010;120:71-75.
10. Pauloski BR, Rademaker AW, Logemann JA *et al.* Swallow function and perception of dysphagia in patients with head and neck cancer. *Head Neck* 2002;24:555-65.

11. Starmer H, Sanguineti G, Marur S *et al.* Multidisciplinary head and neck cancer clinic and adherence with speech pathology. *Laryngoscope* 2011;121:2131-35.
12. Logemann JA, Pauloski BR, Rademaker AW *et al.* Swallowing disorders in the first year after radiation and chemoradiation. *Head Neck* 2008;30:148-58.
13. Kawecki A, Krajewski R. Follow-up in patients treated for head and neck cancer. *Memo* 2014;7:87.
14. Kulbersh BD, Rosenthal EL, NcGrew BM *et al.* Pretreatment, preoperative swallowing exercises may improve dysphagia quality of life. *Laryngoscope* 2006;116:883-86.
15. Carroll WR, Locher JL, Canon CL *et al.* Pretreatment swallowing exercises improve swallow function after chemoradiation. *Laryngoscope* 2008;118:39-43.
16. Van der Molen L, van Rossum MA, Burkhead LM *et al.* A randomized preventive rehabilitation trial in advanced head and neck cancer patients treated with chemoradiotherapy: feasibility, compliance and short-term effects. *Dysphagia* 2011;26:155-70.
17. Piso DU, Eckardt A, Liebermann A *et al.* Early rehabilitation of head-neck edema after curative surgery for orofacial tumors. *Am J Phys Med Rehabil* 2001;80:261-69.
18. Trotti A, Bellm LA, Epstein JB *et al.* Mucositis incidence, severity and associated outcomes in patients with head and neck cancer receiving radiotherapy with or without chemotherapy: a systematic literature review. *Radiother Oncol* 2003;66:253-62.
19. Colasanto JM, Prasad P, Nash MA *et al.* Nutritional support of patients undergoing radiation therapy for head and neck cancer. *Oncology* 2005;19:371-79.
20. Barros APB. *Efetividade da reabilitação fonoaudiológica na voz e na deglutição em pacientes irradiados devido ao câncer de cabeça e pescoco.* [Tese] São Paulo: Fundação Antonio Prudente, 2007.
21. Portas JG. *Ensaio clínico randomizado: intervenção fonoaudiológica na deglutição durante a radioquimioterapia em pacientes com tumor de cabeça e pescoço.* [Tese] São Paulo: Hospital de Câncer de Barretos, 2015.
22. Silva SAC. Função pulmonar tardia e qualidade de vida em pacientes disfágicos que aspiram. [Dissertação] São Paulo: Fundação Antônio Prudente, 2007.
23. Raber-Durlacher JE, Brennan MT, Verdonck-de Leeuw IM *et al.* Swallowing dysfunction in câncer patients. *Support Care Cancer* 2012;20:433-43.
24. Pauloski BR, Rademaker AW, Logemann JA *et al.* Surgical variables affecting swallowing in treated oral/oropharyngeal cancer patients. *Head Neck* 2004;26:625-36.
25. Borggreven PA, Verdonck de-Leeuw I, Rinkel RN *et al.* Swallowing after major surgery of the oral cavity or oropharynx: A prospective and longitudinal assessment of patients treated by microvascular soft tissue reconstruction. *Head Neck* 2007;29:638-47.
26. Tei K, Maekawa K, Kitada H *et al.* Recovery from postsurgical swallowing dysfunction in patients with oral cancer. *J Maxillofac Surg* 2007;65:1077-83.
27. Hsiao HT, Leu YS, Lin CC. Primary closure versus radial forearm flap reconstruction after hemiglossectomy: Functional assessment of swallowing and speech. *Ann Plast Surg* 2002;49:612-16.
28. Carvalho-Teles V, Pegoraro-Krook MI, Lauris JRP. Speech evaluation with and without palatal obturator in patients submitted to maxillectomy. *J Appl Oral Sci* 2006;14:421-26.
29. Shune SE, Karnell LH, Karnell MP *et al.* Association between severity of dysphagia and survival in patients with head and neck cancer. *Head Neck* 2012;34:776-84.
30. Prades JM, Simon PG, Timoshenko AP *et al.* Extended and standard supraglottic laryngectomies: A review of 110 patients. *Eur Arch Otorhinolaryngol* 2005;262:947-52.
31. Lazarus C, Logemann JA, Song CW *et al.* Effects of voluntary maneuvers on tongue base function for swallowing. *Folia Phoniatr Logop* 2002;54:171-76.
32. Hori K, Tamine K, Barbezat C *et al.* Influence of chin-down posture on tongue pressure during dry swallow and bolus swallows in healthy subjects. *Dysphagia* 2011;26:238-45.

33. Zhang D, Luan X, Pan X *et al.* Preservation of laryngeal function in surgical treatment of T3 supraglottic laryngeal carcinoma. Lin Chuang Er Bi Yan Hou Ke Za Zhi 2006;20:977-79.
34. Toledo THS, Arakawa-Sugueno L, Ferraz AR *et al.* Análise do processo de reabilitação fonoaudiológica em pacientes submetidos a laringectomia supraglótica. *Rev CEFAC* 2005 7:29-33.
35. Tufano R. Organ preservation surgery for laryngeal cancer. *Otolaryngol Clin North Am* 2002;35:1067-80.
36. Morandi JC, Capobianco DM, Arakawa-Sugueno L *et al.* Análise videofluoroscópica da deglutição após laringectomia total. *Rev Bras Cir Cabeça Pescoço* 2014,43:116-19.
37. Aguiar-Ricz L, Ricz H, Mello-Filho FV *et al.* Intraluminal esophageal pressures in speaking laryngectomes. *Ann Otol Rhinol Laringol* 2010;119:729-35.
38. Nguyen NP, Smith HJ, Moltz CC *et al.* Prevalence of pharyngeal and esophageal stenosis following radiation for head and neck cancer. *J Otolaryngol Head Neck Surg* 2008;37:219-24.
39. Chiu MJ, Chang YC, Hsiao TY. Prolonged effect of botulinum toxin injection in the treatment of cricopharyngeal dysphagia: case report and literature review. *Dysphagia* 2004;19:52-57.
40. Silva IC, Netto IP, Vartanian JG *et al.* Prevalence of upper aerodigestive symptoms in patients who underwent thyroidectomy with and without the use of intraoperative laryngeal nerve monitoring. *Thyroid* 2012;22:814-19.
41. Arakawa-Sugueno L, Ferraz AR, Morandi J *et al.* Videoendoscopic Evaluation of swallowing after thyroidectomy: 7 and 60 days. *Dysphagia* 2015;30:496-505.
42. Montoni NPC. *Electromyographic assessment of surface and nasofibroscopy of swallowing in patients undergoing thyroidectomy and its impact on quality of life.* [Tese] São Paulo: Fundação Antônio Prudente, 2012.
43. Deng JD, Ridner SH, Dietrich MS *et al.* Prevalence of secondary lymphedema in patients with head and neck cancer. *J Pain Symptom Manag* 2012;43:244-52.
44. Arieiro EG, Machado KS, Lima VP *et al.* A eficácia da drenagem linfática manual nos pós-operatórios de câncer de cabeça e pescoço. *Rev Bras Cir Cabeça Pescoço* 2007;36:43-46.
45. Ramos EML, Danda FMG, Araujo FTC. Tratamento Fonoaudiológico em queimadura orofacial. *Rev Bras Queimaduras* 2009;8:70-74.
46. Hughes PJ, Scott PMJ, Kew J *et al.* Dysphagia in treated nasopharyngeal cancer. *Head Neck* 2000;22:393-97.
47. Eisbruch A, Schwartz M, Rasch C *et al.* Dysphagia and aspiration after chemoradiotherapy for head and neck cancer: which anatomic structures are affected and can they be spared by IMRT? *Int J Radiat Oncol Biol Phys* 2004;60:1425-39.
48. Logemann JA. Update on clinical trials in dysphagia. *Dysphagia* 2006;21:116-20.
49. Langius JA, Doornaert P, Spreeuwenberg MD *et al.* Radiotherapy on the neck nodes predicts severe weight loss in patients with early stage laryngeal cancer. *Radiother Oncol* 2010;97:80-85.
50. Frowen J, Cotton S, Corry J *et al.* Impact of demographics, tumor characteristics, and treatment factors on swallowing after (chemo) radiotherapy for head and neck cancer. *Head Neck* 2010;32:513-28.
51. Dijkstra PU, Sterken MW, Pater R *et al.* Exercise therapy for trismus in head and neck cancer. *Oral Oncol* 2007;43:389-94.
52. Kotz T, Federman AD, Kao J Milman L *et al.* Prophylactic swallowing exercises in patients with head and neck cancer undergoing chemoradiation. *Arch Otolaryngeal Head Neck Surg* 2012;138:376-83.
53. Logemann JA, Rademarker A, Pauloski BR *et al.* A randomized study comparing Shaker exercise with traditional therapy: a preliminary study. *Dysphagia* 2009;24:403-11.
54. Speyer R, Baijens L, Heijnen M *et al.* Effects of therapy in oropharyngeal dysphagia by speech and language therapists: a systematic review. *Dysphagia* 2010;25:40-65.

55. Steele CM. Exercise-based approaches to dysphagia rehabilitation. *Nestle Nutr Inst Workshop Ser* 2012;72:109-17.
56. Logemann JA. Anatomy and physiology of normal deglutition. In: Logemann JA. *Evaluation and treatment of swallowing disorders*. San Diego: College-Hill, 1983.
57. Kahrilas PJ, Logemann JA, Krugler C *et al.* Volitional augmentation of upper esophageal sphincter opening during swallowing. *Am J Physiol* 1991;260(3 Pt 1):G450-56.
58. Robbins J, Gangnon RE, Theis SM *et al.* The effects of lingual exercise on swallowing in older adults. *J Am Geriatr Soc* 2005;53:1483-89.
59. Rosenbek JC, Roecker EB, Wood JL *et al.* Thermal application reduces the duration of stage transition in dysphagia after stroke. *Dysphagia* 1996 Fall;11:225-33.
60. Rosenbek JC, Robbins J, Willford WO *et al.* Comparing treatment intensities of tactile-thermal application. *Dysphagia* 1998 Winter;13:1-9.
61. Kaatzke-McDonald MN, Post E, Davis PJ. The effects of cold, touch, and chemical stimulation of the anterior faucial pillar on human swallowing. *Dysphagia* 1996 Summer;11(3):198-206.
62. Crary MA. A direct intervention program for chronic neurogenic dysphagia secondary to brainstem stroke. *Dysphagia* 1995 Winter;10:6-18.
63. Huckabee ML, Cannito MP. Outcomes of swallowing rehabilitation in chronic brainstem dysphagia: a retrospective evaluation. *Dysphagia* 1999 Spring;14:93-109.
64. Deschenes MR, Kraemer WJ. Performance and physiologic adaptations to resistance training. *Am J Phys Med Rehabil* 2002;81(11 Suppl):S3-16.
65. Kim J, Sapienza CM. Implications of expiratory muscle strength training for rehabilitation of the elderly: Tutorial. *J Rehabil Res Dev* 2005;42:211-24.
66. Simberg S, Laine A. The resonance tube method in voice therapy: description and practical implementations. *Logoped Phoniatr Vocol* 2007;32:165-70.
67. Yoon WL, Khoo JK, Rickard Liow SJ. Chin tuck against resistance (CTAR): new method for enhancing suprahyoid muscle activity using a Shaker-type exercise. *Dysphagia* 2014;29:243-48.
68. Kraaijenga SA, van der Molen L, Stuiver MM *et al.* Effects of strengthening exercises on swallowing musculature and function in senior healthy subjects: a prospective effectiveness and feasibility study. *Dysphagia* 2015;30:392-403.
69. Lin PH, Hsiao TY, Chang YC, Ting LL, Chen WS, Chen SC *et al.* Effects of functional electrical stimulation on dysphagia caused by radiation therapy in patients with nasopharyngeal carcinoma. *Support Care Cancer* 2011;19:91-99.
70. Bhatt AD, Goodwin N, Cash E *et al.* Impact of transcutaneous neuromuscular electrical stimulation on dysphagia in patients with head and neck cancer treated with definitive chemoradiation. *Head Neck* 2015;37:1051-56.
71. Rogus-Pulia NM, Larson C, Mittal BB *et al.* Effects of change in tongue pressure and salivary flow rate on swallow efficiency following chemoradiation treatment for head and neck cancer. *Dysphagia* 2016 Aug. 4. [Epub ahead of print].
72. Chang CW, Chen SH, Ko JY *et al.* Early radiation effects on tongue functionfor patients with nasopharyngeal carcinoma: a preliminary study. *Dysphagia* 2008;23:193-98.
73. Lazarus C, Logemann JA, Pauloski BR *et al.* Effects of radiotherapy with or without chemotherapy on tongue strength and swallowing in patients with oral cancer. *Head Neck* 2007;29:632-37.
74. Murphy BA, Gilbert J. Dysphagia in head and neck cancer patients treated with radiation: Assessment, sequelae, and rehabilitation. *Semin Radiat Oncol* 2009;19:35-42.

17 Programas de Intervenção Fonoaudiológica para Disfagia Orofaríngea Neurogênica em Adultos

Roberta Gonçalves da Silva ▪ Karen Fontes Luchesi
Ana Maria Furkim

INTRODUÇÃO

A disfagia orofaríngea é uma condição multifatorial e seu gerenciamento envolve ações que beneficiam o indivíduo disfágico em contexto interdisciplinar. A intervenção fonoaudiológica na disfagia orofaríngea prevê que a seleção das técnicas a serem utilizadas no programa de reabilitação seja realizada mediante a interpretação da fisiopatologia da deglutição em cada indivíduo. Neste contexto, a intervenção apresenta-se de forma distinta entre as disfagias neurogênicas e mecânicas. Outro aspecto trata do gerenciamento que inclui a orientação à família, paciente, cuidadores e membros da equipe hospitalar, além de trabalho conjunto com nutricionistas, médicos e enfermeiros.

Recentemente se observa o uso de diversos equipamentos como recurso da terapia no indivíduo disfágico. Além disso, alguns protocolos de reabilitação em doenças distintas têm sido propostos, formalizando essa intervenção e com controle de eficácia amplamente discutida. Apesar de cada terapia necessitar ser desenhada individualmente, respeitando-se as diferenças de cada paciente em relação à fisiopatologia da deglutição, idade, estado clínico, nível de compreensão e expressão e *setting* de atendimento (clínica, hospital, domicílio etc.), descreveremos alguns dos procedimentos terapêuticos e equipamentos que, atualmente, estão disponíveis para integrar os programas de reabilitação e gerenciamento do indivíduo adulto com disfagia orofaríngea neurogênica.

Neste capítulo serão apresentados os procedimentos disponíveis na literatura e mais utilizados na rotina do atendimento a essa população específica, seja em nível ambulatorial, seja à beira do leito. Desses, alguns têm maior nível de evidência científica, outros ainda não foram testados em estudos controlados e randomizados, alguns só foram testados em populações com doenças específicas e não se pode generalizar seu uso para todos os pacientes com disfagia orofaríngea. Existem, ainda, procedimentos terapêuticos que possuem uma hipótese sustentável teoricamente, porém, não foram testados. Na grande maioria desses estudos, as amostras são pequenas e/ou heterogêneas, dificultando a interpretação. De qualquer forma, as revisões de literatura sobre a reabilitação na disfagia orofaríngea neurogênica em adultos apontam caminhos e lacunas que podem contribuir para o terapeuta em sua tomada de decisão durante o planejamento terapêutico.

Outra questão bastante relevante, apontada nos estudos atuais, trata dos protocolos de reabilitação com tempo determinado, da necessidade de metas claras e controle de eficácia dessa reabilitação. Esses tópicos devem ser cada vez mais comuns nos rumos da prática fonoaudiológica com disfagia orofaríngea. Selecionar exercícios e manobras não se constitui em proporcionar um programa de reabilitação eficaz, sendo necessário, para isso, um protocolo formal de terapia que, além de incluir esses procedimentos, deve prever o contexto de treinamento funcional da deglutição com tempo predeterminado e controle de eficácia terapêutica sobre parâmetros criteriosos quanto à segurança e eficiência da deglutição.

ABORDAGENS TERAPÊUTICAS INDIRETAS NA DISFAGIA OROFARÍNGEA NEUROGÊNICA EM ADULTOS

A abordagem indireta consiste em estratégias utilizadas para compensar os mecanismos de deglutição alterados ou para treinar os componentes musculares envolvidos na deglutição, porém, sem uso de alimentação ou direta ação sobre a própria deglutição.[1] São consideradas abordagens indiretas a orientação da postura corporal durante a alimentação, a prescrição de utensílios adaptados, a adequação de consistência e volume do alimento, o controle no ritmo da alimentação e, somente para algumas populações neurológicas disfágicas específicas, exercícios para musculatura supra-hióidea [manobra de Shaker, *Chin Tuck Againgst Resistance* (CTAR), *Jaw Opening Against Resistance* (JOAR)], exercícios de resistência de língua, exercícios vocais e estimulação tátil-térmica gustativa.

Postura Corporal

A terapia da disfagia orofaríngea neurogênica deve ocorrer, preferencialmente, com o indivíduo sentado em posicionamento de quadril a 90° ou, no mínimo, inclinado a 60º. A presença de contraindicação para esse posicionamento decorrente de qualquer interferência clínica na hemodinâmica do paciente também contraindica o início da reabilitação fonoaudiológica nessa população. Se não há possibilidade de condição postural que não ofereça risco à deglutição, as condições do treino limitar-se-ão a abordagens indiretas e que não visam à introdução de alimento via oral, mesmo que parcial, limitando a intervenção fonoaudiológica nessas populações. Deve-se cuidar, nesse momento e em todos os demais do processo de intervenção, que a equipe mantenha a higienização oral adequada por causa dos riscos que a microbiota oral contaminada representa aos indivíduos disfágicos que aspiram.

A manutenção de alguma inclinação postural pode ser benéfica para disfágicos com incoordenação oral, auxiliando na manutenção do bolo na cavidade oral e na segurança desse deslocamento para a câmara faríngea.

Adaptação de Utensílios

Este tópico da reabilitação abrange adaptações e introdução de utensílios, como copo, talher e canudo entre outros.

O uso de canudo é uma abordagem multifacetada que não deve ser generalizada, podendo, inclusive, potencializar riscos e que exige assertiva avaliação do reabilitador sobre a capacidade do indivíduo para coordenar a sucção com a deglutição, permitindo controle oral e modulação da resposta faríngea com a manutenção da laringe em posição mais elevada. Para pacientes que não conseguem coordenar a sucção com a deglutição, em razão de grave prejuízo na fase oral ou mesmo controlar o fluxo sugado no canudo ou sorvido do copo comum, uma opção pode ser o oferecimento de líquidos em copo com tampas e furos controlados ou na colher. Essas adaptações exigem gerenciamento da quantidade ingerida para eficaz hidratação e, portanto, devem ser monitoradas.

Caso o paciente apresente incoordenação oral e diminuição da resposta faríngea, deve-se evitar a inclinação da cabeça para trás durante a deglutição e uma solução é o copo recortado na borda superior, como o *Dysphagia Cup* ou alternativas caseiras confeccionadas com copos de isopor.

Em pacientes com doenças neurológicas degenerativas com movimentos involuntários e taquifagia, como na doença de Hungtinton ou até mesmo na doença de Alzheimer, que pode levar à progressiva agnosia visual e tátil para o alimento, além de apraxia oral,[2] a redução da coordenação dos movimentos e da modulação oral pode ser favorecida com o aumento do *input* oral. Pacientes disfágicos com tremores e movimentos distônicos ou espásticos podem ter sua autonomia na alimentação por via oral também favorecida por talheres mais pesados e pratos adaptados com fixadores de contato (tipo Velcro®).

Consistência do Alimento

A indicação das consistências de alimento mais seguras para o paciente e o impacto que causam na biomecânica da deglutição têm sido alvo de muitos estudos desde a reologia até sua aplicabilidade clínica.[3] A consistência líquida é, geralmente, considerada para todos os grupos de pacientes neurológicos de maior risco para a segurança da deglutição, ou seja, a mais comumente aspirada. O líquido é muito fino, leve e desloca-se por entre as estruturas muito rapidamente. Além disso, a literatura tem mostrado que o disparo da fase faríngea da deglutição para consistências líquidas pode ocorrer em estruturas mais inferiores, em razão da localização de os receptores excitatórios do bolo alimentar sensíveis ao líquido estarem, geralmente, alocados nos canais da paraepiglote,[4-6] o que exigiria maior agilidade na resposta de fechamento das vias aéreas.

Dessa forma, há indicação de espessamento de líquidos ralos ao constatar-se risco para a proteção das vias aéreas por causa da incoordenação oral e a diminuição da resposta faríngea. Essas alterações podem não permitir o adequado deslocamento dessa consistência de alimento, tendo como consequência o escape oral posterior, a diminuição da resposta faríngea e, portanto, ausência de tempo hábil de proteção de via área inferior. Por outro lado, o espessamento em consistências em diferentes níveis (consistências tipo néctar ou mel) deve ser indicado para ajustar-se aos déficits de propulsão oral e comprometimento faríngeo, a ponto de minimizar a aderência de resíduos orais e faríngeos. Sabe-se que, embora seja mais segura que o líquido, a consistência pastosa pode promover resíduos, que são fatores de risco para penetração e aspiração laringotraqueal em diversas populações. Existe ainda um número menor de pacientes em que o problema pode estar concentrado na abertura da transição faringoesofágica e, desde que haja controle oral, resposta faríngea e elevação da laringe, esses se beneficiarão mais da consistência líquida do que das consistências mais espessas. Assim, a indicação da consistência dos alimentos na disfagia neurogênica em adultos deve considerar o impacto da consistência na fisiopatologia de cada caso.

Volume do Alimento

Em relação ao volume de alimento orientado, esse pode ser dividido em três prescrições: volume por deglutição, volume da refeição e volume/dia orientados pela nutrição.

Ao fonoaudiólogo é de fundamental relevância identificar qual volume por deglutição potencializa o controle oral e a resposta faríngea, bem como fornece segurança à deglutição. Nessa conduta não se deve esquecer que volumes por deglutição que não sejam funcionais impactam o resultado final do quadro nutricional e, embora possam ser mantidos, quando seguros, devem ser ajustados à via alternativa e considerados estímulo não nutritivo.

Deve-se estar atento a duas populações em especial: pacientes com doenças neurodegenerativas que possam apresentar fadiga e diminuir a eficiência dos movimentos e força dos grupos musculares, incluindo os que participam do processo dinâmico da deglutição; e pacientes idosos com sarcopenia e com diminuição da força muscular, que também podem diminuir seu desempenho durante a refeição. Nessas populações, após ajustar o volume por deglutição, recomenda-se o fracionamento da dieta ao longo do dia, reduzindo-se o volume da refeição e aumentando-se a quantidade de refeições ao dia, com o auxílio do nutricionista.

Já as orientações relativas ao volume por deglutição estão relacionadas com a capacidade de contenção do alimento ou percepção do bolo alimentar, principalmente, em cavidade oral. Pacientes com dificuldades de contenção do alimento em cavidade oral, especialmente, pela falta de força muscular ou incoordenação dos movimentos necessário para as fases preparatória oral e oral, costumam beneficiar-se de redução de volume por deglutição. Pacientes com déficits sensoriais e adequado controle motor podem apresentar aumento da resposta faríngea com o aumento de volume por deglutição, em razão do incremento da aferência sensorial.

Ritmo de Alimentação

A velocidade com que o paciente alimenta-se deve ser monitorada. Algumas vezes, é necessário diminuir o ritmo ou aumentar o ritmo de alimentação. Alguns pacientes com processos demenciais podem apresentar bradicinesia, ou seja, a lentificação importante na execução dos movimentos ou até mesmo "esquecer" o alimento ainda na boca, sendo necessário que o cuidador forneça pistas para que ele volte a apropriar-se do processo de deglutição. As pistas sensoriais para maximizar a modulação oral nesses casos podem ir desde o comando verbal até a introdução de um sabor (como, por exemplo, sabores azedos ou amargos), temperaturas mais extremas (evitando-se o frequente "morno", em razão da restrita informação sensorial que fornece) ou utensílio diferente para acionar a atenção do paciente ao processo de deglutição e, assim, reiniciar o movimento. Nos casos de taquifagia, conforme descrito anteriormente, os utensílios mais pesados (como talheres fabricados com metais nobres ou com adaptações nos cabos que lhes adicione mais peso) podem favorecer a redução do ritmo de alimentação.

Exercícios Propostos para o Fortalecimento da Musculatura Supra-Hióidea com Consequente Elevação da Laringe e Abertura do Cricofaríngeo

Muitos dos exercícios citados adiante não foram testados em populações neurológicas específicas, assim, recomendamos que não sejam generalizados e que sejam selecionados somente mediante relação entre as necessidades da biomecânica da deglutição do paciente, a proposta do exercício e, certamente, seu possível impacto funcional na deglutição.

Considerando que a maioria desses exercícios preconiza o fortalecimento da musculatura supra-hióideia com consequente elevação da laringe, é fundamental refletir sobre sua aplicabilidade na disfagia orofaríngea neurogênica em adultos. Para a população neurológica, na grande maioria das vezes, a diminuição da elevação da laringe não se deve a questões musculares, mas sim à incoordenação oral ou diminuição da resposta faríngea controlada pela modulação central. Portanto, fortalecer a musculatura supra-hióideia sem ênfase na terapia da fase oral e resposta faríngea, diretamente na função, não atua na diminuição da elevação laríngea encontrada nessa população.

Por outro lado, quando há presença de fraqueza muscular, como em algumas doenças neurodegenerativas, ainda é necessário refletir quanto à indicação, pois tais exercícios podem potencializar a fraqueza muscular, levando à fadiga. Quando há indicação, torna-se relevante associar a um treino de deglutição funcional visando muito mais do que a ganho muscular, uma vez que bons resultados em exercícios isolados não garantam deglutição segura ou eficaz.

Manobra de Shaker

Esta manobra tem por objetivo fortalecer os músculos supra-hióideos, aumentando a excursão anterior do hioide e, consequentemente, possibilitando maior abertura da transição faringoesofágica.[7]

Há duas formas de apresentação, a isométrica e a isotônica.[8] Na forma isométrica, o paciente deve estar deitado com ombros apoiados no colchão e sem travesseiro. Deve levantar e sustentar a cabeça por um minuto como se fosse olhar os próprios pés. Sem levantar os ombros, deve repetir o movimento sustentado por três vezes, com intervalos de um minuto. Já na forma isotônica, o paciente deverá levantar a cabeça como se fosse olhar para os pés, sem tirar os ombros da cama, 30 vezes, sem sustentação da postura.

A eficácia do programa de reabilitação, que incluiu essa manobra para idosos disfágicos pós-acidente vascular encefálico, constatou que houve aumento significativo da abertura anteroposterior do esfíncter esofágico superior, maior excursão laríngea, redução de resíduos em recessos piriformes e eliminação das aspirações pós-deglutição.

Chin Tuck Against Resistance (CTAR)

Este exercício tem por objetivo fortalecer a musculatura supra-hióideia e favorecer a abertura da transição faringoesofágica. Para a realização da sua forma isométrica, o paciente sentado deve pressionar, com força máxima, o queixo contra uma pequena bola de borracha (de aproximadamente 12 cm de diâmetro, posicionada acima da fúrcula esternal), sem elevar os ombros, por 10 segundos. Para a forma isocinética, deverá pressionar a bola em 10 repetições seguidas.[10]

Com os mesmos objetivos da manobra de Shaker, o CTAR pode proporcionar maior acionamento e fadiga da musculatura supra-hióideia, além de acionar mais especificamente a musculatura supra-hióideia, demonstrando menor chance de fadiga para a musculatura esternoclidomastóidea, em adultos saudáveis.[10,11]

Jaw Opening Against Resistance (JOAR)

Este exercício tem por objetivo treinar a musculatura supra-hióideia (milo-hióideio, ventre anterior do digástrico e gênio-hióideo), responsável tanto pela abertura de boca, decorrente do abaixamento da mandíbula, quanto pelo deslocamento anterossuperior do osso hioide. A técnica consiste em permanecer com abertura máxima de boca por 10 segundos, conscientizando o paciente para que perceba a forte contração da musculatura supra-hióidea. Devem-se realizar cinco repetições com intervalos de 10 segundos, duas vezes ao dia e orientar o paciente a interromper o exercício caso sinta dor ou desconforto na articulação temporomandibular.[12]

Realizando a técnica duas vezes ao dia por quatro semanas, em pacientes idosos disfágicos, Wada *et al.*[12] notaram aumento significativo na elevação do osso hioide e da abertura da transição faringoesofágica, além da diminuição do tempo de trânsito faríngeo. Não foi observada mudança significativa quanto à redução de resíduos em valécula e recessos piriformes ou quanto à movimentação anterior do hioide.

Manobra de Masako

Esta manobra tem por objetivo principal o fortalecimento da parede posterior da faringe. Segundo Fujiu e Logemann,[13] a execução dessa técnica permite um *gap* nas paredes da faringe, causado pela protrusão da língua, que faz com que a faringe aumente sua contração para compensar esse *gap*. Indicado para pacientes com fraqueza, especialmente, na parede posterior da faringe, infelizmente, essa técnica foi pouco estudada e acabou por constituir-se em um exercício para treino faríngeo, e sua indicação depende da presença dessa alteração na fisiopatologia. A técnica consiste na protrusão máxima confortável da língua para fora da cavidade oral, segurando-a entre os dentes e deglutindo a saliva com a língua presa entre eles. É contraindicada a realização da técnica com alimento, pois os autores observaram aumento dos resíduos em valécula após a deglutição e diminuição da proteção das vias aéreas, em consequência da não efetivação do contato entre a base da língua e a parede posterior da faringe durante a manobra. Os referidos autores também observaram a efetividade da manobra em relação à mobilidade anterior da parede posterior da faringe durante a deglutição.

Exercício de Resistência para a Língua

Com o objetivo de fortalecer a língua e favorecer a ejeção do bolo alimentar, os exercícios de língua foram estudados com o uso de equipamento para controle da pressão da língua em indivíduos normais, idosos e pós-acidente vascular encefálico. Alguns desses protocolos aplicaram somente exercícios e outros executaram também a função de deglutição.[14,15] É importante lembrar que exercícios apenas com movimentação e sustentação da parte anterior da língua podem favorecer pouco a força de ejeção que necessita, principalmente, da coordenação e força da parte posterior da língua.

O primeiro protocolo de treino para a língua proposto indicou somente a execução de exercício de língua com o *Iowa Oral Performance Instrument* (IOPI) em indivíduos normais e idosos[14] e foi posteriormente modificado por outros autores com inclusão de técnicas de deglutição funcional.[15]

Um dos protocolos propostos, ainda sem apresentação de resultados, constitui-se apenas em uma versão registrada como *clinical trial* e propõe treinamento de resistência de língua, por oito semanas, com três sessões semanais de exercícios para força de língua. Os exercícios devem ser realizados com 120 repetições diárias, baseando-se no *Iowa Oral Performance Instrument* (IOPI). Esse protocolo utiliza a técnica de *biofeedback*, em que o indivíduo consegue monitorar a quantidade de força aplicada em um pequeno balão levemente inflado e posicionado entre o palato mole e o palato duro, quando aperta a língua contra o palato e mantém a força máxima dessa contração por três segundos (com 60 repetições). Também é solicitado que o paciente empurre o balão, posicionado imediatamente e medialmente, atrás dos incisivos superiores, com a porção anterior da língua (em 60 repetições).[16]

Por outro lado, em pacientes pós-acidente vascular encefálico (AVE) com redução da força de língua, há um protocolo de reabilitação que inclui deglutição de saliva com esforço e exercícios de contrarresistência de língua com IOPI. Esse programa verificou diminuição de resíduos em valécula após treinamento de 24 sessões com 60 tarefas.[14]

Exercícios Vocais

A única população com disfagia orofaríngea neurogênica estudada e com bons resultados para a deglutição, mediante esse tipo de exercício, foi a população com doença de Parkinson.

Depois de um mês de exercícios com base no método *Lee Silverman Voice Treament* (LSVT®), pacientes com doença de Parkinson demonstraram melhora na movimentação da base da língua e na manipulação oral do bolo alimentar, com consequente impacto positivo no desempenho da fase faríngea da deglutição.[17]

Estimulação Tátil-Térmica Gustativa Oral e Faríngea

A estimulação tátil-térmica gustativa destinada à população de adultos com disfagia orofaríngea neurogênica tem por objetivo maximizar a modulação oral e promover aumento da resposta faríngea. Toda estimulação intraoral deve estar associada ao comando verbal (solicitar ao paciente que se organize para deglutir com o movimento) e, portanto, à função de deglutir visando a potencializar a fase oral da deglutição. Para essa prática, quando não é possível a introdução de alimento por via oral nem mesmo parcial, podem-se utilizar espátulas ou colheres embebidas em distintos estímulos gustativos e esses devem ser mantidos quando, por si sós, provocam aferência suficiente para desencadear a fase oral da deglutição. Também se pode posicionar a gaze embebida em estímulo gustativo (suco ou iogurte) na papila retroincisal e solicitar ao paciente que retire o alimento da gaze com a ponta da língua e degluta-o, com o objetivo de favorecer a retropropulsão da língua, precedendo o comando para deglutição. Toda aferência tátil-térmica gustativa deve vir seguida de deglutição, caso contrário, pode aumentar as secreções orais e, sem deglutição, torna-se fator de risco para aspiração.

Os estímulos orais podem ser variados, como doces, salgados, amargos e azedos, porém devem ser selecionados com base na efetividade da resposta eferente conseguida com cada um deles. A eficiência desses estímulos pode ser refletida em um aumento do número de deglutições. É importante ressaltar que não se encontra evidência científica de que esses estímulos isolados possam reintroduzir via oral exclusiva segura.

Estudos na área de estimulação tátil-térmica gustativa tratam do uso de estímulos azedos e gelados que podem influenciar o trânsito faríngeo em populações pós-AVE. Quando comparado a outros estímulos, o estímulo azedo associado ao gelado favorece a deglutição.[18]

MANOBRAS VOLUNTÁRIAS DE DEGLUTIÇÃO

Deglutição com Esforço

Descrita, em 1983, por Logemann[1] com o comando "degluta forte", a exata descrição da fisiologia da técnica não é clara e vem sendo solicitada pelos terapeutas de formas distintas. O objetivo dessa técnica é aumentar a propulsão oral e promover maior aproximação das cartilagens da laringe, por meio do aumento da força de alguns grupos musculares que podem aumentar a elevação laríngea, a contração das paredes da faringe e a abertura da transição faringoesofágica. Apoiada em estudos com eletromiografia de superfície (EMG) e com o *Iowa Oral Performance Instrument* (IOPI), atualmente, sugere-se que a língua seja pressionada ao palato durante a deglutição com esforço.[19]

Estudo com indivíduos normais observou que a deglutição com esforço, quando comparada à deglutição normal, apresentou redução de resíduos orais, aumento da pressão intraoral, aumento do tempo de duração da excursão anterior do osso hioide, aumento de duração do fechamento do vestíbulo laríngeo e da abertura do esfíncter esofágico superior.[20] Quando executada em indivíduos normais e jovens, interferiu na variabilidade cardíaca.[21]

Deglutição Supraglótica e Super-Supraglótica

Descritas para pacientes da área de cabeça e pescoço com laringectomias parciais, essas técnicas, embora prolonguem o fechamento da via aérea inferior, dificilmente conseguem ser executadas por pacientes neurológicos e não estão presentes na literatura em nenhum protocolo de treinamento de populações com disfagia neurogênica.[22]

O objetivo dessas técnicas é executar o fechamento das pregas vocais e pregas ariepiglóticas voluntariamente e estabilizar a coluna aérea, protegendo a via aérea inferior durante a deglutição.[23] Na deglutição supraglótica, o comando para o paciente consiste em solicitar inspiração, segurar a respiração, deglutir e tossir imediatamente após. Na deglutição super-supraglótica o comando dado ao paciente é o mesmo, porém, este deverá deglutir com esforço.

Manobra de Mendelsohn

Esta manobra tem por objetivo aumentar a elevação da laringe, favorecer o fortalecimento da musculatura supra-hióideia, aumentando a abertura da transição faringoesofágica e melhorando a coordenação entre as fases oral e faríngea. Também pode auxiliar na movimentação da laringe e no fechamento da região supraglótica para a proteção das vias aéreas. Deve-se solicitar ao paciente que, ao engolir, mantenha sua laringe alta por alguns segundos. McCullough e Kim[24] submeteram pacientes pós-AVE a duas semanas de treinamento, com três sessões terapêuticas diárias de 45 minutos e intervalos de 2 ou 3 horas entre as sessões. Em cada sessão, os pacientes realizaram de 30 a 40 vezes a manobra de Mendelsohn com duração de dois segundos ou mais cada. Observaram maior excursão do osso hioide, maior abertura da transição faringoesofágica e maior coordenação dos movimentos responsáveis pela propulsão do bolo alimentar. Fukuoka *et al.*,[25] além da maior elevação do hioide, observaram maior duração do fechamento velofaríngeo ao comparar a manobra de Mendelsohn à manobra de deglutição com esforço.

MANOBRAS POSTURAIS DE CABEÇA

Manobra de Rotação de Cabeça para o Lado Comprometido

Geralmente utilizada em casos de paresia ou paralisia unilateral de faringe ou prega vocal, esta manobra tem o objetivo de promover a aproximação da prega vocal móvel até a prega paralisada ou parética para um melhor fechamento glótico.[26] A manobra consiste em virar a cabeça para o lado comprometido durante a deglutição. Esse tipo de paresias ou paralisias pode ser comumente observado em lesões de tronco encefálico com lesões que acometem os nervos vago ou glossofaríngeo.

Manobra de Cabeça Inclinada para o Lado Bom

Como o objetivo de favorecer a descida do bolo alimentar pelo lado não afetado da faringe, ou seja, pelo lado bom, com a ajuda da gravidade, pede-se ao paciente inclinar a cabeça para o lado bom durante a deglutição. É recomendada, geralmente, em pacientes com alterações unilaterais da faringe.

Manobra de Queixo para Baixo (ou Queixo no Peito)

Com o objetivo de prevenir o escape prematuro do bolo alimentar, especialmente em casos de permeação das vias aéreas antes da deglutição, pede-se que o paciente abaixe o queixo em direção ao peito antes de deglutir. Tal posicionamento da cabeça causa uma acomodação morfofuncional de estreitamento da região supraglótica e aumento do espaço valecular. Assim, essa postura de cabeça aumentaria a possibilidade de proteção das vias aéreas, e o paciente poderia ter mais tempo antes de propulsionar o bolo alimentar para a câmara faríngea pelo aumento do espaço valecular.

Estudo com pacientes portadores de doença de Parkinson observou que a utilização da manobra do queixo para baixo, combinada com a recomendação de líquidos espessados, foi importante na prevenção de broncoaspirações, por causa do efeito imediato de proteção das vias aéreas para os casos de escape prematuro do bolo alimentar.[26]

É importante salientar que muitos pacientes com disfagia neurogênica possuem, além da dificuldade de controle oral do bolo e do atraso no disparo da fase faríngea, alteração quanto ao selamento labial. A impossibilidade de selamento labial eficiente pode inviabilizar a realização da manobra em razão do provável escape extraoral do bolo alimentar ao posicionar-se o queixo próximo ao peito.

Manobra de Cabeça Inclinada para Trás

Esta manobra tem por objetivo potencializar o deslocamento do alimento com auxílio da gravidade e é bastante utilizada pelos pacientes que têm dificuldades de ejeção oral. Com o auxílio da gravidade, o alimento é encaminhado à câmara faríngea. É necessário cautela, pois, em pacientes que possuem grave prejuízo de resposta faríngea, a manobra potencializa o risco de aspiração, por expor a via aérea inferior.

São poucos os pacientes com disfagia neurogênica que têm indicação dessa manobra, uma vez que a maioria dos casos de dificuldade de propulsão oral do alimento esteja associada à falta de força muscular generalizada em orofaringe e laringe. Esses pacientes não apresentam condições de compensar a exposição da via aérea inferior, consequente da posição de cabeça para trás, durante a fase faríngea da deglutição.

COADJUVANTES PARA A FONOTERAPIA TRADICIONAL

Estimulação elétrica neuromuscular, estimulação elétrica transcraniana e magnética, bandagem terapêutica e eletromiografia de superfície são alguns dos exemplos de novas tecnologias coadjuvantes para a fonoterapia em pacientes com disfagia neurogênica. Estudos têm sido realizados a fim de comparar a eficácia das técnicas de forma combinada ou isolada, no entanto, ainda não existem muitas evidências científicas que comprovem a eficácia de cada método em populações diferentes de pacientes com disfagia orofaríngea neurogênica.

Estudos recentes com pacientes portadores de doença de Parkinson analisaram a contribuição da estimulação magnética transcraniana,[27] da estimulação elétrica neuromuscular,[28] da estimulação cerebral profunda[29,30] e da estimulação elétrica transcutânea em região sublingual[31] na fisiopatologia da deglutição. Nenhum dos estudos citados relatou diferença significativa na deglutição dos pacientes estudados.

No entanto, em pacientes pós-AVE, os resultados quanto à melhora na funcionalidade da deglutição foram positivos segundo estudo realizado com estimulação magnética transcraniana.[32] A estimulação elétrica neuromuscular combinada com a fonoterapia tradicional também demonstrou resultados positivos em pacientes pós-AVE, especialmente quanto à redução do tempo de trânsitos oral e faríngeo.[33] A aplicação de bandagem terapêutica (*Kinesio Tapping*®) em região supra-hióideia, esternoclidomastóidea e região superior do trapézio pós-AVE também revelou resultados significativos, quanto à excursão superior do osso hioide e à rotação da epiglote sobre o ádito da laringe em pacientes disfágicos pós-AVE.[34]

Quanto à importância do *biofeedback* no processo de reabilitação, têm sido descritos, cada vez mais na literatura, recursos avançados que facilitam ao paciente a apropriação desse processo. Em todos os exames objetivos a que o paciente for submetido, como videofluoroscopia da deglutição, nasoendoscopia da deglutição e manometria entre outros, os resultados devem ser detalhadamente explicados, e o paciente deve ter acesso a todas as imagens, gráficos e figuras para compreender a dinâmica da deglutição.

Esses mesmos exames podem ser utilizados como *biofeedback* durante o próprio *setting* terapêutico, assim como reforço positivo de uma experiência alimentar prazerosa sem sufocamento, trabalhando com os alimentos que o paciente prefere na forma mais segura de deglutição no final da terapia.[35]

DICAS PARA LEVAR AO CONSULTÓRIO

- Orientar antes de executar. É extremamente importante que o paciente e/ou responsáveis apropriem-se do seu processo de doença, disfunções, alterações ou dificuldades e possíveis sequelas. É absolutamente necessário que tudo isso seja explicado ao paciente, cuidadores e família. Após todos os envolvidos nesse processo estarem conscientes do processo, deve-se explicar detalhadamente a dinâmica da deglutição e quais alterações foram avaliadas no paciente. Faz parte do desenho da reabilitação que o paciente e família compreendam os objetivos da terapia, o objetivo de cada exercício, manobras e orientações. Quanto mais o paciente compreende o que deve fazer e por que, mais chances de reabilitação ele terá
- Embora a oximetria de pulso tenha eficácia controversa para a aferição de aspiração laringotraqueal quando observada dessaturação, recomendamos seu uso, principalmente à beira do leito, pois esse equipamento afere a saturação de oxigênio na hemoglobina funcional e a frequência cardíaca, o que ajuda a monitorar a estabilidade hemodinâmica do paciente e suspender a terapia na oscilação desses parâmetros

DICAS PARA LEVAR AO CONSULTÓRIO *(Cont.)*

- Muitas vezes, a abordagem com consistências e volume dos alimentos interfere no aporte calórico necessário para manter o indivíduo nutrido e hidratado por via oral exclusiva. Assim, no uso dessa abordagem, deve-se discutir com a equipe a necessidade de via alternativa de alimentação, espessamento do líquido, dieta hipercalórica ou suplementação da via oral
- Para a definição da dieta e aprendizado de consistências específicas, o mais adequado seria usar alimentos industrializados, pois, nestes, a consistência e textura são sempre mantidas. Entretanto, o fator a considerar-se é que isso é mais dispendioso para o paciente. No caso da dieta caseira, orientar para sempre observar a consistência final. Em um purê de frutas, por exemplo, se a fruta estiver mais madura pode ficar mais "mole" do que se a fruta estiver mais verde. Atenção aos detalhes
- O acompanhamento das condições pulmonares junto à equipe de cuidado do paciente é indispensável, especialmente, onde o acesso aos exames objetivos da deglutição é restrito, visando ao acompanhamento do mesmo
- Em casos de pacientes com doenças que ameaçam a continuidade da vida, a abordagem fonoaudiológica voltada para os princípios dos cuidados paliativos (buscando promover a qualidade de vida do pacientes e de seus familiares desde o diagnóstico) é essencial. Além disso, levar em conta o desejo do paciente e o respeito à dignidade da pessoa humana, especialmente, em estágios terminais é fundamental para um trabalho humanizado e reprodutível
- Em pacientes com habilidades cognitivas preservadas, é sempre importante capacitar o paciente para perceber os sinais clínicos de permeação da via aérea inferior (como a voz molhada, o pigarro, a tosse etc.), para que realize automonitoramento de sua deglutição e aplique as manobras de limpeza e proteção das vias aéreas inferiores de modo a aumentar as chances de evitar complicações pulmonares
- Nos casos de pacientes com doenças neurológicas com fraqueza muscular (como a esclerose lateral amiotrófica, a miastenia *gravis*, as neuromiopatias, entre outras), é importante observar os sinais de fadiga muscular, pois a realização de técnicas e/ou exercícios além do limiar de fadiga do indivíduo pode comprometer seu desempenho durante a efetiva função de deglutição

REFERÊNCIAS BIBLIOGRÁFICAS

1. Logemann JA. *Evaluation and treatment of swallowing disorders.* San Diego: College Hill, 1983.
2. Mourão LF. Disfagias orofaríngeas em doenças degenerativas. In: Ferreira LP, Befi-Lopes DM, Limongi SCO. (Eds.). *Tratado de fonoaudiologia.* São Paulo: Roca, 2004. p. 343-53.
3. Steele C, Van Lieshout. Influence of bolus consistency on lingual behavior in sequential swallowing. *Dysphagia* 2004;19:192-206.
4. Stokely SL, Molfenter SM, Steele CM. Effects of barium concentration on oropharyngeal swallow timing measures. *Dysphagia* 2014;29:78-82.
5. Nagy A, Leigh C, Hori SF, Molfenter SM *et al.* Timing differences between cued and noncued swallows in healthy young adults. *Dysphagia* 2013;28:428-34.
6. Douglas CR. Fisiologia da deglutição. In: Douglas CR. *Tratado de fisiologia aplicada à fonoaudiologia.* São Paulo: Robe, 2002. p. 372-88.

7. Shaker R, Kern M, Bardan E, Taylor A, Stewart ET, Hoffmann RG *et al.* Augmentation of deglutitive upper esophageal sphincter opening in the elderly by exercise. *Am J Physiol* 1997;272:1518-22.
8. Easterling C, Grande B, Kern M *et al.* Attaining and maintaining isometric and isokinetic goals of the Shaker exercise. *Dysphagia* 2005;20:133-38.
9. Skaher R, Easterling C, Kern M *et al.* Rehabilitation of swallowing by exercise in tube-feeding patients with pharyngeal dysphagia secondary to abnormal UES opening. *Gastroenterology* 2002;122:1314-21.
10. Yoon WL, Khoo JKP, Liow SJR. Chin Tuck Against Resistance (CTAR): new method for enhancing suprahyoid muscle activity using a shaker-type exercise. *Dysphagia* 2014;29:243-48.
11. Yoon WL, Escoffier N, Liow SJR. Evaluating the training effects of two swallowing rehabilitation therapies using surface electromyography – Chin Tuck Against Resistance (CTAR) exercise and the Shaker exercise. *Dysphagia* 2016;31:195-205.
12. Wada S, Tohara H, Iida T *et al.* Jaw-Opening Exercise for Insufficient Opening of Upper Esophageal Sphincter. *Arch Phys Med Rehabil* 2012;93:1995-99.
13. Fujiu M, Logemann JA. Effect of a tongue-holding maneuver on posterior pharyngeal wall movement during deglutition. *Am J Speech-Lang Pathol* 1996;5:23-30.
14. Robbins JA, Levine R, Wood J *et al.* Age effects on lingual pressure generation as a risk factor for dysphagia. *J Gerontol* 1995;50:257-62.
15. Steele CM, Bayley MT, Pigeon MP *et al.* A randomized trial comparing two tongue-pressure resistance training protocols for post-stroke dysphagia. *Dysphagia* 2016;31:452-61.
16. Nuffelen GV, Steen LVD, Vanderveken O, Specenier P, Van Laer C, Van Rompaey D *et al.* Study protocol for a randomized controlled trial: tongue strengthening exercises in head and neck cancer patients, does exercise load matter? *Trials* 2015;16:395.
17. El Skarkawi A, Ramig L, Logemann JA *et al.* Swallowing and voice effects of Lee Silverman Voice Treatment (LSVT®): a pilot study. *J Neurol Neurosurg Psychiatry* 2002;72:31-36.
18. Cola PC, Gatto AR, Silva RG *et al.* The influence of sour taste and cold temperature in pharyngeal transit duration in patients with stroke. *Arq Gastroenterol* 2010;47:18-21.
19. Huckbee M, Steele C. An analysis of lingual contribution to submental surface electromiography measures and pharyngeal pressure during effortful swallow. *Arch Phys Med Rehabil* 2006;87:1067-72.
20. Hinds JA, Nicosia MA, Roecker LB. Comparison of effortful and non effortful swallows in healthy middle-aged and older adults. *Arch Phys Med Rehabil* 2001;82:1661-65.
21. Gomes LMS, Silva RG, Neto M *et al.* Effects of effortful swallow on cardiac autonomic regulation. *Dysphagia* 2016;31:188-94.
22. Crary MA. Treatment for adult. In: Groher ME, Crary MA. *Dysphagia: clinical management in adult and children.* St Louis: Mosby, 2009. p. 275-307.
23. Logeman JA. *A manual for the videofluoroscopic evaluation of swallowing.* Texas: Pro-ed, 1993.
24. McCullough GH, Kim Y. Effects of the Mendelsohn maneuver on extent of hyoid movement and ues opening post-stroke. *Dysphagia* 2013;28:511-19.
25. Fukuoka T, Ono T, Hori K *et al.* Effect of the effortful swallow and the Mendelsohn maneuver on tongue pressure production against the hard palate. *Dysphagia* 2013;28:539-47.
26. Logemann JA, Gensler G, Robbins J *et al.* A randomized study of three interventions for aspiration of thin liquids in patients with dementia or Parkinson's disease. *J Speech Lang Hear Res* 2008;51:173-83.
27. Michou E, Hamdy S, Harris M *et al.* Characterization of corticobulbar pharyngeal neurophysiology in dysphagic patients with Parkinson's disease. *Clin Gastroenterol Hepatol* 2014;12:2037-45.

28. Heijnen BJ, Speyer R, Baijens LW *et al.* Neuromuscular electrical stimulation versus traditional therapy in patients with Parkinson's disease and oropharyngeal dysphagia: effects on quality of life. Dysphagia 2012;27:336-45.
29. Lengerer S, Kipping J, Rommel N *et al.* Deep-brain-stimulation does not impair deglutition in Parkinson's disease. *Parkinsonism Relat Disord* 2012;18:847-53.
30. Silbergleit AK, LeWitt P, Junn F. Comparison of dysphagia before and after deep brain stimulation in Parkinson's disease. *Mov Disord* 2012;27:1763-68.
31. Baijens LW, Speyer R, Passos VL *et al.* Surface electrical stimulation in dysphagic Parkinson patients: a randomized clinical trial. Laryngoscope 2013;123:E38-44.
32. Du J, Yang F, Liu L *et al.* Repetitive transcranial magnetic stimulation for rehabilitation of poststroke dysphagia: A randomized, double-blind clinical trial. *Clin Neurophysiol* 2016;127:1907-13.
33. Li L, Li H, Huang R *et al.* Repetitive transcranial magnetic stimulation as an alternative therapy for dysphagia after stroke: A systematic review and meta-analysis. *Euro J Phys Rehabil Med* 2015;51:71-78.
34. Heo SY, Kim KM. Immediate effects of Kinesio Taping on the movement of the hyoid bone and epiglottis during swallowing by stroke patients with dysphagia. *J Phys Ther Sci* 2015;27:3355-57.
35. Denk DM, Kaider A. Videoendoscopic biofeedback: a simple method to improve the efficacy of swallowing rehabilitation of patients after head and neck surgery. *ORL* 1997;59-100-5.

18 Atuação Fonoaudiológica na Disfagia Infantil

Deborah Salle Levy

INTRODUÇÃO

A disfagia é definida como um distúrbio em uma ou mais fases da deglutição. Tem sido cada vez mais diagnosticada em crianças, e esse aumento justifica-se a partir das taxas maiores de sobrevida de recém-nascidos prematuros e de alto risco, bem como de crianças com comprometimento no seu desenvolvimento.[1]

Apesar de a prevalência exata da disfagia em crianças ser desconhecida, existem diversos grupos de risco, incluindo recém-nascidos prematuros, lactentes e crianças com malformações craniofaciais e crianças com alterações de desenvolvimento entre outros. Em crianças com o desenvolvimento normal, a prevalência é estimada de 25 a 45% e, em crianças com comprometimento no desenvolvimento, estima-se que 33 a 80% apresentam disfagia. Apesar disso, em decorrência da lacuna de protocolos de avaliação padronizados, os dados sobre incidência e prevalência de disfagia são limitados.[2,3]

Lactentes e crianças que apresentam disfagia têm risco aumentado de desenvolver esforço respiratório, aspiração e doença pulmonar crônica em decorrência de aspirações recorrentes, alterações no neurodesenvolvimento, incoordenação sucção-deglutição-respiração, disfunção na fase faríngea, sintomas semelhantes ao refluxo gastroesofágico, atraso no desenvolvimento motor oral, recusa alimentar ou seletividade, atraso na transição alimentar entre diferentes consistências e comprometimento nutricional.[4] Alimentação ineficiente pode também induzir a fadiga em crianças e contribuir para perda de peso ou ganho ponderal inadequado nessa população. Ainda, crianças com distúrbios de deglutição enfrentam risco significativo de desidratação porque, diferentemente dos adultos, devem suprir todos os requisitos essenciais para nutrição e hidratação nos primeiros seis meses de vida, por meio do seio materno ou mamadeira.[5]

As principais alterações encontradas na disfagia são: a penetração, quando o conteúdo alimentar ingerido permeia a via aérea, porém, não ultrapassa as pregas vocais; e a aspiração, que ocorre quando o alimento ingerido entra na via aérea e ultrapassa o nível das pregas vocais.[6,7]

Para tanto, uma avaliação minuciosa realizada por equipe multi/interdisciplinar é indicada para guiar qualquer intervenção nas populações neonatal e pediátrica. Uma vez que a natureza e fatores correlacionados que estejam contribuindo para a dificuldade de deglutição/alimentação tenham sido estabelecidos, o planejamento terapêutico pode ser desenvolvido

IMPORTÂNCIA DA TERAPIA EM DISFAGIA INFANTIL

Por ser uma alteração com alto risco de morbidade e mortalidade, o diagnóstico precoce da disfagia, especialmente no primeiro ano de vida, torna-se vital para permitir a implementação de estratégias que possam prevenir penetração, como também aspiração.

O principal objetivo da abordagem terapêutica fonoaudiológica é resolver ou controlar causas que sejam passíveis de tratamento e evitar ou minimizar o impacto dos distúrbios de deglutição, bem como as consequências dos episódios de aspiração.[4,8]

As decisões iniciais para o tratamento da disfagia infantil devem levar em consideração o prognóstico em relação à alimentação por via oral de formas segura e eficaz.

O método mais seguro e efetivo de ingestão calórica deve ser por via oral com estratégias compensatórias e, em alguns casos, o uso da via alternativa definitiva ou temporária.[7]

Até os dias de hoje, um protocolo terapêutico bem estabelecido para o manejo da disfagia pediátrica não foi publicado. A atuação da equipe multidisciplinar é essencial para auxiliar a identificar os aspectos alimentares, determinar a terapia apropriada, bem como otimizar a função gastrointestinal e pulmonar dos pacientes com disfagia.[9]

Estratégias compensatórias para lactentes e crianças devem incluir mudanças posturais, modificações de utensílios (incluindo tipos de mamadeiras), modificações na viscosidade dos líquidos (espessamento dos líquidos) objetivando melhorar a função de deglutição por meio de exercícios e manobras que melhoram e compensam a deglutição.[7,10]

Por causa do aumento da ocorrência dos distúrbios da deglutição nas populações neonatal e pediátrica e da importância desse sintoma, torna-se indispensável agrupar os conhecimentos sobre a terapia fonoaudiológica nessa população com o objetivo de aprimorar a intervenção fonoaudiológica em disfagia.

ABORDAGEM FONOAUDIOLÓGICA NA DISFAGIA NEONATAL

Em razão da magnitude do impacto da disfagia em neonatos, é imprescindível que o profissional de saúde esteja preparado para identificar os sinais e sintomas da disfagia para que seja realizada a avaliação e o tratamento indicados precocemente nos recém-nascidos pré-termo e de risco.

O fonoaudiólogo é um dos profissionais da equipe multidisciplinar que atua com a disfagia. Ele é responsável pela reabilitação da deglutição e processo de alimentação. Para tanto, fazem-se necessários o conhecimento abrangente de técnicas terapêuticas existentes e o embasamento de sua prática clínica em evidência, buscando efetividade no tratamento.

Foi realizada uma busca sistemática de artigos sobre a temática da intervenção fonoaudiológica com distúrbios de deglutição e alimentação na população neonatal, e foram selecionados alguns artigos que cumpriram determinados critérios metodológicos, sendo selecionados para os ensaios clínicos randomizados. Os estudos continham amostras pequenas e utilizaram, em sua maioria, a estimulação sensório-motora-oral em recém-nascidos pré-termo e sucção não nutritva. No Quadro 18-1, encontram-se as informações sobre os artigos eleitos e, no Quadro 18-2, a forma como foram conduzidas as intervenções nos grupos de estudo e grupo-controle.[11]

Barlow *et al.* utilizaram um algoritmo criado em um *software* específico para testagem de uma nova chupeta pulsátil no Gerador de Padrão Central de sucção em recém-nascidos pré-termo, que possibilitou transformar as pressões exercidas na mesma em sinal digital em um formato de ondas acústicas no computador. Monitoraram, também, os parâmetros de saturação de oxigênio, padrões respiratórios e padrões comportamentais, bem como sete variáveis dependentes: total de compressões orais por minuto, número de intervalos de compressões, número de salvas de sucção não nutritiva por minuto, número de blocos por sucção não nutritiva, média de salvas de sucção não nutritiva por bloco, percentual total de salvas de sucção não nutritiva e percentual diário de alimentação oral.[12]

Bauer *et al.* monitoraram padrões fisiológicos durante as intervenções de estimulação sensório-motora-oral, levando em consideração os sinais vitais de frequência cardíaca e saturação de oxigênio e realizaram avaliações fonoaudiológicas e antropométricas em três momentos do estudo: na admissão, na liberação para a dieta por via oral e ao término da participação do estudo. O objetivo, com a intervenção, foi avaliar o ganho ponderal, tempo de transição da sonda para a via oral e alta hospitalar de recém-nascidos pré-termo.[13]

No estudo de Yamamoto *et al.* (2010), realizou-se estimulação sensório-motora-oral para verificar o desempenho da sucção na mamadeira em recém-nascidos pré-termo estimulados.[14]

O último estudo selecionado na revisão sistemática foi o de Hwang *et al.*, em que os parâmetros fisiológicos de alimentação e de alerta foram medidos antes e depois da pesquisa, para que se comparassem os resultados. A medição dos resultados contou com a análise da duração da alimentação em minutos, o percentual de volume ingerido, o percentual de escape oral, média de ingesta (mL/min), frequência de sucção (sucções por minuto) e média de volume ingerido por sucção. Foi testada a efetividade da manobra de suporte oral durante a alimentação na

Quadro 18-1. Principais informações sobre os artigos selecionados

Autor	Ano	Amostra	Intervenção	Objetivo	Resultado
Barlow *et al.*[12]	2008	31	Estimulação sensório-motora-oral	Avaliar efeitos de uma nova chupeta pulsátil no gerador de padrão central de sucção em RNPT com tubo de alimentação e sucção não funcional	Expressão do gerador de padrão central de sucção foi induzida pelos pulsos sinteticamente padronizados
Bauer *et al.*[13]	2009	24	Estimulação sensório-motora-oral	Avaliar influência da estimulação sensório-motora-oral sobre ganho de peso, tempo de transição de sonda para via oral e alta hospitalar de RNPT	A estimulação favoreceu transição mais rápida de sonda para via oral sem comprometer o ganho de peso dos RNPTs. Não foi possível observar influência no tempo de permanência hospitalar
Yamamoto *et al.*[14]	2010	20	Estimulação sensório-motora-oral	Verificar desempenho de sucção nutritiva na mamadeira em RNPTs estimulados	Favorecimento do desempenho nas funções de sucção nutritiva
Hwang *et al.*[15]	2010	17	Suporte oral	Avaliar se o suporte oral melhora o desempenho alimentar de RNPT	O suporte oral é uma estratégia segura e eficaz para melhorar *performance* alimentar de RNPT com dificuldades

RNPT: recém-nascido pré-termo.

Quadro 18-2. Descrição dos procedimentos adotados por cada estudo

Autor, Ano	Intervenção	Procedimento	
		Grupo de Estudo	Grupo-Controle
Barlow *et al.*, 2008[12]	Estimulação sensório-motora-oral	20 participantes. 3 min de estímulo somatossensorial modulado por via oral durante alimentação enteral, de 3 a 4 vezes ao dia, num período de 10 dias ou até que o RN atingisse 90% da alimentação via oral por dois dias consecutivos	11 participantes. Receberam chupeta comum durante alimentação enteral
Bauer *et al.*, 2009[13]	Estimulação sensório-motora-oral	12 participantes. 15 min de massagens extra e intraorais com a mão enluvada, seguida de SNN com o dedo mínimo enluvado; duas vezes ao dia, imediatamente antes da mamada, 7 dias por semana até que o RNPT atingisse alimentação por via oral plena por 24 h consecutivas. O período de estimulação foi de, no mínimo, 10 dias	12 participantes. Foi simulado um procedimento de estimulação para que equipe e responsáveis não pudessem saber a qual grupo os RNPT pertenciam
Yamamoto *et al.*, 2010[14]	Estimulação sensório-motora-oral	10 participantes. 15 min de massagens extra e intraorais e estímulo da SNN, duas vezes ao dia, antes da alimentação enteral, 7 dias por semana	10 participantes. Estimulação simulada para que equipe e responsáveis não pudessem saber a qual grupo os RNPTs pertenciam
Hwang *et al.*, 2010[15]	Suporte oral	Todos os RNPTs enquadraram-se no estudo, sendo: situação de estudo (SE) e situação controle (SC). Na SE, o pesquisador manteve as bochechas do bebê para dentro e para frente, colocando nelas o dedo anelar da mão que segurava a mamadeira de um lado e o polegar da mão que apoiava a cabeça do outro, auxiliando no vedamento labial ao redor do bico da mamadeira. Na SC, a mamada era administrada da maneira usual. Estas situações ocorreram de maneira alternada (determinada por sorteio) por 2 dias consecutivos. Ou seja, 4 mamadas foram avaliadas, sendo duas com o suporte oral (SE) e duas sem (SC)	

mamadeira para verificar se esta proporciona melhora do desempenho alimentar em recém-nascidos pré-termo.[15]

A partir dessas informações, acredita-se ser importante levar em consideração as técnicas terapêuticas que apresentam nível de evidência científica para embasar nossa prática clínica de forma mais eficiente.

As propostas terapêuticas deverão sempre respeitar as peculiaridades de cada caso. Existem alguns recursos que se podem utilizar para o tratamento fonoaudiológico de recém-nascidos pré-termo e de risco que estão descritos na literatura.[12-16]

As técnicas descritas na literatura estão elencadas a seguir:

- Estimulação do aleitamento materno sempre que possível e indicado pelas equipes médica e multiprofissional envolvidas com o neonato.
- Indução dos automatismos orais ausentes ou incompletos/inconsistentes pelas técnicas específicas como *tapping*, massagens, estímulos gustativos, de acordo com o reflexo que deseja ser elicitado.
- Estimulações tátil e gustativa nas regiões peri e intraoral com dedo enluvado ou chupeta.
- Estímulo da sucção não nutritiva durante a alimentação por sonda ou via alternativa.
- Sucção no seio materno com esgotamento de leite prévio para garantir o prazer e contato mãe e bebê.
- Estratégias de manuseio global adequando postura e organização corporal, bem como estabilidade postural.
- Adequação de postura para a alimentação, buscando alinhamento de tronco e cabeça com recém-nascido em posição semielevada com simetria corporal, evitando a hiperextensão corporal e da cabeça.
- Adequação de bicos com formatos diversos, tamanho, formato e luz do furo de acordo a indicação ou aceitação de cada paciente. A adaptação desses utensílios, conforme a necessidade do recém-nascido, favorecerá a alimentação mais eficaz e segura.
- A variação quanto ao volume a ser oferecido e intervalo entre as mamadas;
- Adequação do ritmo e pausas necessárias a uma coordenação sucção-deglutição-respiração eficientes.
- Indicação de bicos com redução de fluxo de leite ou ainda a concentração da dieta ou espessamento da mesma para reduzir o escape posterior prematuro em recém-nascidos com risco de aspiração traqueal.
- Trabalho em equipe (nutricionistas, médicos, enfermeiros, técnicos de enfermagem e psicólogos entre outros) para proporcionar o melhor ao recém-nascido e sua família.
- Participação efetiva da família no processo terapêutico, buscando uma interação mãe-bebê, bebê-pais e prepará-los para a alta hospitalar.

- Seguimento do recém-nascido pré-termo e de risco para acompanhamento de possíveis sequelas e prevenção de complicações pela disfagia em programas de seguimento do prematuro, também chamados de *follow up*.

O tratamento fonoaudiológico nas disfagias com recém-nascidos prematuros e de risco somente terá resultados a partir da definição de condutas baseadas em uma avaliação minuciosa e discutida com a equipe multidisciplinar envolvida. Considera-se necessária e imprescindível a orientação e o acompanhamento até a alta hospitalar.

O fonoaudiólogo deve avaliar e tratar o recém-nascido pré-termo e o neonato de risco de forma individualizada, respeitando a equipe e buscando sempre atender, orientar a família e envolvê-la no processo terapêutico. Nosso papel fundamental é dar condições ao recém-nascido a uma alimentação segura e prazerosa, buscando na prática clínica as técnicas com base em evidências.

ABORDAGEM FONOAUDIOLÓGICA NA DISFAGIA PEDIÁTRICA

Disfagia pediátrica compreende as alterações na deglutição em crianças a partir de 29 dias completos após o nascimento.[17] A disfagia nessa população pode implicar a entrada de alimento na via aérea, resultando em tosse, asfixia, problemas pulmonares, aspiração, bem como comportamentos de recusa alimentar. Da mesma forma, pode desencadear graves consequências, como: déficits nutricionais (desidratação e desnutrição), pneumonia e morte.[2,5,7]

A disfagia é altamente prevalente, e suas causas podem ser multidimensionais, ocorrendo isoladamente ou como resultado de outros diagnósticos de base. Fatores de desenvolvimento, como maturação adequada, desenvolvimento sensorial e coordenação motora fina, são imprescindíveis para uma deglutição adequada. Prematuridade, distúrbios neurológicos, refluxo e malformações congênitas são capazes de desenvolver a disfagia.[18,19]

Na abordagem da disfagia pediátrica, devem-se considerar algumas particularidades dessa faixa etária com relação às estruturas participantes na deglutição, como: seu crescimento e desenvolvimento, aprimoramento dos reflexos oromotores, maturação do comportamento alimentar; bem como algumas características que se relacionam com o ato da alimentação: a importância na relação mãe-filho, aquisição de nutrientes adequados para o crescimento somático, bem como os efeitos da sucção não nutritiva no desenvolvimento motor-oral do paciente.[20]

Atualmente, existe uma série de estratégias de tratamento que têm como objetivo facilitar e aprimorar a alimentação por via oral da população pediátrica com distúrbios de deglutição.

Em razão do aumento da ocorrência dos distúrbios da deglutição na população pediátrica e da importância desse sintoma, torna-se indispensável agrupar os conhecimentos sobre a terapia fonoaudiológica nessa população, com o objetivo de aprimorar a intervenção fonoaudiológica em disfagia.

Realizou-se uma busca sistemática de artigos publicados em revistas indexadas de 2000 a 2016 que tivessem delineamentos mais criteriosos sobre a temática da reabilitação em disfagia pediátrica.[21] No Quadro 18-3, são descritos os artigos selecionados.

A terapia de deglutição para lactentes e crianças pode envolver distintos métodos de intervenção. Entretanto, ela é geralmente com base em: modificações na dieta ou na textura dos líquidos, orientações sobre posicionamento durante as refeições, mudanças de posição do corpo e da cabeça para permitir melhor proteção da via aérea; alterações de temperatura, volume e consistência dos alimentos, estimulação oral para melhorar a coordenação motora-oral e adaptação de utensílios.[4,10]

Na prática clínica, a intervenção terapêutica para crianças com distúrbios de deglutição na fase oral geralmente envolve exercícios com o objetivo de melhorar as habilidades sensoriais e/ou motoras necessárias para a alimentação. Para crianças com dificuldades de deglutição, envolvendo a fase faríngea, a intervenção terapêutica busca adequar, modificar a estratégia de deglutição, bem como o terapeuta ensina o cuidador ou familiar a modificar o alimento a ser ofertado, reduzindo os riscos de aspiração.

Assim como com a população neonatal, as abordagens terapêuticas deverão sempre respeitar as peculiaridades de cada caso. Existem alguns recursos que se podem utilizar para o tratamento fonoaudiológico do lactente e da criança.[2,4,6,7,10,18-29]

Algumas técnicas comumente descritas na literatura usadas em crianças com disfagia estão descritas a seguir:

- Adequações posturais:
  - Flexão de cabeça: deve-se ter atenção especial à utilização dessa técnica, pois, dependendo da idade e condição anatômica do paciente, essa manobra postural é contraindicada. A flexão de cabeça permite maior proteção da via aérea.
  - Capital flexion: semelhante à manobra anterior, contudo, permite que a cabeça seja alongada em vez de fletida e interfere menos no movimento de elevação do complexo hiolaríngeo:
  - Adequação postural global: ajuste postural com apoio adequado da cintura pélvica, controle de tronco e cervical, bem como apoio de pés. O ideal é que essa abordagem seja realizada em conjunto com o terapeuta ocupacional e o fisioterapeuta para um excelente resultado.
- Modificação de líquidos: adicionar agentes de espessamento a líquidos ou experimentação com líquidos engrossados naturalmente (combinação de frutas e agentes naturais de espessamento). É importante considerar que os espessantes alimentícios existentes no mercado são contraindicados para crianças menores de três anos pelos próprios fabricantes. Recomenda-se atenção às recomenda-

Quadro 18-3. Principais informações sobre os artigos selecionados

Autor	Gênero	Faixa Etária	Tamanho da População	Intervenção
Lamm *et al.*[22]	Feminino (16) Masculino (29)	4 m a 9,2 anos	45	Estimulação tátil repetitiva na língua para aumentar a resposta de deglutição
Vaz *et al.*[23]	Feminino (0) Masculino (3)	24 m, 4 anos e 10 anos	3	Uso de uma determinada consistência como estímulo para diminuir a retenção oral de alimento
Gulotta *et al.*[24]	Feminino (2) Masculino (2)	2 anos, 4 anos e 5 anos	4	Uso de uma escova de dentes para diminuir a retenção oral de alimento
Ishida *et al.*[25]	Feminino (3) Masculino (8)	10 a 18 meses	11	Determinar o formato mais adequado para o desenvolvimento da alimentação em lactentes
Munaka *et al.*[26]	Feminino (6) Masculino (4)	19 a 97 meses	10	Estimulação olfativa com óleo de pimenta preta para facilitar a ingesta oral
Silvério *et al.*[27]	Feminino (3) Masculino (8)	média de 3 anos e 3 meses	11	Modificações de postura, utensílios, consistências e volume. Manuseios motores, estimulação extra e intraoral e modo de oferta
Vianna *et al.*[28]	Feminino (10) Masculino (10)	1 ano a 8 anos	20	Manobras fonoaudiológicas, modificação de postura, de consistência e volume, troca e substituição de utensílios, exercícios miofuncionais
Silvério *et al.*[29]	Feminino (13) Masculino (23)	1 ano e 6 meses a 7 anos e 7 meses	36	Modificação de postura, utensílios, consistências e volume. Manuseios motores, estimulação extra e intraoral e modo de oferta

ções dos laboratórios responsáveis. Outros agentes como que cereais de cereias de arroz e aveia só poderão ser indicados mediante a avaliação nutricional realizada por nutrólogo ou nutricionista.

- Modificações de alimentos: modificação de textura ou tamanho dos alimentos por meio do cozimento, amassamento, alimentos cortados, entre outras formas de preparo de alimentos.
- Diferentes utensílios para a alimentação: testar diferentes mamadeiras, fluxos (gotejamento ou furo dos bicos) e formatos de bicos, tipos de colheres (metal, silicone, plástico, borracha, texturizadas, planas), copos (recortados, com biqueiras, com tampa antivazamento) entre outros.
- Estratégias especiais de alimentação:
  - Adaptações de posicionamento para sentar.
  - Ritmo de oferta da alimentação.
  - Manobras posturais, por exemplo: flexão de cabeça.
  - Manobra de deglutições múltiplas: alternância de colher com alimento e vazia ou ainda sucção nutritiva e não nutritiva.
- Estimulação sensorial: utilização de estímulos intra, peri e extraorais para reduzir ou aumentar o *input* sensorial por meio da estimulação tátil, proprioceptiva, estímulos com vibração (p. ex., *DNZVibe* com diferentes ponteiras – *Arktherapeutics*), mordedores de diferentes texturas e materiais, alimentadores. O uso dessas técnicas também é indicado para a reabilitação das questões sensoriais muito frequentes em crianças com comportamento de recusa alimentar, seletividade alimentar e os *pick eaters*.

Recentemente, uma revisão sistemática de Steele *et al.* investigaram a influência da textura alimentar e consistência do líquido na fisiologia e biomecânica da deglutição. Apesar de 36 artigos enquadrarem-se nos critérios de seleção para serem incluídos na análise quantitativa, somente três estudos abordavam a deglutição ou o trânsito oral em lactentes e crianças. Os autores concluíram que haja evidência para afirmar que os líquidos engrossados reduzem o risco de penetração e aspiração; no entanto, alertam para o fato de que líquidos engrossados podem aumentar o resíduo na faringe após a deglutição.[30]

Weir *et al.* desenvolveram uma revisão sistemática questionando a prática da restrição da ingesta de água para crianças que demonstraram aspiração de líquidos ralos. Concluíram que a evidência científica é insuficiente para dar suporte tanto para a abordagem da total restrição de ingesta de água por via oral quanto para uma abordagem mais liberal de liberar a ingesta de água por via oral.[31]

É importante ressaltar que poucos estudos publicados descrevem percursos de tratamento para crianças com disfagia, o que limita o critério de escolha da abordagem fonoaudiológica a ser seguida. Há uma lacuna de publicações sobre planejamentos terapêuticos para a reabilitação da disfagia em pediatria, bem como diretrizes de tratamento. Essa conjunção de fatores permite que os fonoaudiólogos escolham técnicas variadas no cuidado aos pacientes e, como consequência disso, nem sempre os desfechos são favoráveis. Dessa forma, são necessárias mais pesquisas para embasar tanto o desenvolvimento de ferramentas para avaliações pediátricas específicas e abordagens terapêuticas, como protocolos clínicos e diretrizes de tratamento.[32]

CONSIDERAÇÕES FINAIS

As dificuldades alimentares influenciam negativamente no desenvolvimento e crescimento, bem como na saúde pulmonar das populações neonatal e pediátrica com distúrbio de deglutição ou alimentação, além de afetar a estrutura, as relações familiares e a qualidade de vida dessas crianças. Apesar de estarmos aprendendo sobre a melhor forma de proporcionar suporte e reabilitação para a função de deglutição para garantir uma alimentação organizada e apropriada a essas crianças vulneráveis, nós, profissionais da área da saúde, devemos observar as habilidades do paciente, adaptações compensatórias fisiológicas e ficar atentos às informações que a família nos traz. Essa abordagem pode contribuir para o manejo mais efetivo, assim como possibilitar uma maior aproximação do terapeuta com a família e o paciente.

O seguimento dos neonatos e crianças com distúrbios de deglutição e alimentação, tanto em nível hospitalar e, posteriormente, ambulatorial, deve ser enfatizado para minimizar sequelas por desnutrição, morbidade e mortalidade causadas pelas disfagias.

DICAS PARA LEVAR AO CONSULTÓRIO

- Atendimento multiprofissional na abordagem da disfagia infantil é essencial para o sucesso terapêutico
- Adequações de consistências e de fluxos, adaptações de utensílios podem frequentemente auxiliar na melhora do desempenho alimentar das crianças com disfagia e risco de aspiração
- Orientações quanto ao adequado posicionamento do paciente durante a oferta da alimentação por via oral podem auxiliar a reduzir os riscos de penetração e aspiração traqueal
- Orientações quanto à manutenção de limpeza da cavidade oral e higiene da mesma podem reduzir episódios de infecções respiratórias
- Recomendações quanto ao uso de agentes de espessamento (espessantes alimentícios) devem ser cuidadosamente indicados pela restrição de uso antes dos três anos de idade. O ideal é discutir a indicação com o médico responsável pelo paciente e também com a nutricionista ou nutrólogo sobre a melhor recomendação
- A orientação de estimulação motora-oral, proprioceptiva, sucção não nutritiva em neonatos e crianças com disfagia e proibição ou restrição de via oral deve ser indicada para reduzir a possibilidade de desenvolver questões sensoriais como a recusa alimentar. Recomenda-se que essas crianças sejam encaminhadas precocemente para o atendimento fonoaudiológico para que possam receber a adequada intervenção, bem como os pais receberem orientações preventivas

REFERÊNCIAS BIBLIOGRÁFICAS

1. Cichero J, Nichoson T, Dodrill P. Liquid Barium is not representative of infant formula: characteristics of rheological and material properties. *Dysphagia* 2011;26:264-71.
2. Mercado-Deane M, Burton EM, Harlow AS *et al.* Swallowing dysfunction in infants less than 1 year of age. *Pediatr Radiol* 2001;31:423-28.
3. Field D, Garland M, Williams K. Correlates of specific childhood feeding problems. *J Paediatr Child Health* 2003;39:299-304.
4. Lefton-Greif M. Pediatric dysphagia. *Phys Med Rehabil Clin N Am* 2008;19:837-51.
5. September C, Nicholson TM, Cichero JAY. Implications of changing the amount of thickener in thickened infant formula for infants with dysphagia. *Dysphagia* 2014;29:432-37.
6. Arvedson JC. Assessment of pediatric dysphagia and feeding disorders: Clinical and instrumental approaches. *Dev Disabil Res Rev* 2008;14:118-27.
7. Tutor JD, Gosa MM. Dysphagia and aspiration in children. *Pediatr Pulmonol* 2012;47:321-23.
8. Kakodkar K, Schroeder JW. Pediatric dysphagia. *Pediatr Clin North Am* 2013;60:969-77.
9. Durvasula VSPB, O'Neill AS, Richter GT. Oropharyngeal dysphagia in children. *Otolaryngol Clin North Am* 2014;47:691-720.
10. Prasse JE, Kikano GE. An overwiew of pediatric dysphagia. *Clin Pediatr* 2009;48:247-51.
11. Collares L, Brandt B, Levy DS. *Evidências científicas nas técnicas terapêuticas de reabilitação da disfagia neonatal: revisão sistemática.* [Trabalho de Conclusão de Curso de Graduação em Fonoaudiologia] Rio Grande do Sul: Universidade Federal do Rio Grande do Sul, 2013, 22p.
12. Barlow SM, Finan DS, Lee J *et al.* Synthetic orocutaneous stimulation entrains preterm infants with feeding difficulties to suck. *J Perinatol* 2008;28:541-48.
13. Bauer MA, Yamamoto RCC, Weinmann ARM *et al.* Avaliação da estimulação sensório-motora-oral na transição da alimentação enteral para a via oral plena em recém-nascidos pré-termo. *Rev Bras Saúde Matern Infant* 2009;9:429-34.
14. Yamamoto RCC, Bauer MA, Häeffner LSB *et al.* Os efeitos da estimulação sensório motora oral na sucção nutritiva na mamadeira de recém-nascidos pré-termo. *Rev CEFAC* 2010;12(2):272-79.
15. Hwang YS, Lin CH, Coster WJ *et al.* Effectiveness of cheek and jaw support to improve feeding performance of preterm infants. *Am J Occupat Ther* 2010;64:886-94.
16. Fucile S, Gisel E, Schanler RJ *et al.* A controlled-flow vacuum-free bottle system enhances preterm infants' nutritive sucking skills. *Dysphagia* 2009;24:145-51.
17. Ministério da Saúde. Departamento de Informática do SUS – DATASUS. Organização Mundial da Saúde. *Classificação estatística internacional de doenças e problemas relacionados à saúde – CID-10.* Disponível em: <http://www.datasus.gov.br/cid10/V2008/WebHelp/definicoes.htm> Acessado em: <20 de maio de 2013>.
18. Prasse JE, Kikano GE. An overview of pediatric dysphagia. *Clin Pediatr* 2009;48:247-51.
19. Arvedson J, Clark H, Lazarus C *et al.* Evidence-based systematic review: effects of oral motor interventions on feeding and swallowing in preterm infants. *Am J Speech-Lang Pathol* 2010;19:321-40.
20. Levy DS, Rainho L. Abordagem em disfagia infantil –proposta de atuação fonoaudiológica e fisioterápica. In: Jacobi JS, Levy DS, Silva LMC. *Disfagia –Avaliação e tratamento.* Rio de Janeiro: Revinter, 2004. p. 37-65.
21. Brandt B, Collares L, Levy DS. *Evidências científicas nas técnicas terapêuticas de reabilitação da disfagia pediátrica: revisão sistemática.* [Trabalho de Conclusão de Curso de Graduação em Fonoaudiologia] Rio Grande do Sul: Universidade Federal do Rio Grande do Sul, 2013, 30p.
22. Lamm NC, De Felice A, Cargan A. Effect of tactile stimulation on lingual motor function in pediatric lingual dysphagia. *Dysphagia* 2005;20:311-24.

23. Vaz PCM, PIazza CC, Stewart V *et al.* Using a chaser to decrease packing in children with feeding disorders. *J Appl Behavior Anal* 2012;45:97-105.
24. Gulotta CS, Piazza CC, Patel MR *et al.* Using food redistribution to reduce packing in children with severe food refusal. *J Appl Behavior Anal* 2005;38:39-50.
25. Ishida R, Ohkubo M, Sugiyama T *et al.* Appropriate spoon form for feeding of liquids in infant feeding development. *Bull Tokyo Dent Coll* 2011;52:143-47.
26. Munakata M, Kobayashi K, Niisato-Nezu J *et al.* Olfactory stimulation using black pepper oil facilitates oral feeding in pediatric patients receiving long-term enteral nutrition. *Tohoku J Exp Med* 2008;214:327-32.
27. Silvério CC, Henrique CS. Paciente com paralisia cerebral coreoatetoide: evolução clínica pós-intervenção. *Rev CEFAC* 2009;11:281-300.
28. Vianna CIO, Suzuki HS. Paralisia cerebral: análise dos padrões da deglutição antes e após intervenção fonoaudiológica. *Rev CEFAC* 2011;13:790-800.
29. Silvério CC, Henrique CS. Indicadores da evolução do paciente com paralisia cerebral e disfagia orofaríngea após intervenção terapêutica. *Rev Soc Bras Fonoaudiol* 2009;14:381-86.
30. Steele CM, Alsanei WA, Ayanikalath S *et al.* The in?uence of food texture and liquid consistency modi?cation on swallowing physiology and function: a systematic review. *Dysphag* 2015;30:2-26.
31. Weir K, McMahon S, Chang AB. Restriction of oral intake of water for aspiration lung disease in children. *Cochrane Database Syst Rev* 2012;9:CD005303.
32. Dodrill P, Gosa MM. Pediatric dysphagia: physiology, assessment, and management. *Ann Nutr* 2015;66(Suppl 5):24-31.

19 Tratamento Medicamentoso

Patricia Paula Santoro ■ Elza Maria Lemos
Roberta Ismael Dias Garcia

INTRODUÇÃO

A deglutição é um processo neuromuscular dinâmico, que compreende didaticamente quatro fases: pré-oral e oral (voluntárias), faríngea e esofágica (involuntárias).[1-5] Qualquer distúrbio de sucção, coordenação sucção-deglutição-respiração ou no controle neuromuscular para a propulsão do alimento para a faringe, esôfago e estômago, pode desencadear um quadro de disfagia. A disfagia orofaríngea corresponde a um distúrbio de deglutição com sinais e sintomas específicos, caracterizados por alterações na dinâmica da deglutição, que podem trazer debilitantes prejuízos para o paciente: pulmonar, nutricional, de hidratação e do prazer alimentar e social do indivíduo.[3]

Denomina-se sialorreia quando a produção de saliva excede a habilidade do indivíduo em transportá-la da boca ao estômago.

Há três grupos de glândulas salivares maiores: submandibulares, parótidas e sublinguais. Já as glândulas salivares menores estão distribuídas no palato, língua, mucosa oral e faringe.

Em relação à produção salivar, as glândulas submandibulares são responsáveis pela produção de 70% da saliva em repouso, 20% sendo produzidas pelas parótidas e os restantes 10% pelas sublinguais e glândulas salivares menores. Durante a mastigação, esta porcentagem inverte-se, sendo que predomina a saliva produzida pelas parótidas.

O controle secretor das glândulas salivares é principalmente parassimpático. A inervação das parótidas dá-se pelo núcleo salivar do glossofaríngeo, pelo plexo timpânico na orelha média, gânglio ótico e nervo auriculotemporal. As glândulas submandibulares e sublinguais recebem fibras dos nervos facial e corda do tímpano, com origem no núcleo salivar superior.[1]

A saliva tem função protetora de lubrificação de dentes e gengivas, mantém o odor mais agradável da cavidade oral decorrente da limpeza e promove a secreção de amilase que inicia o processo de digestão.[2] O fluxo salivar é variável ao longo do dia a depender da situação, sendo menor pela manhã, aumenta à tarde e é quase nulo à noite. A produção diária de saliva é de, aproximadamente, 500 mL a 2L.[1]

FISIOPATOLOGIA

A sialorreia pode ser primária ou secundária.

A sialorreia primária resultada da hipersecreção das glândulas salivares, sendo muito rara esta ocorrência na prática clínica.

A grande maioria dos casos de sialorreia está relacionada com processos secundários, sendo os mais frequentemente encontrados na prática clínica:

- Efeitos colaterais de medicamentos, como tranquilizantes, anticonvulsivantes e anticolinesterásicos. Esses medicamentos aumentam a atividade muscarínica dos receptores muscarínicos das vias secretomotoras, com consequente aumento da produção salivar.
- Inabilidade dos músculos da face em controlar a saliva na cavidade oral, em decorrência de uma alteração neuromuscular.
- Dificuldades no posicionamento da cabeça e redução da forca cervical, que favorecem a hiperflexão da cabeça e, consequentemente, a sialorreia.
- Línguas volumosas, cáries dentárias e doenças periodontais também são causas secundárias de sialorreia.
- Pacientes respiradores orais podem ter sialorreia em decorrência de alterações obstrutivas das vais aéreas superiores, sendo mais comumente observado o aumento das tonsilas faríngeas e palatinas.[6]

REPERCUSSÃO CLÍNICA

A sialorreia pode levar ao desconforto físico e ao aumento do risco de pneumonia aspirativa, quando este escape é posterior, permeando e invadindo as vias aéreas inferiores.[3,4] Também gera alterações físicas, com lesões dermatológicas no mento ou lábios, desidratação, perda de eletrólitos e proteínas, alterações da respiração, fala e mastigação, aumento de patógenos na cavidade oral, alterações sociais e comportamentais de exclusão social, dificuldade de reabilitação e piora da qualidade de vida.[2,3] Em muitas doenças neurológicas, a estase salivar na cavidade oral e na orofaringe e/ou o escape extraoral de saliva indicam uma falha neurogênica na coordenação dos músculos da língua, palato e face que atuam na primeira fase da deglutição.[2]

O escape extraoral de saliva é fisiologicamente normal até 18-24 meses, quando não há um completo desenvolvimento dos músculos da mandíbula, língua e lábios. Entre dois e quatro anos, alguns fatores comportamentais e funcionais das vias aéreas superiores podem causar o escape de saliva ou a sialorreia. A partir de quatro anos, devem-se considerar alterações neurológicas ou anatômicas mais graves que exijam medidas mais invasivas.[5]

No ambiente hospitalar, a aspiração salivar crônica compromete a evolução dos pacientes, por causa principalmente, de falhas de extubação e infecções pulmonares. O processo de reabilitação fonoterápica dos pacientes disfágicos também é prejudicado, uma vez que os estímulos intraorais (mecânicos, táteis, térmicos e gustativos) aumentem a salivação, dificultando o manejo dos pacientes hipersecretivos e, muitas vezes, inviabilizando a terapia.[7]

Contudo, os estudos sobre sialorreia nesse contexto apresentam baixas taxas de evidência e/ou controle do desenho metodológico, consequente aos desafios inerentes às populações estudadas, além de limitações adicionais representadas por: polifarmacoterapia, comorbidades, oscilações cognitivas, médias antirrefluxo, respirador oral entre outros.

PREVALÊNCIA

A atual prevalência da sialorreia é desconhecida. Em pacientes com paralisia cerebral, ocorre em 37-50% dos casos. Em outras doenças, especialmente neurológicas degenerativas, essa frequência pode chegar a 80%.[3,4]

DIAGNÓSTICO

Exame Clínico

- Posição e controle cervical.
- Condição da pele perioral.
- Tamanho da língua e acomodação na cavidade oral.
- Tamanho das tonsilas palatinas e faríngeas.
- Oclusão dentária.
- Dentes.
- Tecidos periodontais.
- Posição da mandíbula e palato.
- Sensibilidade intraoral e reflexo nauseoso.
- Obstrução nasal e aparência dos tecidos nasais à rinoscopia.
- Eficiência da deglutição.
- Exame neurológico/pesquisa dos pares cranianos.
- Visualização da sialorreia.

Mensuração da Sialorreia

Existem vários métodos para a mensuração da sialorreia, sendo os principais:

Estimativa Clínica Básica

Medidas semiquantitativas com base em número de compressas molhadas/camisetas molhadas. É considerado o melhor método para avaliar a eficácia de medidas terapêuticas para controlar a sialorreia, sendo indicado também para pesquisa, uma vez que funciona melhor que os métodos objetivos.

Quantificação Clínica Rigorosa

Fundamentado na observação sistematizada por meio de escalas de gravidade/frequência da sialorreia.

Mensuração Volumétrica

Quantificação absoluta da sialorreia por meio de aparatos para a coleta externa ou sucção intraoral. São utilizados para fins de pesquisa clínica, não apresentando aplicabilidade imediata para o manejo clínico do paciente.[8]

Exames de Propedêutica Armada

A avaliação do paciente com sialorreia deve ser complementada por exame de nasofibrolaringoscopia, visando a confirmar a presença da sialorreia, avaliar a quantidade e a ocorrência de penetração e/ou aspiração salivar.

É importante que a realização do exame seja feita sem a aplicação de anestésico tópico nasal, para não comprometer a sensibilidade da mucosa, evitando achados "falso-positivos".

TRATAMENTO

As opções de tratamento para a sialorreia descritas na literatura incluem tratamento fonoterápico (técnicas de terapia motora-oral e estratégias de posicionamento), comportamental, ortodôntico, farmacológico, toxina botulínica, radioterapia e procedimentos cirúrgicos específicos. Outras modalidades, como fotocoagulação e acupuntura, também têm sido relatadas.[9]

Tratamento Medicamentoso

Anticolinérgicos

O principal grupo de fármacos utilizado com a finalidade de reduzir o volume salivar são os anticolinérgicos. Apresentam resultados benéficos, com uma taxa de resposta de 70-90%. Os efeitos dos anticolinérgicos são denominados efeitos muscarínicos. O medicamento apresenta indicações terapêuticas precisas na prática clínica, contudo, em casos de sialorreia, sua prescrição visa a obter o efeito colateral de secura na boca e não sua ação terapêutica tradicional. Contudo, existem outros efeitos muscarínicos, muitas vezes indesejáveis: constipação, retenção urinária, redução da sudorese, taquicardia, vasodilatação, irritabilidade, alterações do comportamento, gosto metálico na boca, desconforto epigástrico, redução da secreção gastrointestinal e da mobilidade intestinal, alteração da pressão ocular com tendência ao glaucoma. Esses outros efeitos colaterais ocorrem em um a dois terços dos casos, muitas vezes levando à necessidade de descontinuar a medicação. A maioria desses efeitos colaterais é previsível e reversível e deve sempre ser comunicada aos pacientes ou responsáveis.[1,8]

As medicações anticolinérgicas podem ser administradas pelas vias parenteral, enteral (via oral/sonda nasoenteral/gastrostomia), sublingual, transdérmica ou inalatória, sendo que, independente da via de administração, a ação da medicação dar-se-á por sua absorção sistêmica. Com o passar do tempo de utilização, observa-se uma habituação do organismo aos efeitos colaterais, em alguns casos sendo necessário aumentar a dose da medicação ou até a substituir.[8,10]

A única contraindicação formal é a hipersensibilidade conhecida a algum composto da medicação. Entretanto, são muitas as contraindicações relativas: hipotensão postural, antecedente de disautonomia ou síncopes vasovagais; arritmias, quadros de taquicardia ou instabilidade hemodinâmica; retenção urinária; obstipação; quadros demenciais, glaucoma, uropatia obstrutiva, miastenia *gravis*, megacólon entre outros.[8,10]

Faz-se necessária uma utilização criteriosa dessas medicações, iniciando-se sempre com doses baixas, aumentando conforme a necessidade e priorizando as vias mais superficiais de administração (sublingual ou inalação). É mandatório monitorar os pacientes em relação à frequência cardíaca, pressão arterial, temperatura corpórea, débito urinário, distensão abdominal e estado cognitivo entre outros. Essas medicações também não podem ser suspensas abruptamente, devendo-se estabelecer um desmame gradual.[8,10]

Cuidados especiais devem ser tomados com pacientes convulsivos de difícil controle, que utilizam mais de um anticonvulsivante e estão em modificação do esquema terapêutico. Nesses casos, deve-se evitar a associação de outra medicação e aguardar até a estabilização do quadro para tal, sempre mediante decisões em equipe em decorrência das interações medicamentosas (p. ex., amitriptilina e ácido valproico).[11] Outra situação que merece atenção refere-se a pacientes com respiração ruidosa, tosse e engasgos produtivos, que necessitam de aspirações frequentes; uma vez que a redução do volume salivar, associado ao aumento de sua viscosidade, possa piorar o padrão respiratório dos pacientes.[8,10]

As principais medicações anticolinérgicas utilizadas na prática clínica para a redução da sialorreia são:

- *Antidepressivos tricíclicos*: Amitriptilina (Tryptanol®, Amytril®), comprimidos de 25 mg; iniciar com 25 mg à noite, com aumento escalonado, se necessário, com intervalo mínimo de uma semana. Pode ser utilizado em crianças maiores que quatro anos, na dose de 1 mg/kg/dia.
- *Nortriptilina (Pamelor®)*: também pode ser utilizada. Provoca menor sedação que a amitriptilina, mas também menor redução salivar; apresentação em cápsulas de 10, 25, 50, 75 mg e solução oral de 2 mg/mL. Pode ser utilizada em cri-

anças maiores de seis anos na dose de 1 mg/kg/dia, 3×/dia e para adultos iniciar com 25 mg sendo a dose máxima de 150 mg/dia.

- *Brometo de Propantelina*: utilizada tradicionalmente para tratamento de incontinência urinária. Não está disponível em nosso meio, sendo a medicação importada Probanthine® 7,5 e 15 mg. Pode ser formulado. Apresentação em gel transdérmico (sachês ou seringa dosadora de 10 mg e 15 mg), utilizado em região retroauricular de 3 a 4 vezes ao dia, ou comprimido 15 mg, 3 vezes ao dia. Tomar 30 minutos antes das refeições e 30 mg na hora de dormir. Pacientes com peso corporal menor do que a média necessitam apenas de 7,5 mg, 3 a 4 vezes ao dia.
- *Posologia pediátrica*: 375 mcg (0,375 mg)/kg, 4 vezes ao dia. Solução oral de 5 mg/2 mL, iniciar 5 mg 1 ×/dia e aumentar até 15 mg 3×/dia; solução sublingual 1 mg/gota (10 gotas 8/8 h).
- *Escopolamina sistêmica*: Buscopan®, pacientes entre 1 a 6 anos: 5 a 10 gotas 3 vezes ao dia. Seis anos: 10 a 20 gotas, 3 vezes ao dia. Adultos: 20 a 40 gotas 3 a 5 vezes ao dia. Utilizada também para inalação.

Os principais efeitos relatados na literatura são dilatação pupilar (dois terços dos pacientes) e alteração do comportamento (3/11 pacientes), sendo a medicação descontinuada em 50% dos casos:

- *Escopolamina transdérmica*: emplastros com 1,5 mg de escopolamina, troca do emplastro a cada 72 h (medicação importada: TransdermScop®, Scopoderm TTS®, Transcop TTT®). Reduz a salivação em 67-80% dos pacientes, sendo os efeitos observados após 15 minutos da aplicação. Orienta-se não cortar o emplastro, uma vez que a dispersão da medicação seja errática sobre o adesivo. Não recomendado o uso em crianças.[9] A salivação pode ter redução significativa nas 24-48-72 h pós-aplicação do emplastro.[6]
- *Atropina*: utilizada a solução oftalmológica de 0,5 e 1%, na dose de 1 a 2 gotas sublingual, 2 a 4 vezes ao dia. Apresentação em ampola para melhor controle, na dose de 0,01 a 0,02 mg/kg/dose de 6/6 h, sendo a dose máxima de 0,06 mg/kg/dose sublingual de 4/4 h.[12-15]
- *Brometo de Ipatrópio*: tradicionalmente é usado como broncodilatador na asma ou em quadros de DPOC. O uso do *spray* reduz a sialorreia sem muitos efeitos colaterais. Costuma ser uma medicação bem tolerada, que não ultrapassa a barreira hematoencefálica. A dose recomendada é de 1 a 2 jatos sublingual/cavidade oral, no máximo 4×/dia. Cada jato da medicação contém 21 g, sendo a dose máxima diária de 168 g. Costuma ser indicado no tratamento da sialorreia na doença de Parkinson, pelo efeito benéfico quando se avaliam os pacientes por meio das escalas de gravidade e frequência da sialorreia.[16]
- *Glicopirrolato*: indicado no tratamento da sialorreia excessiva, como casos de doença de Parkinson, em pacientes esquizofrênicos em uso de clozapina ou em

crianças com alteração do desenvolvimento. Essa medicação foi aprovada pela FDA para utilização em crianças entre 3-16 anos, com sialorreia excessiva em razão de condições neurológicas, como a paralisia cerebral. Apresentação em suspensão, o que permite melhor ajuste de dose em relação ao peso, quando comparada aos comprimidos. Dose utilizada: 0,04-0,4 mg/kg dia/dividida em 2 a 3 tomadas diárias. Efeitos colaterais são descritos em 46-69% dos casos, sendo que 30-35% descontinuam a medicação.[17,18]

- *Trihexifenidil*: efeito colateral potencialmente benéfico em relação à sialorreia, também leva à redução de tônus. É uma alternativa para pacientes com rigidez e/ou espasticidade, como em casos de paralisia cerebral. A dose recomendada é de 0,02 a 0,04 mg/kg dia, divididas em 2 a 3 doses diárias, podendo-se aumentar até 0,1 a 0,3 mg/kg dia.
- *Outras medicações*: Benzitropina, inibidores da ECA, antiparkinsonianos.

São considerados fatores para a manutenção do tratamento quando os familiares e/ou cuidadores reconhecem a redução da sialorreia, uma vez que sejam "árbitros" se existe melhora evolutiva ou não. Deve-se manter a medicação quando os benefícios são evidentes, e os efeitos colaterais são toleráveis. Os melhores indicadores para a manutenção da medicação é quando há melhora da qualidade de vida do paciente e facilita a vida do cuidador. São considerados fatores para interrupção do tratamento, quando existem poucos efeitos benéficos, e os efeitos colaterais são indesejáveis e/ou inadmissíveis.[7]

Toxina Botulínica

A toxina botulínica é um complexo proteico purificado, de origem biológica, obtido a partir da bactéria *Clostridium botulinum*. O *Clostridium botulinum* é uma bactéria anaeróbia, que, em condições apropriadas à sua reprodução, cresce e produz sete sorotipos diferentes de toxina – conhecidos como A, B, C1, D, E, F e G. Dentre esses, o sorotipo A é o reconhecido cientificamente como o mais potente e o que proporciona maior duração de efeito terapêutico.[19]

Dentre as indicações de toxina botulínica tipo A aprovadas pela Anvisa (Agência Nacional de Vigilância Sanitária), estão: estrabismo, blefarospasmo, espasmo hemifacial, distonias e espasticidade. Além das indicações terapêuticas, o medicamento é amplamente conhecido no tratamento de linhas faciais hipercinéticas (rugas faciais) e para o tratamento da hiper-hidroses palmar e axilar. Sua utilização em glândulas salivares para a redução de sialorreia é mais recente, contudo vem sendo bastante utilizada, com bons resultados.

A toxina botulínica do tipo A é aplicada no parênquima das glândulas salivares, parótidas e submandibulares, com a intenção de reduzir a sialorreia, podendo diminuir em até 60-70% o volume salivar. Trata-se de procedimento seguro e efetivo, embora tenha efeito por tempo limitado (entre três a seis meses) e custo elevado.[19,20]

A injeção da toxina botulínica no parênquima glandular promove uma quimiodenervação neuroglandular, por meio do bloqueio da captação da acetilcolina na junção neuroglandular.[21,22]

A dose utilizada é bastante variável na literatura. Considerando a toxina botulínica da marca Botox®, a dose preconizada é de 5-10 UI/kg, não se recomendando ultrapassar 100 UI no total. Em adultos, a dose de Botox® para cada glândula parótida pode variar de 15-40 UI e entre 10-30 UI para cada submandibular. Em média, preconiza-se uma dose entre 20-30 UI para cada glândula de adulto.

A concentração mais frequentemente utilizada em adultos é diluir um frasco de toxina botulínica tipo A – Botox® de 100 UI em 4 mL de SF 0,9%. Dessa forma, cada 1 mL contém 25 UI, sendo que cada 0,1 mL contém 2,5 UI. Em crianças, preconiza-se diluir o conteúdo do frasco em, no máximo, 1-2 mL de SF 0,9%, reduzindo o risco de difusão para regiões adjacentes e até o risco da disseminação sistêmica, podendo levar à síndrome botulínica.

Em geral, a aplicação de toxina botulínica em glândulas salivares não cursa com efeito colateral grave, local ou sistêmico ou comprometimento da deglutição. As injeções são frequentemente bem toleradas, geralmente sem a necessidade de anestesia local. Como alternativas anestésicas, pode-se utilizar a pomada EMLA® topicamente, aplicada cerca de uma hora antes do procedimento ou até a anestesia local com gelo.[19]

O principal cuidado técnico que deve ser tomado é a realização do procedimento guiado por ultrassonografia, sempre que possível. Tal medida previne a disseminação para músculos mastigatórios ou até a disseminação sistêmica, que pode levar à síndrome botulínica. O uso do ultrassom pode minimizar também o risco de comprometimento do nervo facial, principalmente porque permite reconhecer o ducto de Stensen, que se encontra próximo aos ramos do nervo facial, guiando a aplicação da toxina longe do seu trajeto (Fig. 19-1A-D).[19]

Outros efeitos colaterais que podem advir da aplicação são: edema e hematoma no local da injeção e síndrome *Influenza-like* entre outros. O controle ultrassonográfico das glândulas salivares não evidenciou alterações do parênquima glandular ou outros efeitos colaterais indesejáveis mais graves.[23,24] Embora não se tenham séries controladas por tempo prolongado, os efeitos adversos devem ser monitorados constantemente.[19,20]

A melhora dos sintomas na primeira semana após a aplicação ocorre em 79-89% dos pacientes, sendo o pico de ação após duas semanas. O tempo de duração da toxina foi amplamente variável na literatura, entre 3-7 meses, com uma média de duração de quatro meses. O intervalo para reaplicação sugerido varia entre dois a quatro meses.[25]

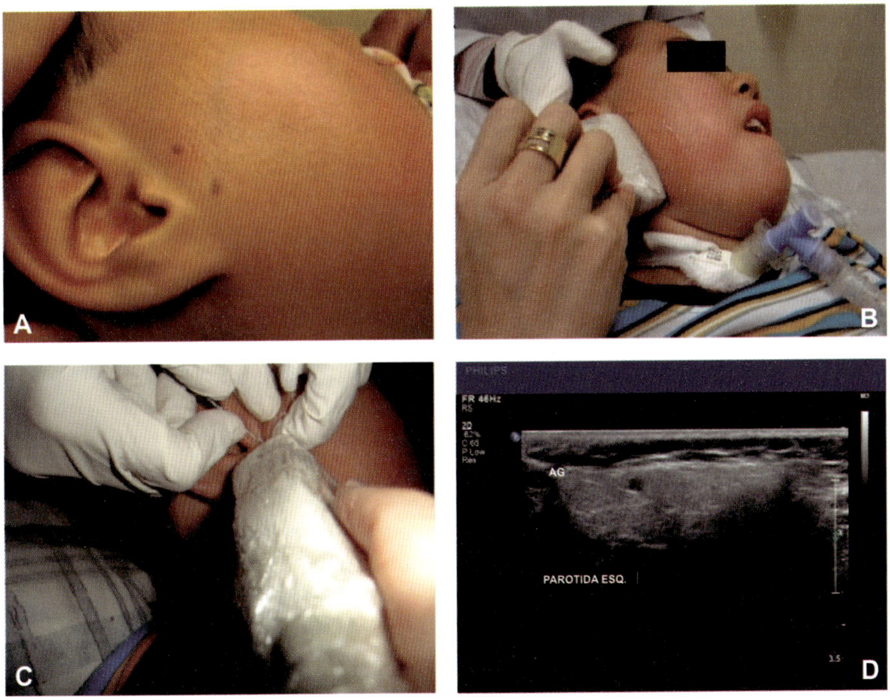

Fig. 19-1. (**A**) Pontos de aplicação em glândula parótida direita. (**B**) Aplicação de toxina botulínica nas glândulas parótidas guiada por USG. (**C**) Aplicação guiada por ultrassonografia, em detalhe. (**D**) Imagem ultrassonográfica do procedimento.

Outras Medidas

Aspiração da cavidade oral, eliminação espontânea de saliva, acupuntura e aparelhos intraorais[7] devem ser lembrados. Tratamento antirrefluxo não é comprovado para redução da sialorreia,[7] mas vale mencionar que o refluxo provoca aumento reflexo do fluxo salivar.

DICAS PARA LEVAR AO CONSULTÓRIO

- A sialorreia é uma das principais complicações relacionadas com a disfagia, podendo, muitas vezes, ocorrer de forma silenciosa (sem ocorrência de tosse ou pigarro), quando os pacientes apresentam a sensibilidade comprometida
- É importante complementar a avaliação do paciente disfágico com a realização da nasofibrolaringoscopia, sem a utilização de anestésico tópico nasal, para não dessensibilizar a mucosa. O exame permite avaliar a quantidade de estase salivar e a ocorrência de penetração e/ou aspiração
- O tratamento medicamentoso da sialorreia é paliativo, visando a reduzir a quantidade de saliva, não sendo possível garantir que não ocorra a aspiração salivar

- Todos os medicamentos utilizados para o controle da sialorreia são anticolinérgicos que, além de secar a boca, apresentam outros efeitos antimuscarínicos, muitas vezes indesejáveis. Sempre orientar os pacientes, familiares, cuidadores sobre riscos × benefícios e a eventual necessidade de interromper o tratamento
- Introduzir os medicamentos em doses baixas e ir tateando a necessidade de aumentar a dose, lembrando da ocorrência da habituação
- A toxina botulínica não deve ser reaplicada no paciente antes de três meses da aplicação anterior, visando a reduzir o risco da taquifilaxia

REFERÊNCIAS BIBLIOGRÁFICAS

1. Meningaud JP, Arnnop PP, Chikhani L *et al.* Drooling of saliva: a review of the etiology and management options. *Oral Surg Oral Med Oral Pathol Oral Radiol Endod* 2006;101:48-57.
2. Tahmassebi JF, Curzon MEJ. The cause of drooling in children with cerebral palsy – Hypersalivation or swallowind defect? *Int J Paediatr Dent* 2003;13:106-11.
3. Limbrock GJ, Hoyer H, Scheying H. Drooling, chewing and swallowing dysfunctions in children with cerebral palsy: treatment according to Castillo-Morales. *ASCD J Dent Child* 1990;57:445-51.
4. Bauer ML, Figueroa-Colon R, Georgeson K *et al.* Chronic pulmonary aspiration in children. *South Med J* 1993;86:789-95.
5. Ekedahl C. Surgical treatment of drooling. *Acta Otolaryng* 1974;77:215-20.
6. Brodtkorb E, Wyzocka-Bakowska MM, Lillevold PE *et al.* Transdermal scopolamine in drooling. *J Ment Defic Res* 1988;32(Pt 3):233-37.
7. Barquist E, Brown M, Cohn S *et al.* Postextubation fiberoptic endoscopic evaluation of swallowing after prolonged endotracheal intubation: a randomized, prospective trial. *Crit Care Med* 2001;29:1710-13.
8. Blasco PA. Management of drooling: 10 years after the Consortium on Drooling, 1990. *Dev Med Child Neurol* 2002;44:778-81.
9. Montero AM, Posse JL, Carmona IT *et al.* Control of drooling using transdermal scopolamine skin patches. A case report. *Med Oral Patol Oral Cir Bucal* 2008;13:E27-30.
10. Tassinari D, Poggi B, Fantini M *et al.* Treating sialorrhea with transdermal scopolamine. Exploiting a side effect to treat an uncommon symptom in cancer patients. *Supp Care Cancer* 2005;13:559-61.
11. Breheret R, Bizon A, Jeufroy C *et al.* Ultrasond-guided botulinum toxin injections for treatment of droolin. *Eur Ann Otorhinolaryngol Head Neck Dis* 2011;128:224-29.
12. De Simone GG, Eisenchlas JH, Junin M *et al.* Atropine drops for drooling: a randomized controlled trial. *Palliat Med* 2006;20:665-71.
13. Sharma A, Ramaswamy S, Dahl E *et al.* Intraoral application of atropine sulfate ophthalmic solution for clozapine-induced sialorrhea. *Ann Pharmacother* 2004;38:1538.
14. Brown L, Christian-Kopp S, Sherwin TS *et al.* Adjunctive atropine is unnecessary during ketamine sedation in children. *Acad Emerg Med* 2008;15:314-18.
15. Rapoport A. Sublingual atropine drops for the treatment of pediatric sialorrhea. *J Pain Symptom Man* 2010;40:783-88.
16. Thomsen TR, Galpern WR, Asante A *et al.* Ipratropium bromide spray as treatment for sialorrhea in Parkinson's disease. *Mov Dis* 2007;22:2268-73.
17. Robb AS, Lee RH, Cooper EB *et al.* Case report Glycopyrrolate for treatment of clozapine-induced sialorrhea in three adolescents. *J Child Adolesc Psychopharmacol.* 2008;18:99-107.

18. Arbouw ME, Movig KL, Koopmann M *et al.* Glycopyrrolate for sialorrhea in Parkinson disease: a randomized, double-blind, crossover trial. *Neurology* 2010;13;74:1203-7.
19. Suskind DL, Tilton A. Clinical study of botulinum-A toxin in the treatment of sialorrhea in children with cerebral palsy. *Laryngoscope* 2002;112:73-81.
20. Manrique D. Aplicação de toxina botulínica tipo A. *Rev Bras Otorrinolaringol* 2005;71:566-69.
21. Wilken B, Aslami B, Backes H. Successful treatment of drooling in children with neurological disorders with botulinum toxin A or B. *Neuropediatrics* 2008;39:200-4.
22. Pena AH, Cahill AM, Gonzalez L *et al.* Botulinum toxin A injection of salivary glands in children with drooling and chronic aspiration. *J Vasc Interv Radiol* 2009;20:368-73.
23. Pal PK, Calne DB, Calne S et al. Botulinum toxin A as treatment for drooling saliva in PD. *Neurology* 2000;54:244-47.
24. Ellies M, Rohrbach-Volland S, Arglebe C *et al.* Successful management of drooling with botulinum toxin A in neurologically disabled children. *Neuropediatrics* 2002;33:327-30.
25. Ellies M, Gottstein U, Rohrbach-Volland S *et al.* Reduction of salivary flow with botulinum toxin: extended report on 33 patients with drooling, salivary fistulas, and sialadenitis. *Laryngoscope* 2004;114:1856-60.

20 Tratamento Cirúrgico

Rui Imamura ▪ Évelyn Saiter Zambrana
Luiz Ubirajara Sennes ▪ Patricia Paula Santoro

INTRODUÇÃO

Comprometendo a deglutição, a disfagia orofaríngea pode levar à desnutrição e desidratação, além de expor o paciente ao risco de aspiração e a suas complicações, principalmente, pneumonias aspirativas. Repetidos episódios de aspiração podem levar a problemas pulmonares graves, eventualmente, com desfecho fatal.[1]

A aspiração crônica, associada a complicações pulmonares, constitui a principal situação clínica passível de intervenção cirúrgica em pacientes com disfagia orofaríngea. Contudo, a maioria desses pacientes beneficia-se de condutas conservadoras, como a modificação dietética, as técnicas compensatórias de reabilitação e a via alternativa de alimentação (sonda nasoenteral, gastrostomia, jejunostomia).[1,2] O próprio tratamento da doença de base e afecções associadas deve ser feito sempre que possível e contribui para a melhora do estado geral do paciente, com impacto positivo sobre a disfagia. Preconiza-se, assim, uma abordagem criteriosa, multidisciplinar e escalonada para esses pacientes, sendo que o procedimento cirúrgico deve ser somente considerado após falha das demais opções.[2,3]

Para a seleção do paciente candidato ao tratamento cirúrgico, é necessária uma avaliação sistemática da história clínica, sintomas, estado de saúde geral, atentando para alterações dos estados nutricional e de hidratação e história de complicações pulmonares, sobretudo, pneumonias aspirativas. O exame físico deve avaliar estruturas da cavidade oral, faringe, laringe e pescoço, com ênfase para órgãos fonoarticulatórios e exame dos pares cranianos envolvidos com a deglutição.[1]

O próprio diagnóstico de aspiração pode não ser tão evidente. Ocasionalmente, pacientes com alteração da sensibilidade laringotraqueal podem apresentar aspiração silenciosa, sem queixas que direcionem o diagnóstico, como tosse ou engasgos à alimentação, hipersecreção traqueal ou voz molhada. Assim, a avaliação clínica da deglutição e instrumental por videoendoscopia da deglutição (FEES) e/ou videodeglutograma (VDG) pode ser de fundamental importância na indicação cirúrgica.[1,2]

Quando se considera uma intervenção cirúrgica nesses pacientes, deve-se ponderar:

- Condição neurológica e prognóstico de recuperação funcional da doença de base.

- Tempo de instalação da disfagia e padrão evolutivo (estável, flutuante, piora ou melhora progressiva).
- Grau de gravidade da disfagia e seu impacto sobre a condição clínica geral do paciente, em especial:
  - Estado nutricional.
  - Hidratação.
  - Complicações pulmonares:
    - Pneumonias aspirativas.
    - Bronquiectasia.
    - Fibrose pulmonar.
    - Outros.
- Tratamentos prévios realizados e sua eficácia ou limitações.
- Complexidade do procedimento e morbidade associada.
- Preservação ou não da voz.
- Eficácia e limitações do procedimento.
- Reversibilidade do procedimento.
- Desejo do paciente e familiares.

TRATAMENTO CIRÚRGICO

A abordagem cirúrgica do paciente disfágico com aspiração crônica tem por objetivos:

- Interromper a aspiração.
- Permitir a deglutição.
- Permitir a fonação.
- Ser minimamente invasiva e, se possível.
- Ser reversível.[4,5]

Entretanto, nem sempre todos esses objetivos podem ser contemplados.

Diversos procedimentos cirúrgicos têm sido propostos para compensar os déficits funcionais da deglutição. São categorizados como conservadores, quando preservam ambas as funções de fonação e deglutição, ou radicais, quando separam de maneira permanente a via digestiva da via respiratória.[2]

Do ponto de vista prático, podem-se agrupar as cirurgias de acordo com as situações clínicas a que se aplicam:[1]

- Facilitar o trânsito do alimento:
  - Ressecção cirúrgica de lesões que constituem obstrução estrutural à passagem do bolo alimentar:
    - Tumores de orofaringe, hipofaringe, esôfago.
    - Osteófitos cervicais.

  - Permeabilização da transição faringoesofágica:
    - Relaxamento do m. cricofaríngeo:
      - Toxina botulínica.
      - Miotomia do cricofaríngeo.
    - Dilatação com balão esofágico.
    - Tratamento do divertículo de Zenker:
      - Diverticulotomia de Zenker.
      - Miotomia do cricofaríngeo.
    - Elevação laríngea:
      - Aproximação tíreo-hióidea.
      - Aproximação tireomandibular.
- Diminuição da produção salivar:
  - Toxina botulínica nas glândulas salivares.
  - Ligadura dos ductos salivares.
  - Submandibulectomia.
  - Neurectomia transtimpânica.
- Proteção das vias aéreas inferiores:
  - Traqueostomia (com balonete).
  - Molde endolaríngeo.
  - Correção da insuficiência glótica (paralisias laríngeas e faringolaríngeas):
    - Medialização de prega vocal/Tireoplastia tipo I.
    - Rotação da aritenoide.
    - Injeção intracordal (gordura, ácido hialurônico, teflon, gelfoam entre outros).
  - Fechamento laríngeo:
    - Fechamento supraglótico:
      - Epigloto-ariepiglotopexia.
      - Tubo epiglótico.
      - Fechamento das pregas vestibulares.
    - Fechamento glótico:
      - Fechamento das pregas vocais.
    - Fechamento subglótico:
      - Derivação traqueoesofágica.
      - Separação laringotraqueal.
  - Laringectomia total (isolamento via aérea/via digestiva).

Descreveremos, a seguir, alguns dos procedimentos mais utilizados na prática clínica.

Procedimentos para Permeabilizar a Transição Faringoesofágica

A região anatômica correspondente ao músculo cricofaríngeo (CF), juntamente com o músculo tireofaríngeo e fibras circulares esofágicas iniciais formam a área de alta pressão da transição faringoesofágica (TFE).[6]

Para que ocorra a passagem do bolo alimentar pela TFE, são mandatórios:

A) O relaxamento do músculo cricofaríngeo.
B) A elevação e anteriorização do complexo hiolaríngeo (permitindo desfazer a pinça anatômica que existe entre a lâmina da cartilagem cricoide e a coluna cervical).
C) Uma força de ejeção faríngea suficiente para propulsionar o bolo através do esfíncter aberto.

O relaxamento do músculo cricofaríngeo, principal constituinte do esfíncter superior do esôfago (ESE), está indicado quando a segunda e terceira condições estão adequadas, mas a primeira condição está inadequada.[2,6] Em condições patológicas, o músculo cricofaríngeo pode apresentar espasticidade, hipertonicidade ou atraso no seu relaxamento, comprometendo a passagem do bolo alimentar pela TFE. A disfagia é geralmente o sintoma mais importante e tende a ser pior para sólidos, que exige uma maior abertura do ESE, enquanto uma pequena abertura permite a passagem de líquidos.[7]

O diagnóstico pré-operatório dessa condição baseia-se na história, exame físico e em exames, como a videoendoscopia da deglutição (FEES), videodeglutograma (VDG) associados ou não à manometria esofágica.[8]

Ocasionalmente, pacientes com hipertonicidade do músculo cricofaríngeo podem apresentar refluxo gastroesofágico associado.[9] Realizar procedimentos para permeabilizar a TFE nesses casos pode favorecer a passagem do refluxato para a faringe, possibilitando sua aspiração.[10] É recomendável, portanto, que se investigue a possibilidade de refluxo nesses pacientes. Eventualmente, uma abordagem do esfíncter inferior do esôfago (p.ex., fundoplicatura) pode ser necessária antes de intervir-se no cricofaríngeo.

Toxina Botulínica no Músculo Cricofaríngeo

A injeção da toxina botulínica do tipo A no músculo cricofaríngeo é uma opção segura e eficaz para o tratamento de desordens em que a aspiração está relacionada com a espasticidade, hipertonicidade ou atraso no relaxamento do ESE. A boa resposta ao tratamento ajuda a confirmar o diagnóstico.[11]

Os protocolos para a aplicação da toxina botulínica são variáveis, sendo propostos: anestesia geral e esofagoscopia rígida (Fig. 20-1A e B); via endoscópica ou

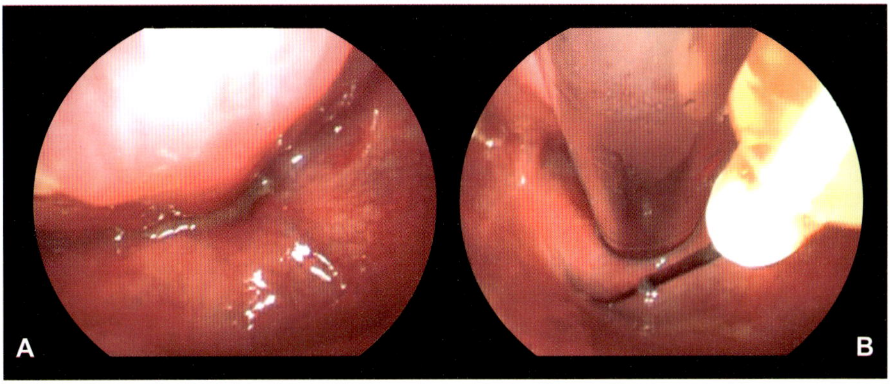

Fig. 20-1. (**A**) Exposição por endoscopia rígida da região do músculo cricofaríngeo. (**B**) Aplicação de toxina botulínica no cricofaríngeo (sonda nasogástrica introduzida pelo esôfago).

nasofibroscópica; forma percutânea (transcervical); guiado por eletromiografia, tomografia computadorizada ou VDG.[12-14]

A dose de toxina botulínica é bastante variável, sendo utilizadas doses de até 120 UI, dependendo da gravidade dos sintomas e da pressão intraluminal do ESE. Pode-se injetar em vários pontos do músculo, bilateralmente ou de um único lado. Deve-se atentar para a possibilidade de difusão da toxina para a região do músculo cricoaritenóideo posterior que, ocorrendo bilateralmente, pode levar a quadro de paralisia bilateral em adução de pregas vocais, comprometendo a permeabilidade das vias aéreas superiores.[15-17]

A duração do efeito da toxina é bastante variável, sendo de 2-14 meses. Nem sempre o paciente recupera uma deglutição normal, mas pode melhorar em associação à reabilitação fonoterápica e modificações dietéticas.[18]

Miotomia do Cricofaríngeo

Miotomia do cricofaríngeo vem sendo utilizada para o tratamento de várias doenças neurogênicas, miogênicas, estruturais ou idiopáticas que acometem o ESE. Os casos de melhor prognóstico são o esfíncter espástico, rígido, hipertônico ou hipertrófico, contrações prematuras ou tardias por falta de sincronismo entre a abertura da TFE e a ejeção oral, divertículo de Zenker entre outros.[6,13]

A cirurgia é tradicionalmente realizada sob anestesia geral, com a realização de cervicotomia transversa e exposição do músculo cricofaríngeo, podendo-se utilizar um balão intraesofágico que, ao ser insuflado, auxilia na identificação anatômica das fibras musculares (Fig. 20-2A a C).[19] Durante a exposição e miotomia, deve-se atentar para a identificação e preservação do nervo laríngeo recorrente, por causa de sua íntima relação anatômica com o músculo cricofaríngeo. A

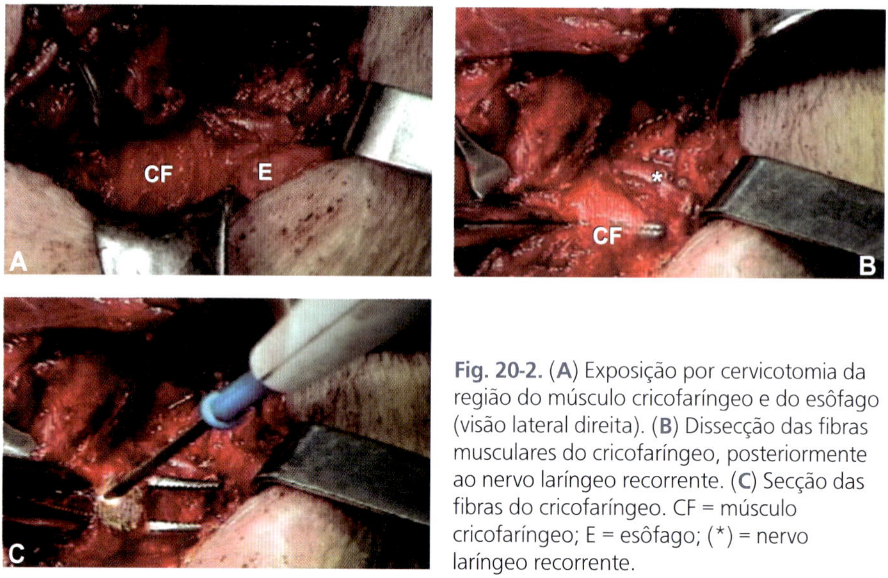

Fig. 20-2. (A) Exposição por cervicotomia da região do músculo cricofaríngeo e do esôfago (visão lateral direita). (B) Dissecção das fibras musculares do cricofaríngeo, posteriormente ao nervo laríngeo recorrente. (C) Secção das fibras do cricofaríngeo. CF = músculo cricofaríngeo; E = esôfago; (*) = nervo laríngeo recorrente.

extensão da miotomia é assunto controverso na literatura. Estudos com manometria intraoperatória mostram que a pressão de repouso do ESE não se reduz com miotomia de 2 cm da musculatura esofágica superior, mas apresenta redução significativa com secção de 2 cm correspondentes ao músculo CF e redução adicional com a secção de 2 cm de musculatura hipofaríngea.[20]

Dilatação com Balão Esofágico

A dilatação do ESE com balão é uma opção de baixo risco descrita para pacientes com fibrose do cricofaríngeo, espasmo idiopático, acalasia e em pacientes sem condições clínicas para procedimentos cirúrgicos mais agressivos.[3,13,21]

Nesses casos, o VDG pode demonstrar um estreitamento ao nível do ESE, impossibilitando, muitas vezes, que se proceda a uma endoscopia digestiva alta antes da dilatação. A manometria faringoesofágica determina os níveis pressóricos de repouso, pressão residual e a duração do relaxamento do ESE durante a deglutição. A dilatação é feita com o cateter ou balão esofágico (Fig. 20-3). O VDG é um bom exame de controle após o procedimento.[22] A eficácia do método é limitada, uma vez que o alívio tende a ser de curta duração, sendo necessárias várias repetições do procedimento. Por outro lado, múltiplas dilatações estão relacionadas com maior risco de perfuração esofágica.[3]

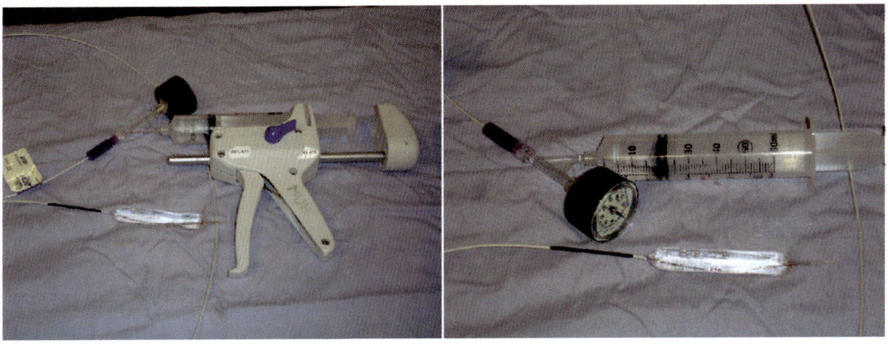

Fig. 20-3. Instrumental para a dilatação esofágica por balão com monitorização pressórica.

Elevação Laríngea

O arcabouço laríngeo necessita elevar-se e anteriorizar-se durante a deglutição para garantir a abertura do ESE e a passagem do bolo alimentar para o esôfago, prevenindo a aspiração. O movimento laríngeo dá-se principalmente pela ação da musculatura supra-hióideia. Situações que levam à redução na elevação da laringe podem cursar com disfagia por não permitir abertura apropriada do ESE.

O procedimento visa a elevar o arcabouço laríngeo a uma posição próxima da base da língua, fora da passagem do bolo alimentar, mantendo-o nessa posição permanentemente, pela utilização de fios de sutura não absorvíveis. A sutura da lâmina tireóidea pode ser feita com a mandíbula (aproximação tireomandibular) ou com o osso hioide (aproximação tíreo-hióideia) (Fig. 20-4A e B).[2]

Este procedimento pode ser associado, em mesmo tempo cirúrgico, à miotomia do músculo cricofaríngeo

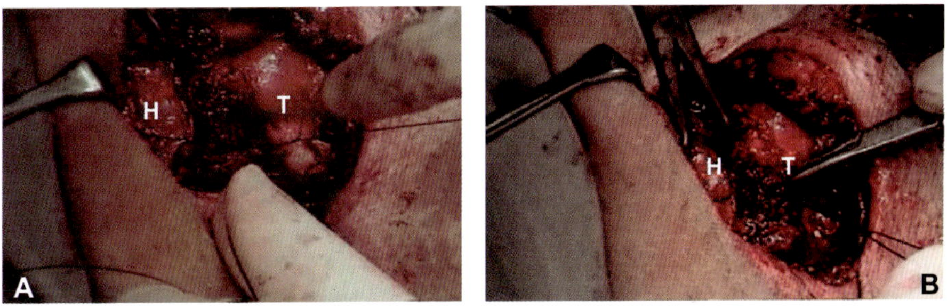

Fig. 20-4. Aproximação tíreo-hióidea. (A) Antes da aproximação. (B) Após a aproximação. H = osso hioide; T = cartilagem tireóidea.

Diminuição da Produção Salivar

A produção diária de saliva no adulto está em torno de 1,5-2,0 L. As glândulas submandibulares e parótidas contribuem para cerca de 90% desse volume. A produção basal de saliva é feita principalmente pela glândula submandibular, enquanto a produção estimulada, pela glândula parótida.[23,24]

Sialorreia é a eliminação excessiva de saliva pela cavidade oral. Geralmente se trata de um aumento relativo da salivação, determinado por falhas no mecanismo de deglutição e não uma sialorreia absoluta, por aumento de produção. Muitos pacientes apresentam, além da sialorreia, estase salivar de maior ou menor grau em região faringolaríngea estando sujeitos a apresentar aspiração da saliva.[25] As opções terapêuticas nesses casos envolvem desde atuações conservadoras (modificações posturais, *biofeedback*, treino sensório-motor), passando por medicações com efeito anticolinérgico, até intervenções cirúrgicas. As cirurgias são indicadas frente à falha ou impossibilidade de manutenção das medidas conservadoras.[1]

Controle da Sialorreia Relativa

A intervenção cirúrgica para controle da sialorreia inclui exérese glandular (submandibulectomia bilateral), ligadura dos ductos salivares e/ou reposicionamento ductal. Quando o paciente apresenta sialorreia isolada (sem aspiração de saliva), a cirurgia conceitualmente mais fisiológica é o reposicionamento ductal. Com esse tipo de procedimento, o volume de saliva não é alterado. Apenas desvia-se o fluxo salivar para regiões mais posteriores da cavidade oral. É preconizado o reposicionamento dos ductos parotídeos e submandibulares para que seus locais de drenagem situem-se na região da fossa tonsilar ou no pilar tonsiliano posterior. A presença de saliva na base da língua pode já deflaglar o reflexo de deglutição.[26,27]

Se a queixa do paciente incluir aspiração salivar, é necessário diminuir o volume total de saliva e, nesses casos, a submandibulectomia bilateral (Fig. 20-5A e B) e as ligaduras ductais (Fig. 20-6A e B) são mais eficazes.

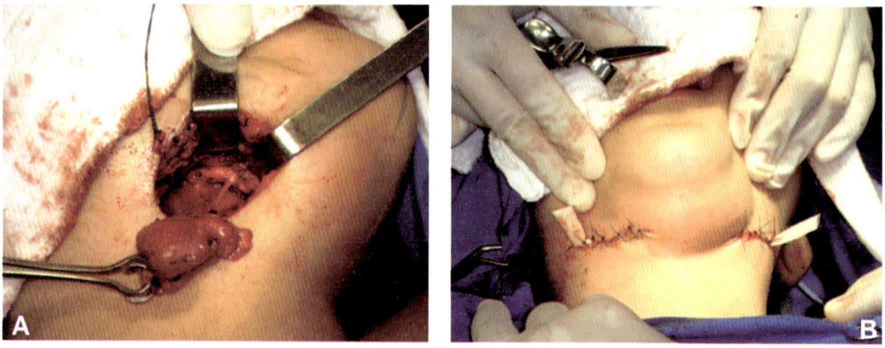

Fig. 20-5. (**A**) Submandibulectomia à direita. (**B**) Ferida cirúrgica após término do procedimento bilateral.

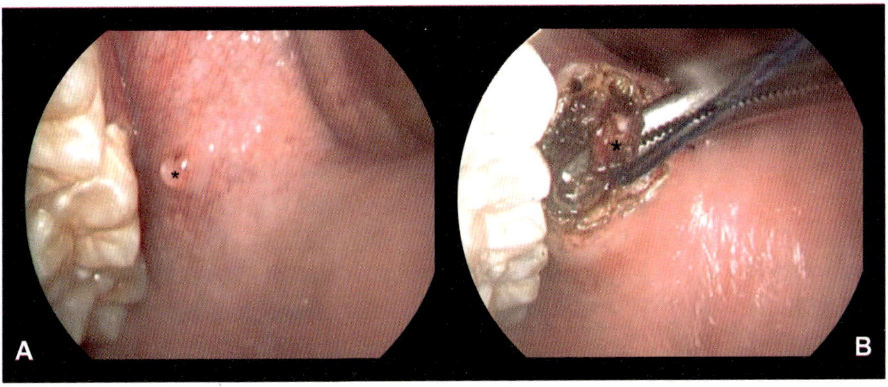

Fig. 20-6. (**A**) Saída de saliva (*) pelo orifício do ducto da glândula parótida (Stensen) à esquerda. (**B**) Ponto transfixante pelo ducto de Stensen esquerdo (*), com fio inabsorvível.

Proporcionam, em casos selecionados, resultados efetivos e permanentes, com evidente impacto na qualidade de vida dos pacientes, familiares e cuidadores.[28]

São descritas inúmeras variações técnicas, além da possibilidade de associações de procedimentos.[29] A ligadura dos ductos das glândulas parótidas e submandibulares é uma técnica simples e rápida para controle da sialorreia. Após a cirurgia, o paciente pode evoluir com edema da região das glândulas e, eventualmente, sialoadenite, devendo receber antibioticoterapia no pós-operatório. Evidências radiológicas e histológicas mostram que a ligadura ductal promove atrofia funcional da glândula.[30]

Apesar de alguns pacientes queixarem-se de saliva mais espessa após a cirurgia, xerostomia não é uma ocorrência comum.[31]

A neurectomia transtimpânica foi descrita para o controle da hipersalivação, contudo, não tem sido realizada de rotina ultimamente.[32] Esta técnica mostrou-se pouco eficaz, quando realizada isoladamente, além de apresentar riscos de perda auditiva e alteração do paladar.[33,34] A radioterapia em glândulas salivares é uma conduta controversa, sendo sua indicação restrita a pacientes com quadro clínico grave, prognóstico reservado e com contraindicações para outras modalidades cirúrgicas.[35]

Toxina Botulínica nas Glândulas Salivares

Constitui alternativa à intervenção cirúrgica sobre as glândulas salivares. A toxina botulínica bloqueia as fibras colinérgicas autonômicas, incluindo as principais fibras secretomotoras parassimpáticas para as glândulas salivares, impedindo a liberação de acetilcolina nas terminações nervosas motoras e autonômicas.[36]

As glândulas parótidas e submandibulares são as maiores glândulas salivares existentes e sua quimiodenervação seletiva é capaz de reduzir substancialmente a produção salivar, auxiliando o controle da sialorreia crônica, de forma tecnicamente simples, minimamente invasiva, efetiva e segura, principalmente se realizada guiada por ultrassonografia (USG) (Fig. 20-7A-C). Contudo, a técnica é passível de ser realizada sem monitorização ultrassonográfica, sendo guiada apenas por parâmetros anatômicos.

As doses de toxina botulínica do tipo A (Botox®) variam entre 10-30 unidades nas glândulas submandibulares e 20-40 unidades nas glândulas parótidas. Seguindo a técnica correta, as aplicações geralmente não cursam com efeitos colaterais graves ou comprometimento da deglutição. Contudo, a difusão da toxina botulínica aplicada nas glândulas submandibulares para a musculatura supra-hióidea pode comprometer a elevação da laringe, resultando em piora da disfagia. As injeções são frequentemente bem toleradas, sem a necessidade de anestesia local.[37]

Ocorre melhora dos sintomas já na primeira semana após a aplicação em 79-89% dos pacientes, com pico de redução após duas semanas. Não foram observadas alterações do parênquima glandular ou outros efeitos colaterais indesejáveis. O tempo de duração do efeito da toxina é amplamente variável, entre 2-7 meses, com uma média de duração de três meses.[38]

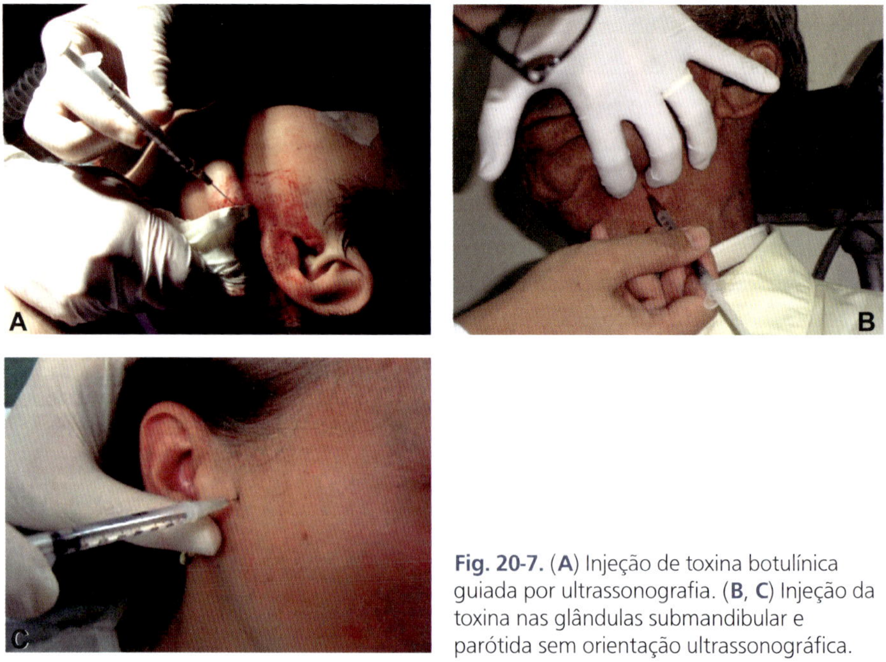

Fig. 20-7. (**A**) Injeção de toxina botulínica guiada por ultrassonografia. (**B**, **C**) Injeção da toxina nas glândulas submandibular e parótida sem orientação ultrassonográfica.

Proteção das Vias Aéreas Inferiores

Traqueostomia

A traqueostomia pode ser utilizada para facilitar a higiene traqueobrônquica e promover, pela insuflação do balonete, uma barreira mecânica à entrada de secreções e alimentos na traqueia.[39]

Entretanto, a indicação da traqueostomia como modalidade de tratamento cirúrgico para o controle da disfagia é conceitualmente incorreta, uma vez que a traqueostomia favoreça a aspiração por diversos mecanismos: fixação mecânica do complexo laringotraqueal à região cervical, compressão esofágica pelo balonete, desvio do fluxo aéreo da laringe com alteração de sensibilidade, perda do reflexo de fechamento glótico, além de redução da habilidade de produzir pressão infraglótica para uma tosse eficaz. Muitos pacientes disfágicos melhoram com a simples decanulação, quando possível.

Em pacientes que aspiram cronicamente, é utilizado o balonete de insuflação que previne parcialmente que o material aspirado progrida na via aérea inferior. Contudo, é uma alternativa temporária, utilizada enquanto se espera a melhora da disfagia ou discutem-se com o paciente outras opções terapêuticas. O uso prolongado do balonete insuflado, no entanto, pode provocar traqueomalacia, estenose infraglótica, fístula traqueoesofágica e compressão esofágica, dificultando a progressão do bolo alimentar. Além disso, mesmo os modernos modelos de tubos de traqueostomia com balonete não previnem adequadamente a aspiração por longos períodos, que se relaciona com a movimentação cervical contra o balonete.[40] Em alguns casos, está indicada a aspiração suprabalonete.[2]

Insuficiência Glótica e Disfagia

A paralisa unilateral de prega vocal em abdução impede o fechamento glótico completo durante a fonação e a deglutição. Colabora para o aparecimento da disfagia, uma vez que o fechamento glótico seja um importante mecanismo de proteção das vias aéreas durante a deglutição. A incompetência glótica também compromete a geração da pressão infraglótica e, consequentemente, o mecanismo de tosse/pigarro para clareamento de qualquer conteúdo alimentar penetrado ou aspirado.

Comprometimento isolado de nervo laríngeo recorrente manifesta-se principalmente por disfonia, sendo que os engasgos são mais frequentes com líquidos, logo após a instalação da paralisia, evoluindo com melhora espontânea na maioria dos casos. Por outro lado, casos de paralisias mais complexas, faringolaríngeas, associadas a outros déficits de pares cranianos (IX, XI e XII), manifestam-se com quadros de disfonia e disfagia mais acentuados, com aspiração e tosse ineficaz, muitas vezes associados à diminuição da sensibilidade faringolaríngea, necessitando de abordagens mais agressivas.[39]

Medialização de Prega Vocal/Fonocirurgias Laringoplásticas

Em geral, não se realiza o procedimento cirúrgico antes de, pelo menos, 6-12 meses da ocorrência da paralisia laríngea, a menos que seja certa a lesão do nervo laríngeo recorrente ou do nervo vago, como em casos de lesões cirúrgicas iatrogênicas. É imprescindível a realização de uma investigação etiológica da paralisia.[41]

Técnicas cirúrgicas para restaurar o fechamento glótico são denominadas fonocirurgias laringoplásticas. As principais técnicas são:

- Injeção de material no espaço paraglótico da prega vocal (p. ex., gordura, teflon). Materiais absorvíveis, como o gelfoam, podem ser utilizados em casos em que se espera uma recuperação funcional a curto ou médio prazo, sendo um procedimento rápido, eficaz e pode ser realizado à beira do leito ou ambulatorialmente (Fig. 20-8A e B).
- Tireoplastia Tipo I de Isshiki: cirurgia sobre o arcabouço laríngeo, realizada por cervicotomia e introdução de molde de silicone na cartilagem tireóidea (Fig. 20-9) para medializar a prega vocal, sendo considerado um procedimento reversível. É realizada sob anestesia local e sedação para testagem da voz no intraoperatório (Fig. 20-10A).

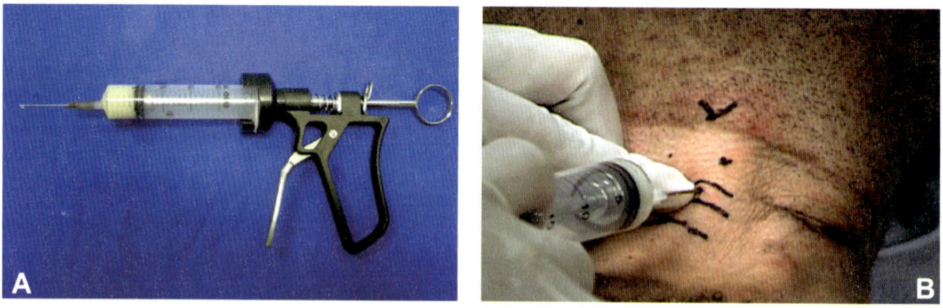

Fig. 20-8. (**A**) Seringa de pressão para injeção de Gelfoam® por via externa. (**B**) Injeção de Gelfoam® na prega vocal esquerda. A agulha penetra na endolaringe através da membrana cricotireóidea. O posicionamento da agulha na prega vocal é monitorizado por nasofibroscopia.

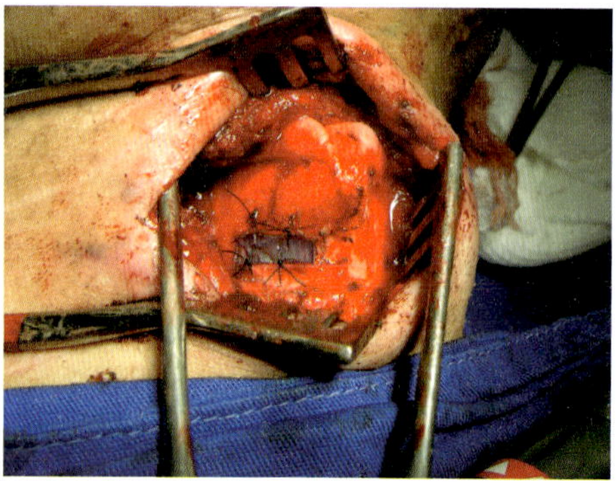

Fig. 20-9. Tireoplastia tipo I à direita. Molde de silicone posicionado na lâmina da cartilagem tireóidea na altura da prega vocal.

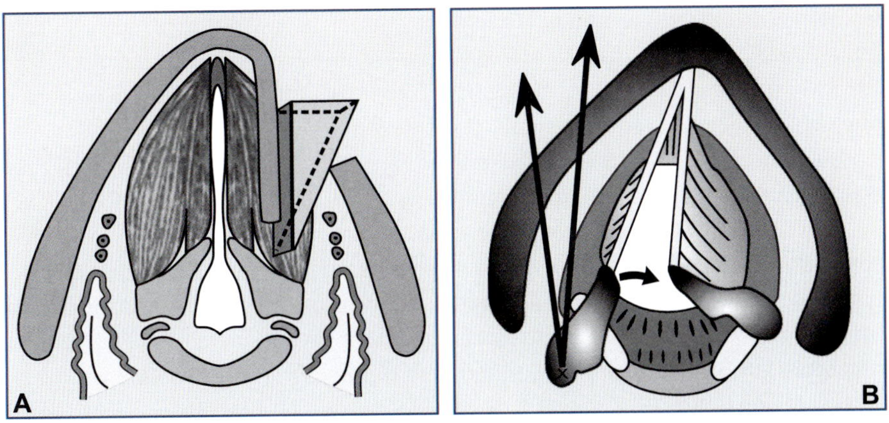

Fig. 20-10. (**A**) Tireoplastia Tipo I de Isshiki, cirurgia sobre o arcabouço laríngeo para medialização da prega vocal. (**B**) Adução da aritenoide para fechamento da porção posterior da glote e correção do desnivelamento da prega vocal. (Adaptada com permissão de: Isshiki N, Tsuji DH, Sennes LU. *Tireoplastias.* São Paulo: Fundação Otorrinolaringologia, 1999. cap. 8, p. 79-109.)

- Rotação da aritenoide: utiliza sutura no processo muscular da mesma em direção anterior da cartilagem tireóidea, fechando a glote pela rotação do processo vocal medialmente. O procedimento auxilia no fechamento da porção posterior e corrige desnivelamentos entre as pregas. Também realizado sob anestesia local, é indicado em casos de ampla fenda glótica e desnivelamento entre as pregas vocais (Fig. 20-10B).[42]

Fechamento Laríngeo

O fechamento da laringe é indicado com intuito de separar as vias aérea e digestiva e evitar as lesões causadas pela aspiração crônica e pelo uso contínuo de balonetes insuflados dos tubos de traqueostomia. Apesar de poder ser realizado em diferentes níveis, com suturas envolvendo a supraglote, glote ou infraglote, o fechamento infraglótico é o mais utilizado. O inconveniente é a desfuncionalização da laringe, principalmente em relação à fonação. Todavia, muitos pacientes acabam apresentando déficits em relação à fala, muitas vezes impossibilitados desta função pela própria afecção de base. Algumas dessas técnicas são reversíveis, o que as tornam interessantes em casos com expectativa de recuperação funcional.[39]

Fechamento Laríngeo Infraglótico

Este procedimento é desenhado para separar a via aérea da via digestiva, sem afetar supraglote ou glote. A separação laringotraqueal (SLT) tem-se tornado o procedimento de escolha para o controle da aspiração crônica em muitos serviços, principalmente por ser tecnicamente simples, passível de ser realizada em pacientes traqueostomizados e potencialmente reversível, uma vez que preserve tanto a integridade estrutural, quanto as inervações motora e sensitiva da laringe.

Contudo, sua grande desvantagem é o desfuncionamento total da laringe, o que elimina a capacidade de fala do paciente.[39]

São descritas duas técnicas básicas de fechamento infraglótico: a derivação traqueoesofágica e a separação laringotraqueal (SLT) (Fig. 20-11).[43]

Em ambas as técnicas, confecciona-se um traqueostoma "definitivo" com o coto distal da traqueia, isolando a via aérea da digestiva. A variação técnica envolve o manuseio do coto proximal. Enquanto na derivação traqueoesofágica, ele é anastomosado ao esôfago, permitindo escoamento de secreções para a via digestiva, na separação laringotraqueal, ele é suturado em fundo cego (Fig. 20-12A e B).

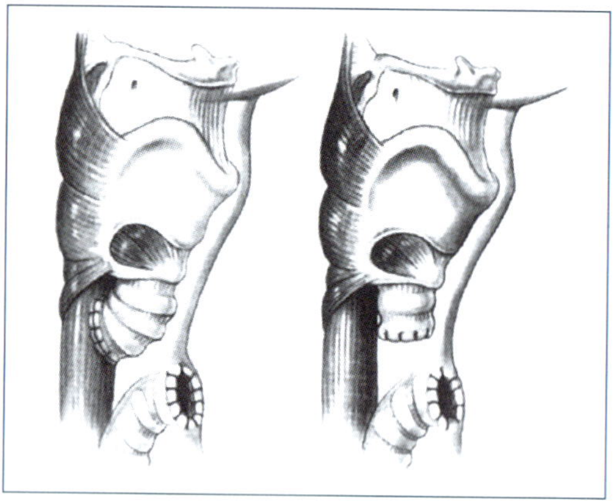

Fig. 20-11. Fechamento infraglótico – variações técnicas: derivação traqueoesofágica e separação laringotraqueal. (Adaptada de: Wisdom G, Blitzer A. Surgical Therapy for Swallowing Disorders. *Otolaryngol Clin North Am* 1998 june;31(3):537-60.)

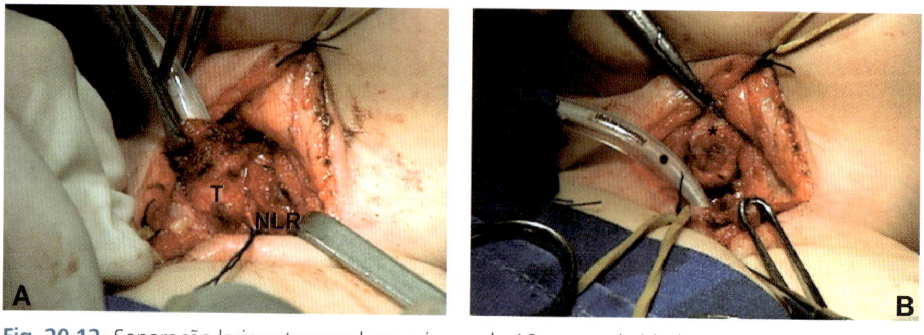

Fig. 20-12. Separação laringotraqueal em criança de 10 meses de idade com traqueostomia prévia. (**A**) Dissecção do coto distal da traqueia (T), com identificação do nervo laríngeo recorrente (NLR). (**B**) Anastomose da mucosa do coto proximal (*), em fundo cego.

Laringectomia

A ressecção completa da laringe é uma forma eficiente, radical e definitiva para separar a via digestiva da via respiratória, que elimina a possibilidade de reversibilidade, uma vez que extirpa o órgão. Apenas é considerada após a falha de todos as outras opções terapêuticas (fonoterapia, medidas clínicas e cirúrgicas), em pacientes com graves repercussões clínicas das aspirações. Até o início da década de 1970, era a principal alternativa de tratamento cirúrgico para pacientes com aspiração crônica (Figs. 20-13 e 20-14).[43]

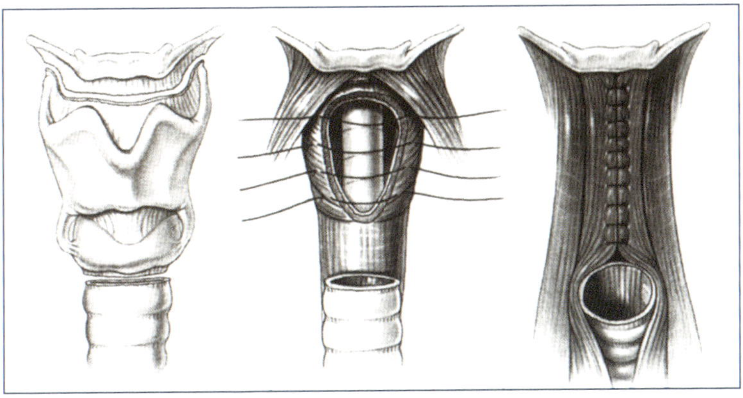

Fig. 20-13. Laringectomia total – separação definitiva das vias digestiva e respiratória.

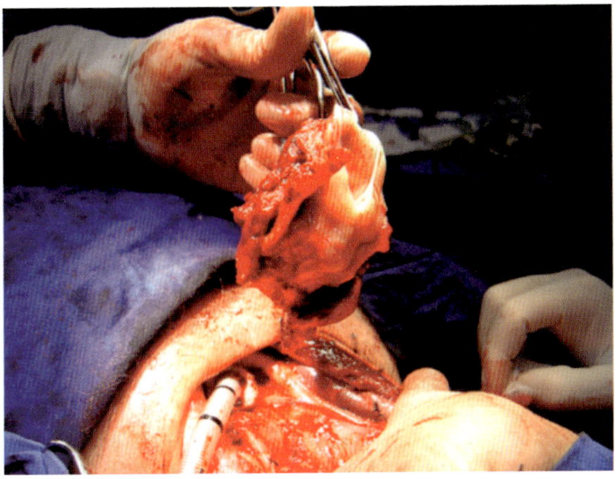

Fig. 20-14. Laringectomia total.

DICAS PARA LEVAR AO CONSULTÓRIO

- A indicação cirúrgica em pacientes com disfagia orofaríngea deve ser limitada àqueles pacientes que não se beneficiaram de tratamentos conservadores após avaliação por uma equipe multidisciplinar
- Apesar de existirem muitos procedimentos e técnicas cirúrgicas descritas na literatura, indicados para o controle da aspiração crônica, na prática clínica, são mais utilizados:
  - Toxina botulínica em glândulas salivares
  - Submandibulectomia bilateral e ligadura dos ductos parotídeos ou ligadura dos ductos parotídeos e submandibulares
  - Fonocirurgias laringoplásticas (injeção de gelfoam/tireoplastia tipo I, com ou sem adução de aritenoide)
  - Separação laringotraqueal
- A cirurgia visa a contribuir para uma boa eficácia e segurança da deglutição, garantindo adequada hidratação e nutrição do paciente e prevenindo a aspiração e suas potenciais complicações
- Os benefícios esperados com o procedimento cirúrgico devem ser sempre confrontados com a morbidade inerente ao procedimento, sua eficácia e segurança, bem como os desejos do paciente e seus familiares

REFERÊNCIAS BIBLIOGRÁFICAS

1. Santoro PP, Imamura R. Disfagia: diagnóstico e tratamentos. In: Costa SS, Tsuji DH, Lessa MM *et al. PRO-ORL Programa de atualização em otorrinolaringologia. Porto Alegre: Artmed/Panamericana*, 2006. p. 147-89.
2. Ergun GA, Kahrilas PJ. Medical and surgical treatment interventions in deglutitive dysfunction. In: Perlman AL, Schulze-Delrieu K. (Eds.). *Deglutition and its disorders – Anatomy, physiology, clinical diagnosis, and management.* San Diego: Singular, 1997. p. 463-90.
3. Steffen N, Martha VF. Tratamento cirúrgico da disfagia. In: Jacobi JS, Levy DS, Silva LMC. (Eds.). *Disfagia: avaliação e tratamento.* Rio de Janeiro: Revinter, 2004.
4. Eliachar I, Roberts JK, Hayes JD *et al.* A vented laryngeal stent with phonatory and pressure relief capability. *Laryngoscope* 1987;97:1264-69.
5. Blitzer A, Krespi YP, Oppenheimer RW *et al.* Surgical management of aspiration. *Otolaryngol Clin North Am* 1988;21:743-50.
6. Costa M. Miotomia cirúrgica do músculo cricofaríngeo. In: Costa M, Castro LP. (Eds.). *Tópicos em deglutição e disfagia.* Rio de Janeiro: Medsi, 2003. p. 387-94, cap. 37.
7. Kos MP, David EF, Klinkenberg-Knol EC *et al.* Long-term results of external upper esophageal sphincter myotomy for oropharyngeal dysphagia. *Dysphagia* 2010;25:169-76.
8. Carrara-de Angelis E. Escalas de avaliação das disfagias. In: Jotz GP, Carrara-de Angelis E, Barros APB. *Tratado da deglutição e disfagia no adulto e na criança.* Rio de Janeiro: Revinter, 2009. p. 92-93, cap. 13.
9. Siddiq MA, Sood S, Strachan D. Pharingeal Pouch (Zencker's diverticulum). *Postgrad Med J* 2001;77:506-11.
10. Zaninotto G, Marchese Ragona R, Briani C *et al.* The role of botulinum toxin injection and upper esophageal sphincter myotomy in treating oropharyngeal dysphagia. *J Gastrointest Surg* 2004;8:997-1006.

11. Schneider I, Thumfart WF, Pototschnig C *et al.* Treatment of dysfunction of the cricopharyngeal muscle with botulinum A toxin: introduction of a new, noninvasive method. *Ann Otol Rhinol Laryngol* 1994;103:31-35.
12. Brant CQ, Siqueira ES, Ferrari Jr AP. Botulinum toxin for oropharyngeal dysphagia: case report of flexible endoscope-guided injection. *Dis Esophagus* 1999;12:68-73.
13. Kelly JH. Management of upper esophageal sphincter disorders: indications and complications of myotomy. *Am J Med* 2000;108(Suppl 4a):43S-6S.
14. Macedo Filho ED. Uso da toxina botulínica no tratamento da disfagia orofaríngea. In: Costa MMD, Castro LP. *Tópicos em deglutição e disfagia.* Rio de Janeiro: Medsi, 2003. p. 395-400, cap. 38.
15. Haapaniemi JJ, Laurikainen EA, Pulkkinem J *et al.* Botulinum toxin in the treatment of cricopharingeal dysphagia. *Dysphagia* 2001;16:171-75.
16. Chiu MJ, Chang YC, Hsiao TY. Prolonged effect of botulinum toxin injection in the treatment of cricopharyngeal dysphagia: case report and literature review. *Dysphagia* 2004;19:52-57.
17. Marchese-Ragona R, Marioni G, Restivo DA *et al.* Solving dysphagia due to cricopharyngeal muscle dysfunction with botulinum toxin. *Eur Arch Otorhinolaryngol* 2005;262:250-51.
18. Verhulst J, Ame P, Guatterie M *et al.* A retrospective study of 91 injections of botulinus toxin into the upper sphincter of the oesophagus. *Rev Laryngol Otol Rhinol* (Bord) 2003;124:315-20.
19. Bokowy C, Chaussade S, Lacau ST *et al.* Myotomy of the upper esophageal sphincter in upper functional dysphagia. A series of 34 cases. *Presse Med* 1995;24:15-18.
20. Pera M, Yamada A. Sleeve recording of upper esophageal sphincter resting pressures during cricopharyngeal myotomy. *Ann Surg* 1997;225:229-34.
21. Solt J, Bajor J, Moizs M *et al.* Primary cricopharyngeal dysfunction: treatment with balloon catheter dilatation. *Gastrointest Endosc* 2001;54:767-71.
22. Hatlebakk JG, Castell JA, Spiegel J *et al.* Dilatation therapy for dysphagia in patients with upper esophageal sphincter dysfunction -manometric and symptomatic response. *Dis Esophagus* 1998;11:254-59.
23. Batsakis JG. Physiology of salivary glands. In: Cummings CW, Fredrickson JM, Harker LA *et al.* Otolaryngology head and neck surgery. 2nd ed. St. Louis: Mosby Year Book, 1993. p. 986-96.
24. Sanches D, Sondermann A, Brandão LG. Sialoadenites em crianças. In: Campos CAH, Costa HO. *Tratado de otorrinolaringologia.* São Paulo: Roca, 2002;3:491-96.
25. Lal D, Hotaling AJ. Drooling. *Curr Opin Otolaryngol Head Neck Surg* 2006;14:381-86.
26. Wilkie TF. The problem of drooling in cerebral palsy: a surgical approach. *Can J Surg* 1967;10:60-7.
27. Meningaud JP, Pitak-Arnnop P, Chikhani L *et al.* Drooling of saliva: a review of etiology and management options. *Oral Surg Oral Med Oral Pathol Oral Radiol Endod* 2006;101:48-57.
28. Hockstein NG, Samadi DS, Gendron K *et al.* Sialorrhea: a management challenge. *Am Fam Phys* 2004;69:2628-34.
29. Becmeur F, Horta-Geraud P, Brunot B *et al.* Diversion of salivary flow to treat drooling in patients with cerebral palsy. *J Pediatr Surg* 1996;31:1629-33.
30. Klem C, Mair EA. Four-duct ligation: a simple and effective treatment for chronic aspiration from sialorrhea. *Arch Otolaryngol Head Neck Surg* 1999;125:796-800.
31. Shirley WP, Hill JS, Woolley AS *et al.* Success and complications of four-duct ligation for sialorrhea. *Int J Ped Otorhinolaryngol* 2003;67:1-6.
32. Arnold HG, Gross CW. Transtympanic neurectomy: a solution to drooling problems. *Devel Med Child Neurol* 1977;19:509-13.
33. Grewal DS, Hiranandani NL, Rangwalla ZA *et al.* Trans-tympanic neurectomies for control of drooling. *Auris Nasus Larynx* 1984;11:109-14.

34. Grant R, Miller S, Simpson D *et al.* The effect of chorda tympani section on ipsilateral and contralateral salivary secretion and taste in man. *J Neurol Neurosurg Psych* 1989;52:1058-62.
35. Harriman M, Morrison M, Hay J *et al.* Use of radiotherapy for control of sialorrhea in patients with amyotrophic lateral sclerosis. *J Otolaryngol* 2001;30:242-45.
36. Carod-Artal FJ. Treatment of sialorrhoea in neurological diseases with trans-dermic injections of botulinum toxin type A in the parotid glands. *Neurologia* 2003;18:280-84.
37. Suskind DL, Tilton A. Clinical study of botulinum-A toxin in the treatment of sialorrhea in children with cerebral palsy. *Laryngoscope* 2002;112:73-81.
38. Ellies M, Gottstein U, Rohrbach-Volland S *et al.* Reduction of salivary flow with botulinum toxin: extended report on 33 patients with drooling, salivary fistulas, and sialadenitis. *Laryngoscope* 2004;114:1856-60.
39. Paixão RM. Quais as indicações e técnicas cirúrgicas para o tratamento da aspiração persistente? In: Castro LP, Savassi-Rocha PR, Melo JRC *et al.* (Eds.). *Tópicos em gastroenterologia – Deglutição e disfagia.* Rio de Janeiro: Medsi, 2000, p. 215-23, cap. 21.
40. Lindeman RC. Diverting the paralyzed larynx: a reversible procedure for intractable aspiration. *Laryngoscope* 1975;85:157-80.
41. Anderson TD, Mirza N. Immediate percutaneous medialization for acute vocal fold immobility with aspiration. *Laryngoscope* 2001;111:1318-21.
42. Isshiki N. Deslocamento medial da prega vocal. In: Isshiki N, Tsuji DH, Sennes LU. (Eds.). *Tireoplastias.* São Paulo: Fundação Otorrinolaringologia; 1999. cap 8. p. 79-109.
43. Wisdom G, Blitzer A. Surgical therapy for swallowing disorders. *Otolaryngol Clin North Am* 1998;31:537-60.

21 Fisioterapia Respiratória nas Disfagias

Celiana Figueiredo Viana
Ana Lúcia de Magalhães Leal Chiappetta

INTRODUÇÃO

Disfagia é um tema complexo, envolvendo a ação conjunta de diversas especialidades, dentre as quais, a Fonoaudiologia, a Otorrinolaringologia e a equipe de cirurgiões de cabeça e pescoço entre outros. Em geral, quando o paciente chega para atendimento com o fisioterapeuta, em muitas ocasiões, a pneumonia aspirativa já está instalada, e o objetivo de todos é tratá-la. Entretanto, a fisioterapia respiratória pode atuar mais precocemente nesses casos com o objetivo, inclusive, de evitá-la ou, pelo menos, minimizar seus efeitos. A convivência diária no ambiente hospitalar, nas unidades de terapia intensiva e semi-intensiva, nas enfermarias e/ou na assistência domiciliar deixa claro ao fisioterapeuta o quanto as discussões em equipe são profícuas. O conhecimento da interação respiração-deglutição é o primeiro passo para o melhor entendimento da disfagia. Não menos importante é o esclarecimento das possíveis causas e a fisiopatologia da doença para propiciar adequada avaliação e planejamento terapêutico.

VENTILAÇÃO – CONTROLE CENTRAL

A ventilação pulmonar é basicamente controlada por dois sistemas: um automático, localizado no tronco cerebral; e outro voluntário, localizado no córtex cerebral. Participam também os quimiorreceptores centrais e periféricos. Os quimiorreceptores centrais são sensíveis a variações do pH; se o CO_2 aumenta, reduz o pH, estimulando-os. Os quimiorreceptores periféricos são sensíveis à diminuição da pressão parcial de O_2 no sangue arterial e do pH. Esses quimiorreceptores estimulam os centros respiratórios localizados no tronco cerebral, controlando a ventilação de forma automática ou metabólica. O controle voluntário pode sobrepor-se à função do tronco cerebral temporariamente. Por exemplo, pode-se diminuir a $PaCO_2$ por hiperventilação voluntária. No entanto, a hipoventilação é mais difícil, já que a interrupção da ventilação é limitada por fatores metabólicos. O aumento da $PaCO_2$ estimula o centro respiratório e aumenta a ventilação. A hipercapnia ativa os músculos dilatadores das VAS e diminui sua colapsibilidade por aumentar a tensão das paredes das VAS.

INERVAÇÃO DO SISTEMA RESPIRATÓRIO

- O diafragma é inervado pelo nervo frênico que se origina das raízes cervicais de C3 a C5.
- A inervação autonômica simpática provém dos gânglios torácicos superiores. O resultado dessa estimulação origina broncodilatação, vasoconstrição e inibição de secreção glandular.
- A inervação parassimpática é proveniente do vago. O resultado dessa estimulação origina constrição das vias aéreas, dilatação da circulação pulmonar e aumento da secreção glandular.
- A inervação sensorial envolve diversos tipos de receptores localizados em vias aéreas e paredes alveolares. O resultado desta estimulação pode originar broncoconstricção e dispneia.[2]

Resumidamente, o sistema respiratório é representado pelos pulmões, órgãos que efetuam as trocas gasosas e pela bomba ventilatória, que é representada pelos músculos respiratórios. A bomba respiratória compõe-se dos músculos da respiração e do tórax, que é constituído pelas costelas, esterno, clavículas, escápulas e coluna vertebral. A atividade musculoesquelética provê diferentes gradientes de pressão necessários para permitir a entrada de oxigênio e saída de gás carbônico a fim de assegurar uma difusão adequada destes.[2,3]

BOMBA VENTILATÓRIA

A bomba ventilatória é constituída pelos músculos da respiração. O diafragma é considerado o principal músculo da inspiração. Quando se contrai, o conteúdo abdominal é empurrado para baixo, e a caixa torácica é expandida e elevada. Os músculos intercostais externos elevam as costelas torácicas durante a inspiração. Os intercostais internos atuam durante a expiração, promovendo a retração das costelas e deprimem a caixa torácica. O trabalho pesado, o exercício, o ato de assoar o nariz, a tosse e o canto envolvem um trabalho considerável dos músculos expiratórios.

A classificação de músculos da inspiração ou expiração não faz justiça ao real desempenho da musculatura respiratória, não significando que os músculos atuem apenas em suas atividades específicas. Os abdominais, por exemplo, que são os principais músculos da expiração, também têm um papel na inspiração. Os intercostais inspiratórios e o diafragma também exercem função frenadora durante a expiração. Os músculos acessórios da respiração destacam-se, reforçando os processos ventilatórios. Portanto, o recrutamento da musculatura respiratória ocorre de acordo com diferentes situações, como: padrão da ventilação, postura, estado de alerta, sono, força muscular, fadiga muscular, resistência ao fluxo aéreo, complacências pulmonar e torácica.[2,3]

Para que ocorra a ventilação espontânea, é necessário que os músculos respiratórios gerem uma força de contração. Esta geração de força muscular é função de sua massa celular, do comprimento da fibra e sua velocidade de encurtamento, do número de unidades contráteis ativadas, da frequência de disparo do neurônio motor e da presença ou ausência de fadiga muscular.[4]

CINESIOLOGIA DA RESPIRAÇÃO

Durante grandes esforços, até mesmo o platisma é utilizado para expandir o tórax. O paciente em crise de tosse recruta músculos do tronco, do tórax e cintura escapular durante a expiração forçada. Os músculos intrínsecos e extrínsecos da laringe desempenham função importante ao permitirem a entrada e saída de ar durante os ciclos respiratórios.

Se o diafragma ou os músculos intercostais falharem, a respiração continuará sendo possível por ação dos acessórios. Os músculos escalenos, inervados pelos nervos cervicais, os esternoclidomastóideos e porção superior do trapézio, inervados pelo nervo acessório, podem substituí-lo, haja vista a ação da técnica de respiração glossofaríngea, onde a musculatura alta, na presença de fraqueza respiratória significativa, pode suprir por alguns períodos a ausência do respirador mecânico ao paciente que o utiliza ininterruptamente (desde que ele tenha a função bulbar íntegra). O quadrado lombar, em razão de sua inserção na décima segunda costela, fixa a caixa torácica e, consequentemente, ajuda na ação diafragmática tanto na inspiração, quanto na expiração. Portanto, em muito deve interessar ao reabilitador da função respiratória, fala ou deglutição compreender os mecanismos cinesiológicos tanto do segmento superior, de vias aéreas altas, quanto dos pulmões, da caixa torácica e abdome.

Funcionalmente, os músculos respiratórios trabalham durante toda a vida. Embora sejam músculos esqueléticos, exibem algumas diferenças em relação aos demais. São uma mistura de fibras do tipo I (de contração lenta, altamente oxidativas e resistentes à fadiga) e do tipo II (IIa e IIb) que são fibras de contração rápida (apresentam um metabolismo predominantemente glicolítico, podem gerar maior força que as do tipo I, mas são pouco resistentes à fadiga). O diafragma contém 55% de fibras do tipo I.[2]

DEGLUTIÇÃO

A deglutição é um processo sensório-motor modelado por uma rede neural complexa que envolve sistemas automáticos e volitivos passíveis de modificação e adaptação. Integram-se estruturas ósseas, musculares e cartilaginosas dos tratos digestório e respiratório. Corresponde a um conjunto de movimentos que atuam de forma interdependente e sinérgica, iniciado por um *input* sensorial que gera pressões e forças para propulsão de materiais ingeridos pelo trato aerodigestório superior e, simultaneamente, protege as vias aéreas superiores. A faringe é um canal especializado comum através do qual passam comida e líquido durante a deglutição e gases fluem durante a respiração, favorecendo a desobstrução das vias aéreas por meio da tosse, pigarro e eructações. O conflito funcional na faringe requer coordenação muito fina nos níveis de controle neural para que as estruturas periféricas produzam o comportamento pretendido. Redes especializadas no córtex e tronco cerebral interconectam as atividades de deglutição e respiração.[5]

Interação Respiração-Deglutição

Músculos do sistema estomatognático, que envolve a face, lábios, língua, faringe, laringe e esôfago, são ativados durante a respiração e deglutição e têm efeitos na permeabilidade das vias aéreas, na proteção destas e na propulsão do bolo alimentar. Achados recentes têm delineado neurônios individuais dentro das redes medulares, o que demonstra multifuncionalidade no controle de ambos os comportamentos: deglutição e respiração. A multifuncionalidade parte da descrição das estruturas do trato aerodigestório superior para fins de respiração ou deglutição.

A disfagia, em seus diferentes tipos, afeta esses músculos e os tecidos conectivos circundantes, com consequências funcionais no fluxo do bolo alimentar, prejudicando e invadindo as vias aéreas. Abordagens terapêuticas comportamentais, muitas vezes, incluem estratégias compensatórias, como alteração postural, manobras que promovem a proteção das vias aéreas e liberação do bolo, além de regimes de exercícios de fortalecimento.[5] Nessa situação, pode-se, portanto, entender a manobra de Shaker que, na atualidade, desponta como uma das principais técnicas para tratamento da deglutição com evidência cientificamente comprovada. Consiste em um exercício que promove elevação, anteriorização e estabilização do complexo hiolaríngeo. Pretende otimizar o fechamento da região supraglótica e aumenta a eficiência de proteção das vias aéreas. O exercício nada mais é do que, estando o paciente em supino com os membros superiores ao longo do corpo, sem travesseiro, realizar movimento de levantar a cabeça e olhar os próprios pés sem tirar os ombros da cama. A ação ocorre conjuntamente, acionando os segmentos superior e inferior do tórax.[6]

A deglutição, normalmente, ocorre durante a fase expiratória, entre os volumes pulmonares médios e baixos. Iniciando a deglutição nessa fase, observam-se vantagens fisiológicas para o movimento de anteriorização e elevação da laringe, fechamento das vias aéreas e abertura do segmento faringoesofágico.[5]

O início da pausa respiratória tem sido associado a uma medialização aparentemente protetora, momentânea, das pregas vocais, que é seguida por sua adução completa em algum momento durante a movimentação de anteriorização e elevação da laringe. Em muitos indivíduos, a respiração é retomada durante a descida da laringe nas fases posteriores da deglutição e é marcada pela breve expiração dessa fase. Dados recentes apontam que a ruptura desse acoplamento fisiológico deglutição-respiração pode ocorrer com o envelhecimento, presença de doenças neurológicas, câncer de pescoço e posturas inadequadas ou compensatórias durante a deglutição.[5]

A diminuição da elevação e excursão do complexo hiolaríngeo é considerada uma das causas de penetração e aspiração. O aumento da força de contração submentoniana eleva o complexo hiolaríngeo. Há diversas pesquisas que apontam para importância do treinamento de força da musculatura hiolaríngea. O equipamento utilizado corresponde a um incentivador respiratório com carga ajustável, cuja aplicabilidade destina-se aos treinamentos musculares após análise de pressão inspiratória máxima (PImáx) e pressão expiratória máxima (PEmáx).[7-9]

O treinamento da musculatura inspiratória, além de ter uma ação sobre a musculatura hiolaríngea nos pacientes disfágicos, apresenta um impacto positivo na pressão inspiratória máxima e na capacidade vital. Intervenção precoce com treinamento da musculatura inspiratória pode auxiliar na preservação da força da musculatura respiratória e *endurance*.[10]

Valores reduzidos de pressões respiratórias máximas são capazes de fornecer informações sobre a habilidade de tossir e eliminar secreções brônquicas; a tosse efetiva requer pressão suficiente, ou seja, PEmáx > 40 cmH_2O para gerar compressão dinâmica das vias ou velocidade de fluxo altas.

A tosse eficaz, com força, é importante para uma adequada proteção das vias aéreas, caso ocorra penetração laríngea ou aspiração traqueal. A tosse inicia-se com movimento inspiratório com ampla abdução das pregas vocais, tensão e forte adução. Em seguida, produz movimento inspiratório brusco, que tende a expulsar o ar das vias respiratórias. Ao encontrar as pregas vocais aduzidas, ocorre um aumento considerável das pressões intratorácica e intrabdominal. As pregas abduzem-se, elevando ao mesmo tempo o véu, impedindo a comunicação com as fossas nasais. O ar é expulso com violência, mediante forte contração da musculatura abdominal, limpando as vias aéreas de secreções e partículas inaladas.[11]

Disfagias e Doenças Associadas

A disfagia orofaríngea pode apresentar-se nos doentes pulmonares crônicos (DPOC), na apneia do sono, na obesidade, nos pacientes internados em unidade de terapia intensiva, sobretudo nos intubados e traqueostomizados, também podendo ocorrer nos pacientes em ventilação não invasiva (VNI) ainda sem condições de desmame total. Potencializa o quadro de comorbidade no transplante de pulmão, em geral, no pós-operatório. A disfagia também afeta de forma impactante pacientes com doenças neurodegenerativas, como Parkinson, Alzheimer, encefalopatia crônica e AVE. No capítulo referente às doenças neuromusculares a disfagia ganha notoriedade especialmente na esclerose lateral amiotrófica (ELA), amiotrofia muscular espinhal progressiva (AMEP), miastenia *gravis* e, inclusive, na síndrome pós-poliomielite (SPP). Quando associada à depressão, predispõe a uma maior agressividade da doença. São inúmeras as doenças que cursam com tal comprometimento, mas o maior inimigo nessa situação é justamente a possibilidade de pneumonia aspirativa.[10,12-14]

Na distrofia muscular de Duchenne (DMD), a insuficiência respiratória é precipitada pela fraqueza muscular e de tosse. Uma melhor compreensão das dificuldades de deglutição torna-se crucial para permitir um adequado gerenciamento no atendimento a essa população. Nessa situação, a disfagia piora com a idade em razão da redução da movimentação hiolaríngea, bem como precária limpeza faringeal, atribuída à progressiva fraqueza orofaríngea.[15] Dentre os sinais preditores de disfagia, incluem-se: tosse durante a deglutição, redução da elevação laríngea e histórico de pneumonias aspirativas recorrentes.[15]

Na ELA, cedo ou tarde, a doença indubitavelmente afeta a fala, a deglutição, a mastigação e a respiração. Cerca de 30% dos pacientes começam com sintomas bulbares que incluem disfagia, disartria e alterações fonatórias. Observa-se que, em estágios avançados de comprometimento bulbar, os pacientes apresentam inabilidade motora na qualificação, acomodação, propulsão e ejeção do bolo alimentar. Alterações da fase faríngea podem ser percebidas por meio de sinais sugestivos, como alterações de qualidade vocal, presença de pigarro, tosse, engasgos, redução e demora laríngea e também por meio da incoordenação respiração-deglutição. No curso da doença, o acúmulo de resíduos alimentares e secreção é a queixa que mais incomoda os pacientes disfágicos com ELA. Se a quantidade acumulada de resíduos aumentar, maximiza o risco de o mesmo ser aspirado durante o período inspiratório seguinte à deglutição. Eleva-se o risco de aspiração traqueal e, como consequência, de pneumonia. Para a ocorrência de uma deglutição segura, devem ocorrer eventos sincronizados entre as fases da deglutição, culminando com a proteção completa da via aérea.

O fator diferenciador, muitas vezes, é a integridade das vias aéreas e a presença de tosse eficaz. Observa-se, em decorrência de valores respiratórios baixos, o favorecimento de secreções laringofaríngea e brônquica que, associado à tosse ineficaz decorrente da pressão insuficiente, eleva o risco de aspiração.

A diminuição de valores respiratórios exerce grande impacto na disfagia neurogênica e aumenta a gravidade da disfagia. Desordens de deglutição e respiração apresentam uma relação significativa: se parâmetros respiratórios diminuem, a disfagia agrava-se.[10,16-21]

Uma das doenças de maior destaque no que concerne à disfagia é a doença de Parkinson. Um estudo de Troche *et al.*, envolvendo pacientes com queixa de disfagia e Parkinson, utilizou um incentivador respiratório, denominado EMST (*Expiratory muscle strength training*), cujo objetivo principal foi o treinamento de força sobre os músculos do complexo hiolaríngeo. Foi observado que, com a utilização do incentivador respiratório, ocorreu melhora da deglutição bem como da geração de força submentoniana.[22] Há, entretanto, necessidade de realizar-se um trabalho complementar com exercícios respiratórios e atividade miofuncional além do dispositivo sugerido. Vale salientar que o treino muscular respiratório, além de melhorar a força muscular, atua com melhora dos volumes e capacidades pulmonares com efeito positivo sobre a complacência pulmonar.

Na DPOC, o acoplamento normal com a fase expiratória da deglutição está completamente alterado. Estima-se que decorra de disfunção cricofaríngea, pobre tolerância prandial ao exercício e comorbidade cardiovascular ou doença neurodegenerativa.[12]

Disfagia e VMI

Na ventilação mecânica invasiva (VMI), após a retirada do tubo orotraqueal, o paciente, em geral, apresenta alterações das fases oral e faríngea da deglutição, caracterizadas por uma variedade de comprometimentos e acompanhadas por penetração e aspiração laríngeas.[23]

Embora a maioria dos estudos refira que pacientes sob ventilação mecânica invasiva não devam receber ingestão oral, um estudo de Tersi *et al.* avaliou 29 pacientes com uma variedade de desordens neuromusculares e insuficiência respiratória crônica e 10 controles saudáveis. A relação deglutição-respiração foi avaliada por meio de eletromiografia submentoniana e pletismografia por indutância durante apresentação randomizada de três volumes de água (5, 10 e 15 mL). Dentre os pacientes com traqueostomia (n = 19), os que eram capazes de respirar espontaneamente (n = 11) foram avaliados durante respiração espontânea e sob ventilação mecânica. O resultado mostrou que cerca de 100% dos controles (saudáveis) apresentaram deglutição na fase expiratória do ciclo respiratório. Contrariamente, no grupo de pacientes, apenas 50% das deglutições ocorreram na fase expiratória. O número de deglutições por bolo e deglutições por tempo correlacionou-se com a pressão inspiratória máxima (PImáx), mas não com a pressão expiratória máxima (PEmáx). A presença da traqueostomia afetou significativamente o número de deglutições por bolo e a duração da deglutição, quando comparada ao grupo-controle. Em contrapartida, observou-se que a ventilação mecânica foi consistentemente associada a menor tempo de deglutição por bolo, menores deglutições por bolo e menores escores na escala de Borg (escala de esforço subjetivo). Finalmente, os pacientes traqueostomizados que não conseguiram tomar maiores quantidades de água durante a ventilação espontânea, quando colocados sob ventilação mecânica, conseguiram. Com base nos resultados apresentados questiona-se que a ajuda da ventilação mecânica pode minimizar o esforço e assegurar a ingestão oral. Há outras hipóteses, e os estudos neste segmento certamente precisam ser mais aprofundados, uma vez que a reabilitação da deglutição seja iniciada, em geral, após o desmame ventilatório completo.[24] Em nossa prática clínica diária em doenças neuromusculares, pacientes traqueostomizados sob ventilação mecânica invasiva, devidamente avaliados e com parâmetros ventilatórios ajustados, são capazes de realizar ingestão oral segura.

Temos um exemplo clássico de síndrome pós-poliomielite com traqueostomia que utiliza ventilação mecânica contínua e nunca utilizou via alternativa para alimentação. Encontra-se em atendimento em nossa clínica há cerca de dois anos, sendo que iniciamos treinamento com peça bucal (para uso do respirador e com objetivo de decanulação) e, a partir de então, foi treinada para alimentar-se com a peça bucal. Nessa situação, utiliza tanto o *trilogy* quanto o *stellar* como respiradores (a paciente dispõe dos dois aparelhos).

Disfagia e VNI

A ventilação não invasiva (VNI) consiste na administração de pressão positiva na via aérea por meio de máscaras ou peça bucal. Sua principal indicação é a diminuição do trabalho respiratório. De maneira geral, os pacientes necessitam de ventilação para melhorar a oxigenação e/ou reduzir a $PaCO_2$. É indicada também no desmame ventilatório (para acelerar o processo), no edema agudo de pulmão, no pós-operatório de cirurgias abdominais, nas doenças neuromusculares, quando a fraqueza da musculatura respiratória insinua-se, e nos processos de decanulação. Em relação à disfagia, muitos pacientes que necessitam de suporte ventilatório contínuo com máscara podem e devem ser estimulados a alimentar-se. A alimentação pode ser ofertada com uma simples troca de máscara, adaptando-se uma máscara menor, mais confortável e nasal ou, ainda, uma peça bucal. Assim, a alimentação poderá ser ofertada com o uso de máscara nasal ou com uso de peça bucal. Em todas essas situações, a ação conjunta do fisioterapeuta e fonoaudiólogo potencializa a recuperação do paciente. Cabe aos profissionais especializados treinar o paciente para que a deglutição ocorra em sincronia com a fase expiratória da ventilação, favorecendo uma proteção da via aérea e evitando uma aspiração traqueal.

Disfagia e Decanulação

Pacientes sob ventilação mecânica invasiva via traqueostomia, entre 8 e 65%, apresentam incidência de estenose traqueal, fístulas traqueoesofágica e traqueopulmonar subcutânea, aumento de aspiração de conteúdo alimentar, hemorragias, bronquite crônica purulenta, formação de granuloma e sepse por sinusite paranasal. Outros comprometimentos incluem paralisia de pregas vocais, estreitamento de laringe, disfunção da musculatura hipofaríngea e colapso de vias aéreas.[25]

Liberar o paciente da ventilação invasiva não apenas melhora sua qualidade de vida, mas também minimiza as hospitalizações, diminui os custos com problemas de saúde e aumenta a sobrevida dos doentes.[25]

Muitos pacientes já chegam traqueostomizados. A decanulação é regida em concordância especialmente pela avaliação respiratória e, menos comumente, pelo diagnóstico de base, ou seja, se o paciente apresentar diagnóstico de doença neuromuscular, mas a traqueostomia foi realizada de forma precoce. Se este paciente apresentar condições de decanulação e se assim desejar, pode-se decanular. O paciente deverá ser devidamente informado quanto à possibilidade de nova traqueostomia, já que muitas doenças obedecem a um curso progressivo e inexorável (a exemplo da ELA). Contudo, é um direito do paciente querer ou não a traqueostomia.

Pacientes acometidos de doenças neuromusculares (DNM) e lesão medular alta que utilizam traqueostomia e ventilação invasiva de longa data, quando submetidos à utilização de *cough assist*, com manobras de insuflação e exsuflação mecânica, podem ser decanulados. Evidentemente, não é apenas pelo *cough assist* e suas pressões ajustadas, mas também por todo conhecimento da mecânica respiratória do paciente restritivo, todo entendimento da ventilação mecânica e quais as modalidades mais adequadas a essa situação. Adicionalmente, o estado clínico geral do paciente, as provas ventilatórias, a ausência de infecção pulmonar ou de outra ordem, a integridade bulbar e o nível de consciência corroboram para a boa evolução. Há protocolos específicos para decanulação em doenças neuromusculares disponíveis na literatura que muito auxiliam nesse processo, sobretudo para os profissionais menos familiarizados.[25,26] Entretanto, o profissional que atende diariamente essa população finda por desenvolver novos caminhos. Utiliza-se uma peça bucal para uso diurno no respirador, opta-se pela modalidade ventilatória volumétrica com volume garantido, sendo que o respirador deve ser de suporte à vida.[25-28] É uma nova frente que vem crescendo em nosso serviço, fato que anteriormente era desconhecido, mas ganha vulto nos dias atuais.

São muitas as condições que cursam com disfagia, mas a boa evolução terapêutica deve passar sempre por uma avaliação minuciosa. A partir de então, poderá desenvolver-se um plano de tratamento de acordo com as reais condições do indivíduo. Sem essa ferramenta, não há como intervir com segurança.

AVALIAÇÃO RESPIRATÓRIA

A avaliação respiratória consta da realização de diversos testes com o objetivo de identificar as reais condições ventilatórias do paciente. Independentemente do diagnóstico, pode-se identificar objetivamente se o paciente necessita ou não de acompanhamento de fisioterapia respiratória.

Os testes mais utilizados na avaliação respiratória são: espirometria, medidas de PImáx e PEmáx, avaliação do pico de fluxo de tosse, oximetria de pulso, avaliação da frequência cardíaca (FC), avaliação da frequência respiratória (FR), polissonografia (para casos específicos) ou oximetria noturna, capnografia (quando disponível) e pressão arterial P.A. (sentado e em supino). O estudo da variabilidade da frequência cardíaca também é feito em alguns casos específicos.Outros exames que trazem informações adicionais são: radiografia simples de tórax, gasometria arterial, tomografia de tórax, pletismografia e teste de esforço cardiopulmonar.

Espirometria

A espirometria é um dos exames precursores na avaliação respiratória desses pacientes. A razão de maior interesse é a medida da CVF (capacidade vital forçada), que denota a fraqueza da musculatura respiratória. Não é o melhor marcador da restrição pulmonar, mas é um dos exames principais nesse sentido e corrobora com os demais para evidenciar a real condição ventilatória do paciente. A espirometria define se o paciente apresenta padrão restritivo, obstrutivo ou misto.

Nas doenças restritivas, como as doenças neuromusculares, a relação VEF1/CVF encontra-se reduzida, porém, a relação VEF1/CVF% encontra-se normal ou aumentada. Na DPOC, a VEF1 está muito mais reduzida do que a CVF, o que da origem à VEF1/CVF% baixa.

Nas doenças restritivas, observa-se limitação na inspiração por causa da complacência reduzida dos pulmões ou da parede torácica ou pela própria fraqueza da musculatura inspiratória. Na doença obstrutiva em geral, a capacidade pulmonar total está bem acima do normal, mas a expiração finda antes do normal. Tal fato ocorre pelo fechamento precoce das vias aéreas em razão do tônus elevado na musculatura lisa dos brônquios, a exemplo dos asmáticos. Pode ocorrer também pela tração radial do parênquima circundante, como nos pacientes com enfisema.

Para garantir volumes pulmonares normais, é necessário que a capacidade de expansibilidade pulmonar esteja funcional, o que não acontece na ELA e em outras doenças neuromusculares.[29]

Pressões Respiratórias Máximas

As pressões inspiratórias e expiratórias máximas correspondem a uma estimativa da força produzida por todos os músculos inspiratórios e expiratórios, respectivamente. O aparelho utilizado para aferir tais pressões é o manovacuômetro.

A pressão inspiratória máxima (PImáx) é a medida de pressão negativa obtida por meio de esforço inspiratório a partir do volume residual. Após a realização de uma expiração máxima, o paciente é orientado a realizar uma inspiração máxima contra a via aérea ocluída.

A pressão expiratória máxima (PEmáx) é a medida de pressão positiva gerada pela contração dos músculos expiratórios a partir da capacidade pulmonar total. Após uma inspiração máxima, o paciente é orientado a realizar uma expiração forçada conta a via aérea ocluída.

Recomenda-se a utilização de um clipe nasal, para a mensuração das pressões, evitando escape de ar pelo nariz no caso de pacientes em respiração espontânea. Aconselha-se que as aferições sejam realizadas com o paciente na posição sentada. No entanto, podem ser realizadas à beira do leito para pacientes acamados.[4,12]

PFT

A medida do pico de fluxo de tosse (PFT) é feita por meio de um medidor de pico de fluxo expiratório, utilizado largamente em asmáticos, denominado *peak flow metter*. Pode ser realizado com bucal ou máscara acoplada ao dispositivo. Nessa situação, a medida não é apenas do pico de fluxo expiratório, mas do pico de fluxo de tosse. Para o PFT, valores abaixo de 160 L/min são indicativos de tosse ineficaz e alto risco de aspiração laríngea, uma vez que o indivíduo não consiga mobilizar a secreção sem auxílio. Valores entre 160 a 270 L/min indicam tosse pouco eficaz e requerem auxílio manual ou mecânico à tosse. Valores acima de 270 L/min indicam maior proteção de vias aéreas e tosse eficaz. É um teste simples e de grande valia na avaliação de risco respiratório e de aspiração laringotraqueal.[30-32]

Oximetria Noturna

Trata-se de um exame que acrescenta no processo de avaliação dos pacientes com doenças neuromusculares (DNM). Deve ser sugerida sempre que o paciente referir sintomas de hipoventilação (fadiga, sonolência diurna, dispneia, cefaleia, alteração de memória, irritabilidade entre outros) e também deve ser utilizada para que se observe a necessidade ou não de alteração dos parâmetros ventilatórios (para os indivíduos que utilizam suporte ventilatório). Sua utilização é amplamente referendada. Demonstra níveis de oxigênio no sangue e frequência cardíaca. É útil, especialmente, nos pacientes com déficits cognitivos que não conseguem colaborar com o exame, pois a maioria dos testes respiratórios é volitiva e requer adequada compreensão para correta execução.

Capnografia

Sempre que possível, deve ser utilizada. Mensura os níveis de CO_2 exalados. O que o inviabiliza é o alto custo do equipamento. A literatura recomenda sua utilização à noite ou, pelo menos, durante o dia de forma periódica. Oferece a estimativa real nos níveis de gás carbônico.

Polissonografia

Deve ser analisada e adicionada aos demais dados, uma vez que forneça informações importantes sobre a qualidade de sono do indivíduo, índice de apneia e hipopneia, presença de ronco ou movimento periódico dos membros. A resposta costuma ser muito positiva. Muitos disfágicos apresentam apneia do sono, fadiga, hipertensão arterial noturna e outros aspectos que o exame detecta.

TRATAMENTO DA HIGIENE BRÔNQUICA

A tosse é um dos principais mecanismos de defesa das vias aéreas. Não são raras as situações em que a tosse está comprometida, sobretudo nas doenças neuromusculares. O mecanismo de atividade mucociliar nesses pacientes também é lentificado. Assim sendo, tem que se lançar mão de diversas técnicas para favorecer uma adequada higiene brônquica.

Manobras de higiene brônquica referem-se a todas as manobras que auxiliem na eliminação de secreções de vias altas e traqueobrônquicas, reduzindo a obstrução de vias aéreas e suas consequências, como atelectasias (comuns na DNM) e hiperinsuflação (presente na DPOC). Elas devem ser realizadas fora dos horários das refeições, a fim de evitar possíveis regurgitações.

A higiene brônquica é facilitada por meio de técnicas de aerossolterapia ou inalação. Nessa situação, administra-se inalação por dispositivos, denominados inaladores, aparelhos de inalação ultrassônico ou macronebulizadores. O objetivo é fluidificar as secreções para favorecer sua eliminação.

Drenagem Postural

Favorece por si só a eliminação de secreções. Consiste em uma técnica que utiliza diversos decúbitos e, pela ação da gravidade, mobiliza secreções dos diversos segmentos pulmonares a depender da ausculta pulmonar e também de exames de imagem.

Tapotagem

Tem nível de evidência muito baixo de acordo com o Consenso Brasileiro de Fisioterapia, sendo pouco utilizada na atualidade. É realizada sobre o tórax, em geral, em posição de drenagem para maior eficácia do procedimento. As mãos devem permanecer em cunha ou concha, com movimentos contínuos de flexão e extensão do punho, sempre em direção à traqueia do paciente (da base para o topo ou do topo em direção à carina).

ELTGOL (Expiração Lenta Total com a Glote Aberta em Decúbito Infralateral)

Esta técnica baseia-se no conceito de mobilização de muco por meio de fluxos expiratórios modulados. O termo infralateral é utilizado pelos profissionais belgas e significa que é o hemitórax inferior (apoiado ao leito). A ELTGOL foi desenvolvida na Europa.

Drenagem Autógena

Orienta-se o paciente a respirar em diferentes volumes e expirar de forma ativa com o objetivo de eliminar as secreções.

Huffing

Em geral, esta técnica é associada à tosse. Consiste em solicitar ao paciente que expire vigorosamente, duas ou três vezes, e pressione o tórax ao mesmo tempo, o que favorece a eliminação de secreções. A compressão é feita diretamente no esterno com ambas as mãos.

Assistência Manual à Tosse

É indicada quando o PFT encontra-se em níveis baixos, antes de atingir quedas significativas. Deve-se realizar prensa manual em região abdominal ou torácica, sendo que se torna mais efetiva quando associada ao *air stacking*.

Assistência Mecânica à Tosse – *Cough Assist*

É um aparelho de assistência mecânica à tosse. Foi desenvolvido na década de 1950 para tratamento dos pacientes acometidos de poliomielite e que necessitaram da utilização do pulmão de aço. Na ocasião, milhares de vidas foram dizimadas por conta da precária assistência ventilatória a esses indivíduos e não se tinha o aparato tecnológico de que se dispõe hoje nas unidades de terapia intensiva. O *cough assist*, que era denominado coflator, salvou inúmeros pacientes que, não fosse o equipamento, teriam sucumbido em suas próprias secreções em razão da fraqueza da tosse. É considerado padrão ouro no atendimento aos pacientes com doenças neuromusculares. Aplica-se também em diversas outras condições, tanto em crianças quanto em adultos. Deveria fazer parte de todo e qualquer programa de assitência ventilatória, quer seja aplicado a doenças neuromusculares quer outras afecções. Sua aplicabilidade não se restringe à higiene brônquica. Tem forte indicação nas atividades reexpansivas.

Aspiração de Secreções

É uma técnica bastante utilizada por fisioterapeutas e fonoaudiólogas. Promove limpeza imediata das secreções. Costuma ser o último dos recursos nos pacientes com doenças neuromusculares, já que se dispõe de ambu e *cough assist*, além das manobras manuais de auxílio à tosse.

Reexpansão Pulmonar

O termo já deixa claro que se trata de exercício com o objetivo de demandar uma maior atividade em áreas pulmonares que estejam pouco ventiladas. Dentre as técnicas reexpansivas, destacam-se a sustentação máxima da inspiração, a inspiração fracionada ou inspiração em tempos e a expiração fracionada a partir de uma inspiração máxima. Dentre as doenças neuromusculares, destacam-se: o *Air stacking*, a RGF (respiração glossofaríngea) e a CIM (capacidade de insuflação máxima).

Air stacking (Empilhamento de Ar)

São insuflações oferecidas aos pulmões até que se atinja sua capacidade máxima. Os volumes são mantidos nos pulmões por meio do fechamento glótico. Maximiza o PFT, melhora ou mantém as complacências pulmonar e torácica, previne ou elimina atelectasias, auxilia o uso de VNI, promove melhora da expansão pulmonar e previne contraturas especialmente em crianças nas fases de desenvolvimento do tórax. Pode ser realizada com utilização de ambu, de *cough assist* ou respiradores na modalidade volumétrica. Mesmo nos pacientes com grave fraqueza bulbar, sem condições de fechamento glótico, a técnica pode ser utilizada com exercícios de hiperinsuflação pulmonar.[33,34]

Respiração Glossofaríngea (RGF)

Esta respiração faz referência à fase anfíbia da respiração, uma vez que trabalha apenas o segmento superior. Utiliza-se a musculatura orofaringeal com apoio da musculatura acessória alta (esternoclidomastóideo) com consequente fechamento glótico a cada entrada de bolo para projetar bolo de ar no sentido da laringe e acumular nos pulmões. O mecanismo prossegue até que se atinja a capacidade de insuflação máxima (CIM). São introduzidos em torno de seis a nove bolos de ar. Para identificar a quantidade de ar acumulado, seria necessária a utilização de um analisador, como um ventilômetro. Em presença de fraqueza bulbar significativa, a técnica é ineficaz. Melhora a complacência, melhora a fala e sua sonoridade, melhora a tosse e previne e trata atelectasias.

Capacidade de Insuflação Máxima (CIM)

É determinada fornecendo ao doente o maior volume de ar que ele consegue estaquear com a glote fechada. Esta manobra é realizada ensinando o paciente a aprisionar consecutivos volumes de ar fornecidos por um ressuscitador manual (Ambu™), respiração glossofaríngea ou um ventilador volumétrico.

Os principais objetivos das técnicas de insuflação pulmonar são: aumentar a expansão pulmonar e da caixa torácica, aumentar a CIM, aumento da eficácia da tosse, prevenção e eliminação de potenciais atelectasias e melhor adaptação a Ventilação Mecânica Não Invasiva (VMNI).[2]

Reexpansão com Válvula de PEEP

A utilização da válvula de PEEP acoplada ao ambu objetiva minimizar as atelectasias e aumentar a capacidade de insuflação pulmonar com efeito significativo na musculatura laríngea.[35]

Reeducação Respiratória

Para reeducar a função pulmonar, é preciso entendê-la. No início deste capítulo, colocou-se a importância do conhecimento da cinesiologia respiratória, bem como das questões de comando neural. Evidentemente, se não houver integridade neurológica, não poderá haver ação coordenada dos efetores que são os músculos, mas o processo de reabilitação de fisioterapia ou fonoaudiologia predispõe instrumental suficiente para desenvolvermos neuroplasticidade. A estimulação contínua, coordenada, embasada cientificamente, produz resultados extraordinários. Portanto, a reeducação pode iniciar pelo diafragma, pelos acessórios, pelo diafragma e acessórios em conjunto ou pela musculatura do tórax e da laringe. Cinesiologia corresponde ao conjunto de atividades musculoesqueléticas coordenadas. Em outras palavras, não se pode desenvolver um trabalho voltado para disfagia com o pensamento único e exclusivo na musculatura hiolaríngea.

Incentivadores Respiratórios

Respiron

Não é indicado para tratamento das doenças neuromusculares. É largamente utilizado por ser um aparelho portátil, de baixo custo, fácil manuseio e oferece *feedback* visual. No entanto, impõe maior trabalho ventilatório e não promove melhora da capacidade vital. Pode gerar fadiga.[36]

Voldyne

Possibilita inspirações mais lentas e profundas e reduz o trabalho respiratório quando comparado ao respiron em até 50%. É portátil, de fácil manuseio e oferece indicação do volume inspirado.[37]

Flutter ou Shaker

São incentivadores que auxiliam o mecanismo de tosse. São similares e promovem fluxo expiratório turbulento, favorecendo a mobilização de secreções brônquicas.

Threshold

Para efetuar o treinamento da musculatura respiratória, utiliza-se carga linear pressórica sendo que se ajusta diretamente à carga (pressão) de treinamento. O *Threshold*®IMT corresponde a um dispositivo que oferece uma resistência à inspiração por meio de um sistema de mola com uma válvula unidirecional. Não há resistência durante a expiração, uma vez que a válvula unidirecional abre-se. Na fase inspiratória, ocorre o fechamento da válvula, ocasionando uma resistência. Torna-se necessário definir a resistência a ser aplicada em cmH_2O a partir das medidas de PImáx pelo manovacuômetro para iniciar o treinamento.[38] Promove melhora e redistribuição da ventilação, melhora a força, a resistência à fadiga e a coordenação dos músculos respiratórios; evitar complicações pulmonares pós-cirúrgicas; aumenta a efetividade da tosse e promove limpeza das vias aéreas; corrige padrões respiratórios ineficientes e diminui o trabalho respiratório; e melhora a capacidade funcional geral do paciente para atividades de vida diária.[38] Sua utilização mostrou-se eficaz no tratamento da disfunção respiratória de pacientes com lesão medular alta (tetraplégicos).[4]

O treinamento de força proporciona aumento da fibra muscular, hipertrofia muscular, tendo pouco efeito na concentração enzimática. Já o treinamento de *endurance* (resistência) visa à capacidade de manter a força por mais tempo. Isto implica no aumento do conteúdo de mioglobina, da densidade capilar, da densidade mitocondrial e do aumento da capacidade oxidativa do músculo.

Os músculos respiratórios podem ser treinados para força e *endurance* (resistência), tendo um grande interesse para aqueles com fraqueza muscular ou diminuição da capacidade ventilatória, desde que seja causa ou fator contribuinte para os seus sintomas. Para que se obtenha resposta a um treinamento, deve-se ter um estimulo apropriado e aplicado ao músculo, uma vez que a natureza da resposta possa depender do tipo de carga a que o músculo é submetido.[12]

Técnica Desinsuflativa

Freno labial: É indicada na DPOC. No indivíduo com enfisema pulmonar, hiperinsuflado, em que a retração elástica pulmonar é comprometida, a técnica de freno labial (expirar com os lábios cerrados) diminui o esforço respiratório.

DICAS PARA LEVAR AO CONSULTÓRIO

- Sintomas de hipoventilação: cefaleia, dispneia, sonolência diurna, irritabilidade, perda de peso acentuada, alterações de memória e fadiga
- Tosse e pigarro durante ou após as refeições
- Febre inespecífica
- Prostração no idoso sem presença de febre
- Queixa de aperto no peito
- Infecções respiratórias recorrentes
- Voz molhada
- Sensação de falta de ar quando deitado em supino sem travesseiro
- Necessidade de usar dois ou mais travesseiros

REFERÊNCIAS BIBLIOGRÁFICAS

1. Martins AB, Tufik S, Moura SMGPT. Síndrome da apnéia-hipopnéia obstrutiva do sono. Fisiopatologia. *J Bras Pneumol* 2007;33:93-100.
2. Pereira CAC, Holanda MA. *Medicina respiratória. Pneumologia.* Rio de Janeiro: Atheneu, 2014.
3. Kendall FP, McCreary EK, Provance PG *et al. Músculos – Prova e funções com postura e dor.* 5. ed. Barueri: Manole, 2007.
4. Colman ML, Beraldo PC. Estudo das variações de pressão inspiratória máxima em tetraplégicos, tratados por meio de incentivador respiratório, em regime ambulatorial. *Fisioter Mov* 2010;23:439-49.
5. Harris BM. Clinical implications of respiratory–swallowing interactions. *Curr Opin Otolaryngol Head Neck Surg* 2008;16:194-99.
6. Shaker R, Sanvanson P, Balasubramanian G *et al.* Effects of laryngeal restriction on pharyngeal peristalsis and biomechanics: Clinical implications. *Am J Physiol Gastrointest Liver Physiol* 2016;310:G1036-43.
7. Baker S, Davenport P, Sapienza C. Examination of strength training and detraining effects in expiratory muscles. *J Speech Lang Hear Res* 2005;48:1325-33.
8. Wingate JM, Brown W, Shrivastav R *et al.* Treatment outcomes for professional voice users. *J Voice* 2007;21:433-49.
9. Pitts T, Bolser D, Rosenbek JC *et al.* Impact of expiratory muscle strength training on voluntary cough and swallow function in Parkinson disease. *Chest* 2009;135:1301-8.
10. Chiappetta ALM, Oda AL. Doenças neuromusculares. In: Ferreira LP, Befi-Lopes DM, Limongi SCO. *Tratado de Fonoaudiologia.* São Paulo: Roca, 2004. p. 330-41.
11. Jacobi JS, Levi DS, Silva LMG. *Disfagia, avaliação e tratamento.* São Paulo: Revinter, 2004.
12. Robinson DJ, Jerrard-Dunne P, Greene Z *et al.* Oropharyngeal dysphagia in exacerbations of chronic obstructive pulmonary disease. *Eur Ger Med* 2011;2:201-3.
13. Byeon H. Effect of simultaneous application of postural techniques and expiratory muscle strength training on the enhancement of the swallowing function of patients with dysphagia caused by parkinson's disease. *J Phys Ther Sci* 2016;28:1840-43.
14. Atkins BZ, Petersen RP, Daneshmand M *et al.* Impact of oropharyngeal dysphagia on long-term outcomes of lung transplantation. *Ann Thorac Surg* 2010;90:1622-29.
15. Rodrigues SL, Viegas CAA. Estudo de correlação entre provas funcionais respiratórias e o teste de caminhada de seis minutos em pacientes portadores de doença pulmonar obstrutiva crônica. *J Pneumol* 2002;28:324-28.
16. Suárez AA, Pessolano FA, Monteiro SG *et al.* Peak flow and peak cough flow in the evaluation of expiratory muscle weakness and bulbar impairment in patients with neuromuscular disease. *Am J Phys Med Rehab* 2002;81:506-11.
17. Chiappetta ALML. Disfagia orofaríngea em pacientes com doença do neurônio motor/Esclerose lateral amiotrófica. [Tese] São Paulo: Universidade Federal de São Paulo, 2005.
18. Hobsson-Webb LD, Jones HN, Kishnani PS. Oropharyngeal dysphagia may occur in late-onset Pompe disease, implicating bulbar muscle involvement. *Neuromusc Disord* 2013;23:319-23.
19. Pontes RT, Orsini M, Freitas MRG *et al.* Alterações da fonação e deglutição na esclerose lateral amiotrófica: Revisão de literatura. *Rev Neurocienc* 2010;18:69-73.
20. Coriolano MGWS, Belo LR, Carneiro D *et al.* Swallowing in patients with Parkinson's disease: A surface electromyography study. *Dysphagia* 2012;27:550-55.
21. Bach JR. Amyotrophic lateral sclerosis: prolongation of life by noninvasive respiratory AIDS. *Chest* 2002;122:92-98.

22. Troche MS, Okun MS, Rosenbek JC *et al.* Aspiration and swallowing in Parkinson disease and rehabilitation with EMST. *Neurology* 2010;75:1912-19.
23. Kunigk MRG, Chehter E. Disfagia orofaríngea em pacientes submetidos à intubação orotraqueal. *Rev Soc Bras Fonoaudiol* 2007;12:287-91.
24. Terzi N, Orlikowski D, Aegerter P *et al.* Breathing-swallowing interaction in neuromuscular patients: a physiological evaluation. *Am J Resp Crit Care Med* 2007;175:269-76.
25. Bach JR, Sinquee DM, Louis R *et al.* Efficacy of mechanical insufflation-exsufflation in extubating unweanable subjects with restrictive pulmonary disorders. *Resp Care* 2015;60:477-83.
26. Bach JR, Saporito LR, Shah HR *et al.* Decanulation of patients with severe respiratory muscle insufficiency: Efficacy of mechanical insufflation-exsufflation. *J Rehabil Med* 2014;46:1037-41.
27. Ishikawa Y, Bach JR. Physical medicine respiratory muscle aids to avert respiratory complications of pediatric chest wall and vertebral deformity and muscle dysfunction. *Eur J Phys Rehabil Med* 2010;46:581-97.
28. Kang SW, Choi WA, Won YH *et al.* Clinical implications of assisted peak cough flow measured with an external glottic control device for tracheostomy decannulation in patients with neuromuscular diseases and cervical spinal cord injuries: A pilot study. *Arch Phys Med Rehabil* 2016. Disponível em: <http/dx.doi.org/10.1016/j.apmr.2016.02.023>
29. Bach JR, Gonçalves MR, Perez S *et al.* Expiratory flow maneuvers in patients with neuromuscular diseases. *Am J Phys Med Rehabil* 2006;85:105-1.
30. Kutchak FM, Debesaity AM, Rieder MM *et al.* Pico de fluxo de tosse reflexa como preditor de sucesso na extubação em pacientes neurológicos. *J Bras Pneumol* 2015;41:358-64.
31. Freitas FS, Parreira VF, Ibiapina CC. Aplicação clínica do pico de fluxo da tosse: uma revisão de literatura. *Fisioter Mov (Curitiba)* 2010;23:495-502.
32. Cho HE, Lee JW, Kang SW *et al.* Comparison of pulmonary functions at onset of ventilatory insufficiency in patients with amyotrophic lateral sclerosis, duchenne muscular dystrophy, and myotonic muscular dystrophy. *Ann Rehabil Med* 2016;40:74-80.
33. Lima FM, Souza MA, Marins NB *et al.* O efeito da técnica de air stacking em pacientes portadores de doenças neuromusculares. *Resc* 2014;4:20-28.
34. Marques TBC, Neves JC, Portes LA *et al.* Air stacking: effects on pulmonary function in patients with spinal muscular atrophy and in patients with congenital muscular dystrophy. *J Bras Pneumol* 2014;40:528-34.
35. Matsumura T, Saito T, Fujimura H *et al.* Lung inflation training using a positive end-expiratory pressure valve in neuromuscular disorders. *Int Med* 2012;51:711-16.
36. Zangerolamo TB, Barrientos TG, Baltieri L *et al.* Efeitos da inspirometria de incentivo a fluxo após revascularização do miocárdio. *Rev Bras Cardiol* 2013;26:180-85.
37. Tomich GM, França DC, Diniz MTC *et al.* Efeitos de exercícios respiratórios sobre o padrão respiratório e movimento toracoabdominal após gastroplastia. *J Bras Pneumol* 2010;36:197-204.
38. Nascimento LP, Andrade ALM, Faria TCC *et al.* Treinamento muscular respiratório em distrofia muscular de Duchenne: série de casos. *Rev Neurocien* 2015;23:9-15.

22 Aspectos Psicológicos

Kariane Peixoto Fernandes ■ Simone Aparecida dos Santos Melo

INTRODUÇÃO

Alimentar-se é inerente à vida, esta é uma verdade absoluta. É instintual, prazeroso e necessário. Qualquer alteração nesse processo causa estresse ao corpo e às emoções. Alimentar-se é diferente de comer; comemos alimentos que satisfazem nossos paladares, liberando endorfinas e, por consequência, sensação de prazer e bem-estar. O paladar é diferenciado ainda na infância, por meio de experimentações. Assim sendo, o ato de preferir ou rejeitar alimentos é subjetivo e individual.

A disfagia é um sintoma secundário a alterações orgânicas e/ou emocionais e sempre uma das principais queixas dos pacientes. Não valorizamos nossas refeições, lanches, jantares com amigos e familiares até que percamos essa função. Quanto mais valorizado for o órgão ou sua função, maior será a ansiedade frente à sua perda.[1] Obviamente cada indivíduo reage de acordo com sua formação, história de vida, ambientes social e familiar, mecanismos de defesa e traços de personalidade. Essa aparente inconsistência, em geral, pode ser creditada ao fato de que tais reações não se devem apenas à realidade do que se perde. São altamente pessoais e dependem, em larga escala, do significado específico que o paciente atribui à parte afetada e à sua função.[2] Se comer significar afeto e carinho – mesmo sendo um comportamento insalubre – a disfagia excluirá tais sentimentos, levando a prováveis alterações do humor de forma mais evidente. O inverso também é aplicável, ou seja, se um paciente sofre de transtorno de alimentação, a ausência da comida pode ser extremamente gratificante, dificultando a reabilitação.

Em todos os casos, a disfagia necessita de acompanhamento multiprofissional para maiores chances de sucesso, mesmo que o sucesso signifique que o indivíduo nunca mais volte a alimentar-se adequadamente via oral. E isto não significa fracasso terapêutico. A frase "cada caso é um caso" não foi inventada sem embasamento. Como profissionais da área de saúde, devemos sempre buscar o melhor para nossos pacientes, visando à cura, qualidade de vida e retorno a atividades cotidianas entre outros. Sabemos muito bem, quando iniciamos nossa vida profissional, que isso é utópico e que a frustração também faz parte do processo. Em outras situações, o que chamamos de fracasso é para o paciente o sucesso. Não à toa foram criados questionários para avaliação da qualidade de vida na tentativa de determinar o impacto das doenças e tratamentos sob a perspectiva do doente e suas percepções individuais do seus estados físico, psicológico e social.

Na disfagia, são necessárias diversas adaptações. A nova forma de alimentar-se pode causar constrangimento, frustração e isolamento social. No Brasil, utilizam-se dois protocolos para avaliação específica da qualidade de vida em disfagia: o *M.D. Anderson Dysphagia Inventory*[3] e o *Swallowing Quality of Life Questionnaire Swal-QoL*,[4] ambos traduzidos e validados para a população brasileira.

E qual a importância em avaliar-se a qualidade de vida? O que mudará no tratamento do SEU paciente? Inicialmente, a percepção que temos da pessoa, suas limitações e suas queixas; saber ouvir e ser empático torna-nos melhores. Não menos importante é a possibilidade de ajustes nos tratamentos atuais e sequelas destes, visando à melhora da qualidade de vida a médio e longo prazos, além da ênfase da melhor aderência. Intervenções que possibilitem mudanças de comportamento, respeitando a individualidade, tendem a ter mais sucesso.[5]

Outro foco para possível fracasso terapêutico é quando o paciente desenvolve – ou já apresenta – transtornos de ordem psiquiátrica. Ansiedade e depressão são comuns e, muitas vezes, ignorados ou não diagnosticados corretamente. Diferenciar depressão e tristeza no contexto de uma doença clínica não é das tarefas mais fáceis, mas alguns sintomas podem servir de orientação: na depressão, os sentimentos de culpa e menos-valia estão presentes, assim como a indiferença generalizada pelo ambiente, baixa autoestima e, em casos mais graves, a ideação suicida passiva ou ativa. Já a tristeza geralmente não apresenta sintomas prolongados, com duração mais curta e focal, reativa ao ambiente. Responde normalmente de modo favorável aos estímulos externos, como o próprio tratamento e reabilitação. Muito embora tristeza e humor depressivos possam indicar síndrome depressiva subjacente, eles também podem fazer parte da adaptação normal a uma doença. Os sintomas somáticos e vegetativos não são específicos. Quando a doença clínica e a depressão coexistem, a última pode tanto ser uma complicação da primeira quanto sua causa.[6]

Quanto à disfagia emocional, é importante que o diagnóstico seja multiprofissional e seja transmitida ao paciente a impressão da equipe sobre a possível causa. Será necessário um enfoque cuidadoso e estilo didático, ou seja, os possíveis mecanismos orgânicos e emocionais da sua disfagia, procurando demonstrar interesse e preocupação pelos problemas pessoais e de saúde que venham afligir o paciente.

Embora seja de amplo conhecimento a existência de doenças psicossomáticas, o papel do emocional é frequentemente ignorado ou desconsiderado no dia a dia. Nos casos de disfagia e de globo faríngeo, em particular, os erros podem ocorrer tanto quanto se atribuem esses sintomas a fatores emocionais, nada sendo feito para confirmar ou afastar esta hipótese, quanto quando se ignora essa possibilidade. Verificando esta variável, é possível a contribuição da melhora da condução clínica desses casos, reduzindo manipulações, custos e riscos.

A presença da ansiedade e/ou da depressão geralmente piora significativamente a qualidade de vida já prejudicada com a disfagia.[7]

A fobia alimentar pode assumir duas formas principais. Na primeira, pode haver o medo excessivo da deglutição, de comer ou engolir, levando à recusa alimentar. Na disfagia, pode ocorrer em razão dass dificuldades relacionadas com a mastigação, deglutição, com o refluxo nasal, com tosse, com o engasgo durante as refeições, levando o paciente a negar-se a comer e a fantasia de que, na ausência do fonoaudiólogo ou médico, algo ruim pode lhe acontecer e ninguém irá socorrê-lo.[8]

Quando há fatores emocionais prévios, mesmo alterações orgânicas não relacionadas com a via digestiva podem ser ponto de partida para a instalação de quadro grave de distúrbios da deglutição. É importante observar que, em indivíduos com disfagia decorrente de lesões orgânicas da via digestiva, pode ocorrer reação emocional secundária, levando ao agravamento do quadro inicial. A redução da intensidade do sintoma vai facilitar a realização dos exames necessários.[9]

A disfagia, em especial a disfagia grave, é a perda de instinto primitivo e suas consequências vão além da dificuldade ou impossibilidade em alimentar-se adequadamente.[10]

DICAS PARA LEVAR AO CONSULTÓRIO

- Fatores emocionais podem tanto facilitar, quanto dificultar a terapia
- Ouvir o seu paciente e ser empático certamente colaborarão no tratamento
- Na dúvida, solicite a ajuda de um profissional da área de saúde mental

REFERÊNCIAS BIBLIOGRÁFICAS

1. Capisano HF. Imagem corporal. In: Mello Filho J. (Ed.). *Psicossomática hoje*. Porto Alegre: Artes Médicas, 1992.
2. Bird B. *Conversando com o paciente*. Barueri: Manole, 1978.
3. Guedes RL, Angelis EC, Chen AY *et al.* Validation and application of the M.D. Anderson Dysphagia Inventory in patients treated for head and neck cancer in Brazil. *Dysphagia* 2013;28:824-32.
4. Queija DS, Portas JG, Dedivitis RA *et al.* Swallowing and quality of life after total laringectomy and pharyngolaryngectomy. *Braz J Otorhinolaryngol* 2009;75:556-64.
5. Govender R, Sith CH, Tylor AS *et al.* Identification of behavior change components in swallowing intervention for head and neck cancer patients: protocol for a systematic review. *Syst Rev* 2015;20:89.
6. Katon WJ. Epidemiology and treatment of depression in patients with chronic medical illness. *Dial Clin Neurosci* 2011;13:7-23.
7. Verdonschot RJ, Baijens LW, Serroyen JL *et al.* Symptons of anxiety and depression assessed with the Hospital Anxiety and Depression Scale in patients with oropharyngeal dysphagia. *J Psychosom Res* 2013;75:451-55.
8. Silva VG, Papelbaum M. Fobia alimentar associada à magreza: um diagnóstico diferencial com anorexia nervosa. *J Bras de Psiquiatr* 2009;58(3):205-8.
9. Brentan O, Henry MA, Kerr-Correia F. Disfagia e alterações emocionais. *Arq Gastroenterol* 1996;33:60-65.
10. Freud S. *Edição Standard Brasileira das Obras Completas de Sigmund Freud.* Rio de Janeiro: Imago, 1976.

Índice Remissivo

Números acompanhados pelas letras *f* em itálico e **q** em negrito indicam figuras e quadros respectivamente.

A

B

C

D

T

U

V

W